实用临床护理指导手册系列丛书

实用临床护理不良事件防范指导手册

主　编　丁淑贞　沈　桐

副主编　潘冬梅　苏丽萍　于　霓　崔小岩

编　者（按姓氏笔画排序）：

丁淑贞　于　涛　于蕾均　王　京　王　霞
王红微　王丽莹　王建荣　刘艳君　齐丽娜
孙小涵　孙石春　孙丽娜　苏丽萍　李世博
李淑元　何　影　张　彤　张黎黎　袁　理
徐一元　高筱琪　郭　薇　崔小岩　董　慧
蔡　玮　潘冬梅

U0276912

中国协和医科大学出版社

图书在版编目（CIP）数据

实用临床护理不良事件防范指导手册 / 丁淑贞，沈桐主编. —北京：中国协和医科大学出版社，2018. 9

（实用临床护理指导手册系列丛书）

ISBN 978-7-5679-1037-9

Ⅰ. ①实…　Ⅱ. ①丁… ②沈…　Ⅲ. ①护理-手册　Ⅳ. ①R47-62

中国版本图书馆 CIP 数据核字（2018）第 057532 号

实用临床护理指导手册系列丛书

实用临床护理不良事件防范指导手册

主　　编：丁淑贞　沈　桐
责任编辑：吴桂梅

出版发行：中国协和医科大学出版社
（北京东单三条九号　邮编 100730　电话 65260431）
网　　址：www. pumcp. com
经　　销：新华书店总店北京发行所
印　　刷：北京玺诚印务有限公司

开　　本：710×1000　　1/16 开
印　　张：19
字　　数：350 千字
版　　次：2018 年 9 月第 1 版
印　　次：2018 年 9 月第 1 次印刷
定　　价：49.00 元

ISBN 978-7-5679-1037-9

前　言

临床护理不良事件是指在护理工作中不在计划内、未预见到或通常不希望发生的事情，也称护理差错或护理事故。只有全面掌握常见护理不良事件的知识以及先进的管理理念和防范措施，才能有效降低护理不良事件发生率，保证患者的安全，持续提高护理质量。

为加强护理风险控制，提高广大护士沉着应对突发事件的能力，更好地预防不良事件的发生，从而保证护理安全，根据实际需要，我们组织了各科室具有多年风险管理实践经验者以及多位资深护理专家，编写了这本《实用临床护理不良事件防范指导手册》。

本书立足于以人为本的护理理念，结合临床护理工作的实际情况编写。内容分为六章，包括绪论、突发不良事件防范指导措施与护理流程、专科护理不良事件防范指导措施与护理流程、护理关键环节流程规范、重要护理操作的告知流程、各种仪器的使用流程。本书突出简单、易懂、实用的特点，步骤清晰，具有很强的实用性和可操作性，能最大限度地满足护理工作与患者实际的需要。同时，也为提高护理服务的安全性、有效性、优质性提供了依据，可作为指导做好护理工作的工具书。

本书主要作为临床护理人员的参考用书，也可供护理学专业本科、专科学生参考使用。

由于编者专业水平有限，书中不妥和疏漏之处在所难免，敬请广大读者批评指正。

编　者

2018 年 6 月

目 录

第一章
绪　论

第一节　护理不良事件概述

一、护理不良事件的概念

目前护理不良事件尚无统一的定义。国内常用的护理不良事件定义为“与护理相关的损伤，在诊疗护理过程中任何可能影响患者的诊疗结果、增加患者的痛苦和负担并可能引发护理纠纷或事故的事件”。美国则将其定义为“由护理导致的伤害，与疾病的自然转归相反，其延长了患者的住院时间，导致了残疾，或者两者皆有”。

二、护理不良事件的分类

根据我国目前的研究现状，按表象特征对护理不良事件进行分类如下：

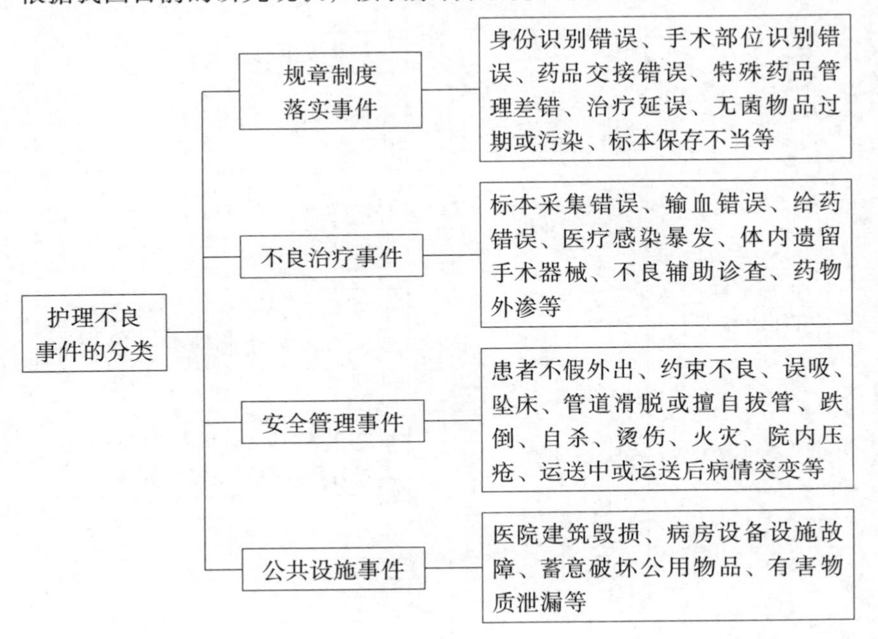
护理不良事件的分类
规章制度落实事件
身份识别错误、手术部位识别错误、药品交接错误、特殊药品管理差错、治疗延误、无菌物品过期或污染、标本保存不当等
不良治疗事件
标本采集错误、输血错误、给药错误、医疗感染暴发、体内遗留手术器械、不良辅助诊查、药物外渗等
安全管理事件
患者不假外出、约束不良、误吸、坠床、管道滑脱或擅自拔管、跌倒、自杀、烫伤、火灾、院内压疮、运送中或运送后病情突变等
公共设施事件
医院建筑毁损、病房设备设施故障、蓄意破坏公用物品、有害物质泄漏等

续流程

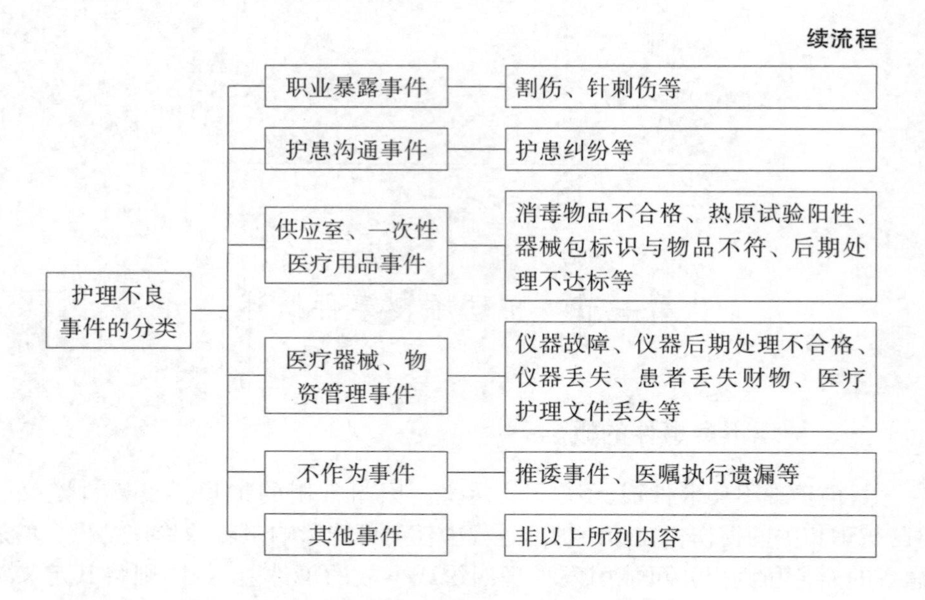
护理不良事件的分类
职业暴露事件
割伤、针刺伤等
护患沟通事件
护患纠纷等
供应室、一次性医疗用品事件
消毒物品不合格、热原试验阳性、器械包标识与物品不符、后期处理不达标等
医疗器械、物资管理事件
仪器故障、仪器后期处理不合格、仪器丢失、患者丢失财物、医疗护理文件丢失等
不作为事件
推诿事件、医嘱执行遗漏等
其他事件
非以上所列内容

三、护理不良事件的等级划分

采用香港特别行政区医事管理局《不良事件管理办法》中不良事件分级标准，具体内容如下：

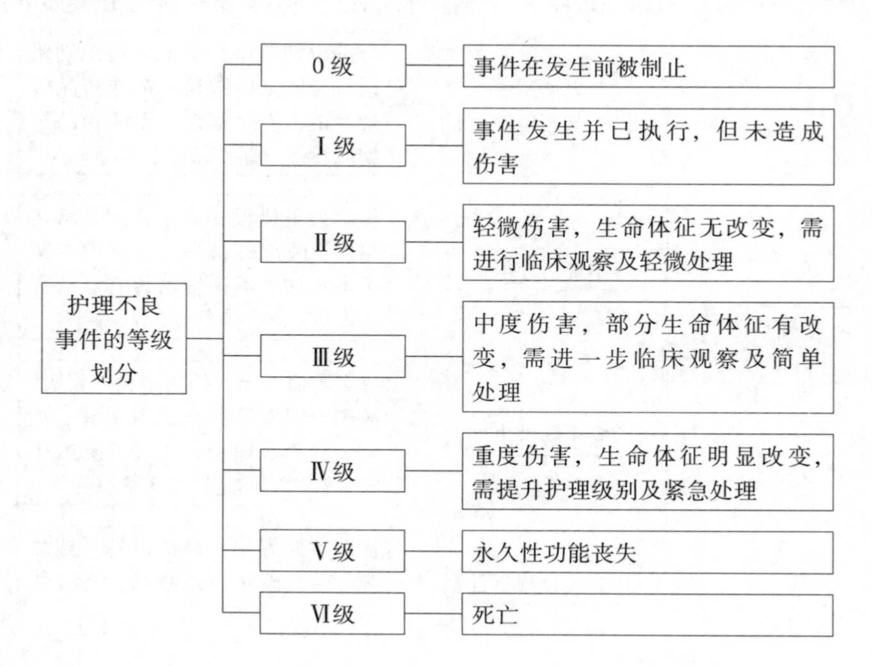
护理不良事件的等级划分
0级
事件在发生前被制止
Ⅰ级
事件发生并已执行，但未造成伤害
Ⅱ级
轻微伤害，生命体征无改变，需进行临床观察及轻微处理
Ⅲ级
中度伤害，部分生命体征有改变，需进一步临床观察及简单处理
Ⅳ级
重度伤害，生命体征明显改变，需提升护理级别及紧急处理
Ⅴ级
永久性功能丧失
Ⅵ级
死亡

四、护理不良事件的常见原因分析的理论和实践基础

护理不良事件常见原因分析的理论和实践基础

- 理论基础
  - 个人观角度认为，防范错误的对策是处罚犯错误的人。错误主要由于人们的心理失常，如遗忘、注意力不集中、缺乏积极性、粗心大意、疏忽、轻率等引起的
  - 系统观角度认为，出现差错的原因主要在于系统而非个人。错误发生后，防范错误的对策是从组织机构的角度，系统设计防范错误的机制，减少犯错误的环境和机会
  - 护理管理者在分析和处理护理不良事件时，要大力倡导和运用“系统管理观”的管理理论
- 实践基础
  - 对不良事件进行原因分析的实践基础是护理不良事件数据的上报
  - 目前，大多数医院上报过程都是非自动、非自愿的行为，护理不良事件上报率普遍较低
  - 提高护理人员上报的主动性是亟待解决的问题。国内外学者就医护人员上报的态度和行为研制了相关测评工具
  - 给药错误报告量表由 Wakefield 等研制，可用于了解影响护士上报不良事件的因素。该量表涉及三个方面，包括为什么会发生错误、错误未被上报的原因和错误实际上报率
  - 临床不良事件报告量表，用于研究医护人员对不良事件上报的态度，包括背景资料、不良事件的经过、上报态度三个部分。量表可信度较高，其结构与理论设想相符，具有较高的结构效度
  - 医护人员差错上报调查问卷包括场景描述、认知态度的自我评价、开放式问题和人口资料的采集四个部分，可用于研究医生、护士及药剂师对差错的上报态度。目前尚未有信效度实证研究报告

五、护理不良事件的分析工具

- 护理不良事件的分析工具
  - 流程图
    - 流程图是用于分析护理警讯事件和流程再造来预防不良事件的发生、评价流程改进的有效性、评估患者结局的可视化工具
    - 在根本原因分析法（RCA）的第一阶段需借助流程图还原事件经过，失效模式和效应分析（FMEA）的第3个步骤需要借助该工具画出流程图，为护理管理者清楚地展示某项护理不良事件的发生过程，找出问题可能出现之处，从而做出决策
  - 鱼骨图
    - 鱼骨图又称因果图。用于梳理已知结果与其所有可能原因之间关系的分析工具，其图形类似鱼骨
    - 应用RCA时采用鱼骨图工具识别。分类和呈现事件的近端原因和根本原因。其缺点在于相同的原因可能在不同分支中多次出现，不利于综合考虑问题发生的原因
  - 五问法
    - 五问法是通过反复提问，简便快速地揭开问题的表象，达到探究问题根本原因的工具，实际过程中提问的次数可能多于或者少于5次
    - 其步骤为写下指定的问题，提出首次疑问并记录答案，如果该答案不是问题的根本原因，继续提出疑问并记录答案，重复此操作直至找到问题的根本原因
    - 有国外学者将五问法应用于RCA查找护理不良事件的根本原因，其不足之处在于忽略了不良事件发生原因的多重性

六、护理不良事件的分析方法

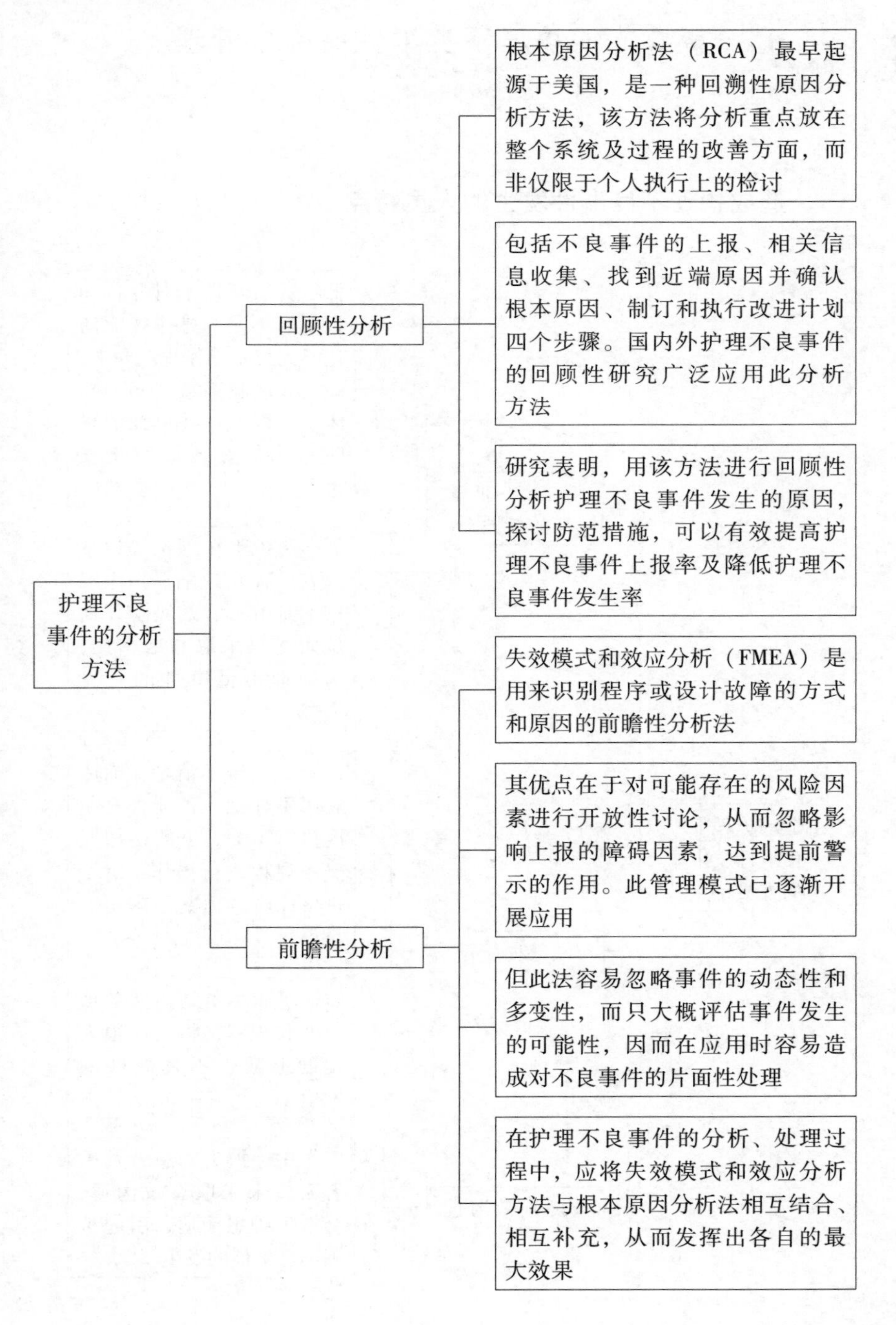
护理不良事件的分析方法
回顾性分析
根本原因分析法（RCA）最早起源于美国，是一种回溯性原因分析方法，该方法将分析重点放在整个系统及过程的改善方面，而非仅限于个人执行上的检讨
包括不良事件的上报、相关信息收集、找到近端原因并确认根本原因、制订和执行改进计划四个步骤。国内外护理不良事件的回顾性研究广泛应用此分析方法
研究表明，用该方法进行回顾性分析护理不良事件发生的原因，探讨防范措施，可以有效提高护理不良事件上报率及降低护理不良事件发生率
前瞻性分析
失效模式和效应分析（FMEA）是用来识别程序或设计故障的方式和原因的前瞻性分析法
其优点在于对可能存在的风险因素进行开放性讨论，从而忽略影响上报的障碍因素，达到提前警示的作用。此管理模式已逐渐开展应用
但此法容易忽略事件的动态性和多变性，而只大概评估事件发生的可能性，因而在应用时容易造成对不良事件的片面性处理
在护理不良事件的分析、处理过程中，应将失效模式和效应分析方法与根本原因分析法相互结合、相互补充，从而发挥出各自的最大效果

第二节　护理不良事件的临床管理

一、造成护理不良事件发生的人员特点

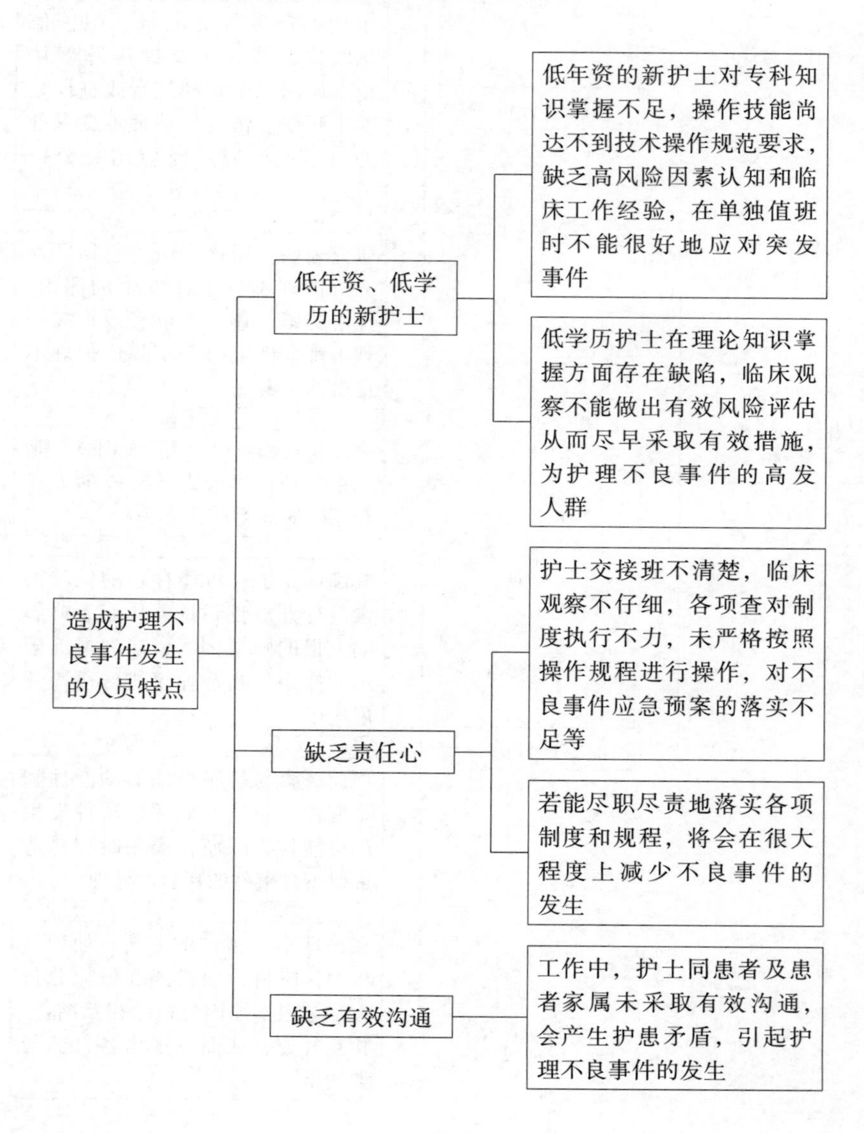
造成护理不良事件发生的人员特点
低年资、低学历的新护士
低年资的新护士对专科知识掌握不足，操作技能尚达不到技术操作规范要求，缺乏高风险因素认知和临床工作经验，在单独值班时不能很好地应对突发事件
低学历护士在理论知识掌握方面存在缺陷，临床观察不能做出有效风险评估从而尽早采取有效措施，为护理不良事件的高发人群
缺乏责任心
护士交接班不清楚，临床观察不仔细，各项查对制度执行不力，未严格按照操作规程进行操作，对不良事件应急预案的落实不足等
若能尽职尽责地落实各项制度和规程，将会在很大程度上减少不良事件的发生
缺乏有效沟通
工作中，护士同患者及患者家属未采取有效沟通，会产生护患矛盾，引起护理不良事件的发生

二、护理不良事件报告制度

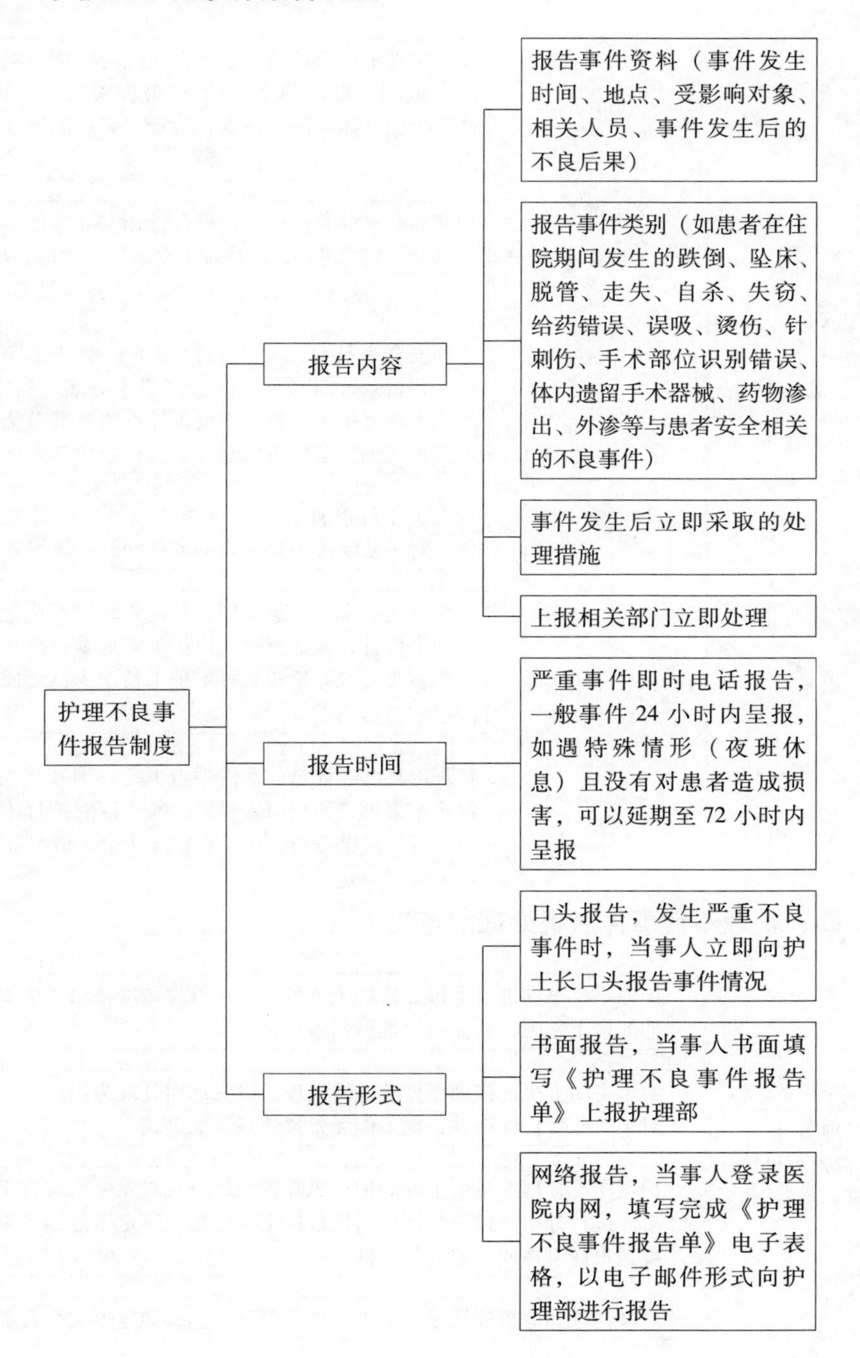
护理不良事件报告制度
报告内容
报告事件资料（事件发生时间、地点、受影响对象、相关人员、事件发生后的不良后果）
报告事件类别（如患者在住院期间发生的跌倒、坠床、脱管、走失、自杀、失窃、给药错误、误吸、烫伤、针刺伤、手术部位识别错误、体内遗留手术器械、药物渗出、外渗等与患者安全相关的不良事件）
事件发生后立即采取的处理措施
上报相关部门立即处理
报告时间
严重事件即时电话报告，一般事件24小时内呈报，如遇特殊情形（夜班休息）且没有对患者造成损害，可以延期至72小时内呈报
报告形式
口头报告，发生严重不良事件时，当事人立即向护士长口头报告事件情况
书面报告，当事人书面填写《护理不良事件报告单》上报护理部
网络报告，当事人登录医院内网，填写完成《护理不良事件报告单》电子表格，以电子邮件形式向护理部进行报告

三、护理不良事件报告流程

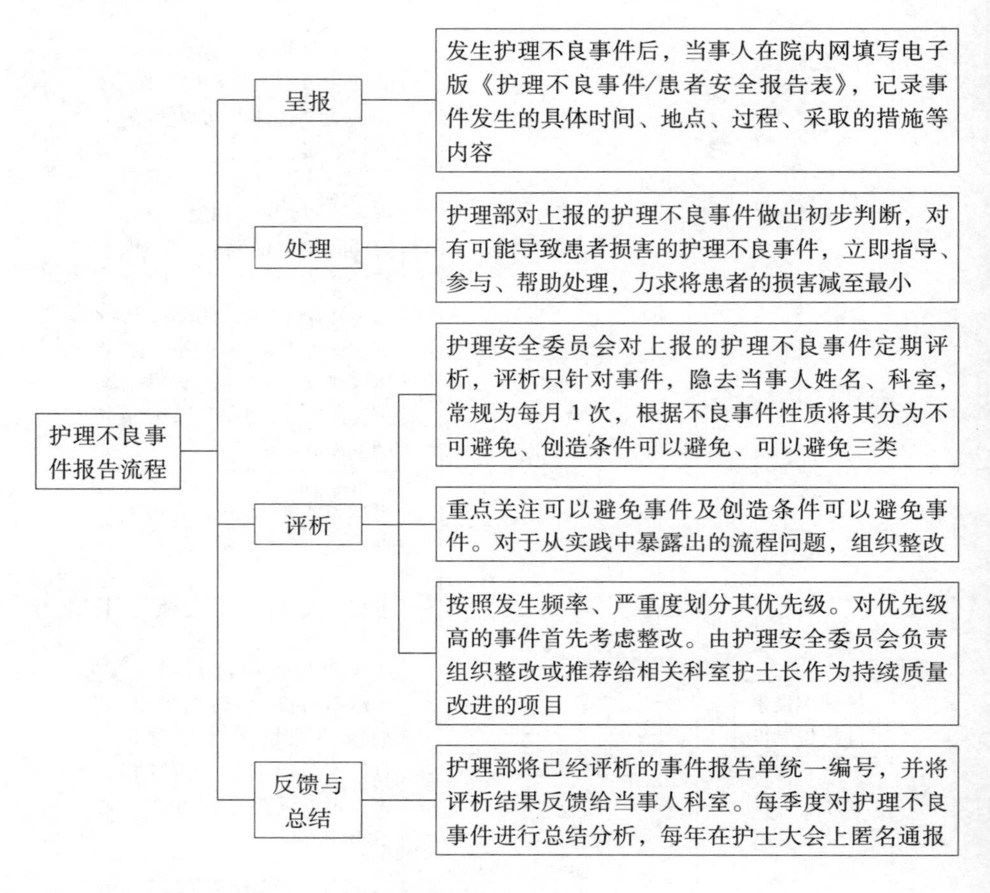
护理不良事件报告流程
呈报
发生护理不良事件后，当事人在院内网填写电子版《护理不良事件/患者安全报告表》，记录事件发生的具体时间、地点、过程、采取的措施等内容
处理
护理部对上报的护理不良事件做出初步判断，对有可能导致患者损害的护理不良事件，立即指导、参与、帮助处理，力求将患者的损害减至最小
评析
护理安全委员会对上报的护理不良事件定期评析，评析只针对事件，隐去当事人姓名、科室，常规为每月1次，根据不良事件性质将其分为不可避免、创造条件可以避免、可以避免三类
重点关注可以避免事件及创造条件可以避免事件。对于从实践中暴露出的流程问题，组织整改
按照发生频率、严重度划分其优先级。对优先级高的事件首先考虑整改。由护理安全委员会负责组织整改或推荐给相关科室护士长作为持续质量改进的项目
反馈与总结
护理部将已经评析的事件报告单统一编号，并将评析结果反馈给当事人科室。每季度对护理不良事件进行总结分析，每年在护士大会上匿名通报

四、护理不良事件通报处理的意义

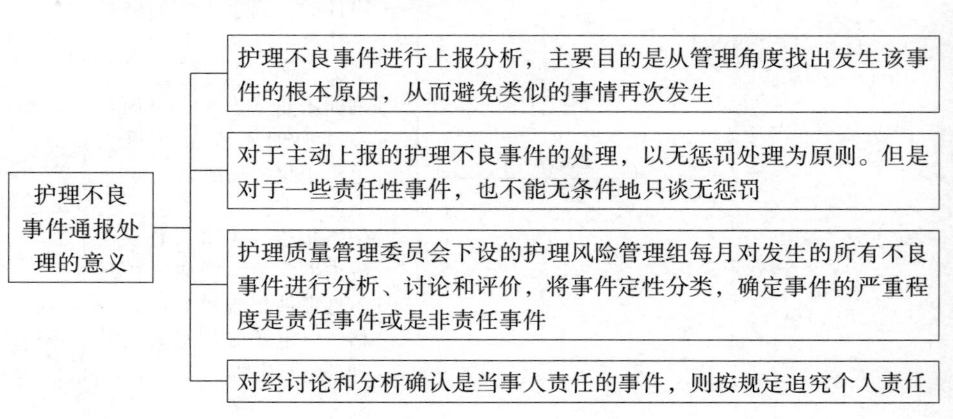
护理不良事件通报处理的意义
护理不良事件进行上报分析，主要目的是从管理角度找出发生该事件的根本原因，从而避免类似的事情再次发生
对于主动上报的护理不良事件的处理，以无惩罚处理为原则。但是对于一些责任性事件，也不能无条件地只谈无惩罚
护理质量管理委员会下设的护理风险管理组每月对发生的所有不良事件进行分析、讨论和评价，将事件定性分类，确定事件的严重程度是责任事件或是非责任事件
对经讨论和分析确认是当事人责任的事件，则按规定追究个人责任

五、主动报告护理不良事件的实施

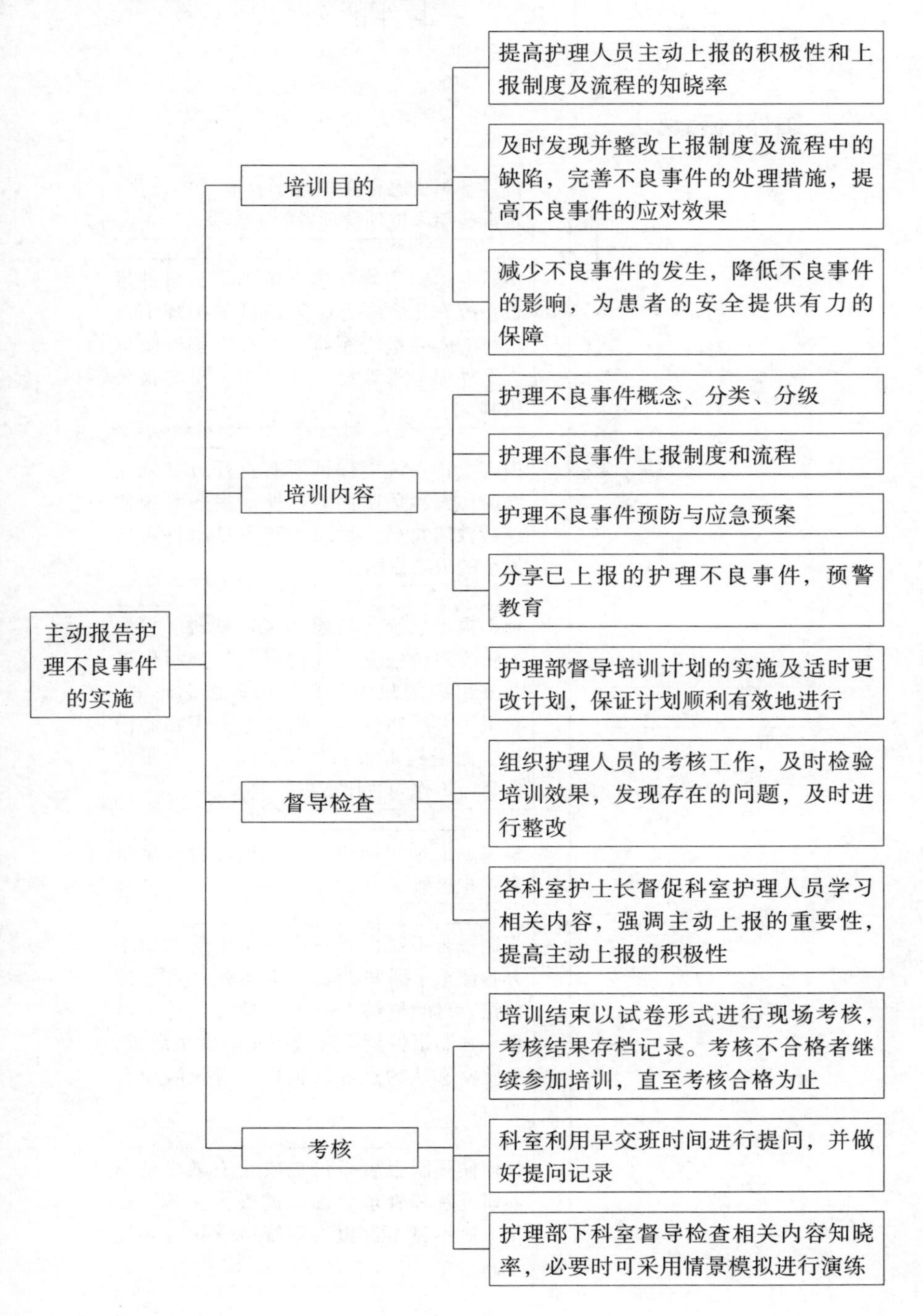
主动报告护理不良事件的实施
培训目的
提高护理人员主动上报的积极性和上报制度及流程的知晓率
及时发现并整改上报制度及流程中的缺陷，完善不良事件的处理措施，提高不良事件的应对效果
减少不良事件的发生，降低不良事件的影响，为患者的安全提供有力的保障
培训内容
护理不良事件概念、分类、分级
护理不良事件上报制度和流程
护理不良事件预防与应急预案
分享已上报的护理不良事件，预警教育
督导检查
护理部督导培训计划的实施及适时更改计划，保证计划顺利有效地进行
组织护理人员的考核工作，及时检验培训效果，发现存在的问题，及时进行整改
各科室护士长督促科室护理人员学习相关内容，强调主动上报的重要性，提高主动上报的积极性
考核
培训结束以试卷形式进行现场考核，考核结果存档记录。考核不合格者继续参加培训，直至考核合格为止
科室利用早交班时间进行提问，并做好提问记录
护理部下科室督导检查相关内容知晓率，必要时可采用情景模拟进行演练

第三节　护理不良事件的研究现状

一、国外研究现状

国外研究现状

- 世界各国普遍存在护理不良事件的发生，是近些年来护理管理者的工作重心
- 多数发达国家均已建立护理不良事件报告系统，几乎所有医院都具备护理不良事件的内部报告系统，也有许多医院加入了外部报告系统，并发展了自愿报告机制
- 内部报告系统能保证所有责任方知晓主要的伤害和危险因素。外部报告系统使经验教训共享，起到预防不良事件再次发生的重要作用
- 外部报告系统分自愿和强制两种。自愿的报告系统独立于任何有权处理报告者及其组织的权力部门，采取匿名形式，对报告人严格保密，报告人不用担心因报告而受到责备和处罚。同时，所报告的资料不作为法律依据
- 自愿上报系统的建立对促进患者安全带来了积极效应
- 强制报告系统由州政府卫生主管部门主办，侧重于那些严重伤害与死亡有关的差错，目的是约束医务人员对其行为负责。强制报告数量远低于实际发生数量，医院常常认为这样的报告只有风险没有收益
- 如何使强制报告系统更安全有效，是当前研究者和管理者面临的极大挑战，也是今后不良事件报告系统科学化的必经之路

二、国内研究现状

国内研究现状

- 我国人口基数大，医疗水平普遍偏低，护理人员长期匮乏，在护理不良事件上报工作上起步较晚。各医院自2004年起逐步开展护理不良事件上报工作，到2008年为止全国约98.1%的医院开展了此项工作
- 国内护理不良事件的报告方式遵循的是国务院2002年9月颁布的《医疗事故处理条例》，其中明确规定了发生不良事件必须在规定时间内向上级主管部门汇报
- 卫生部2008年“医院管理年活动指南”中也明确要求各卫生机构积极上报不良事件。我国多数医院都设有护理不良事件强制性报告系统
- 各省上报的护理不良事件种类主要包括给药差错，压疮，跌倒，管路滑脱，意外事件和其他（包括药物外渗、烫伤、工作疏漏、转抄与录入医嘱错误、输液或输血反应、职业损伤、坠床、标本错误、患者识别错误、自杀、走失等）
- 严重的护理不良事件必须上报，但一些并未引起患者损伤或引起患者轻微损伤的不良事件，护理人员可能因为害怕受到惩罚而采取隐瞒态度
- 研究数据显示，分析和处理护理不良事件时只注重个人护理行为的不安全因素，强调个人责任的传统管理理念并未足够重视在护理管理制度或流程上存在的缺陷
- 此种管理模式单一地分析、处理每件护理不良事件，而未纵向分析一系列类似护理不良事件的发生是否存在工作制度和流程的不足，不能达到解决根本问题的目的
- 护理管理者应转变观念，以惩罚个人转变为以患者安全为中心的模式，参考美国不良事件报告系统，尽快建立符合我国国情的、健全的不良事件报告系统

三、护理不良事件的预防

- 护理不良事件的预防
  - 加强护理人员素质培养
    - 定期组织全院护理人员学习《护理不良事件上报制度》、《护理不良事件应急预案与处理流程》、《临床输血技术规范》、《病历书写基本规范》、《护士条例》等与日常护理工作紧密相关的规范制度
    - 增强护理人员安全防范意识、三基知识、专科知识、急救知识和技能操作，提高对突发事件的应变能力
  - 完善修订各项规章制度与流程
    - 护理工作制度、工作流程某些环节上不够严谨或有缺陷等都是护理不良事件发生的隐患
    - 工作中结合对护理不良事件的分析，及时完善和修订规章制度和工作流程方面的不足之处，消除盲目性，提高应急能力，有利于降低护理不良事件的发生率
  - 组建 RCA 小组
    - 由护理部主任、总护士长、护士长及科室安全管理员组成 RCA 小组
    - 小组定期组织对上报的护理不良事件典型案例分析讨论，运用根本原因分析法找出近端原因、确认根本原因，并讨论、制订、执行改进计划
    - 同时监督落实整改措施，形成书面材料并发放至每个科室，护士长例会汇报，并组织全院护士进行不良事件的分享学习
  - 检查和维护医院基础设施、医疗设备
    - 改进系统设施缺陷，各类护理安全标识要醒目规范
    - 大型医疗器械定期检查保养，确保抢救设施应处于备用状态，如呼吸机、心电监护仪、除颤仪、简易呼吸器、吸氧、吸痰装置等要定期检查，专人维护

续流程

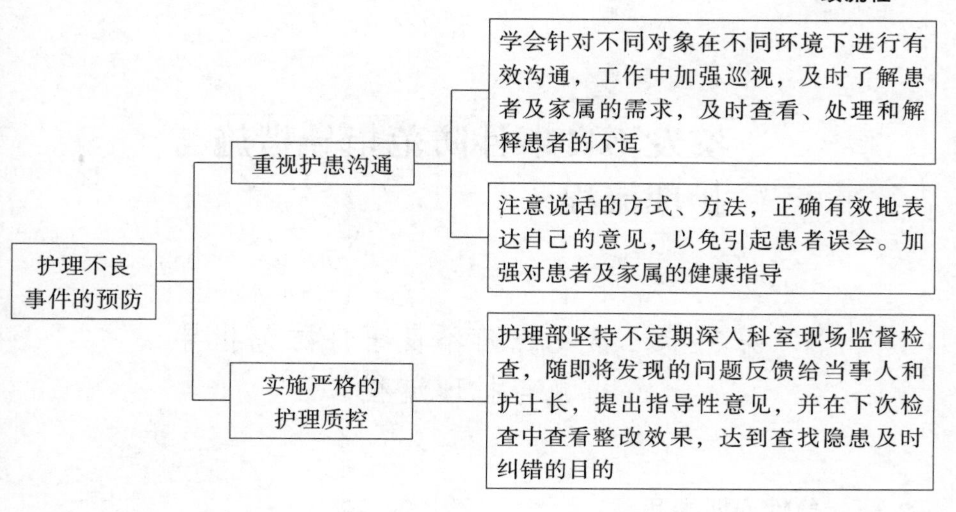
护理不良事件的预防
重视护患沟通
学会针对不同对象在不同环境下进行有效沟通，工作中加强巡视，及时了解患者及家属的需求，及时查看、处理和解释患者的不适
注意说话的方式、方法，正确有效地表达自己的意见，以免引起患者误会。加强对患者及家属的健康指导
实施严格的护理质控
护理部坚持不定期深入科室现场监督检查，随即将发现的问题反馈给当事人和护士长，提出指导性意见，并在下次检查中查看整改效果，达到查找隐患及时纠错的目的

第二章 突发不良事件防范指导措施与护理流程

第一节 常见院前不良事件防范指导措施与护理流程

一、急性心肌梗死

1. 防范指导措施

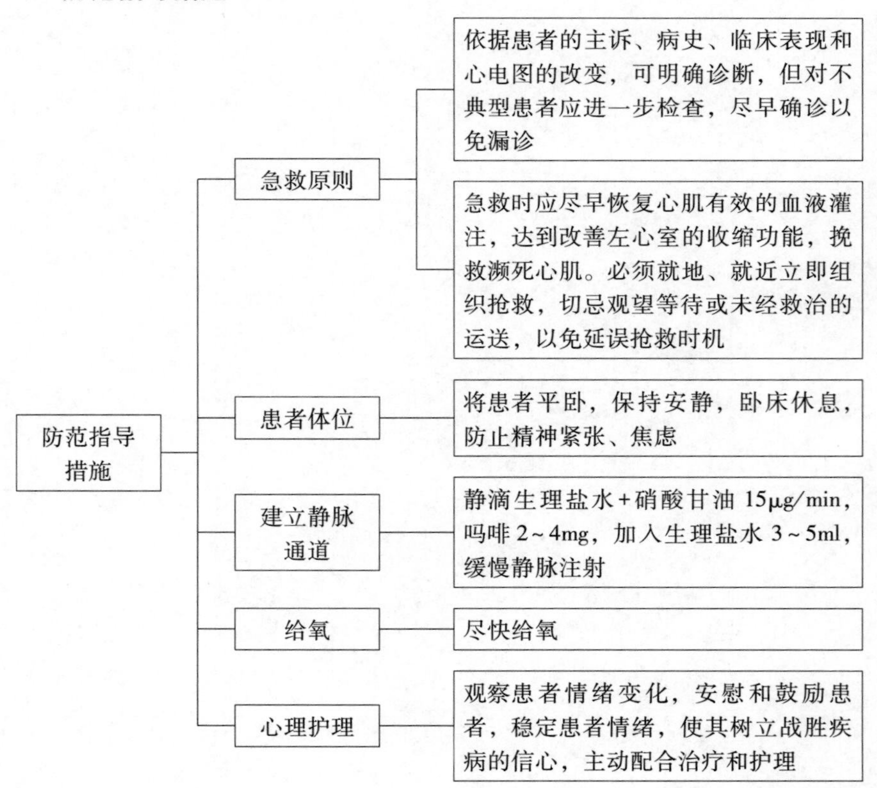
防范指导措施
急救原则
依据患者的主诉、病史、临床表现和心电图的改变，可明确诊断，但对不典型患者应进一步检查，尽早确诊以免漏诊
急救时应尽早恢复心肌有效的血液灌注，达到改善左心室的收缩功能，挽救濒死心肌。必须就地、就近立即组织抢救，切忌观望等待或未经救治的运送，以免延误抢救时机
患者体位
将患者平卧，保持安静，卧床休息，防止精神紧张、焦虑
建立静脉通道
静滴生理盐水+硝酸甘油 15μg/min，吗啡 2～4mg，加入生理盐水 3～5ml，缓慢静脉注射
给氧
尽快给氧
心理护理
观察患者情绪变化，安慰和鼓励患者，稳定患者情绪，使其树立战胜疾病的信心，主动配合治疗和护理

2. 护理流程

现　场

1. 患者取平卧体位，保持舒适安静，防止精神紧张和焦虑
2. 紧急处置：①氧气吸入；②镇痛；③建立静脉通路，遵医嘱快速准确给予各种治疗药物，如抗心肌缺血药物、抗凝药物、溶栓药物、纠正心律失常药物、抗心源性休克药物、治疗心力衰竭药物等

↓

搬　运

1. 医疗运送必须自备担架及必需的抢救、监护医疗器械及药物
2. 病情得到有效控制趋于好转或相对稳定后施行医疗运送
3. 及时履行告知义务。向患者、家属交代病情：可能出现的变化及不良预后，医疗运送的意义、目的和注意事项，以取得患者、家属的理解和同意。必要时，患者双方签订知情同意书，防范医患纠纷的发生
4. 搬运过程中，固定好患者，应注意楼道狭窄和拐弯处，防止患者从担架上摔下或碰伤，身体尽量不要倾斜，应保持平稳。搬抬者应步调一致、步伐平稳快捷

↓

运送途中

1. 患者取平卧位，注意保暖
2. 严密观察神志、脉搏、呼吸、血压等变化，发现异常及时报告医师处理
3. 持续吸氧，以减轻组织缺氧状态，进行血氧饱和度（SPO_2）动态监测及心电监护，注意保持各项参数的稳定性
4. 密切观察用药反应。对使用吗啡或哌替啶等镇痛药的患者，应特别注意患者的呼吸情况，如是否出现呼吸频率减慢、减弱、被抑制的情况
5. 积极观察防治急性心肌梗死的三大合并症
6. 保持输液管道顺畅，保证各种急救药物顺利进入体内
7. 适时做好心理护理，缓解其焦虑、紧张情绪
8. 随时保持与医院的联系，通报患者病情及救治情况，保障患者途中安全

图 2-1　急性心肌梗死患者院前急救的护理流程

二、急性呼吸衰竭

1. 防范指导措施

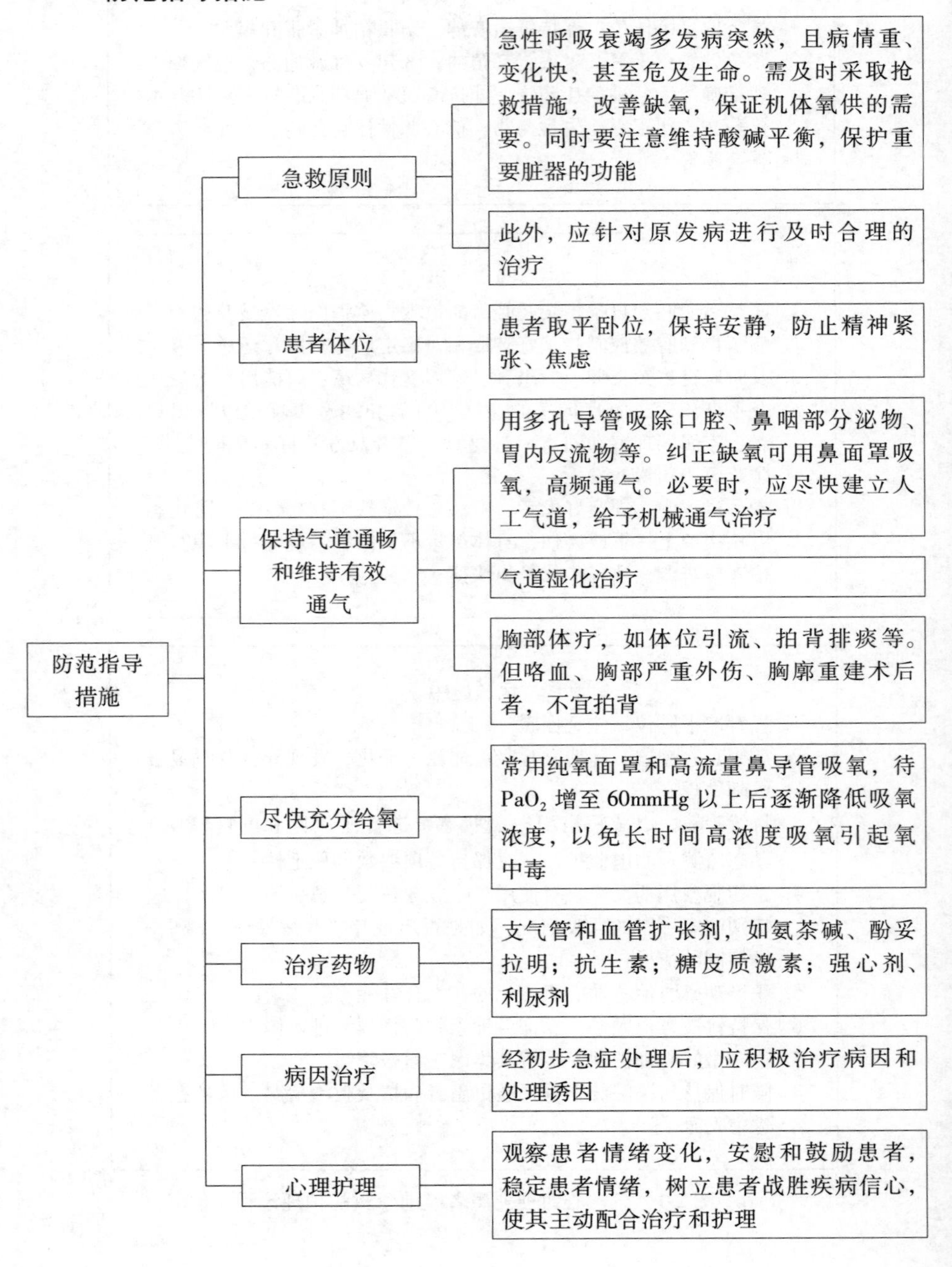
防范指导措施
急救原则
急性呼吸衰竭多发病突然，且病情重、变化快，甚至危及生命。需及时采取抢救措施，改善缺氧，保证机体氧供的需要。同时要注意维持酸碱平衡，保护重要脏器的功能
此外，应针对原发病进行及时合理的治疗
患者体位
患者取平卧位，保持安静，防止精神紧张、焦虑
保持气道通畅和维持有效通气
用多孔导管吸除口腔、鼻咽部分泌物、胃内反流物等。纠正缺氧可用鼻面罩吸氧，高频通气。必要时，应尽快建立人工气道，给予机械通气治疗
气道湿化治疗
胸部体疗，如体位引流、拍背排痰等。但咯血、胸部严重外伤、胸廓重建术后者，不宜拍背
尽快充分给氧
常用纯氧面罩和高流量鼻导管吸氧，待PaO_2增至60mmHg以上后逐渐降低吸氧浓度，以免长时间高浓度吸氧引起氧中毒
治疗药物
支气管和血管扩张剂，如氨茶碱、酚妥拉明；抗生素；糖皮质激素；强心剂、利尿剂
病因治疗
经初步急症处理后，应积极治疗病因和处理诱因
心理护理
观察患者情绪变化，安慰和鼓励患者，稳定患者情绪，树立患者战胜疾病信心，使其主动配合治疗和护理

2. 护理流程

现　场

1. 患者取平卧体位，保持舒适安静，防止精神紧张和焦虑
2. 紧急处置：①保持气道通畅，和维持有效通气，如吸除口咽部分泌物和异物，气道湿化治疗，胸部体疗等；②正确吸痰保证有效供氧，吸痰前后加大有效潮气量，并给予高浓度吸氧 2 分钟，可有效提高 SPO_2；③遵医嘱快速准确给予各种治疗药物；④输液时注意无菌操作技术、药物配伍禁忌、输液管路通畅

↓

搬　运

1. 医疗运送必须自备担架及必需的抢救、监护医疗器械及药物
2. 病情得到有效控制趋于好转或相对稳定后施行医疗运送
3. 运送前及时履行告知义务。向患者、家属交代病情：可能出现的变化及不良预后，医疗运送的意义、目的和注意事项，以取得患者、家属的理解和同意。必要时，患者双方签订知情同意书，防范医患纠纷的发生
4. 搬运过程中，固定好患者，应注意楼道狭窄和拐弯处，防止患者从担架上摔下或碰伤，身体尽量不要倾斜，应保持平稳。搬抬者应步调一致、步伐平稳快捷

↓

运送途中

1. 患者取平卧体位，注意保暖
2. 严密观察患者的意识和皮肤色泽等的变化，严密观察呼吸、脉搏、血压、体温、尿量的变化，发现异常及时报告医师处理
3. 保证氧疗供氧管道通畅，防止扭曲、滑脱、阻塞等
4. 气管插管后要防止咽喉污物吸入呼吸道发生窒息
5. 气管切开后，应保持气道湿润、通畅，及时清除呼吸道内分泌物，防止外套管被分泌物结痂堵塞
6. 密切观察用药反应。严格掌握给药剂量、速度、时间及方法，避免因滴速快慢引起的不良反应。用药过程中要随时心电监护，特别注意血压的变化
7. 适时做好心理护理，缓解其焦虑、紧张情绪
8. 随时保持与医院的联系，通报患者病情及救治情况，保障患者途中安全

图 2-2　急性呼吸衰竭患者院前急救的护理流程

三、脑出血

1. 防范指导措施

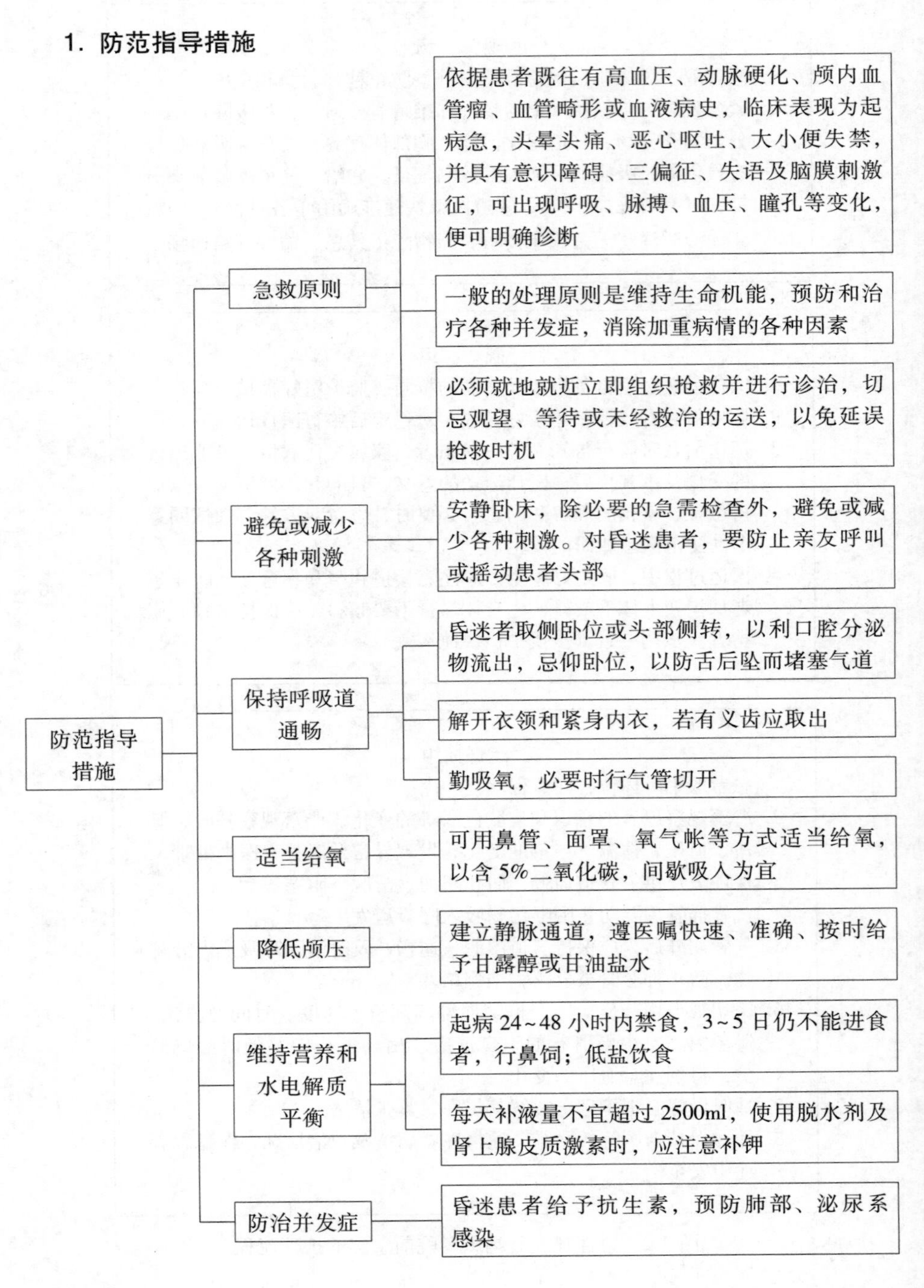
防范指导措施
急救原则
依据患者既往有高血压、动脉硬化、颅内血管瘤、血管畸形或血液病史，临床表现为起病急，头晕头痛、恶心呕吐、大小便失禁，并具有意识障碍、三偏征、失语及脑膜刺激征，可出现呼吸、脉搏、血压、瞳孔等变化，便可明确诊断
一般的处理原则是维持生命机能，预防和治疗各种并发症，消除加重病情的各种因素
必须就地就近立即组织抢救并进行诊治，切忌观望、等待或未经救治的运送，以免延误抢救时机
避免或减少各种刺激
安静卧床，除必要的急需检查外，避免或减少各种刺激。对昏迷患者，要防止亲友呼叫或摇动患者头部
保持呼吸道通畅
昏迷者取侧卧位或头部侧转，以利口腔分泌物流出，忌仰卧位，以防舌后坠而堵塞气道
解开衣领和紧身内衣，若有义齿应取出
勤吸氧，必要时行气管切开
适当给氧
可用鼻管、面罩、氧气帐等方式适当给氧，以含5%二氧化碳，间歇吸入为宜
降低颅压
建立静脉通道，遵医嘱快速、准确、按时给予甘露醇或甘油盐水
维持营养和水电解质平衡
起病24~48小时内禁食，3~5日仍不能进食者，行鼻饲；低盐饮食
每天补液量不宜超过2500ml，使用脱水剂及肾上腺皮质激素时，应注意补钾
防治并发症
昏迷患者给予抗生素，预防肺部、泌尿系感染

2. 护理流程

现　　场

1. 患者取平卧体位，保持舒适安静，防止精神紧张和焦虑。昏迷者取侧卧位或头部侧转，以利口腔分泌物排出
2. 紧急处置

（1）保持呼吸道通畅：①解开衣领，取出义齿；②吸氧；③必要时行气管切开

（2）适当给氧，以含5%二氧化碳、间歇吸入为宜

（3）建立静脉通路，遵医嘱快速准确给予各种治疗药物，如脱水剂、肾上腺皮质激素、抗生素等

↓

搬　　运

1. 医疗运送必须准备担架及必需的抢救、监护医疗器械及药物
2. 病情得到有效控制趋于好转或相对稳定后施行医疗运送
3. 及时履行告知义务。向患者、家属交代病情：可能出现的变化及不良预后，医疗运送的意义、目的和注意事项，以取得患者、家属的理解和同意。必要时，患者双方签订知情同意书，防范医患纠纷的发生
4. 搬运过程中，固定好患者，应注意楼道狭窄和拐弯处，防止患者从担架上摔下或碰伤，身体尽量不要倾斜，应保持平稳。搬抬者应步调一致、步伐平稳快捷

↓

运送途中

1. 根据患者病情取合适体位，注意保持安静，减少刺激
2. 严密观察意识、脉搏、呼吸、血压等变化，发现异常及时报告医师处理
3. 持续间歇吸氧，保持呼吸道通畅。进行血氧饱和度（SPO_2）动态监测及心电监护，注意保持各项参数的稳定性
4. 密切观察用药反应。冬眠药物降温的不良反应较多，如氯丙嗪可引起血压过低，哌替啶可抑制呼吸等。应特别注意患者的血压、呼吸情况，如是否出现血压过低或呼吸被抑制的情况
5. 保持输液管道顺畅，保证各种急救药物顺利进入体内。使用脱水剂者应记录出入液量，以调整用药
6. 适时做好心理护理，缓解其焦虑、紧张情绪
7. 随时保持与医院的联系，通报患者病情及救治情况，保障患者途中安全

图2-3　脑出血患者院前急救的护理流程

四、颅脑损伤

1. 防范指导措施

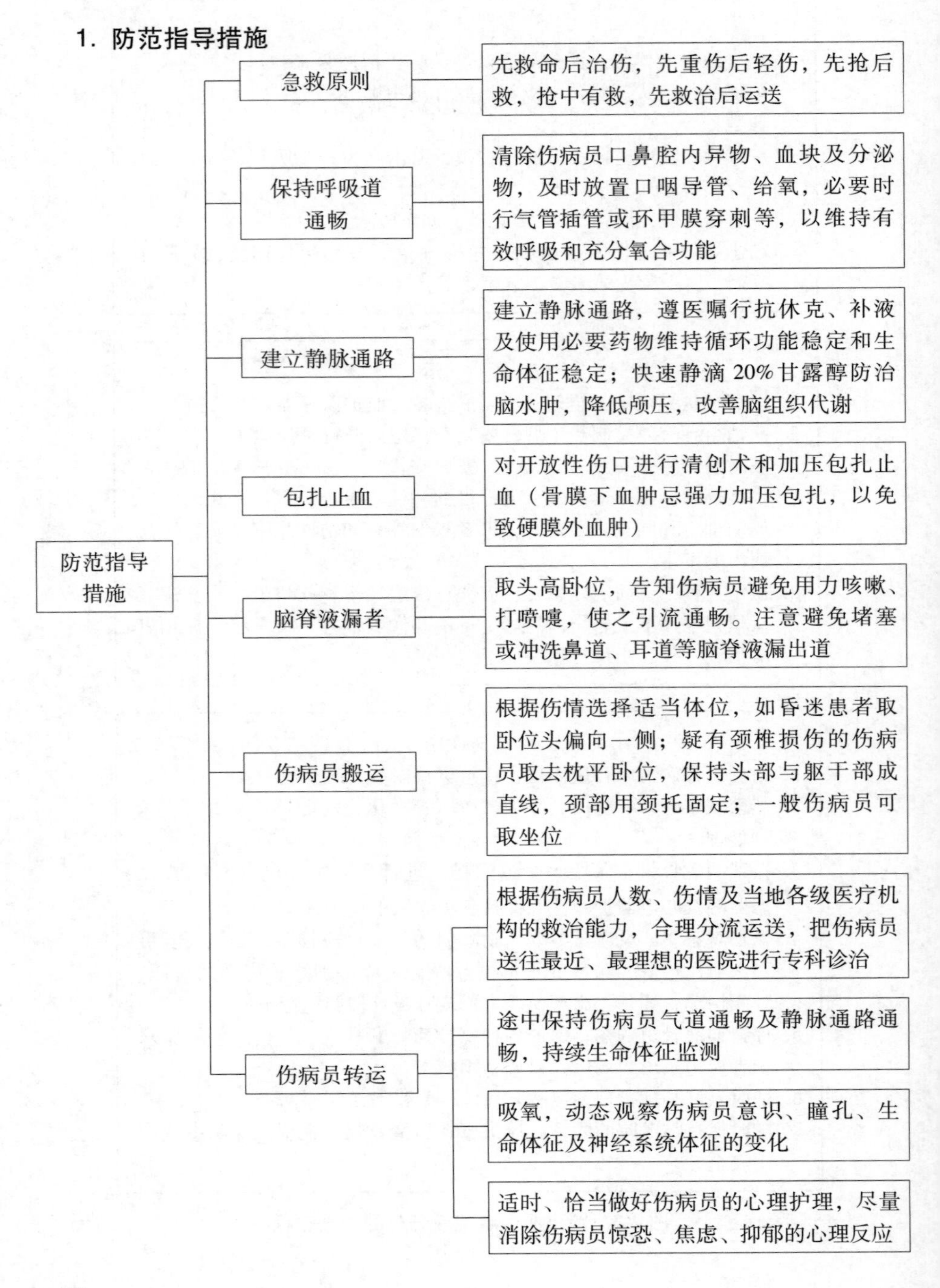
防范指导措施
急救原则
先救命后治伤，先重伤后轻伤，先抢后救，抢中有救，先救治后运送
保持呼吸道通畅
清除伤病员口鼻腔内异物、血块及分泌物，及时放置口咽导管、给氧，必要时行气管插管或环甲膜穿刺等，以维持有效呼吸和充分氧合功能
建立静脉通路
建立静脉通路，遵医嘱行抗休克、补液及使用必要药物维持循环功能稳定和生命体征稳定；快速静滴20%甘露醇防治脑水肿，降低颅压，改善脑组织代谢
包扎止血
对开放性伤口进行清创术和加压包扎止血（骨膜下血肿忌强力加压包扎，以免致硬膜外血肿）
脑脊液漏者
取头高卧位，告知伤病员避免用力咳嗽、打喷嚏，使之引流通畅。注意避免堵塞或冲洗鼻道、耳道等脑脊液漏出道
伤病员搬运
根据伤情选择适当体位，如昏迷患者取卧位头偏向一侧；疑有颈椎损伤的伤病员取去枕平卧位，保持头部与躯干部成直线，颈部用颈托固定；一般伤病员可取坐位
伤病员转运
根据伤病员人数、伤情及当地各级医疗机构的救治能力，合理分流运送，把伤病员送往最近、最理想的医院进行专科诊治
途中保持伤病员气道通畅及静脉通路通畅，持续生命体征监测
吸氧，动态观察伤病员意识、瞳孔、生命体征及神经系统体征的变化
适时、恰当做好伤病员的心理护理，尽量消除伤病员惊恐、焦虑、抑郁的心理反应

2. 护理流程

现　　场

1. 对每个伤员快速检伤，分清伤员伤情的轻重缓急
2. 正确搬运伤员脱离危险环境到安全地带
3. 紧急处置：①保持呼吸道通畅，给氧以维持有效呼吸；②建立静脉通道，遵医嘱快速准确给药；③对伤口进行清创、包扎、止血、镇痛等

↓

搬　　运

1. 准备搬运工具（如平板车、三轮车、担架等），医疗运送必须准备担架及必需的抢救、监护医疗器械及药物
2. 把握好搬运时机，应在伤员的病情及生命体征相对稳定时搬运，避免途中发生意外
3. 搬运过程中，应注意手法适度，防止伤员从担架上摔下
4. 搬抬者应步调一致、步伐平稳快捷

↓

运送途中

1. 依据伤员病情取合适体位。疑颈部损伤者取去枕平卧位，保持头部与躯干部成直线，颈部颈托固定
2. 严密观察病情，采用“一听”（用耳去听伤员的呼吸情况）、“二看”（用眼观察伤员的面容面色和精神状态）、“三摸”（用手触摸伤员的动脉搏动）、“四测”（测量血压）的方法，识别病情，发现异常及时报告医师处理
3. 妥善固定各种管道，保证通畅
4. 持续进行血氧饱和度（SPO_2）监测及心电监护，注意保持各项参数的稳定性
5. 密切观察治疗药物的效果及不良反应
6. 适时做好心理护理

图 2-4　颅脑损伤患者院前急救的护理流程

五、胸部损伤

1. 防范指导措施

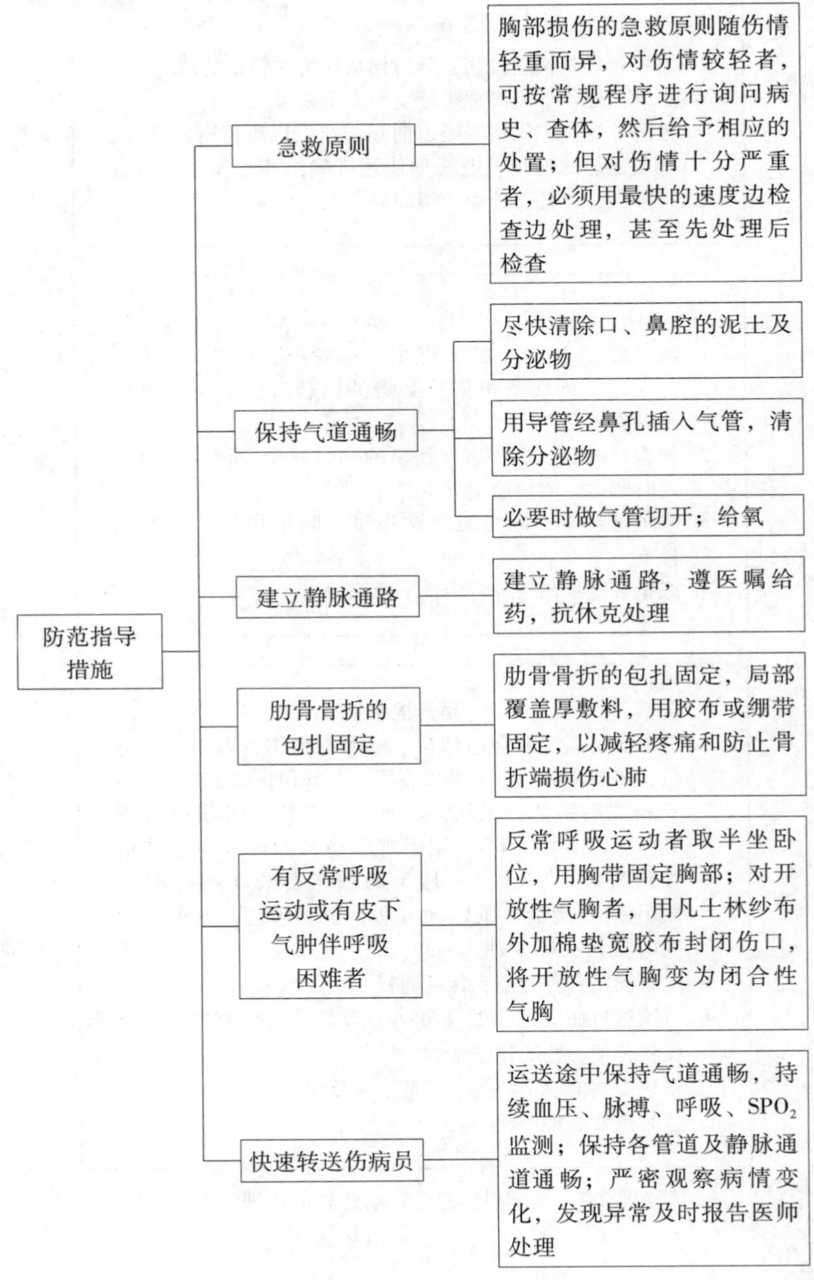
防范指导措施
急救原则
胸部损伤的急救原则随伤情轻重而异，对伤情较轻者，可按常规程序进行询问病史、查体，然后给予相应的处置；但对伤情十分严重者，必须用最快的速度边检查边处理，甚至先处理后检查
保持气道通畅
尽快清除口、鼻腔的泥土及分泌物
用导管经鼻孔插入气管，清除分泌物
必要时做气管切开；给氧
建立静脉通路
建立静脉通路，遵医嘱给药，抗休克处理
肋骨骨折的包扎固定
肋骨骨折的包扎固定，局部覆盖厚敷料，用胶布或绷带固定，以减轻疼痛和防止骨折端损伤心肺
有反常呼吸运动或有皮下气肿伴呼吸困难者
反常呼吸运动者取半坐卧位，用胸带固定胸部；对开放性气胸者，用凡士林纱布外加棉垫宽胶布封闭伤口，将开放性气胸变为闭合性气胸
快速转送伤病员
运送途中保持气道通畅，持续血压、脉搏、呼吸、SPO_2监测；保持各管道及静脉通道通畅；严密观察病情变化，发现异常及时报告医师处理

2. 护理流程

现　　场

1. 快速检伤，分清伤员伤情、伤势、伤类，注意有无肋骨骨折、血胸、气胸存在
2. 正确搬运伤员脱离危险环境到安全地带
3. 紧急处置：①保持呼吸道通畅，给氧以维持有效呼吸；②建立静脉通道，遵医嘱快速准确给药；③肋骨骨折者，给予包扎固定（固定可用胶布和绷带）；④反常呼吸运动者，取半坐卧位，用胸带固定胸部；⑤开放性气胸者，以棉垫覆盖，再用胶布固定封口，变开放性气胸为闭合性气胸；⑥血气胸者，行胸腔穿刺或安置闭式引流管，排除血气，解除胸腔压力；⑦遵医嘱镇痛、抗感染等

↓

搬　　运

1. 准备搬运工具（如平板车、三轮车、担架等），医疗运送必须准备担架及必需的抢救、监护医疗器械及药物
2. 把握好搬运时机，应在伤员的病情及生命体征相对稳定时搬运，避免途中发生意外
3. 搬运过程中，应注意手法适度，防止伤员从担架上摔下
4. 搬抬者应步调一致、步伐平稳快捷

↓

运送途中

1. 采取半坐卧位和尽可能舒适的体位，缓解疼痛，监测脉搏、呼吸、血压，观察伤口出血情况，注意有无分泌物阻塞气道
2. 严密观察病情，发现异常及时报告医师处理
3. 妥善固定各种管道，保证通畅。防止闭式引流管脱出、扭曲和阻塞。记录引流液的量、颜色和性质
4. 持续进行血氧饱和度（SPO_2）监测及心电监护，注意保持各项参数的稳定性
5. 持续低流量吸氧，保持呼吸道通畅，缓解呼吸困难
6. 适时做好心理护理，缓解其焦虑、紧张情绪

图 2-5　胸部损伤患者院前急救的护理流程

六、四肢损伤

1. 防范指导措施

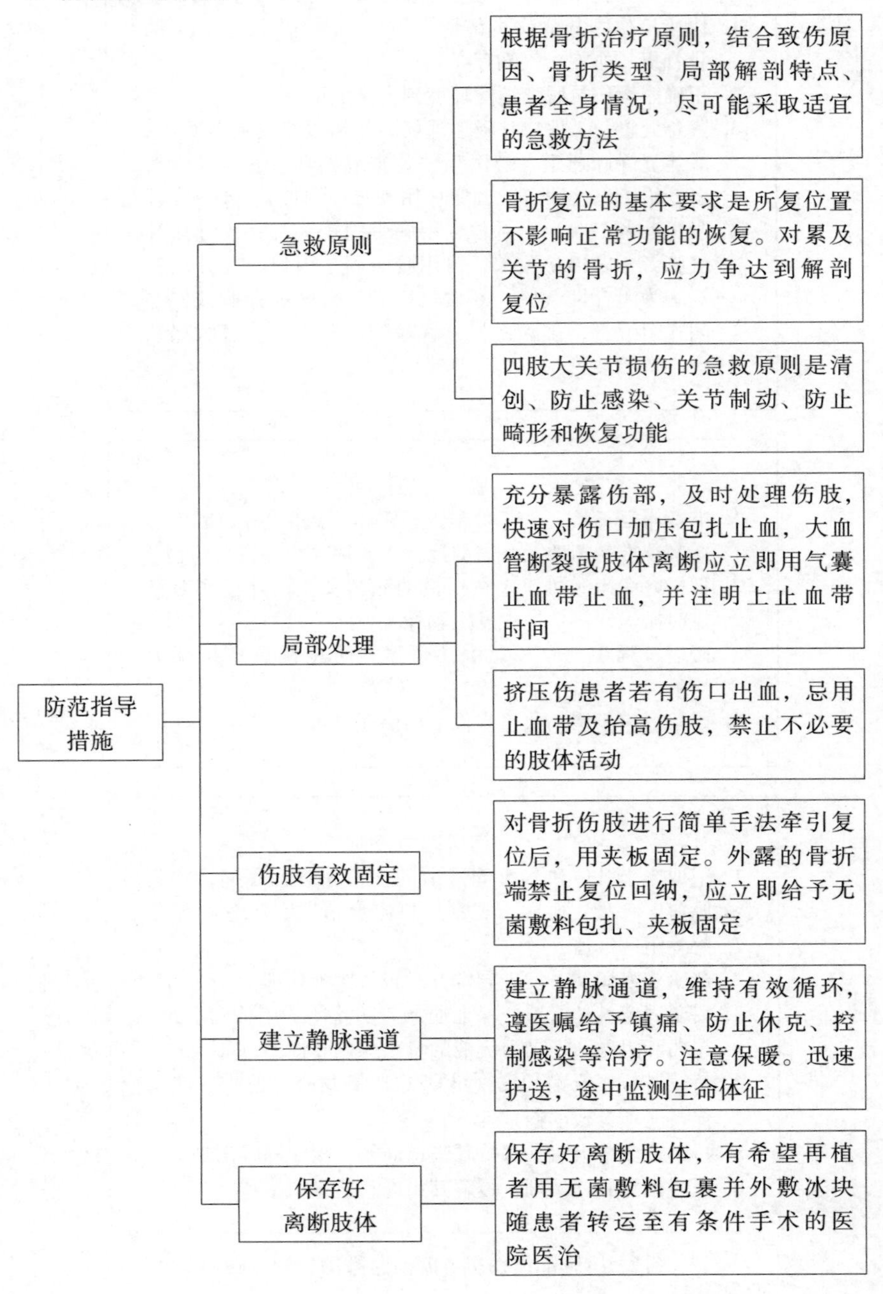
防范指导措施
急救原则
根据骨折治疗原则，结合致伤原因、骨折类型、局部解剖特点、患者全身情况，尽可能采取适宜的急救方法
骨折复位的基本要求是所复位置不影响正常功能的恢复。对累及关节的骨折，应力争达到解剖复位
四肢大关节损伤的急救原则是清创、防止感染、关节制动、防止畸形和恢复功能
局部处理
充分暴露伤部，及时处理伤肢，快速对伤口加压包扎止血，大血管断裂或肢体离断应立即用气囊止血带止血，并注明上止血带时间
挤压伤患者若有伤口出血，忌用止血带及抬高伤肢，禁止不必要的肢体活动
伤肢有效固定
对骨折伤肢进行简单手法牵引复位后，用夹板固定。外露的骨折端禁止复位回纳，应立即给予无菌敷料包扎、夹板固定
建立静脉通道
建立静脉通道，维持有效循环，遵医嘱给予镇痛、防止休克、控制感染等治疗。注意保暖。迅速护送，途中监测生命体征
保存好离断肢体
保存好离断肢体，有希望再植者用无菌敷料包裹并外敷冰块随患者转运至有条件手术的医院医治

2. 护理流程

现　场

1. 四肢损伤患者应根据其伤情、伤势、伤类及全身情况采取适宜的急救方法
2. 正确搬运伤员脱离危险环境到安全地带
3. 紧急处置：①优先维持生命，处理多发伤，保持呼吸道通畅，给氧以维持有效呼吸；②建立静脉通道，遵医嘱快速准确给药抗休克、抗感染、镇痛等；③骨折者，行清创、止血、复位、固定；④正确处理血管、神经等合并伤；⑤关节损伤的处理：对关节脱位者行手法复位后用纱布绷带包扎固定。关节腔内积血者行关节腔穿刺抽除积血并加压包扎

↓

搬　运

1. 准备搬运工具（如平板车、三轮车、担架等），医疗运送必须准备担架及必需的抢救、监护医疗器械及药物
2. 把握好转运时机，应在伤员的病情及生命体征应稳定后再搬运，避免途中发生意外
3. 搬运过程中，应注意手法适度，防止伤员从担架上摔下。搬抬者应步调一致、步伐平稳快捷
4. 按伤员伤情的轻重缓急，优先运送重伤员

↓

运送途中

1. 根据伤员的伤类、伤情和伤势，取合适体位，缓解疼痛，如卧硬板床、取半坐位
2. 严密观察病情，监测脉搏、呼吸、血压，观察伤肢的肤色、皮温及动脉搏动情况，观察伤口有无继续出血现象，发现异常及时报告医师处理
3. 持续低流量吸氧，保持呼吸道通畅，缓解呼吸困难
4. 持续进行血氧饱和度（SPO_2）监测及心电监护，注意保持各项参数的稳定性
5. 详细记录用止血带的时间及伤情。保持伤口敷料无菌干燥，防止感染
6. 保持肢体功能位固定，防止畸形愈合。定时按摩受压皮肤，避免再度损伤皮肤
7. 适时做好心理护理，缓解其焦虑、紧张情绪

图 2-6　四肢损伤患者院前急救的护理流程

七、腹部损伤

1. 防范指导措施

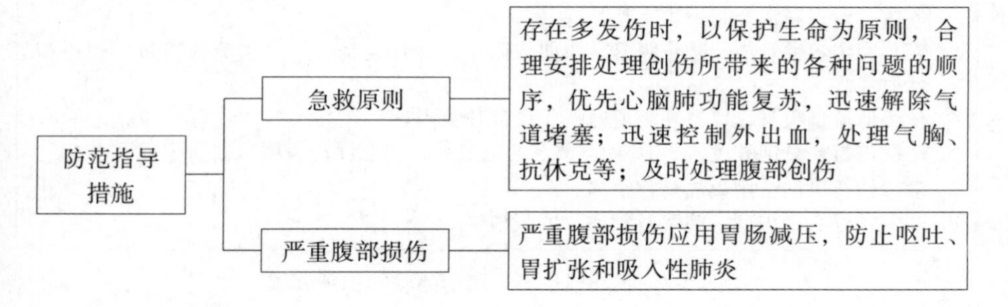
防范指导措施
急救原则
存在多发伤时，以保护生命为原则，合理安排处理创伤所带来的各种问题的顺序，优先心脑肺功能复苏，迅速解除气道堵塞；迅速控制外出血，处理气胸、抗休克等；及时处理腹部创伤
严重腹部损伤
严重腹部损伤应用胃肠减压，防止呕吐、胃扩张和吸入性肺炎

续流程

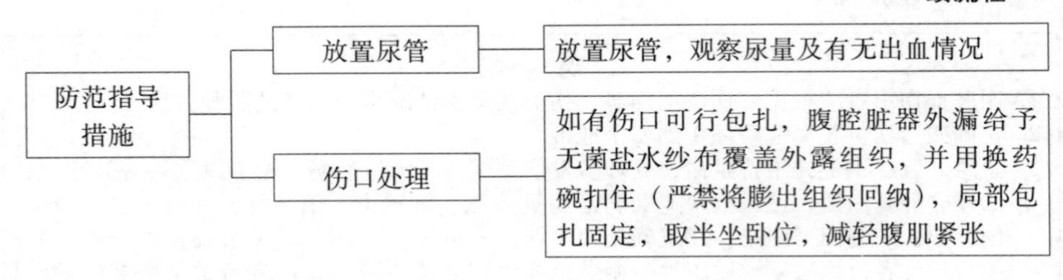
防范指导措施
放置尿管
放置尿管，观察尿量及有无出血情况
伤口处理
如有伤口可行包扎，腹腔脏器外漏给予无菌盐水纱布覆盖外露组织，并用换药碗扣住（严禁将膨出组织回纳），局部包扎固定，取半坐卧位，减轻腹肌紧张

2. 护理流程

现　场

1. 腹部损伤应根据伤员伤情、伤势、伤类，及早决定急救方法
2. 正确搬运伤员脱离危险环境到安全地带
3. 紧急处置：①优先维持生命，处理颅脑、胸部多发伤，保持呼吸道通畅，给氧以维持有效呼吸；建立静脉通道，遵医嘱快速准确给药抗休克；②开放性气胸者，以棉垫覆盖胶布固定封口，变开放性气胸为闭合性气胸；③血气胸者，行胸腔穿刺或安置闭式引流管，排除血气，解除胸腔压力；④严重腹部损伤者，行胃肠减压，防止呕吐、胃扩张和吸入性肺炎；⑤放置尿管，观测尿量及其性质；⑥腹腔内脏器脱出者，严禁回纳内脏，应先用无菌盐水敷料覆盖脱出脏器，然后用大小合适的碗扣住，局部包扎固定，并嘱伤员不要用力咳嗽或翻身

↓

搬　运

1. 准备搬运工具（如平板车、三轮车、担架等），医疗运送必须自备担架及必需的抢救、监护医疗器械及药物
2. 把握好转运时机，应在伤员的病情及生命体征稳定后再搬运，避免途中发生意外
3. 搬运过程中，应注意手法适度，防止伤员从担架上摔下。搬抬者应步调一致、步伐平稳快捷
4. 按伤员伤情的轻重缓急，优先护送重伤员

↓

运送途中

1. 根据伤员的伤类、伤情和伤势，采取尽可能的舒适体位，缓解疼痛
2. 严密观察病情，监测脉搏、呼吸、血压，观察伤口出血情况，注意有无分泌物阻塞气道，发现异常及时报告医师处理
3. 妥善固定各种管道，防止脱落、扭曲或阻塞，保证通畅。记录引流液的量、颜色和性质
4. 持续低流量吸氧，保持呼吸道通畅，缓解呼吸困难
5. 持续进行血氧饱和度（SPO_2）监测及心电监护，注意保护各项参数的稳定性
6. 确诊伤员可酌情用镇痛药物镇痛
7. 适时做好心理护理，缓解其焦虑、紧张情绪

图 2-7　腹部损伤患者院前急救的护理流程

八、急性左心衰竭

1. 防范指导措施

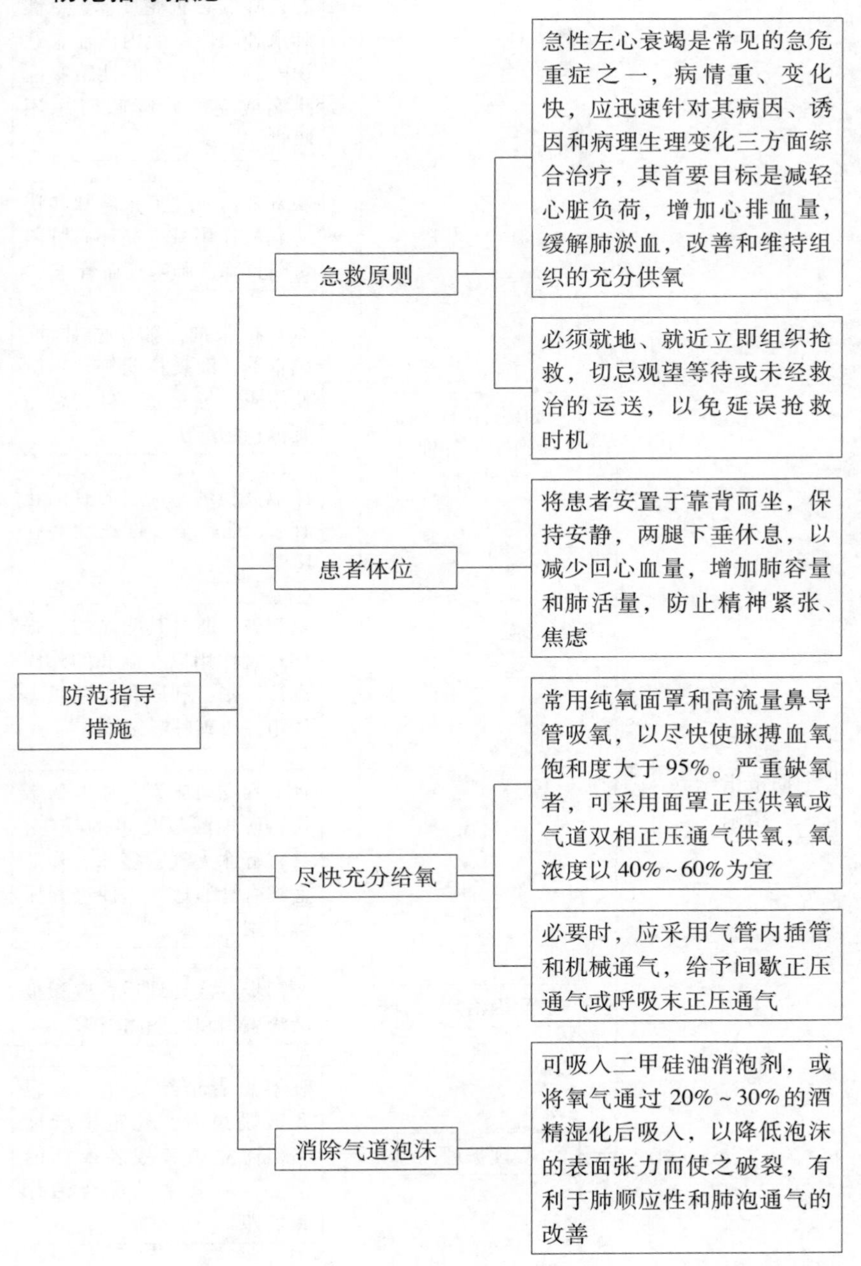
防范指导措施
急救原则
急性左心衰竭是常见的急危重症之一，病情重、变化快，应迅速针对其病因、诱因和病理生理变化三方面综合治疗，其首要目标是减轻心脏负荷，增加心排血量，缓解肺淤血，改善和维持组织的充分供氧
必须就地、就近立即组织抢救，切忌观望等待或未经救治的运送，以免延误抢救时机
患者体位
将患者安置于靠背而坐，保持安静，两腿下垂休息，以减少回心血量，增加肺容量和肺活量，防止精神紧张、焦虑
尽快充分给氧
常用纯氧面罩和高流量鼻导管吸氧，以尽快使脉搏血氧饱和度大于95%。严重缺氧者，可采用面罩正压供氧或气道双相正压通气供氧，氧浓度以40%~60%为宜
必要时，应采用气管内插管和机械通气，给予间歇正压通气或呼吸末正压通气
消除气道泡沫
可吸入二甲硅油消泡剂，或将氧气通过20%~30%的酒精湿化后吸入，以降低泡沫的表面张力而使之破裂，有利于肺顺应性和肺泡通气的改善

续流程

- 防范指导措施
  - 遵医嘱快速、准确给予各种治疗药物
    - 吗啡：具有镇静作用，可减轻患者的躁动和焦虑状态，降低心肌耗氧量。急性肺水肿如伴有颅内出血、意识障碍、休克、慢性阻塞性疾病或支气管哮喘时忌用吗啡
    - 呋塞米：通过扩张静脉和快速利尿作用减少循环心脏前负荷，降低肺毛细血管压
    - 血管扩张剂，如硝酸甘油、硝普钠、酚妥拉明等。静脉使用应注意滴速，且禁忌与其他药物配伍
    - 洋地黄制剂，常用的有毛花苷C、地高辛、毒花旋毛苷K等
    - 氨茶碱，通过其明显的扩张支气管作用以及温和的外周血管扩张，利尿和正性肌力作用，改善呼吸困难
    - 肾上腺皮质激素，如地塞米松、琥珀酸氢化可的松等，具有解除支气管痉挛、降低毛细血管通透性、促进利尿等作用
  - 病因治疗
    - 经初步急症处理后，应积极治疗病因和处理诱因
  - 心理护理
    - 观察患者情绪变化，安慰和鼓励患者，稳定患者情绪，树立患者战胜疾病的信心，使其主动配合治疗和护理

2. 护理流程

现　场

1. 患者取端坐靠背体位，两腿下垂，保持舒适安静，防止精神紧张和焦虑
2. 紧急处置：①持续氧气吸入，保持气道通畅。吸氧时应将氧气加温湿化，以防刺激呼吸道引起呛咳；②输液时注意无菌操作技术、药物配伍禁忌、输液管路通畅，应严格控制滴速，防止药液外漏等。遵医嘱快速准确给予各种治疗药物

↓

搬　运

1. 医疗运送必须自备担架及必需的抢救、监护医疗器械及药物
2. 病情得到有效控制趋于好转或相对稳定后施行医疗运送
3. 运送前及时履行告知义务。向患者、家属交代病情：可能出现的变化及不良预后，医疗运送的意义、目的和注意事项，以取得患者、家属的理解和同意。必要时，患者双方签订知情同意书，防范医患纠纷的发生
4. 搬运过程中，固定好患者，应注意楼道狭窄和拐弯处，防止患者从担架上摔下或碰伤，身体尽量不要倾斜，应保持平稳。搬抬者应步调一致、步伐平稳快捷

↓

运送途中

1. 患者头高足低卧位，注意保暖
2. 严密观察患者的精神意识、瞳孔等神经系统症状的变化，严密观察呼吸、心率、脉搏、血压的变化，发现异常及时报告医师处理
3. 持续吸氧，以减轻组织缺氧状态，进行血氧饱和度（SPO_2）动态监测及心电监护，注意保持各项参数的稳定性
4. 密切观察用药反应。对使用吗啡或哌替啶等镇痛药的患者，应特别注意患者的呼吸情况，如是否出现呼吸频率减慢、减弱、被抑制的情况
5. 保持输液管道顺畅，保证各种急救药物顺利进入体内
6. 适时做好心理护理，缓解其焦虑、紧张情绪
7. 随时保持与医院的联系，通报患者病情及救治情况，保障患者途中安全

图 2-8　急性左心衰竭患者院前急救的护理流程

九、呼吸、心搏骤停

1. 防范指导措施

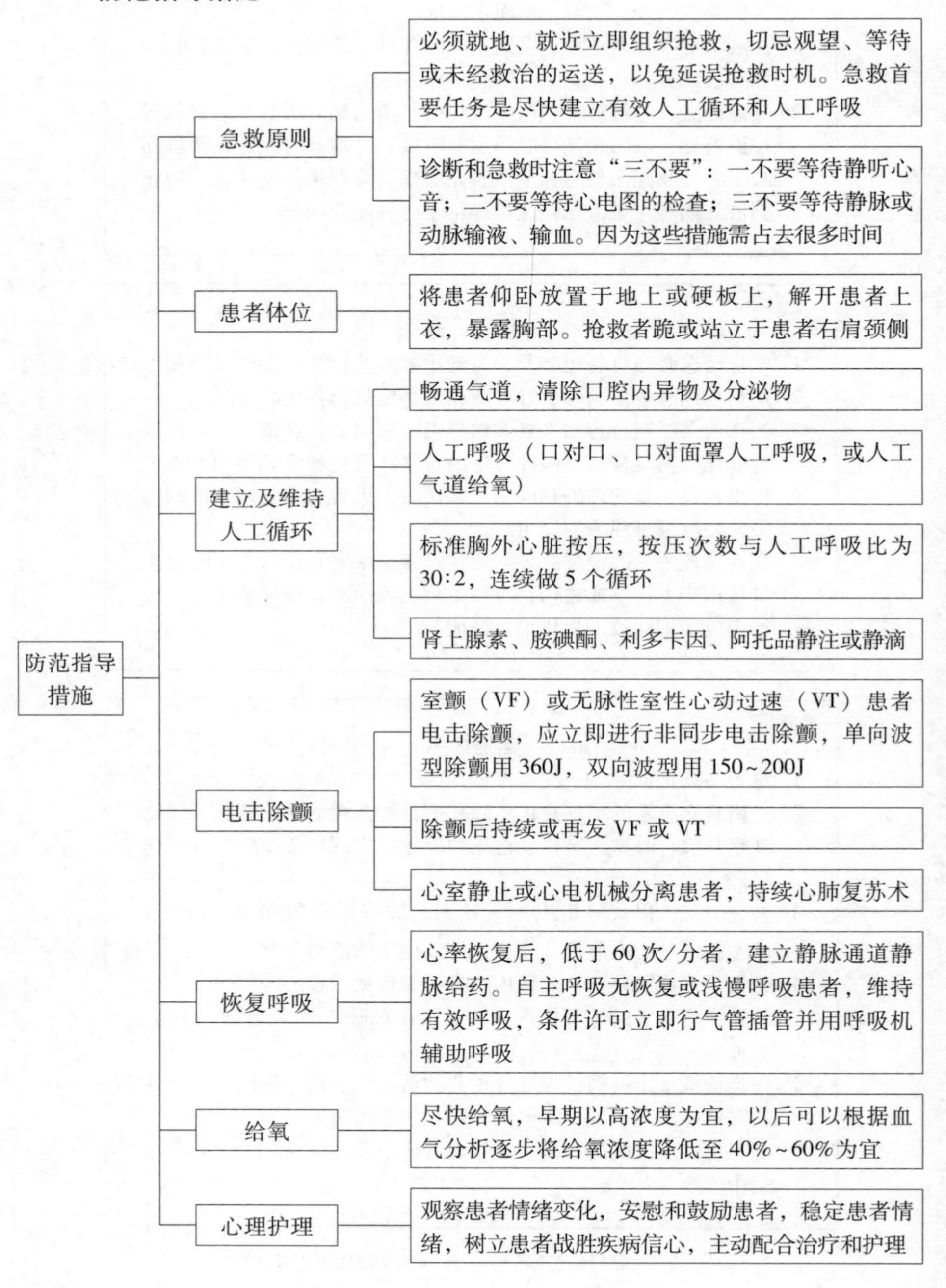
防范指导措施
急救原则
必须就地、就近立即组织抢救，切忌观望、等待或未经救治的运送，以免延误抢救时机。急救首要任务是尽快建立有效人工循环和人工呼吸
诊断和急救时注意“三不要”：一不要等待静听心音；二不要等待心电图的检查；三不要等待静脉或动脉输液、输血。因为这些措施需占去很多时间
患者体位
将患者仰卧放置于地上或硬板上，解开患者上衣，暴露胸部。抢救者跪或站立于患者右肩颈侧
建立及维持人工循环
畅通气道，清除口腔内异物及分泌物
人工呼吸（口对口、口对面罩人工呼吸，或人工气道给氧）
标准胸外心脏按压，按压次数与人工呼吸比为30:2，连续做5个循环
肾上腺素、胺碘酮、利多卡因、阿托品静注或静滴
电击除颤
室颤（VF）或无脉性室性心动过速（VT）患者电击除颤，应立即进行非同步电击除颤，单向波型除颤用360J，双向波型用150~200J
除颤后持续或再发VF或VT
心室静止或心电机械分离患者，持续心肺复苏术
恢复呼吸
心率恢复后，低于60次/分者，建立静脉通道静脉给药。自主呼吸无恢复或浅慢呼吸患者，维持有效呼吸，条件许可立即行气管插管并用呼吸机辅助呼吸
给氧
尽快给氧，早期以高浓度为宜，以后可以根据血气分析逐步将给氧浓度降低至40%~60%为宜
心理护理
观察患者情绪变化，安慰和鼓励患者，稳定患者情绪，树立患者战胜疾病信心，主动配合治疗和护理

2. 护理流程

现　　场

1. 正确搬运患者仰卧放置于地上或板床上，暴露胸部
2. 紧急处置

(1) 心肺复苏术（CPR）：①胸外心脏按压；②开放气道，保持气道通畅；③人工呼吸；药物或病因治疗；心电监护；室颤治疗；评估或预测；脑复苏；重症监护

(2) 复苏有效指征：① 瞳孔由大变小；②面色由发绀转变为红润；③扪及大动脉搏动，收缩血压在 60mmHg 以上；④意识恢复；⑤自动呼吸恢复；⑥尿量>30ml/h

↓

搬　　运

1. 准备搬运工具（如平板车、三轮车、担架等），医疗运送必须自备担架及必需的抢救、监护医疗器械及药物
2. 应在患者的病情及生命体征相对稳定后再搬运，避免途中发生意外
3. 搬运过程中，固定好患者，应注意楼道狭窄和拐弯处，防止患者从担架上摔下或碰伤，身体尽量不要倾斜，应保持平稳。搬抬者应步调一致、步伐平稳快捷

↓

运送途中

1. 患者取平卧位，头部应与车辆行进方向相反，以保证脑部供血。注意四肢保暖，但头部应降温，防止脑水肿
2. 严密观察意识、体温、脉搏、呼吸、血压等变化，及时吸出呼吸道分泌物，发现异常及时报告医师处理
3. 持续低流量吸氧，以减轻组织缺氧状态，进行血氧饱和度（SPO_2）动态监测及心电监护，注意保持各项参数的稳定性
4. 保持输液管道通畅，保证各种急救药物顺利进入体内
5. 留置尿管动态观察每小时尿量并记录。如每小时尿量达 30ml 以上，表示循环状态好转
6. 适时做好心理护理，缓解其焦虑、紧张情绪

图 2-9　呼吸、心搏骤停患者院前急救的护理流程

十、休克

1. 防范指导措施

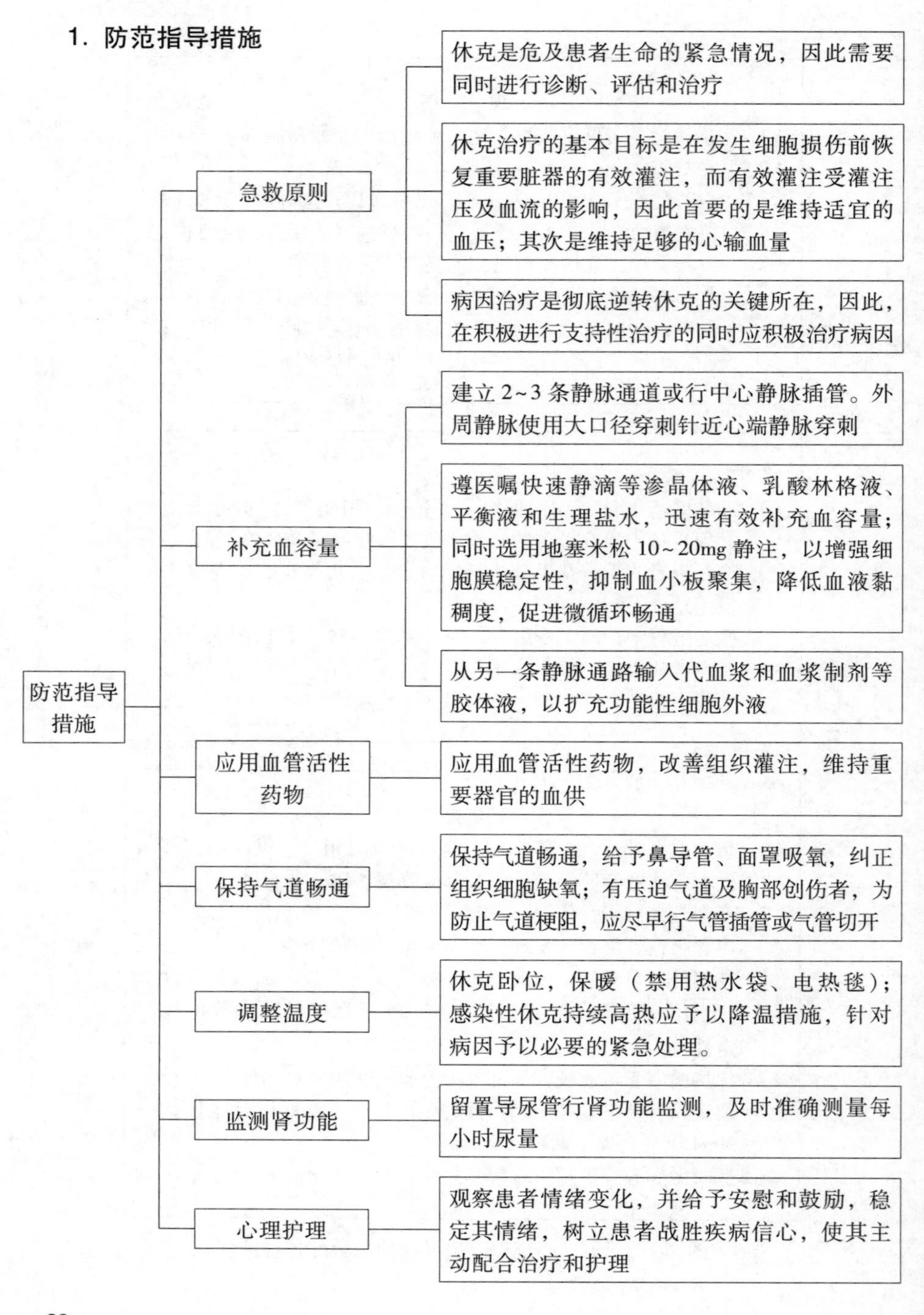
防范指导措施
急救原则
休克是危及患者生命的紧急情况，因此需要同时进行诊断、评估和治疗
休克治疗的基本目标是在发生细胞损伤前恢复重要脏器的有效灌注，而有效灌注受灌注压及血流的影响，因此首要的是维持适宜的血压；其次是维持足够的心输血量
病因治疗是彻底逆转休克的关键所在，因此，在积极进行支持性治疗的同时应积极治疗病因
补充血容量
建立2~3条静脉通道或行中心静脉插管。外周静脉使用大口径穿刺针近心端静脉穿刺
遵医嘱快速静滴等渗晶体液、乳酸林格液、平衡液和生理盐水，迅速有效补充血容量；同时选用地塞米松10~20mg静注，以增强细胞膜稳定性，抑制血小板聚集，降低血液黏稠度，促进微循环畅通
从另一条静脉通路输入代血浆和血浆制剂等胶体液，以扩充功能性细胞外液
应用血管活性药物
应用血管活性药物，改善组织灌注，维持重要器官的血供
保持气道畅通
保持气道畅通，给予鼻导管、面罩吸氧，纠正组织细胞缺氧；有压迫气道及胸部创伤者，为防止气道梗阻，应尽早行气管插管或气管切开
调整温度
休克卧位，保暖（禁用热水袋、电热毯）；感染性休克持续高热应予以降温措施，针对病因予以必要的紧急处理。
监测肾功能
留置导尿管行肾功能监测，及时准确测量每小时尿量
心理护理
观察患者情绪变化，并给予安慰和鼓励，稳定其情绪，树立患者战胜疾病信心，使其主动配合治疗和护理

2. 护理流程

现 场

1. 正确搬运患者脱离危险环境到安全地带救治
2. 根据患者伤因、伤情、伤势、全身情况及院前救治条件采取适宜的急救方法
3. 紧急处置：①建立静脉通道，遵医嘱快速准确给予补充血容量的液体，给予血管活性药物、给予控制感染源的药物、给予纠正酸中毒药物；②正确处理创伤，伤口行清创、包扎、止血，骨折行清创、复位、包扎、固定，多发伤处理应优先维持生命，保持呼吸道通畅、给氧等；③应用强心药物，经补液、应用血管药物、纠正酸中毒后，休克仍未好转，可用洋地黄制剂，以增强心肌收缩力，增加心搏血量

↓

搬 运

1. 准备搬运工具（如平板车、三轮车、担架等等），医疗运送必须自备担架及必需的抢救、监护医疗器械及药物
2. 把握好转运时机，应在伤员的病情及生命体征应稳定后再搬运，避免途中发生意外
3. 搬运过程中，应注意手法适度，防止伤员从担架上摔下。搬抬者应步调一致、步伐平稳快捷

↓

运送途中

1. 患者取平卧位，下肢抬高 30°，保暖，避免不必要的搬动
2. 严密观察病情变化，遵医嘱要求频次监测脉搏、呼吸、血压。观察伤口有无继续出血现象，发现异常及时报告医师处理
3. 持续低流量吸氧，保持呼吸道通畅，以减轻组织缺氧状态，进行血氧饱和度（SPO_2）动态监测及心电监护，注意保持各项参数的稳定性
4. 保持输液管道通畅，注意调节输液速度和输入总量，并严密观察
5. 绝对卧床休息，减少活动，注意保暖；高热（≥39℃）者，按高热护理
6. 动态观察每小时尿量并记录。如每小时尿量达 30ml 以上，表示循环状态好转
7. 及时做好心理护理，缓解其焦虑、紧张情绪

图 2-10 休克患者院前急救的护理流程

十一、周围血管、神经损伤

1. 防范指导措施

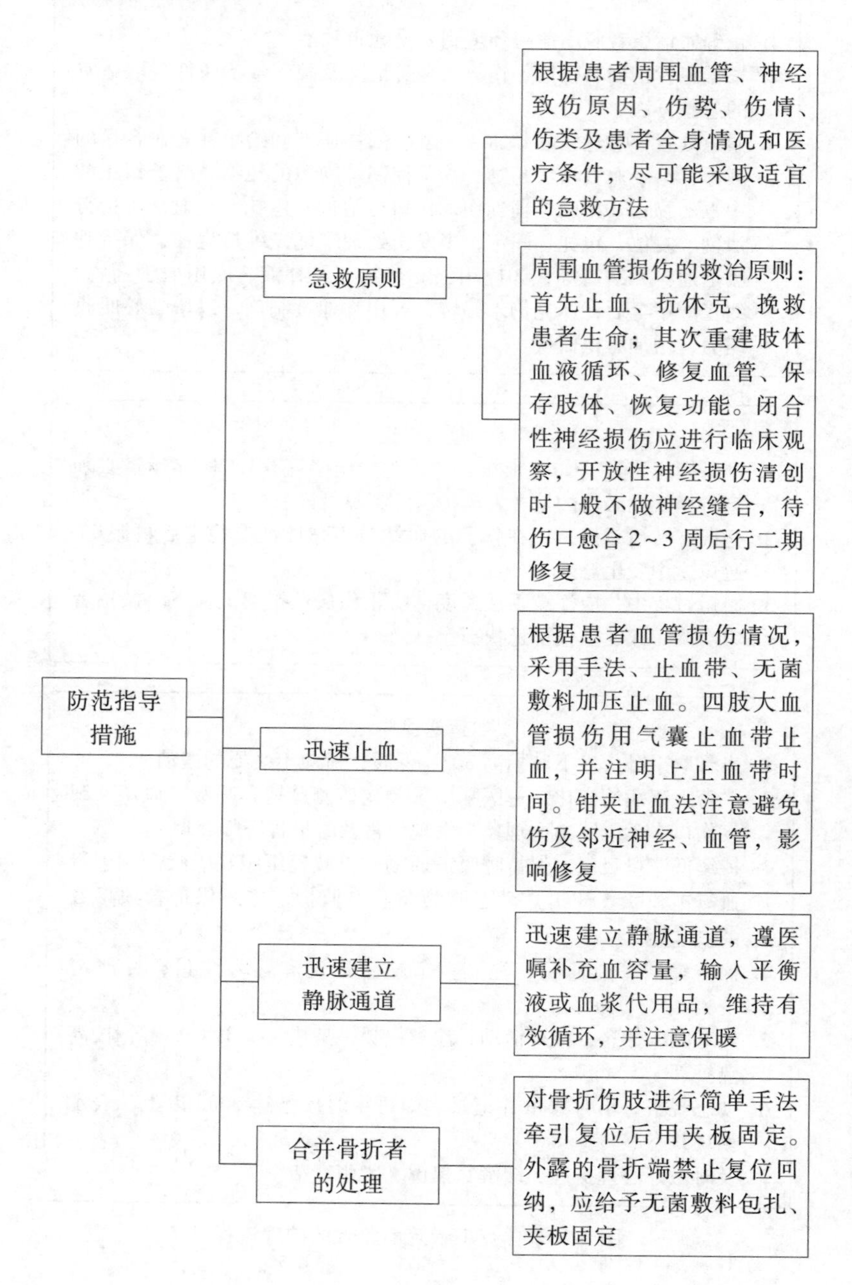
防范指导措施
急救原则
根据患者周围血管、神经致伤原因、伤势、伤情、伤类及患者全身情况和医疗条件，尽可能采取适宜的急救方法
周围血管损伤的救治原则：首先止血、抗休克、挽救患者生命；其次重建肢体血液循环、修复血管、保存肢体、恢复功能。闭合性神经损伤应进行临床观察，开放性神经损伤清创时一般不做神经缝合，待伤口愈合2~3周后行二期修复
迅速止血
根据患者血管损伤情况，采用手法、止血带、无菌敷料加压止血。四肢大血管损伤用气囊止血带止血，并注明上止血带时间。钳夹止血法注意避免伤及邻近神经、血管，影响修复
迅速建立静脉通道
迅速建立静脉通道，遵医嘱补充血容量，输入平衡液或血浆代用品，维持有效循环，并注意保暖
合并骨折者的处理
对骨折伤肢进行简单手法牵引复位后用夹板固定。外露的骨折端禁止复位回纳，应给予无菌敷料包扎、夹板固定

2. 护理流程

现　场

1. 根据患者伤情、伤势、伤类及全身情况采取适宜的急救方法
2. 正确搬运患者脱离危险环境到安全地带救治
3. 紧急处置：①建立静脉通道，遵医嘱快速准确给药抗休克、抗感染、镇痛等；②合并骨折者，行清创、止血、复位、固定；对关节脱位者，行手法复位后用纱布绷带包扎固定；关节内积血者，行关节穿刺抽除积血并加压包扎；③优先维持生命体征，处理多发伤，保持呼吸道通畅，给氧以维持有效呼吸；④正确处理四肢骨折、关节等合并伤

↓

搬　运

1. 准备搬运工具（如平板车、三轮车、担架等），医疗运送必须自备担架及必需的抢救、监护医疗器械及药物
2. 把握好转运时机，应在伤病员的病情及生命体征稳定后再搬运，避免途中发生意外
3. 搬运过程中，应注意手法适度，防止伤病员从担架上摔下。搬抬者应步调一致、步伐平稳快捷

↓

运送途中

1. 根据患者的伤类、伤情和伤势，取合适体位，缓解疼痛，如卧硬板床、取半坐位
2. 严密观察病情变化，监测脉搏、呼吸、血压。观察伤肢的肤色、皮温及动脉搏动情况，观察伤口有无继续出血现象，观察每小时尿量并记录，发现异常及时报告医师处理
3. 持续低流量吸氧，保持呼吸道通畅，缓解呼吸困难
4. 持续进行血氧饱和度（SPO_2）监测及心电监护，注意保持各项参数的稳定性
5. 详细记录用止血带的时间及伤情。保持伤口敷料无菌干燥、防止感染
6. 绝对卧床休息，减少活动，注意保暖，但患肢忌热敷或冷敷
7. 预防无感觉的肢体再损伤，帮助患者定时变换体位，以免局部长时间受压发生压疮
8. 适时做好心理护理，缓解其焦虑、紧张情绪

图 2-11　周围血管、神经损伤患者院前急救的护理流程

十二、急性食物中毒

1. 防范指导措施

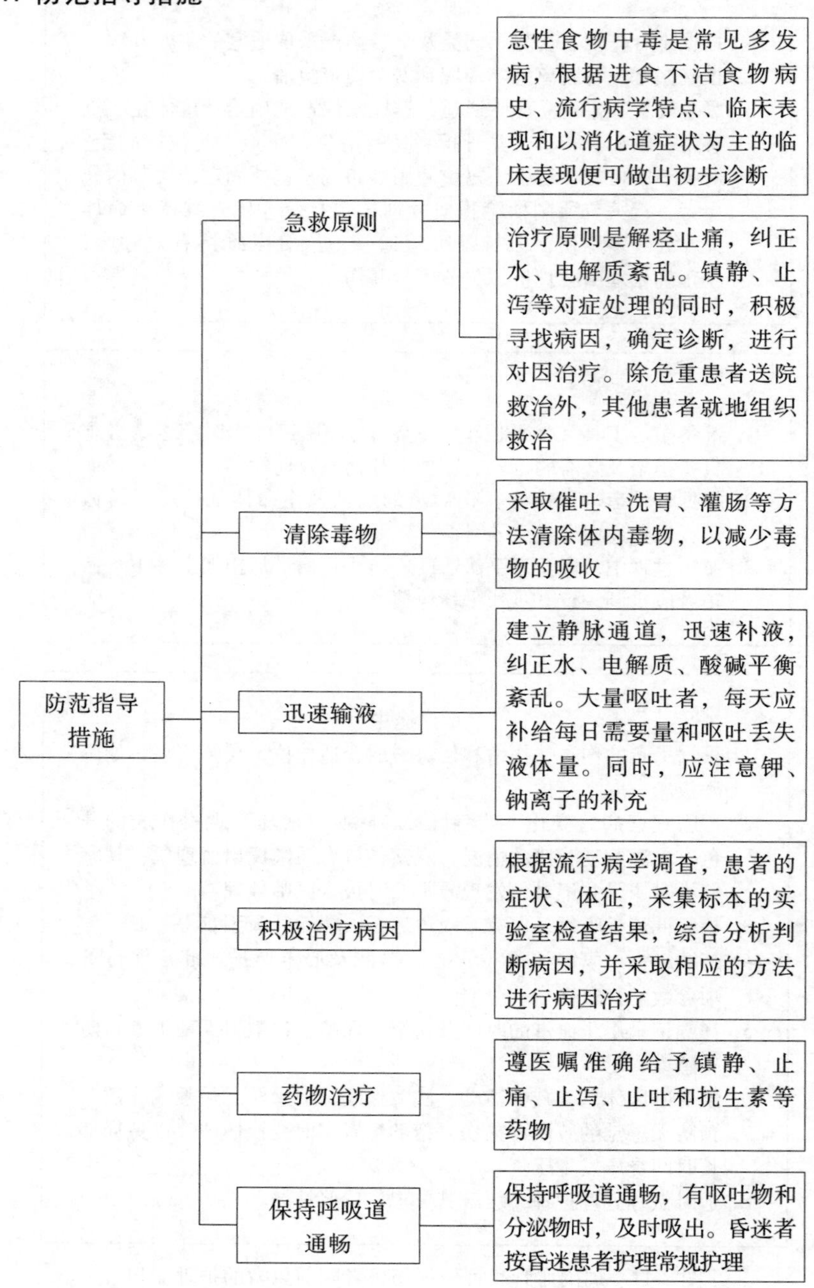
防范指导措施
急救原则
急性食物中毒是常见多发病，根据进食不洁食物病史、流行病学特点、临床表现和以消化道症状为主的临床表现便可做出初步诊断
治疗原则是解痉止痛，纠正水、电解质紊乱。镇静、止泻等对症处理的同时，积极寻找病因，确定诊断，进行对因治疗。除危重患者送院救治外，其他患者就地组织救治
清除毒物
采取催吐、洗胃、灌肠等方法清除体内毒物，以减少毒物的吸收
迅速输液
建立静脉通道，迅速补液，纠正水、电解质、酸碱平衡紊乱。大量呕吐者，每天应补给每日需要量和呕吐丢失液体量。同时，应注意钾、钠离子的补充
积极治疗病因
根据流行病学调查，患者的症状、体征，采集标本的实验室检查结果，综合分析判断病因，并采取相应的方法进行病因治疗
药物治疗
遵医嘱准确给予镇静、止痛、止泻、止吐和抗生素等药物
保持呼吸道通畅
保持呼吸道通畅，有呕吐物和分泌物时，及时吸出。昏迷者按昏迷患者护理常规护理

2. 护理流程

现　　场

1. 明确诊断：①根据病情、病因评估，食物中毒的流行病学调查和患者的临床表现等综合分析做出诊断；②逐个询问检查患者，分清患者病情的轻重缓急
2. 紧急处置：①建立静脉通道，遵医嘱迅速补充液体，纠正水、电解质、酸碱平衡紊乱；②遵医嘱准确给予对症治疗（如止吐、止泻、解痉、镇静）和对因治疗（如抗生素）等药物；③保持呼吸道通畅，及时吸出呕吐物和分泌物，必要时给氧以维持有效呼吸

↓

搬　　运

1. 医疗运送必须准备担架及必需的抢救、监护医疗器械及药物
2. 病情得到有效控制趋于好转或相对稳定后施行医疗运送
3. 及时履行告知义务。向单位负责人、患者、家属交代病情：可能出现的变化及不良预后，医疗运送的意义、目的和注意事项，以取得患者、家属的理解和同意。必要时，医患双方签订知情同意书，防范医患纠纷的发生
4. 搬运过程中，固定好患者，应注意楼道狭窄和拐弯处，防止患者从担架上摔下或碰伤，身体尽量不要倾斜，应保持平稳。搬抬者应步调一致、步伐平稳快捷

↓

运送途中

1. 根据患者的病情取合适体位休息。注意保暖、避免受凉感冒
2. 严密观察患者心率、血压、呼吸、体温、意识的变化，观察呕吐、腹泻的次数、量和性质。一旦发现酸中毒、周围循环衰竭等病情变化，应立即报告医师处理。补钾时应注意心电图的变化
3. 妥善固定输液管道，保证通畅；调节好输液速度，以免影响治疗效果
4. 尿量监测。尿量可直接反应肾功能情况，因此，应记录每小时的尿量
5. 密切观察治疗药物的效果及不良反应，注意药物的配伍禁忌
6. 适时做好心理护理，消除患者恐惧、不安情绪，取得患者积极配合治疗

图 2-12　急性食物中毒患者院前急救的护理流程

十三、糖尿病酮症酸中毒

1. 防范指导措施

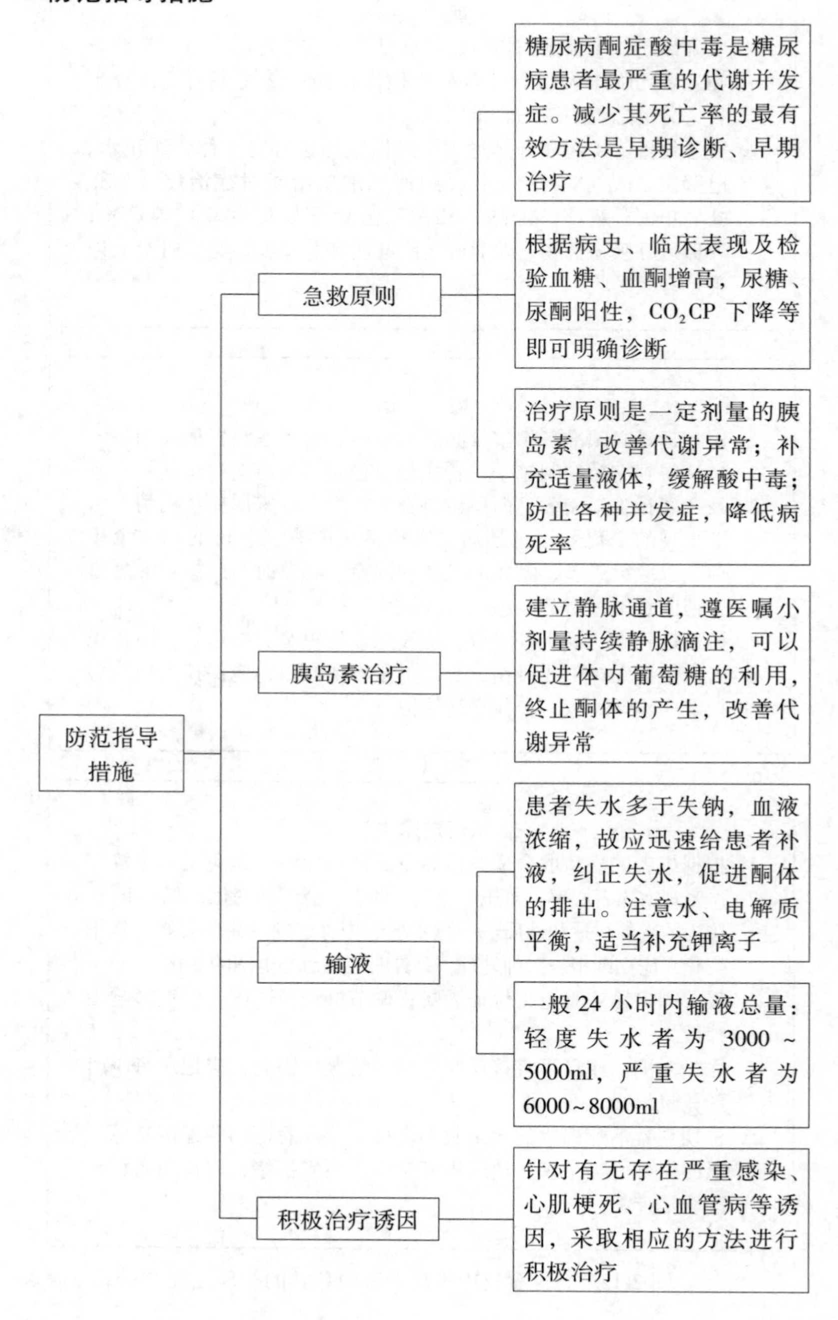
防范指导措施
急救原则
糖尿病酮症酸中毒是糖尿病患者最严重的代谢并发症。减少其死亡率的最有效方法是早期诊断、早期治疗
根据病史、临床表现及检验血糖、血酮增高，尿糖、尿酮阳性，CO_2CP 下降等即可明确诊断
治疗原则是一定剂量的胰岛素，改善代谢异常；补充适量液体，缓解酸中毒；防止各种并发症，降低病死率
胰岛素治疗
建立静脉通道，遵医嘱小剂量持续静脉滴注，可以促进体内葡萄糖的利用，终止酮体的产生，改善代谢异常
输液
患者失水多于失钠，血液浓缩，故应迅速给患者补液，纠正失水，促进酮体的排出。注意水、电解质平衡，适当补充钾离子
一般 24 小时内输液总量：轻度失水者为 3000～5000ml，严重失水者为 6000～8000ml
积极治疗诱因
针对有无存在严重感染、心肌梗死、心血管病等诱因，采取相应的方法进行积极治疗

2. 护理流程

现　　场

1. 明确诊断：①有糖尿病史，近期有感染、腹泻、创伤、手术等情况；降糖药物剂量不足或中断等诱因；②有全身乏力、口渴、恶心、呕吐、腹泻、昏迷等临床表现；③体检中可见脱水明显，呼气有烂苹果味等
2. 紧急处置：①建立静脉通道，其中一条通道用于输入胰岛素（采取小剂量持续静脉给入的方法），另一条通道主要用于输液及输入抗生素和碱性液体，以维持酸碱平衡；②保持呼吸道通畅，给氧以维持有效呼吸

↓

搬　　运

1. 医疗运送必须自备担架及必需的抢救、监护医疗器械及药物
2. 病情得到有效控制趋于好转或相对稳定后施行医疗运送
3. 及时履行告知义务。向患者、家属交代病情：可能出现的变化及不良预后，医疗运送的意义、目的和注意事项，以取得患者、家属的理解和同意。必要时，医患双方签订知情同意书，防范医患纠纷的发生
4. 搬运过程中，固定好患者，应注意楼道狭窄和拐弯处，防止患者从担架上摔下或碰伤，身体尽量不要倾斜，应保持平稳。搬抬者应步调一致、步伐平稳快捷

↓

运送途中

1. 根据患者的病情取合适体位。注意保暖、避免受凉
2. 严密观察患者心率、血压、呼吸、体温、意识的变化，并认真记录
3. 妥善固定输液管道，保证通畅；调节好输液速度，以免影响治疗效果
4. 尿量监测。尿量可直接反应肾功能情况，大量补液和使用胰岛素后尿量可逐渐增多达到出入平衡，因此，应记录每小时的尿量
5. 必要时持续进行心电监护，注意保持各项参数的稳定性；补钾时注意心电图的变化。密切观察治疗药物的效果及不良反应
6. 应用胰岛素时，严密观察患者有无低血糖的症状。补钾时注意液体勿渗出血管外，以免血管周围组织坏死

图 2-13　糖尿病酮症酸中毒患者院前急救的护理流程

十四、烧伤

1. 防范指导措施

- 防范指导措施
  - 急救原则
    - 烧伤是平时、战时常见的一种损伤。就小面积浅度烧伤而言，只是皮肤浅组织的损伤，按一般外科处理原则处理创面即可，但烧伤面积广泛且达到某种深度时，则已成为一种全身性疾患。虽伤在表面，但对深部系统、多器官的变化必须了解与防治
    - 现场急救的目标是尽快消除致病原因，脱离现场和进行危及生命的救治措施
  - 迅速脱离热源
    - 火焰烧伤者，立即脱去燃烧衣物，就地翻滚或是跳入水池，熄灭火焰。呼救者可就近用棉被、毛毯等非易燃物品覆盖，隔离空气灭火。忌奔跑呼叫，以免风助火势烧伤头面部和呼吸道
    - 热液浸渍的衣裤，可以用冷水冲淋后剪开取下，忌强力撕脱
    - 小面积烧伤立即用清水连续冲淋或浸泡，既可减轻疼痛，又可带走余热，减轻烧伤程度
  - 保护受伤部位
    - 创面不可再污染和损伤，可用干净敷料或布类保护，或行简单包扎后送医院处理。避免有色药物涂抹，增加深度判定的难度

续流程

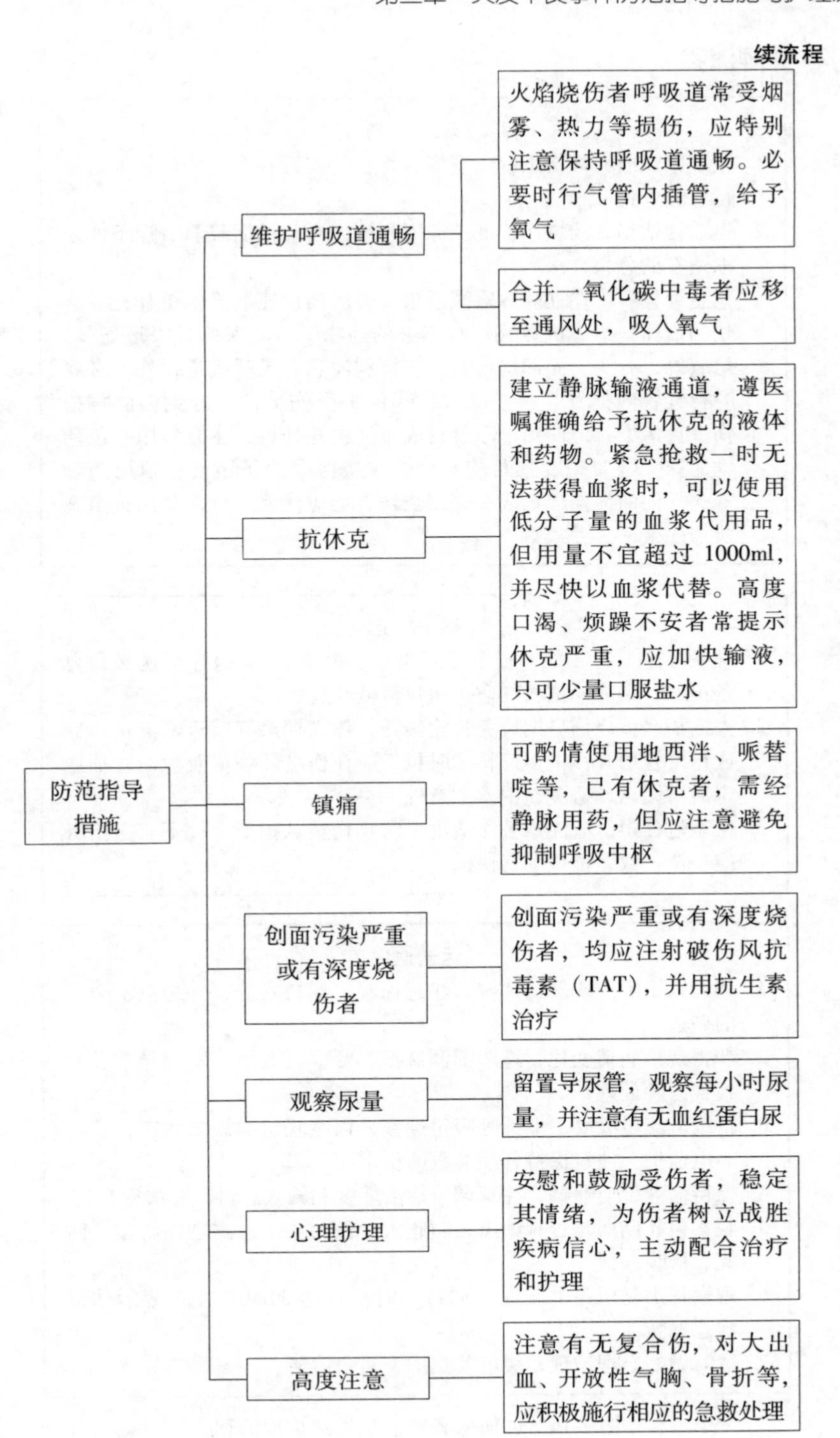
防范指导措施
维护呼吸道通畅
火焰烧伤者呼吸道常受烟雾、热力等损伤，应特别注意保持呼吸道通畅。必要时行气管内插管，给予氧气
合并一氧化碳中毒者应移至通风处，吸入氧气
抗休克
建立静脉输液通道，遵医嘱准确给予抗休克的液体和药物。紧急抢救一时无法获得血浆时，可以使用低分子量的血浆代用品，但用量不宜超过1000ml，并尽快以血浆代替。高度口渴、烦躁不安者常提示休克严重，应加快输液，只可少量口服盐水
镇痛
可酌情使用地西泮、哌替啶等，已有休克者，需经静脉用药，但应注意避免抑制呼吸中枢
创面污染严重或有深度烧伤者
创面污染严重或有深度烧伤者，均应注射破伤风抗毒素（TAT），并用抗生素治疗
观察尿量
留置导尿管，观察每小时尿量，并注意有无血红蛋白尿
心理护理
安慰和鼓励受伤者，稳定其情绪，为伤者树立战胜疾病信心，主动配合治疗和护理
高度注意
注意有无复合伤，对大出血、开放性气胸、骨折等，应积极施行相应的急救处理

2. 护理流程

现　场

1. 正确搬运或转移伤患脱离现场，将伤者安置在安全、通风处，施行急救处置
2. 迅速评估伤者的烧伤程度、深度和原因，并根据院前治疗条件采取适宜的急救方法
3. 紧急处置：①建立静脉输液通道，遵医嘱快速准确给予补充血容量的液体，给予抗休克、抗感染的药物等；②保持呼吸道通畅、给氧等，有头、面部烧伤时，应特别注意有无呼吸道损伤，必要时行气管内插管，给予氧气；③保护受伤部位，避免创面再损伤、再污染，可使用干净敷料或布类包扎处理；注意勿用有色药物涂抹，增加深度判断的难度；④遵医嘱给予镇静、镇痛药物等；⑤创面污染严重或有深度烧伤者均应注射TAT，并用抗生素防治感染

↓

搬　运

1. 准备搬运工具（如平板车、三轮车、担架等），医疗运送必须自备担架及必需的抢救、监护医疗器械及药物
2. 大面积严重烧伤早期避免长途转送，休克期最好就近输液抗休克或行气管切开；把握好转运时机，应在伤员的病情及生命体征稳定后再搬运，避免途中发生意外
3. 搬运过程中，应注意手法适度，防止伤员从担架上摔下。搬抬者应步调一致、步伐平稳快捷

↓

运送途中

1. 伤者取平卧位或舒适体位，注意保暖，保持安静，并避免不必要的搬运
2. 严密观察病情变化，遵医嘱测脉搏、呼吸、血压，发现异常及时报告医师处理
3. 持续低流量吸氧，保持呼吸道通畅，以减轻组织缺氧状态，进行心电监护，注意保持各项参数的稳定性
4. 保持输液管道通畅，注意调节输液速度和输入总量，并严密观察
5. 观察包扎创面是否有渗出，防止大小便污染。暴露创面防尘、防蝇、保暖
6. 观察每小时尿量并记录。如每小时尿量达30ml以上，表示休克状态好转
7. 适时做好心理护理，缓解其焦虑、紧张情绪

图2-14　烧伤患者院前急救的护理流程

第二节　常见突发公众不良事件防范指导措施与护理流程

一、亚硝酸盐中毒

1. 防范指导措施

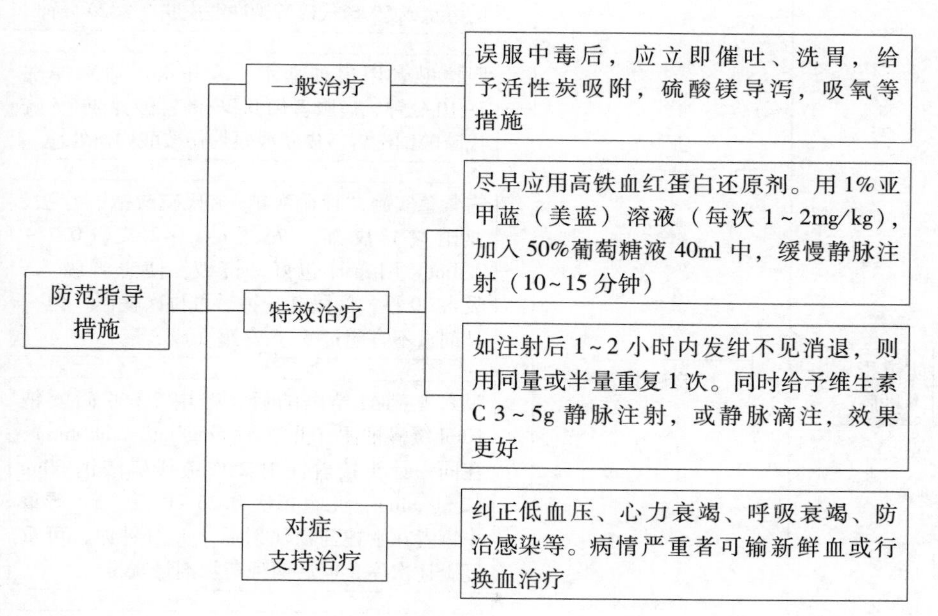
防范指导措施
一般治疗
误服中毒后，应立即催吐、洗胃，给予活性炭吸附，硫酸镁导泻，吸氧等措施
特效治疗
尽早应用高铁血红蛋白还原剂。用1%亚甲蓝（美蓝）溶液（每次1～2mg/kg），加入50%葡萄糖液40ml中，缓慢静脉注射（10~15分钟）
如注射后1～2小时内发绀不见消退，则用同量或半量重复1次。同时给予维生素C 3～5g静脉注射，或静脉滴注，效果更好
对症、支持治疗
纠正低血压、心力衰竭、呼吸衰竭、防治感染等。病情严重者可输新鲜血或行换血治疗

2. 护理流程

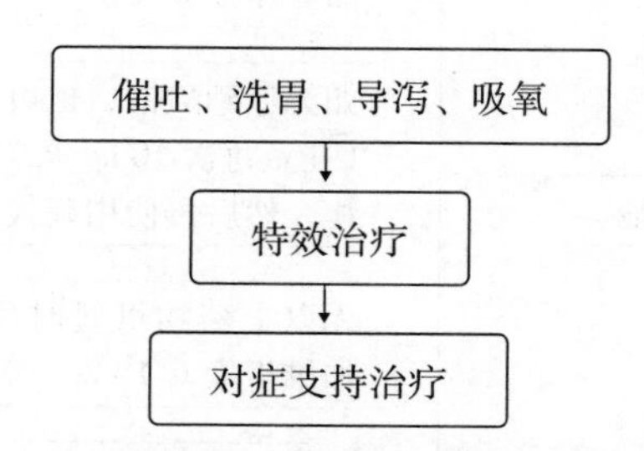
催吐、洗胃、导泻、吸氧
特效治疗
对症支持治疗

图2-15　患者发生亚硝酸盐中毒的护理流程

二、氰化物中毒

1. 防范指导措施

- 防范指导措施
  - 脱离现场
    - 立即脱离现场至空气新鲜处，猝死者应同时立即进行心肺脑复苏
    - 急性中毒病情进展迅速，应立即就地应用解毒剂（亚硝酸异戊酯）。吸入中毒者给予氧气吸入
    - 皮肤接触液体者立即脱去污染的衣物，用流动的清水或5%硫代硫酸钠冲洗皮肤至少20分钟
    - 眼接触者用生理盐水、冷开水或清水冲洗5~10分钟，口服者用0.2%高锰酸钾或5%硫代硫酸钠洗胃。皮肤或眼灼伤按酸灼伤处理
  - 特效解毒剂
    - 需紧急实施“亚硝酸钠-硫代硫酸钠”疗法，亚硝酸异戊酯（安瓿）1~2支（0.2~0.4ml）用布片包好，挤破，使患者吸入，吸入30秒，间隔2分钟后可再次使用，但一日剂量不宜超过5~6安瓿（成人量）
    - 吸入亚硝酸异戊酯后，继用3%亚硝酸钠10ml缓慢推注（儿童5~6mg/kg，2ml/min），在同一针头接着注射25%硫代硫酸钠50ml（2ml/min），儿童每次0.25~0.5g/kg，严重中毒者在上述药物注射后十几分钟内，可重复上述次序，但后两种药物剂量减半
  - 其他
    - 有报道4-2甲氨基酚（4-DMAP）能有效消除氰化物毒性，效果优于亚硝酸异戊酯，恢复知觉和呼吸较快
    - 如无亚硝酸钠，也可用1%亚甲蓝50~100ml（儿童每次10mg/kg）加高渗糖稀释后缓慢静注，然后再使用硫代硫酸钠
    - 无以上药物可暂时用高渗葡萄糖50~100ml加维生素C 1~2g，静注
    - 对症处理

2. 护理流程

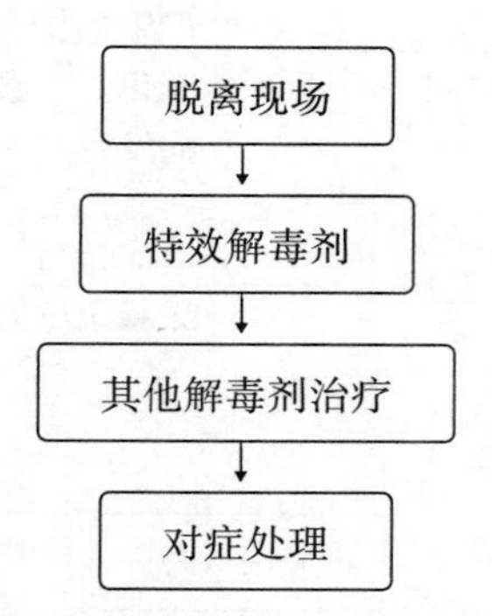
脱离现场
特效解毒剂
其他解毒剂治疗
对症处理

图 2-16　患者发生氰化物中毒的护理流程

三、一氧化碳中毒

1. 防范指导措施

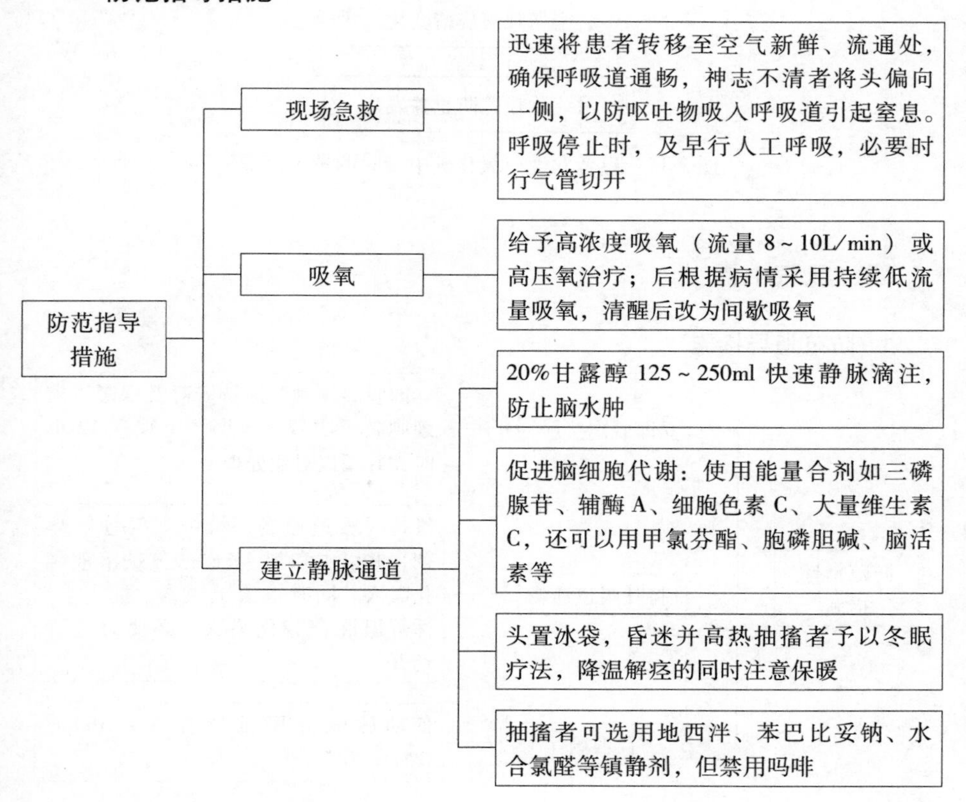
防范指导措施
现场急救
迅速将患者转移至空气新鲜、流通处，确保呼吸道通畅，神志不清者将头偏向一侧，以防呕吐物吸入呼吸道引起窒息。呼吸停止时，及早行人工呼吸，必要时行气管切开
吸氧
给予高浓度吸氧（流量 8～10L/min）或高压氧治疗；后根据病情采用持续低流量吸氧，清醒后改为间歇吸氧
建立静脉通道
20%甘露醇 125～250ml 快速静脉滴注，防止脑水肿
促进脑细胞代谢：使用能量合剂如三磷腺苷、辅酶 A、细胞色素 C、大量维生素 C，还可以用甲氯芬酯、胞磷胆碱、脑活素等
头置冰袋，昏迷并高热抽搐者予以冬眠疗法，降温解痉的同时注意保暖
抽搐者可选用地西泮、苯巴比妥钠、水合氯醛等镇静剂，但禁用吗啡

续流程

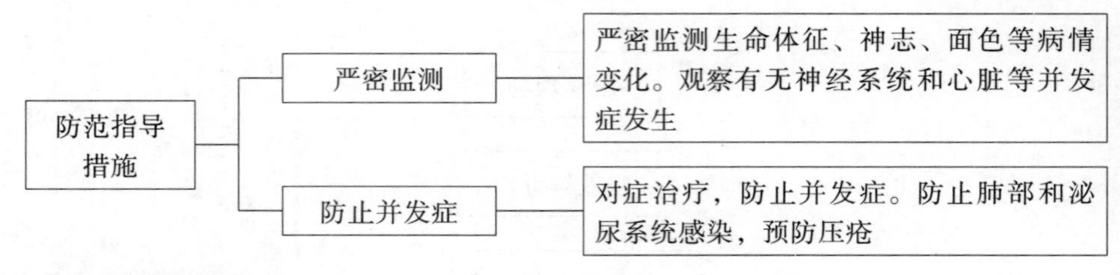
防范指导措施
严密监测
严密监测生命体征、神志、面色等病情变化。观察有无神经系统和心脏等并发症发生
防止并发症
对症治疗，防止并发症。防止肺部和泌尿系统感染，预防压疮

2. 护理流程

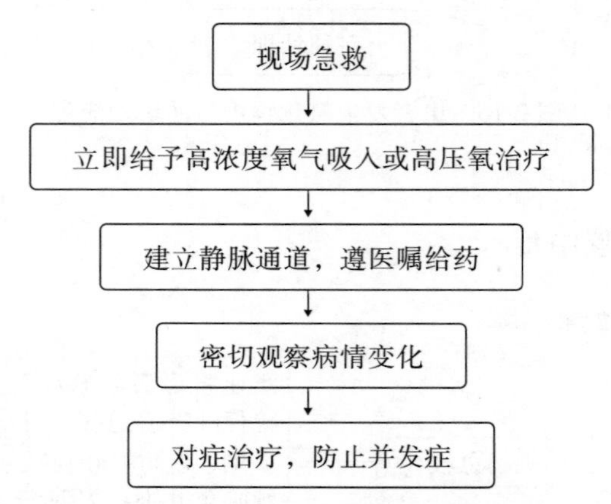
现场急救
立即给予高浓度氧气吸入或高压氧治疗
建立静脉通道，遵医嘱给药
密切观察病情变化
对症治疗，防止并发症

图 2-17 患者发生一氧化碳中毒时的护理流程

四、氯气中毒

1. 防范指导措施

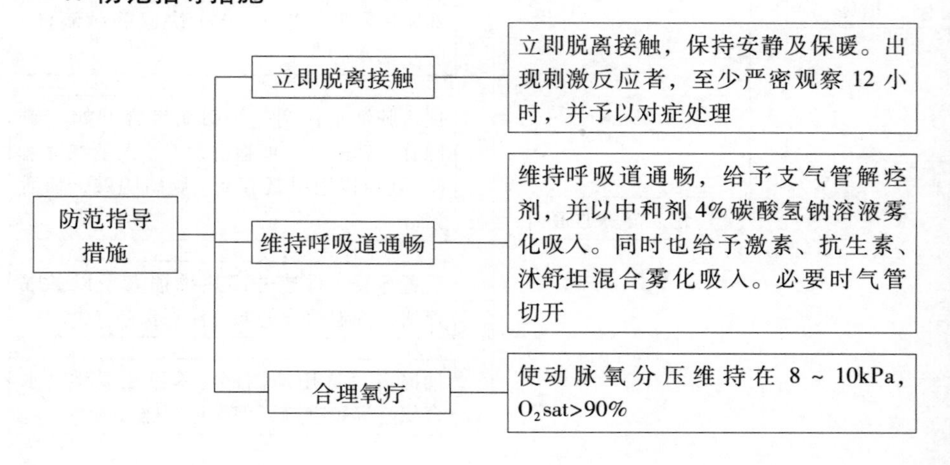
防范指导措施
立即脱离接触
立即脱离接触，保持安静及保暖。出现刺激反应者，至少严密观察 12 小时，并予以对症处理
维持呼吸道通畅
维持呼吸道通畅，给予支气管解痉剂，并以中和剂 4% 碳酸氢钠溶液雾化吸入。同时也给予激素、抗生素、沐舒坦混合雾化吸入。必要时气管切开
合理氧疗
使动脉氧分压维持在 8 ~ 10kPa，O_2sat>90%

续流程

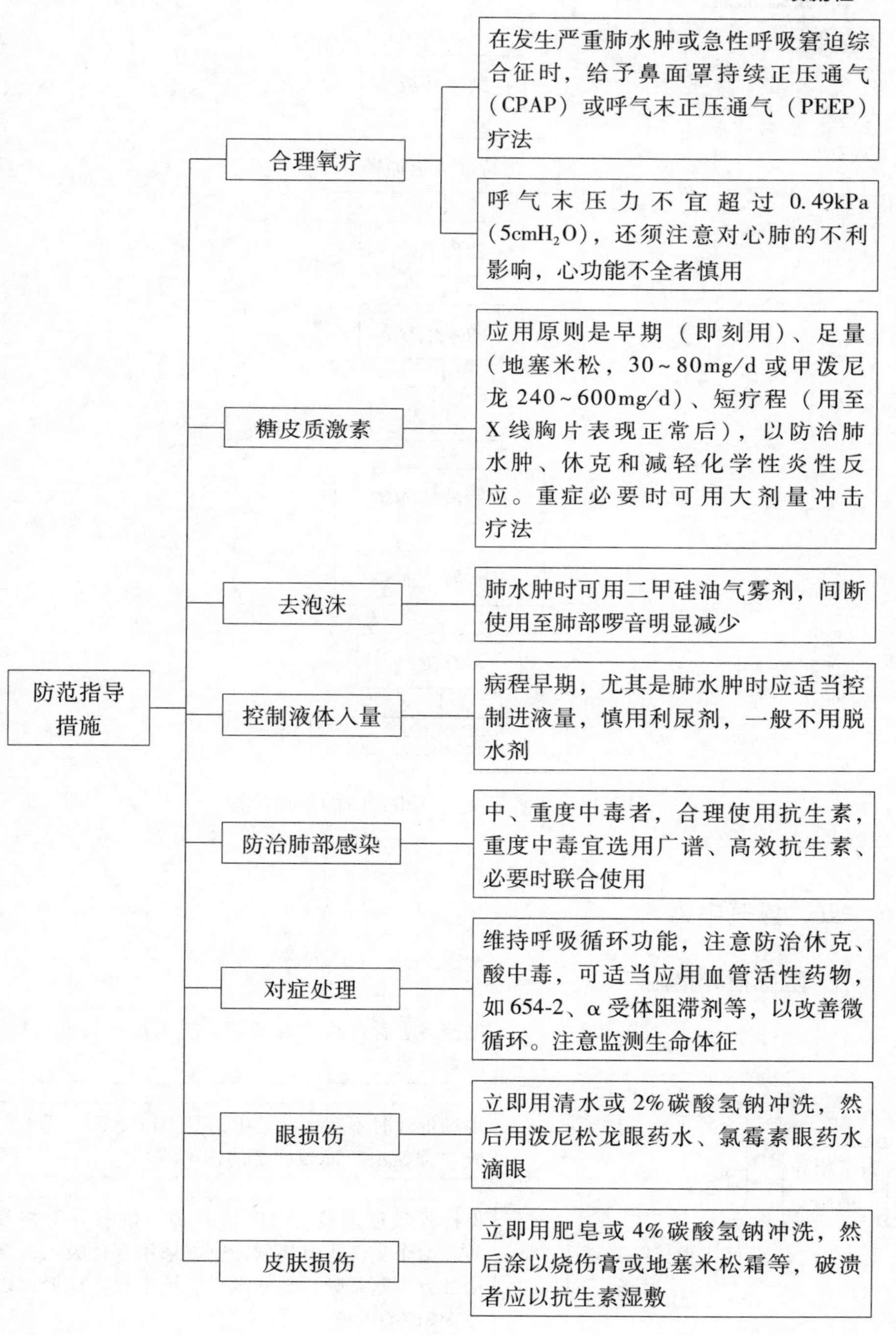
防范指导措施
合理氧疗
在发生严重肺水肿或急性呼吸窘迫综合征时，给予鼻面罩持续正压通气（CPAP）或呼气末正压通气（PEEP）疗法
呼气末压力不宜超过0.49kPa（5cmH2O），还须注意对心肺的不利影响，心功能不全者慎用
糖皮质激素
应用原则是早期（即刻用）、足量（地塞米松，30~80mg/d或甲泼尼龙240~600mg/d）、短疗程（用至X线胸片表现正常后），以防治肺水肿、休克和减轻化学性炎性反应。重症必要时可用大剂量冲击疗法
去泡沫
肺水肿时可用二甲硅油气雾剂，间断使用至肺部啰音明显减少
控制液体入量
病程早期，尤其是肺水肿时应适当控制进液量，慎用利尿剂，一般不用脱水剂
防治肺部感染
中、重度中毒者，合理使用抗生素，重度中毒宜选用广谱、高效抗生素、必要时联合使用
对症处理
维持呼吸循环功能，注意防治休克、酸中毒，可适当应用血管活性药物，如654-2、α受体阻滞剂等，以改善微循环。注意监测生命体征
眼损伤
立即用清水或2%碳酸氢钠冲洗，然后用泼尼松龙眼药水、氯霉素眼药水滴眼
皮肤损伤
立即用肥皂或4%碳酸氢钠冲洗，然后涂以烧伤膏或地塞米松霜等，破溃者应以抗生素湿敷

2. 护理流程

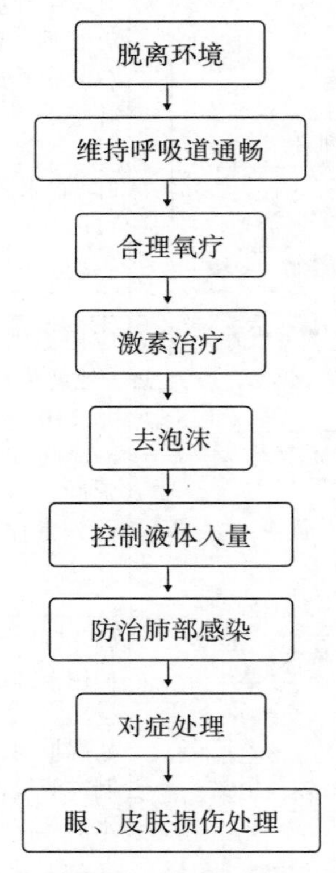
脱离环境
维持呼吸道通畅
合理氧疗
激素治疗
去泡沫
控制液体入量
防治肺部感染
对症处理
眼、皮肤损伤处理

图 2-18　患者发生氯气中毒时的护理流程

五、氨气中毒

1. 防范指导措施

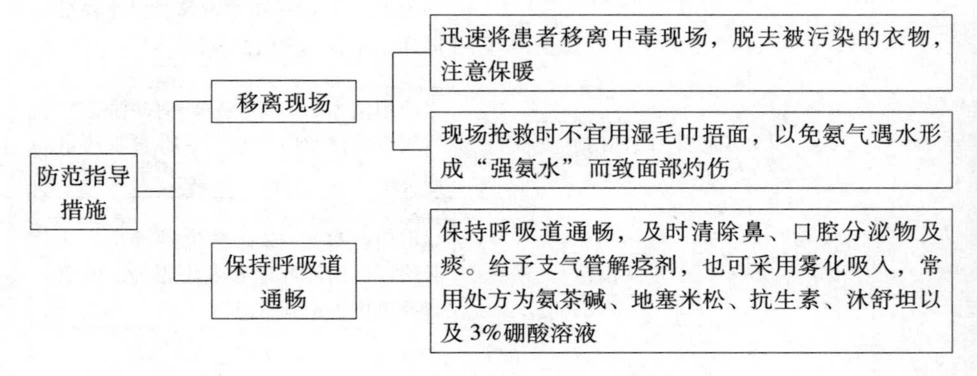
防范指导措施
移离现场
迅速将患者移离中毒现场，脱去被污染的衣物，注意保暖
现场抢救时不宜用湿毛巾捂面，以免氨气遇水形成“强氨水”而致面部灼伤
保持呼吸道通畅
保持呼吸道通畅，及时清除鼻、口腔分泌物及痰。给予支气管解痉剂，也可采用雾化吸入，常用处方为氨茶碱、地塞米松、抗生素、沐舒坦以及3%硼酸溶液

续流程

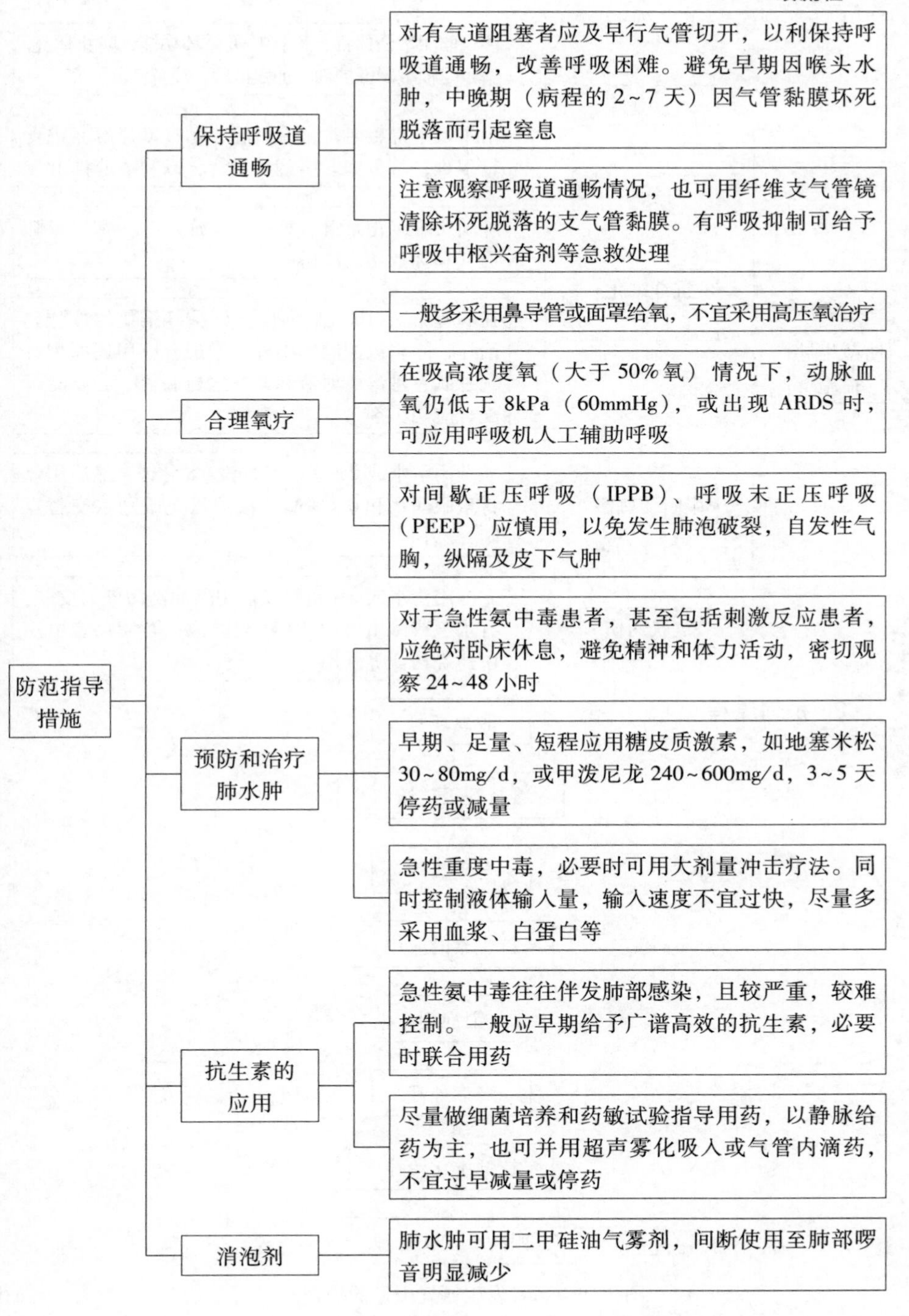

防范指导措施
保持呼吸道通畅
对有气道阻塞者应及早行气管切开，以利保持呼吸道通畅，改善呼吸困难。避免早期因喉头水肿，中晚期（病程的2~7天）因气管黏膜坏死脱落而引起窒息
注意观察呼吸道通畅情况，也可用纤维支气管镜清除坏死脱落的支气管黏膜。有呼吸抑制可给予呼吸中枢兴奋剂等急救处理
合理氧疗
一般多采用鼻导管或面罩给氧，不宜采用高压氧治疗
在吸高浓度氧（大于50%氧）情况下，动脉血氧仍低于8kPa（60mmHg），或出现ARDS时，可应用呼吸机人工辅助呼吸
对间歇正压呼吸（IPPB）、呼吸末正压呼吸（PEEP）应慎用，以免发生肺泡破裂，自发性气胸，纵隔及皮下气肿
预防和治疗肺水肿
对于急性氨中毒患者，甚至包括刺激反应患者，应绝对卧床休息，避免精神和体力活动，密切观察24~48小时
早期、足量、短程应用糖皮质激素，如地塞米松30~80mg/d，或甲泼尼龙240~600mg/d，3~5天停药或减量
急性重度中毒，必要时可用大剂量冲击疗法。同时控制液体输入量，输入速度不宜过快，尽量多采用血浆、白蛋白等
抗生素的应用
急性氨中毒往往伴发肺部感染，且较严重，较难控制。一般应早期给予广谱高效的抗生素，必要时联合用药
尽量做细菌培养和药敏试验指导用药，以静脉给药为主，也可并用超声雾化吸入或气管内滴药，不宜过早减量或停药
消泡剂
肺水肿可用二甲硅油气雾剂，间断使用至肺部啰音明显减少

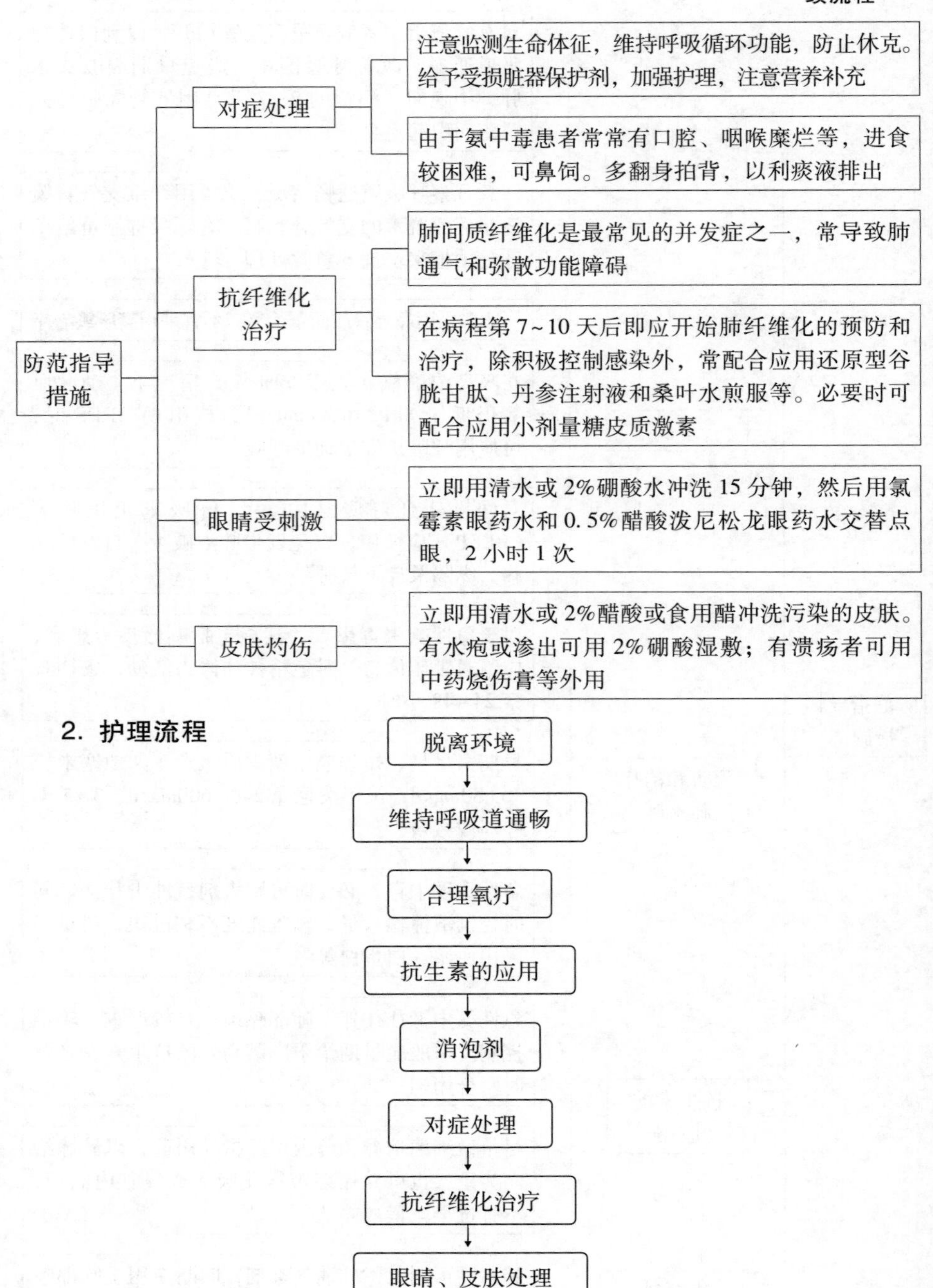
续流程
防范指导措施
对症处理
注意监测生命体征，维持呼吸循环功能，防止休克。给予受损脏器保护剂，加强护理，注意营养补充
由于氨中毒患者常常有口腔、咽喉糜烂等，进食较困难，可鼻饲。多翻身拍背，以利痰液排出
抗纤维化治疗
肺间质纤维化是最常见的并发症之一，常导致肺通气和弥散功能障碍
在病程第7~10天后即应开始肺纤维化的预防和治疗，除积极控制感染外，常配合应用还原型谷胱甘肽、丹参注射液和桑叶水煎服等。必要时可配合应用小剂量糖皮质激素
眼睛受刺激
立即用清水或2%硼酸水冲洗15分钟，然后用氯霉素眼药水和0.5%醋酸泼尼松龙眼药水交替点眼，2小时1次
皮肤灼伤
立即用清水或2%醋酸或食用醋冲洗污染的皮肤。有水疱或渗出可用2%硼酸湿敷；有溃疡者可用中药烧伤膏等外用
脱离环境
维持呼吸道通畅
合理氧疗
抗生素的应用
消泡剂
对症处理
抗纤维化治疗
眼睛、皮肤处理

2. 护理流程

图 2-19　患者发生氨气中毒的护理流程

六、有机磷农药中毒

1. 防范指导措施

防范指导措施

- 确定无洗胃禁忌证后立即用生理盐水或2%碳酸氢钠溶液洗胃，反复洗至无色、无味为止
- 洗胃完毕由胃管注入50%硫酸镁60~100ml导泻；取左侧卧位，以利洗净毒物，同时清洗皮肤、头发并更衣。敌百虫中毒禁用碱性溶液
- 保持呼吸道通畅，必要时吸痰、给氧。出现呼吸、循环停止者行心肺复苏；出现肺水肿者在湿化瓶内加入20%~30%酒精
- 迅速建立静脉通道，遵医嘱应用胆碱酯酶复合剂、解磷定和阿托品，力争半小时达到阿托品化（瞳孔散大、皮肤干燥、颜面潮红，肺部啰音消失），阿托品化后改为维持剂量
- 密切观察生命体征及神志变化，发现异常及时报告医生处理
- 观察药物不良反应，注意有无阿托品中毒症状（高热、心率达140次/分以上、极度烦躁）
- 记录抢救过程，生命体征稳定后护送至相应科室继续治疗

2. 护理流程

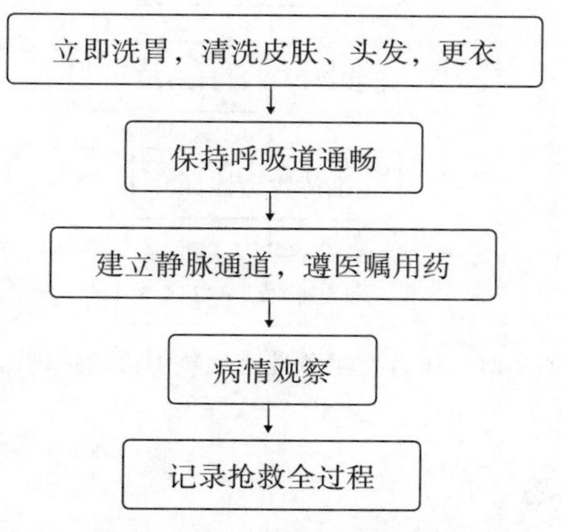
立即洗胃，清洗皮肤、头发，更衣
保持呼吸道通畅
建立静脉通道，遵医嘱用药
病情观察
记录抢救全过程

图2-20　患者发生有机磷农药中毒的护理流程

七、硫化氢中毒

1. 防范指导措施

防范指导措施

- 现场抢救应立即使患者脱离现场，有条件时立即给予吸氧，现场抢救人员应有自救互救知识，以防抢救者进入现场后自身中毒
- 维持生命体征，对呼吸或心脏骤停者应立即施行心肺脑复苏术
- 以对症、支持治疗为主。高压氧治疗对昏迷的复苏和防治脑水肿有重要作用，凡昏迷患者，不论是否已复苏，均应给予高压氧治疗，但需配合综合治疗，加用大剂量还原型谷胱甘肽（商品名：古拉丁、阿托莫兰等）、细胞色素 C、维生素 C
- 对中毒症状明显者需早期、足量、短程给予肾上腺糖皮质激素，有利于防治脑水肿、肺水肿和心肌损害。较重患者需进行心电监护及心肌酶谱测定，以便及时发现病情变化，及时处理
- 对有眼刺激症状者，立即用清水冲洗，对症处理

2. 护理流程

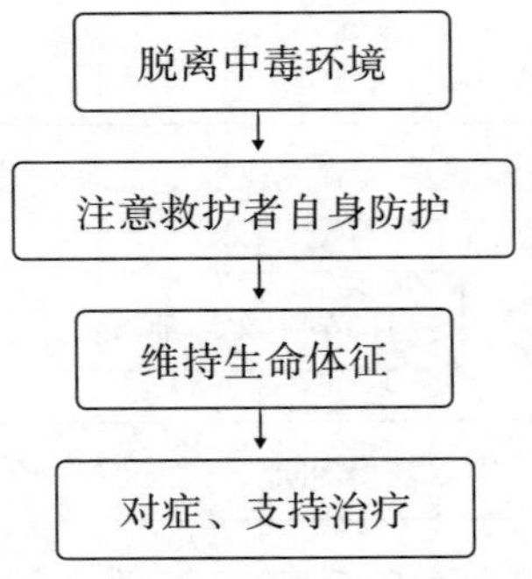
脱离中毒环境
注意救护者自身防护
维持生命体征
对症、支持治疗

图 2-21　患者发生急性硫化氢中毒的护理流程

八、毒鼠强中毒

1. 防范指导措施

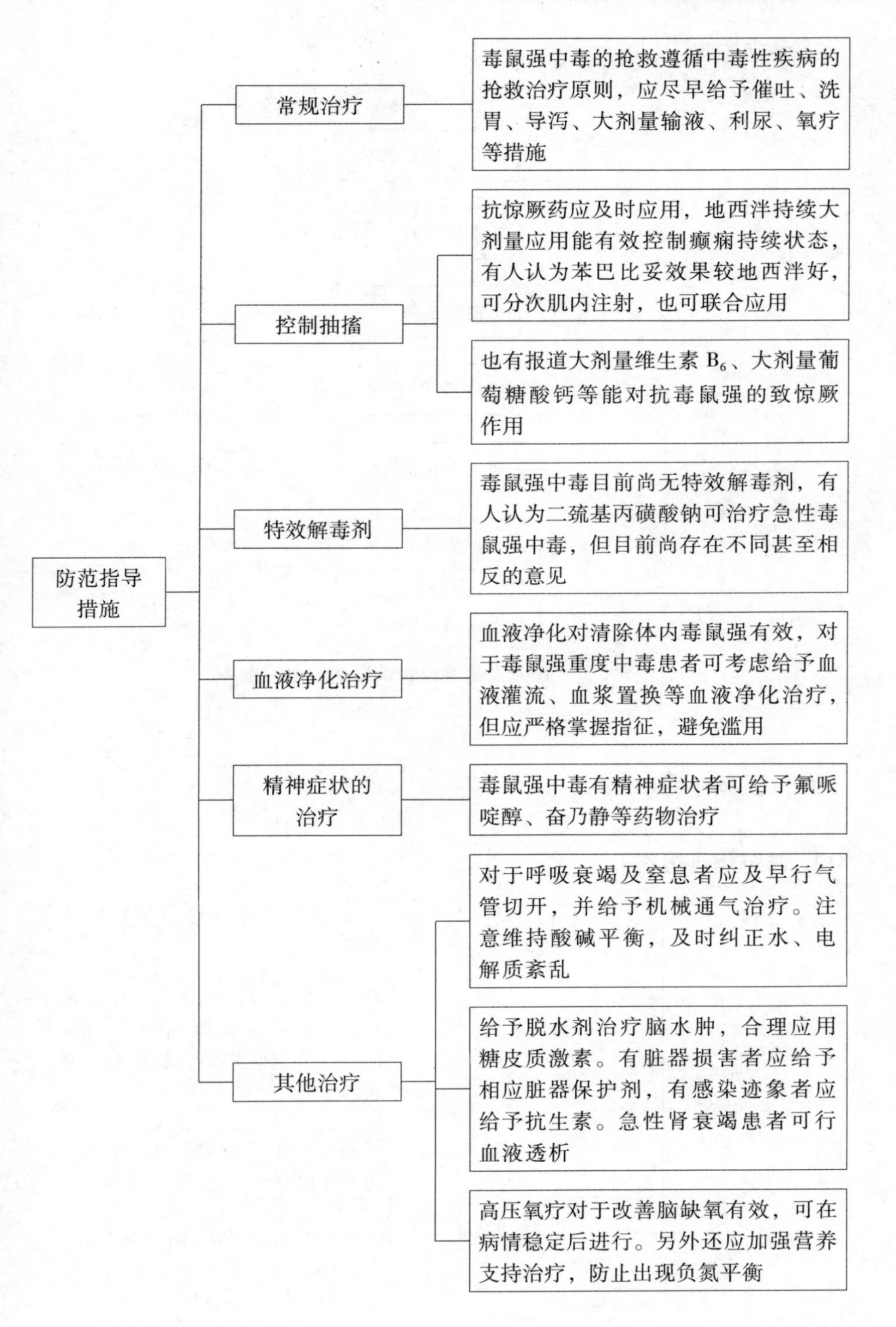
防范指导措施
常规治疗
毒鼠强中毒的抢救遵循中毒性疾病的抢救治疗原则，应尽早给予催吐、洗胃、导泻、大剂量输液、利尿、氧疗等措施
控制抽搐
抗惊厥药应及时应用，地西泮持续大剂量应用能有效控制癫痫持续状态，有人认为苯巴比妥效果较地西泮好，可分次肌内注射，也可联合应用
也有报道大剂量维生素B_6、大剂量葡萄糖酸钙等能对抗毒鼠强的致惊厥作用
特效解毒剂
毒鼠强中毒目前尚无特效解毒剂，有人认为二巯基丙磺酸钠可治疗急性毒鼠强中毒，但目前尚存在不同甚至相反的意见
血液净化治疗
血液净化对清除体内毒鼠强有效，对于毒鼠强重度中毒患者可考虑给予血液灌流、血浆置换等血液净化治疗，但应严格掌握指征，避免滥用
精神症状的治疗
毒鼠强中毒有精神症状者可给予氟哌啶醇、奋乃静等药物治疗
其他治疗
对于呼吸衰竭及窒息者应及早行气管切开，并给予机械通气治疗。注意维持酸碱平衡，及时纠正水、电解质紊乱
给予脱水剂治疗脑水肿，合理应用糖皮质激素。有脏器损害者应给予相应脏器保护剂，有感染迹象者应给予抗生素。急性肾衰竭患者可行血液透析
高压氧疗对于改善脑缺氧有效，可在病情稳定后进行。另外还应加强营养支持治疗，防止出现负氮平衡

2. 护理流程

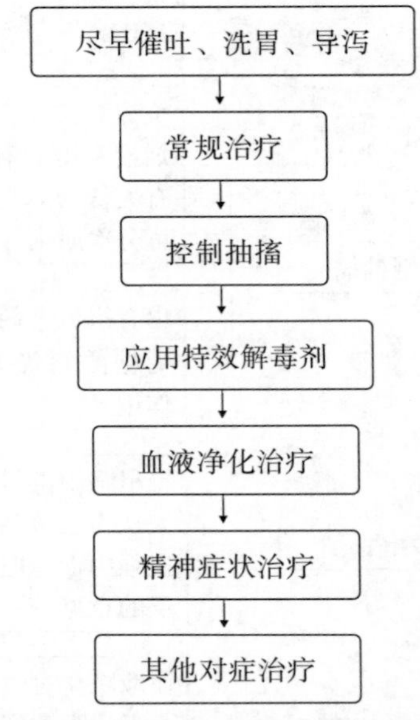
尽早催吐、洗胃、导泻
常规治疗
控制抽搐
应用特效解毒剂
血液净化治疗
精神症状治疗
其他对症治疗

图 2-22　患者发生毒鼠强中毒的护理流程

九、豆角中毒

1. 防范指导措施

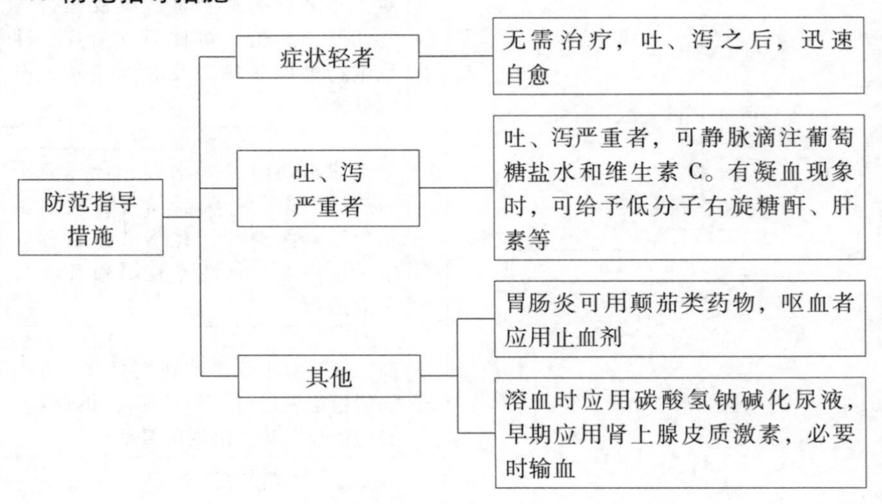
防范指导措施
症状轻者
无需治疗，吐、泻之后，迅速自愈
吐、泻严重者
吐、泻严重者，可静脉滴注葡萄糖盐水和维生素C。有凝血现象时，可给予低分子右旋糖酐、肝素等
其他
胃肠炎可用颠茄类药物，呕血者应用止血剂
溶血时应用碳酸氢钠碱化尿液，早期应用肾上腺皮质激素，必要时输血

2. 护理流程

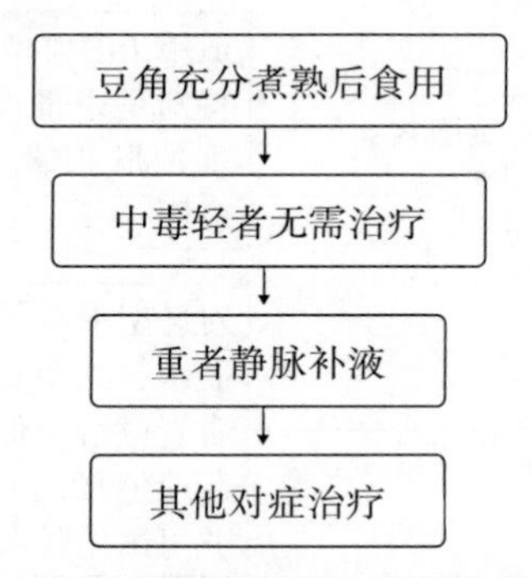
豆角充分煮熟后食用
中毒轻者无需治疗
重者静脉补液
其他对症治疗

图 2-23　患者发生豆角中毒的护理流程

十、蘑菇中毒

1. 防范指导措施

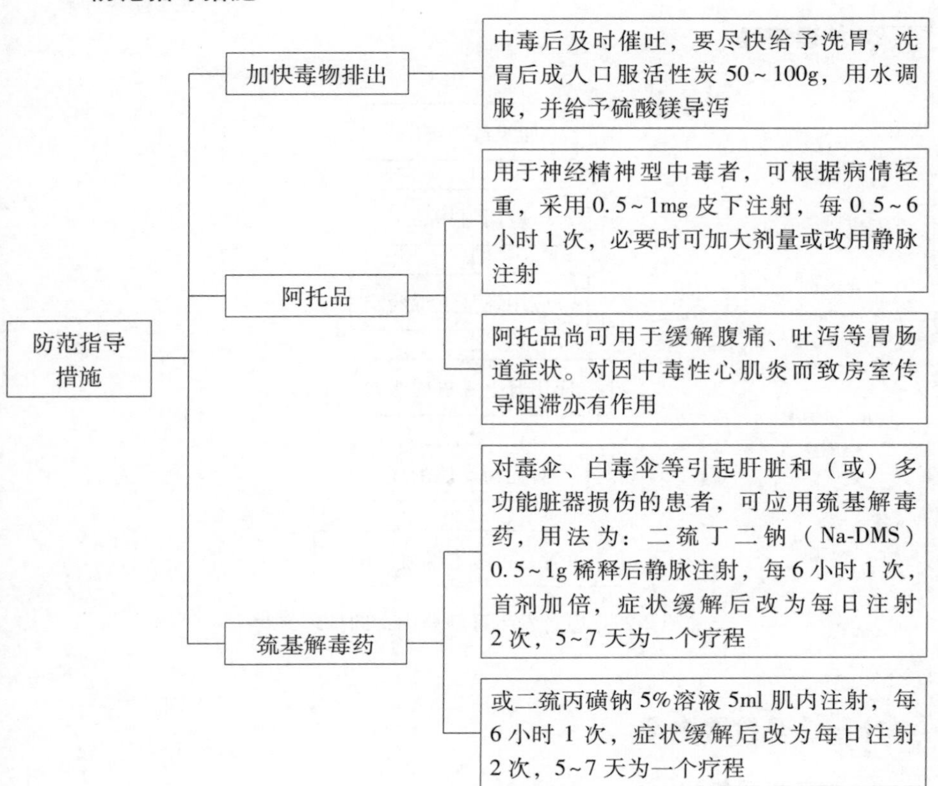
防范指导措施
加快毒物排出
中毒后及时催吐，要尽快给予洗胃，洗胃后成人口服活性炭 50～100g，用水调服，并给予硫酸镁导泻
阿托品
用于神经精神型中毒者，可根据病情轻重，采用 0.5～1mg 皮下注射，每 0.5～6 小时 1 次，必要时可加大剂量或改用静脉注射
阿托品尚可用于缓解腹痛、吐泻等胃肠道症状。对因中毒性心肌炎而致房室传导阻滞亦有作用
巯基解毒药
对毒伞、白毒伞等引起肝脏和（或）多功能脏器损伤的患者，可应用巯基解毒药，用法为：二巯丁二钠（Na-DMS）0.5～1g 稀释后静脉注射，每 6 小时 1 次，首剂加倍，症状缓解后改为每日注射 2 次，5~7 天为一个疗程
或二巯丙磺钠 5%溶液 5ml 肌内注射，每 6 小时 1 次，症状缓解后改为每日注射 2 次，5~7 天为一个疗程

续流程

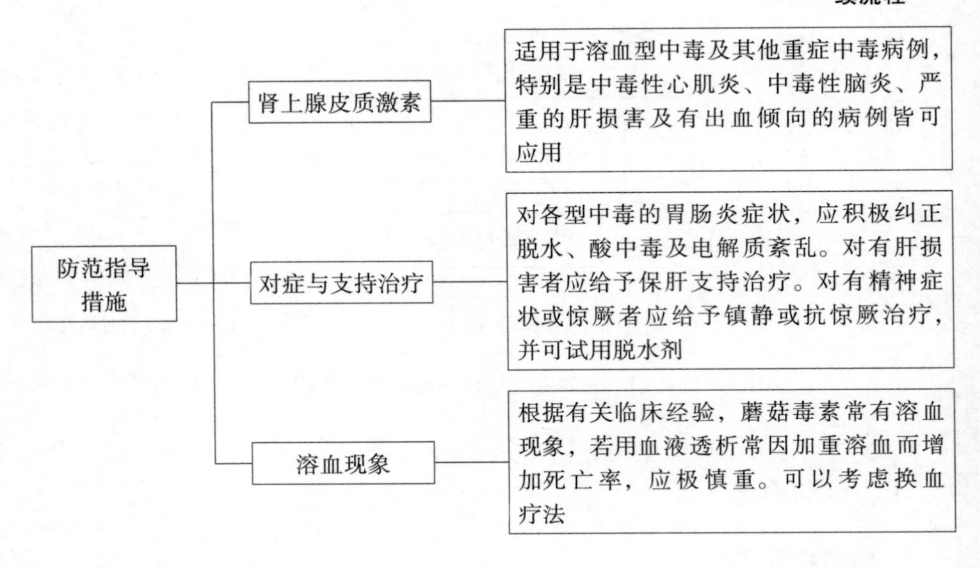
防范指导措施
肾上腺皮质激素
适用于溶血型中毒及其他重症中毒病例，特别是中毒性心肌炎、中毒性脑炎、严重的肝损害及有出血倾向的病例皆可应用
对症与支持治疗
对各型中毒的胃肠炎症状，应积极纠正脱水、酸中毒及电解质紊乱。对有肝损害者应给予保肝支持治疗。对有精神症状或惊厥者应给予镇静或抗惊厥治疗，并可试用脱水剂
溶血现象
根据有关临床经验，蘑菇毒素常有溶血现象，若用血液透析常因加重溶血而增加死亡率，应极慎重。可以考虑换血疗法

2. 护理流程

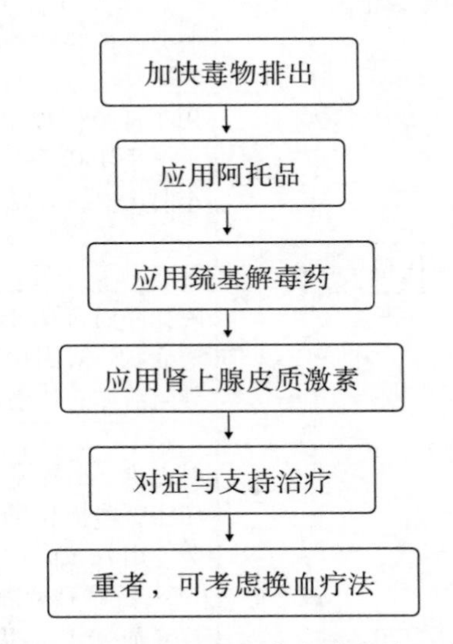
加快毒物排出
应用阿托品
应用巯基解毒药
应用肾上腺皮质激素
对症与支持治疗
重者，可考虑换血疗法

图 2-24　患者发生毒蘑菇中毒的护理流程

十一、马铃薯中毒

1. 防范指导措施

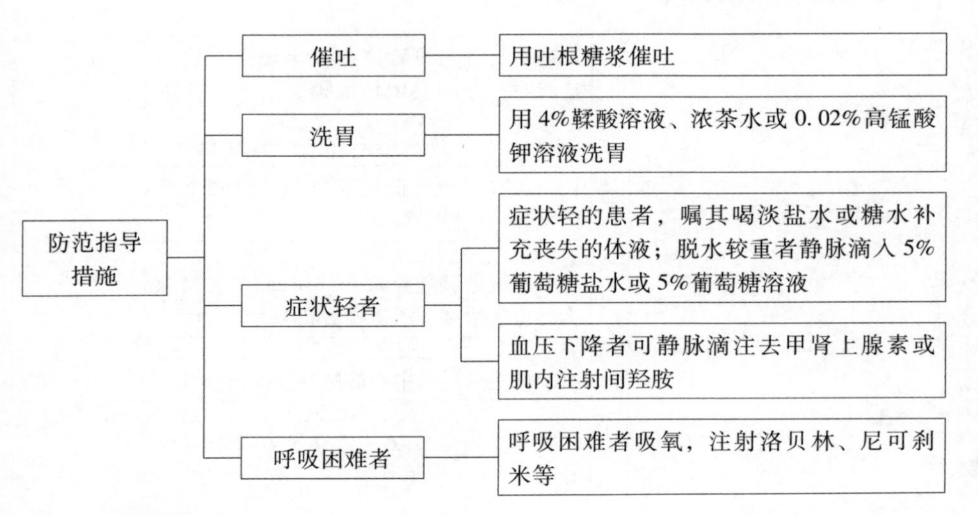
防范指导措施
催吐
用吐根糖浆催吐
洗胃
用4%鞣酸溶液、浓茶水或0.02%高锰酸钾溶液洗胃
症状轻者
症状轻的患者，嘱其喝淡盐水或糖水补充丧失的体液；脱水较重者静脉滴入5%葡萄糖盐水或5%葡萄糖溶液
血压下降者可静脉滴注去甲肾上腺素或肌内注射间羟胺
呼吸困难者
呼吸困难者吸氧，注射洛贝林、尼可刹米等

2. 护理流程

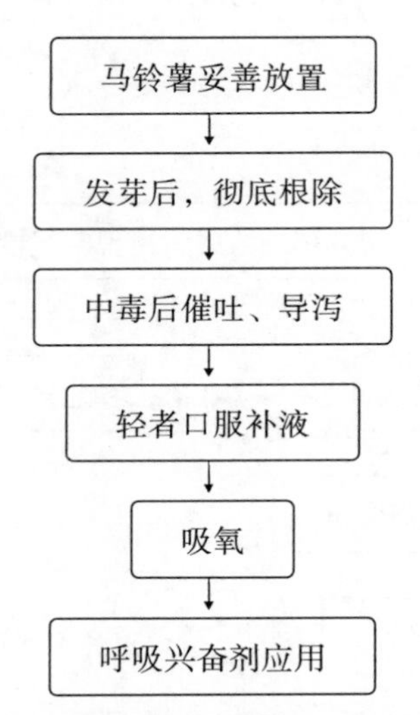
马铃薯妥善放置
发芽后，彻底根除
中毒后催吐、导泻
轻者口服补液
吸氧
呼吸兴奋剂应用

图2-25　患者发生马铃薯中毒的护理流程

第三节　患者在紧急状态下的防范指导措施与护理流程

一、输液过程中突发空气栓塞

1. 防范指导措施

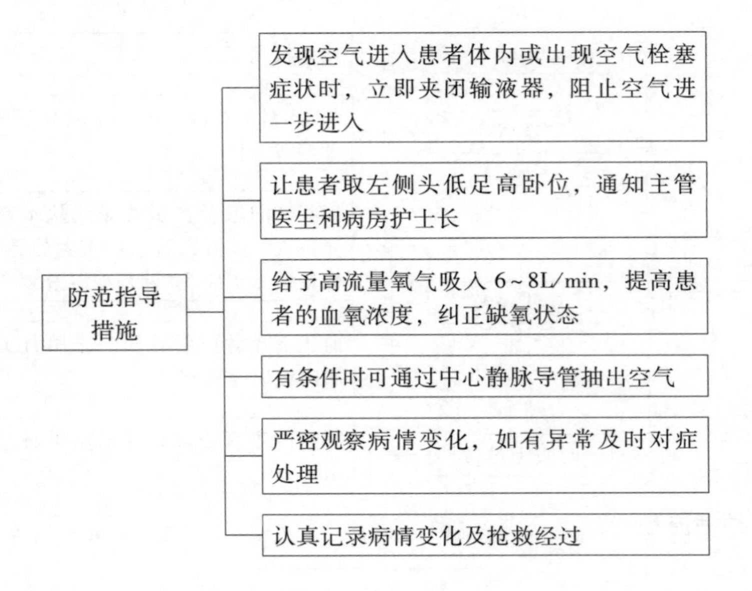
防范指导措施
发现空气进入患者体内或出现空气栓塞症状时，立即夹闭输液器，阻止空气进一步进入
让患者取左侧头低足高卧位，通知主管医生和病房护士长
给予高流量氧气吸入 6～8L/min，提高患者的血氧浓度，纠正缺氧状态
有条件时可通过中心静脉导管抽出空气
严密观察病情变化，如有异常及时对症处理
认真记录病情变化及抢救经过

2. 护理流程

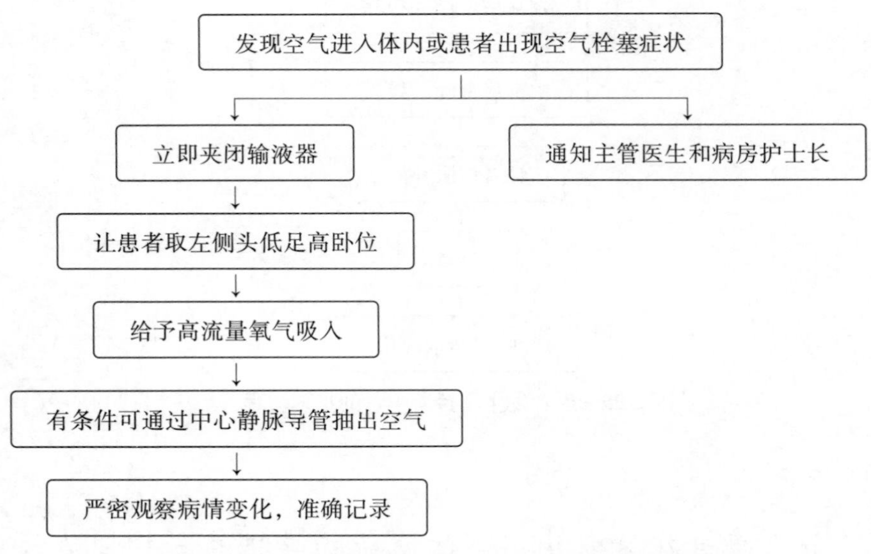
发现空气进入体内或患者出现空气栓塞症状
立即夹闭输液器
通知主管医生和病房护士长
让患者取左侧头低足高卧位
给予高流量氧气吸入
有条件可通过中心静脉导管抽出空气
严密观察病情变化，准确记录

图 2-26　患者在输液过程中突发空气栓塞的护理流程

二、发生输液反应

1. 防范指导措施

防范指导措施

- 发现患者发生输液反应，立即撤除所输液体，重新更换液体和输液器
- 立即报告值班医生，遵医嘱给予抗过敏药等相应处理
- 出现一般过敏反应，应密切观察患者病情变化，安慰患者，减少患者焦虑
- 病情紧急时，配合医生进行紧急救治，并给予吸氧
- 加强巡视及病情观察，做好护理记录
- 发生输液反应时，保留残余药液和输液器，送药剂科检验；发生输液反应的输液器和同批号未开封的，送器材处检验
- 严格执行上报流程。及时向护士长汇报，12 小时内（重大事件 30 分钟内）护士长以口头、电话、短信等形式上报护理部、药剂科，24 小时内网上填写《输液/输血反应、药物不良反应报告单》。1 周内科室组织讨论、分析原因，确定改进措施

2. 护理流程

立即停止输入该组药液，换为生理盐水静脉滴注并更换输液器

↓

及时通知医生，遵医嘱给予抗过敏、抗休克激素治疗以及降温等处理

↓

密切观察患者生命体征、尿量、神志变化以及治疗、护理效果

↓

安抚患者，减轻恐惧感

↓

保留剩余药液和输液器，及时送检，查找引起输液反应的原因

↓

及时向护理部及药物不良反应办公室报告备案

图 2-27 患者发生输液反应时的护理流程

三、发生输血过敏反应

1. 防范指导措施

防范指导措施

- 发生输血过敏反应，立即汇报医生
- 出现轻度过敏反应，立即予减慢输血速度，遵医嘱使用抗过敏药物，严密监测生命体征
- 出现中度过敏反应，立即停止输血，保持静脉通畅，严密观察生命体征，遵医嘱予肾上腺素皮下注射
- 出现重度过敏反应，保持呼吸道通畅，给予高流量吸氧，必要时气管切开或气管插管，遵医嘱使用抗过敏药物，必要时心肺功能监测
- 保留余血、输血器送输血科
- 严格执行上报流程。及时向护士长汇报，12 小时内（重大事件 30 分钟内）护士长以口头、电话、短信等形式上报护理部、输血科，24 小时内网上填写《输液/输血反应、药物不良反应报告单》。1 周内科室组织讨论、分析原因，确定改进措施

2. 护理流程

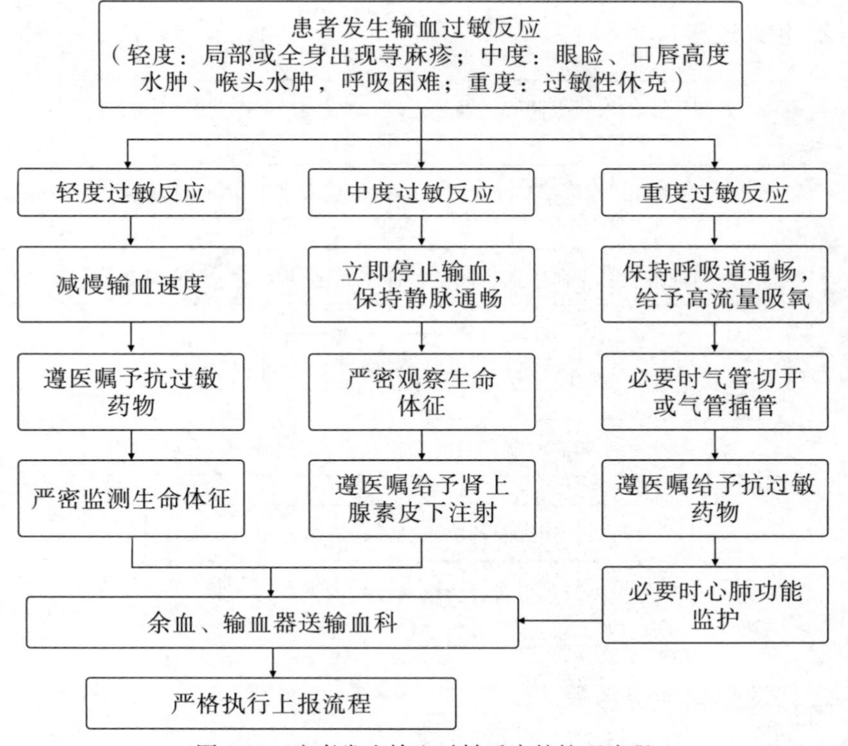
患者发生输血过敏反应
（轻度：局部或全身出现荨麻疹；中度：眼睑、口唇高度水肿、喉头水肿，呼吸困难；重度：过敏性休克）
轻度过敏反应
中度过敏反应
重度过敏反应
减慢输血速度
立即停止输血，保持静脉通畅
保持呼吸道通畅，给予高流量吸氧
遵医嘱予抗过敏药物
严密观察生命体征
必要时气管切开或气管插管
严密监测生命体征
遵医嘱给予肾上腺素皮下注射
遵医嘱给予抗过敏药物
必要时心肺功能监护
余血、输血器送输血科
严格执行上报流程

图 2-28　患者发生输血过敏反应的护理流程

四、输血时发生溶血反应

1. 防范指导措施

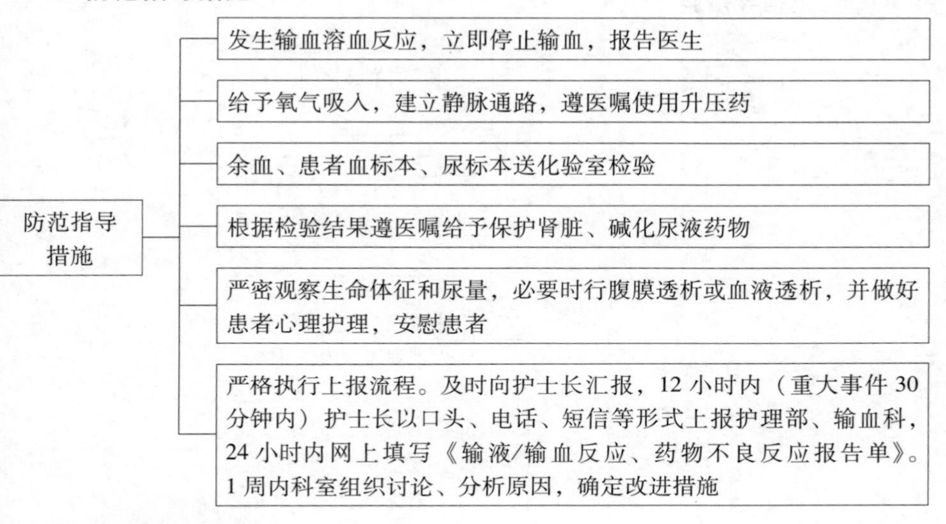
防范指导措施
发生输血溶血反应，立即停止输血，报告医生
给予氧气吸入，建立静脉通路，遵医嘱使用升压药
余血、患者血标本、尿标本送化验室检验
根据检验结果遵医嘱给予保护肾脏、碱化尿液药物
严密观察生命体征和尿量，必要时行腹膜透析或血液透析，并做好患者心理护理，安慰患者
严格执行上报流程。及时向护士长汇报，12 小时内（重大事件 30 分钟内）护士长以口头、电话、短信等形式上报护理部、输血科，24 小时内网上填写《输液/输血反应、药物不良反应报告单》。1 周内科室组织讨论、分析原因，确定改进措施

2. 护理流程

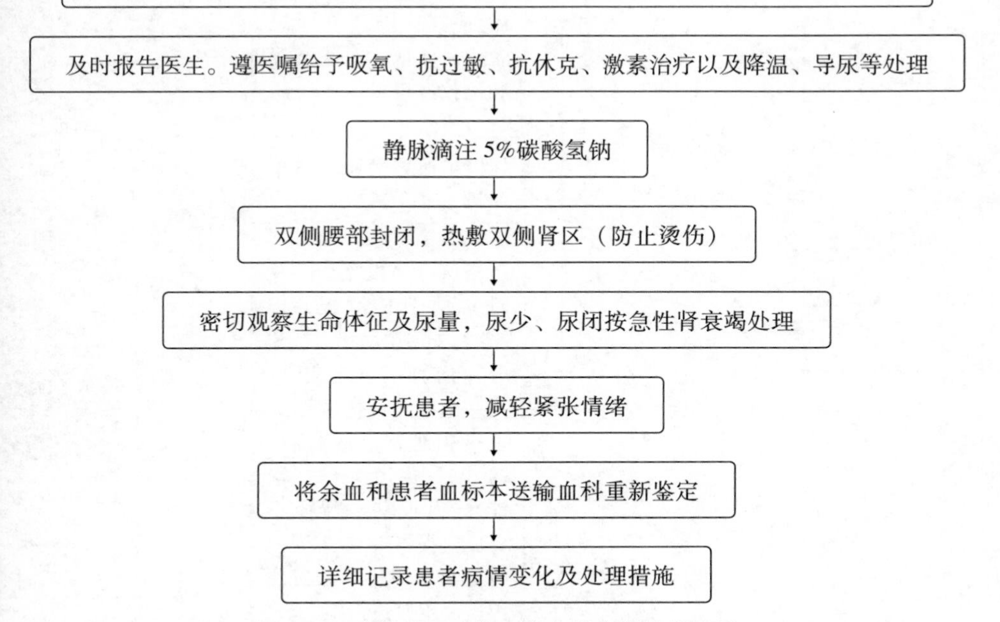
立即停止输血，换为生理盐水静滴，更换输血器，再次核对患者床号、姓名、住院号、血型、交叉配血试验结果
及时报告医生。遵医嘱给予吸氧、抗过敏、抗休克、激素治疗以及降温、导尿等处理
静脉滴注 5%碳酸氢钠
双侧腰部封闭，热敷双侧肾区（防止烫伤）
密切观察生命体征及尿量，尿少、尿闭按急性肾衰竭处理
安抚患者，减轻紧张情绪
将余血和患者血标本送输血科重新鉴定
详细记录患者病情变化及处理措施

图 2-29　患者输血时发生溶血反应的护理流程

五、输血时发热

1. 防范指导措施

防范指导措施

- 发生输血发热反应，立即报告值班医生和护士长
- 反应轻者，给予减慢输血速度，严密监测生命体征
- 反应重者，立即停止输血，严密监测生命体征
- 对症处理，发冷给予保暖，发热给予物理降温
- 遵医嘱给予解热镇痛、抗过敏药物
- 加强巡视及病情观察，做好护理记录，记录患者生命体征、一般情况和抢救过程
- 保留余血、输血器送输血科
- 严格执行上报流程。及时向护士长汇报，12小时内（重大事件30分钟内）护士长以口头、电话、短信等形式上报护理部、输血科，24小时内网上填写《输液/输血反应、药物不良反应报告单》。1周内科室组织讨论、分析原因，确定改进措施

2. 护理流程

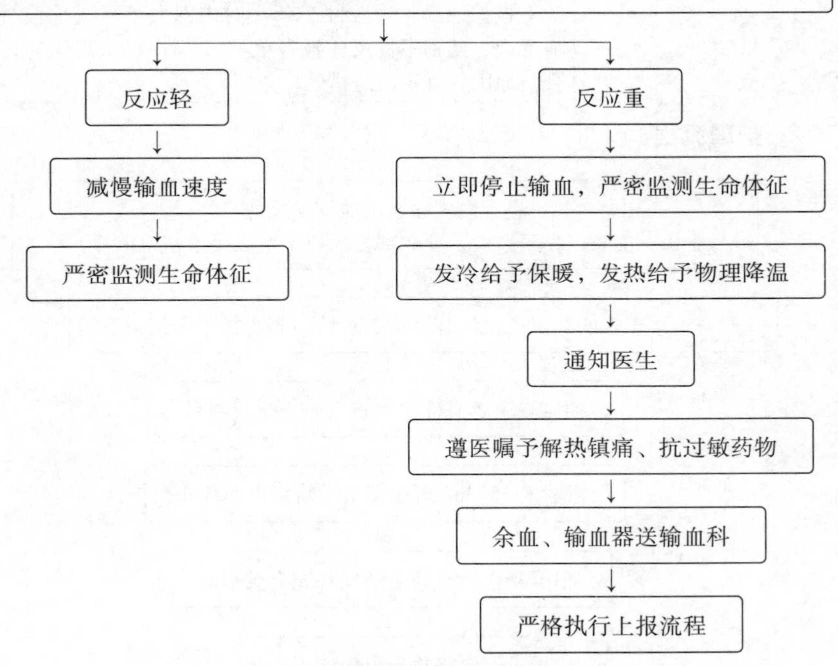
患者发生输血发热反应
（症状：输血后1～2小时先出现发冷、寒战，继之高热，体温达38～41℃，伴有头痛、恶心、呕吐、皮肤潮红等全身症状）
反应轻
减慢输血速度
严密监测生命体征
反应重
立即停止输血，严密监测生命体征
发冷给予保暖，发热给予物理降温
通知医生
遵医嘱予解热镇痛、抗过敏药物
余血、输血器送输血科
严格执行上报流程

图 2-30　患者输血发热时的护理流程

六、输血出血倾向

1. 防范指导措施

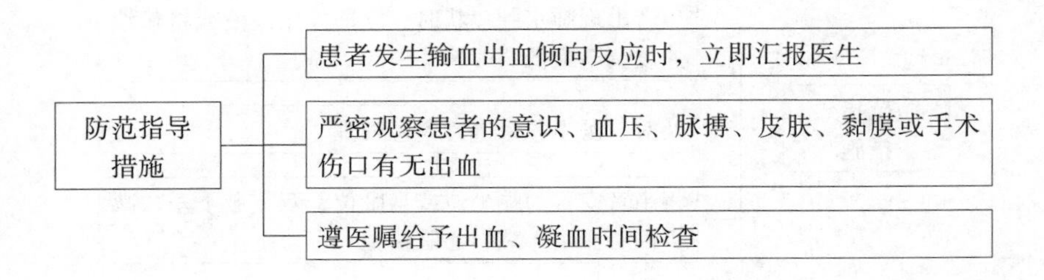
防范指导措施
患者发生输血出血倾向反应时，立即汇报医生
严密观察患者的意识、血压、脉搏、皮肤、黏膜或手术伤口有无出血
遵医嘱给予出血、凝血时间检查

续流程

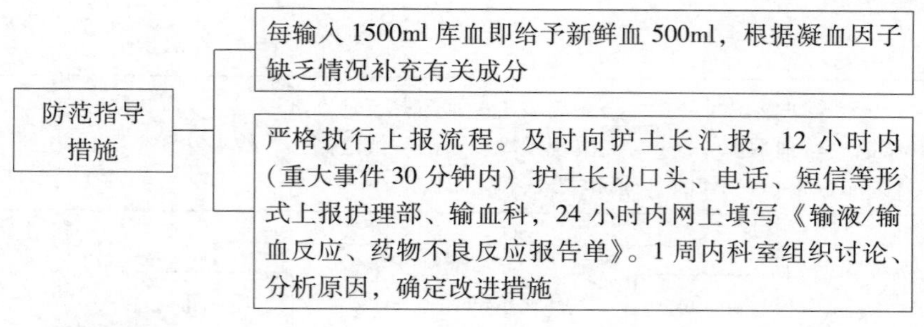
防范指导措施
每输入1500ml库血即给予新鲜血500ml，根据凝血因子缺乏情况补充有关成分
严格执行上报流程。及时向护士长汇报，12小时内（重大事件30分钟内）护士长以口头、电话、短信等形式上报护理部、输血科，24小时内网上填写《输液/输血反应、药物不良反应报告单》。1周内科室组织讨论、分析原因，确定改进措施

2. 护理流程

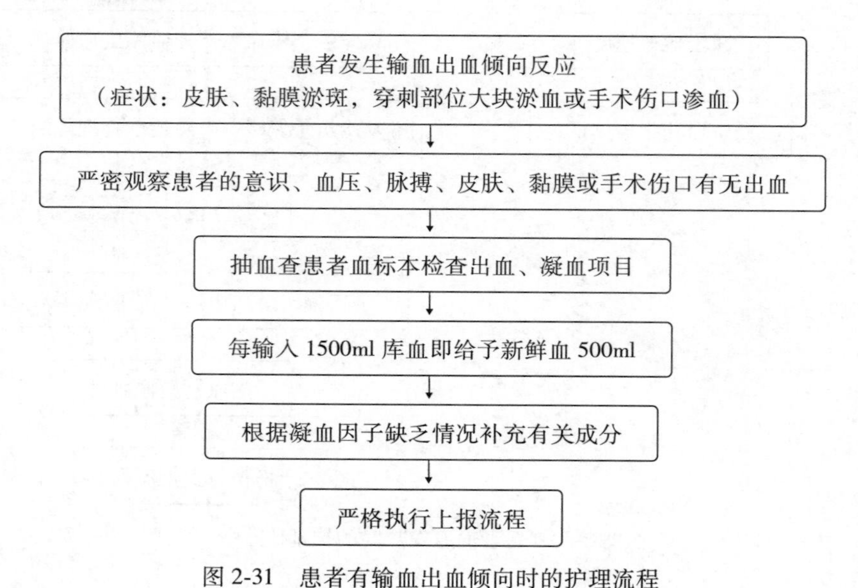
患者发生输血出血倾向反应
（症状：皮肤、黏膜淤斑，穿刺部位大块淤血或手术伤口渗血）
严密观察患者的意识、血压、脉搏、皮肤、黏膜或手术伤口有无出血
抽血查患者血标本检查出血、凝血项目
每输入1500ml库血即给予新鲜血500ml
根据凝血因子缺乏情况补充有关成分
严格执行上报流程

图2-31 患者有输血出血倾向时的护理流程

七、输液过程中出现肺水肿

1. 防范指导措施

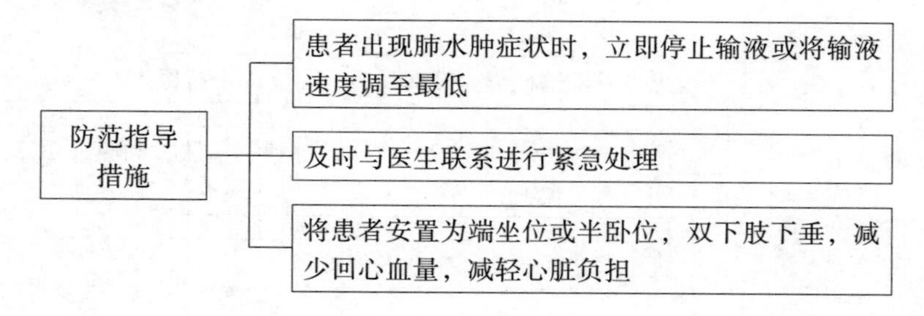
防范指导措施
患者出现肺水肿症状时，立即停止输液或将输液速度调至最低
及时与医生联系进行紧急处理
将患者安置为端坐位或半卧位，双下肢下垂，减少回心血量，减轻心脏负担

续流程

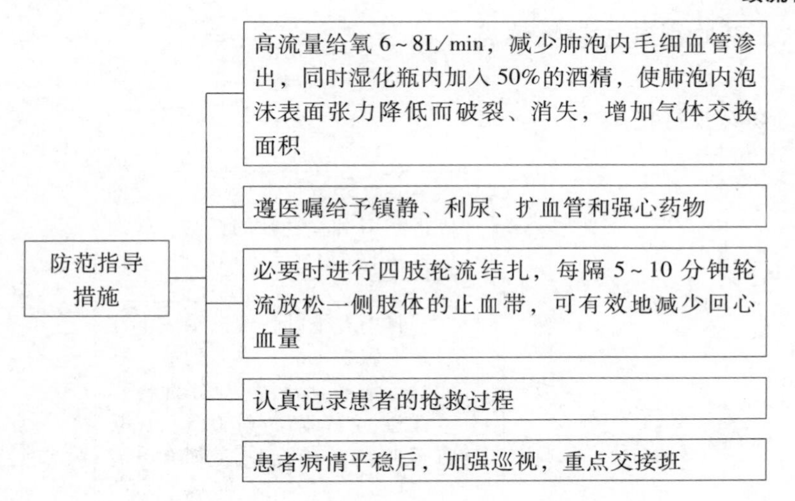
防范指导措施
高流量给氧6~8L/min，减少肺泡内毛细血管渗出，同时湿化瓶内加入50%的酒精，使肺泡内泡沫表面张力降低而破裂、消失，增加气体交换面积
遵医嘱给予镇静、利尿、扩血管和强心药物
必要时进行四肢轮流结扎，每隔5~10分钟轮流放松一侧肢体的止血带，可有效地减少回心血量
认真记录患者的抢救过程
患者病情平稳后，加强巡视，重点交接班

2. 护理流程

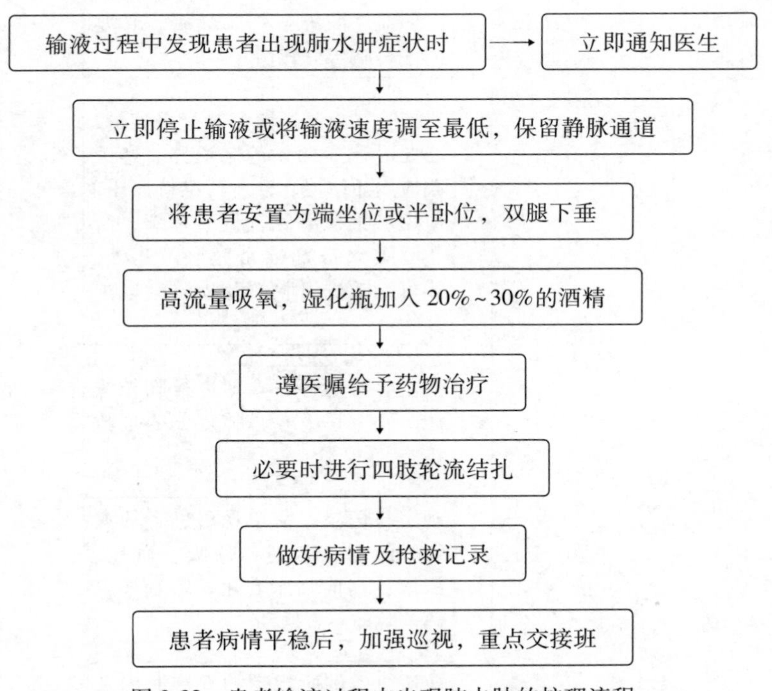
输液过程中发现患者出现肺水肿症状时
立即通知医生
立即停止输液或将输液速度调至最低，保留静脉通道
将患者安置为端坐位或半卧位，双腿下垂
高流量吸氧，湿化瓶加入20%~30%的酒精
遵医嘱给予药物治疗
必要时进行四肢轮流结扎
做好病情及抢救记录
患者病情平稳后，加强巡视，重点交接班

图2-32　患者输液过程中出现肺水肿的护理流程

八、药物引起过敏性休克

1. 防范指导措施

防范指导措施

- 患者一旦发生过敏性休克，立即停止使用引起过敏的药物，就地抢救并迅速报告医生
- 立即将患者平卧，遵医嘱皮下注射肾上腺素1mg，小儿酌减。如症状不缓解，每隔30分钟再皮下注射或静脉注射0.5~1ml，直至脱离危险期，注意给患者保暖
- 改善过敏患者缺氧症状，给予氧气吸入，呼吸抑制时应遵医嘱给予人工呼吸，喉头水肿影响呼吸时，应立即准备气管插管，必要时配合施行气管切开
- 迅速建立静脉通路，补充血容量，必要时建立两条静脉通路。遵医嘱应用晶体液、升压药维持血压，应用氨茶碱解除支气管痉挛，给予呼吸兴奋剂兴奋呼吸。此外，还可给予抗组胺类及皮质激素类药物
- 发生心脏骤停，立即进行胸外按压、人工呼吸等心肺复苏的抢救措施
- 观察与记录，密切观察患者的意识、体温、脉搏、呼吸、血压、尿量及其他临床变化，患者未脱离危险前不宜搬动
- 按法律条例所规定的6小时内及时、准确地记录抢救过程

2. 护理流程

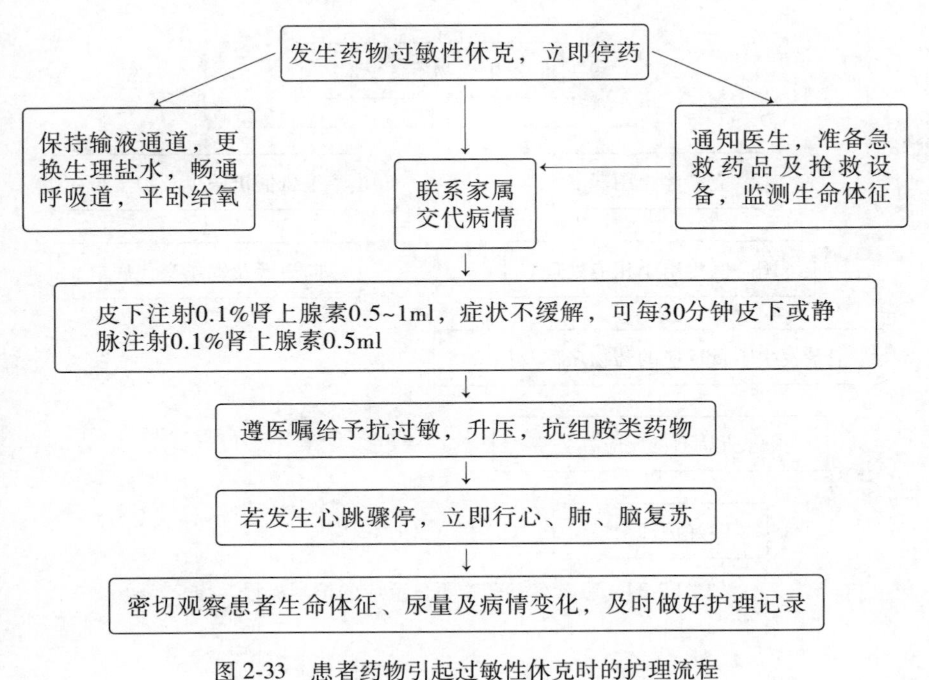
发生药物过敏性休克，立即停药
保持输液通道，更换生理盐水，畅通呼吸道，平卧给氧
联系家属交代病情
通知医生，准备急救药品及抢救设备，监测生命体征
皮下注射0.1%肾上腺素0.5~1ml，症状不缓解，可每30分钟皮下或静脉注射0.1%肾上腺素0.5ml
遵医嘱给予抗过敏，升压，抗组胺类药物
若发生心跳骤停，立即行心、肺、脑复苏
密切观察患者生命体征、尿量及病情变化，及时做好护理记录

图 2-33　患者药物引起过敏性休克时的护理流程

九、突发药物不良反应

1. 防范指导措施

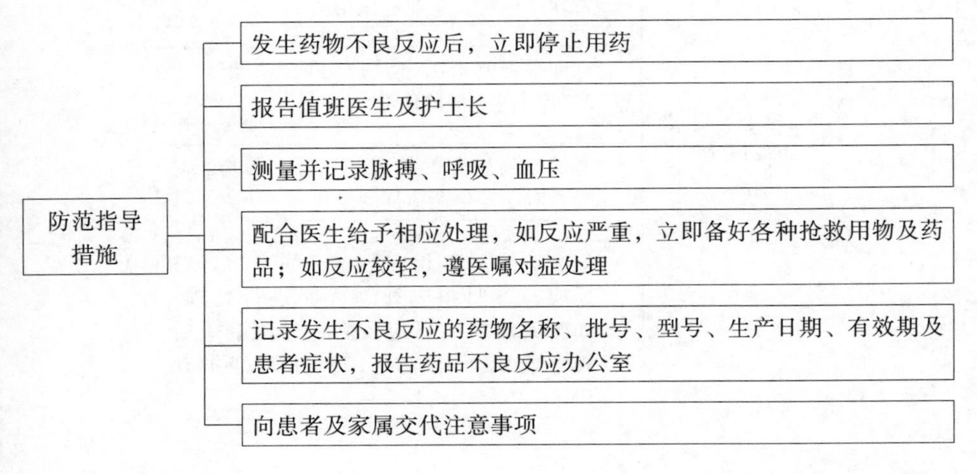
防范指导措施
发生药物不良反应后，立即停止用药
报告值班医生及护士长
测量并记录脉搏、呼吸、血压
配合医生给予相应处理，如反应严重，立即备好各种抢救用物及药品；如反应较轻，遵医嘱对症处理
记录发生不良反应的药物名称、批号、型号、生产日期、有效期及患者症状，报告药品不良反应办公室
向患者及家属交代注意事项

2. 护理流程

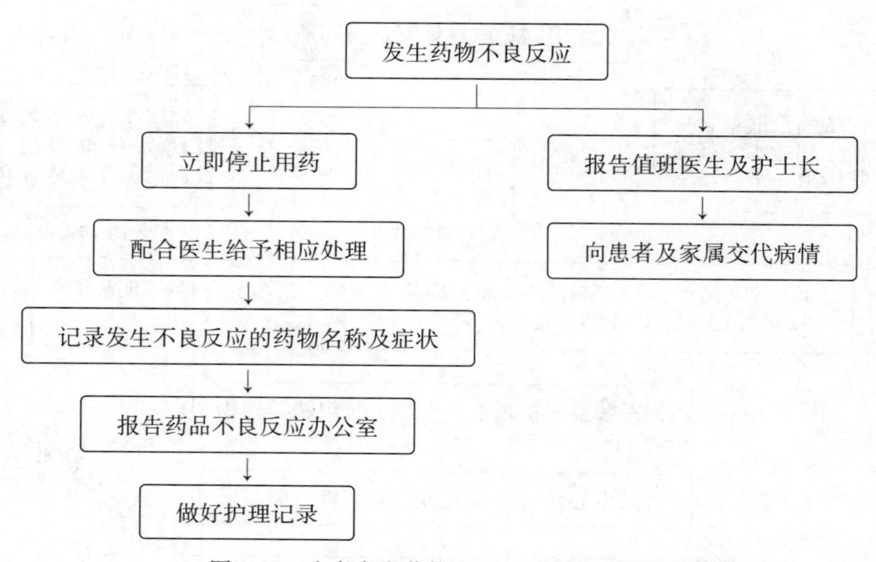
发生药物不良反应
立即停止用药
报告值班医生及护士长
配合医生给予相应处理
向患者及家属交代病情
记录发生不良反应的药物名称及症状
报告药品不良反应办公室
做好护理记录

图 2-34　患者突发药物不良反应的护理流程

十、错误用药

1. 防范指导措施

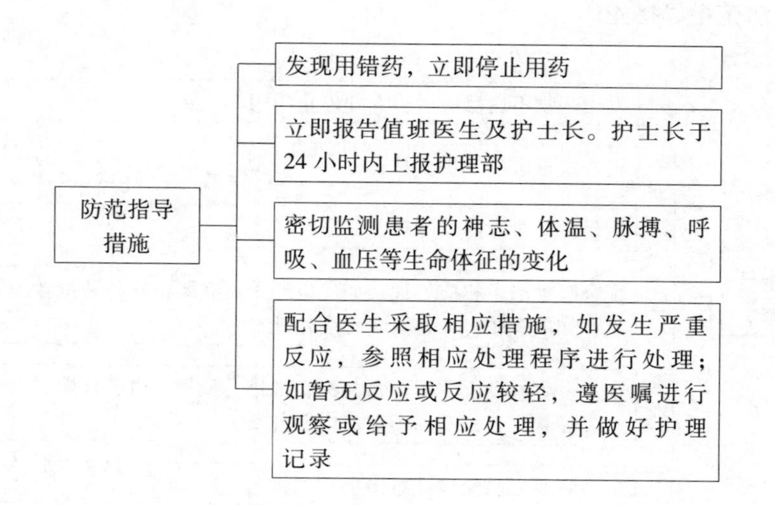
防范指导措施
发现用错药，立即停止用药
立即报告值班医生及护士长。护士长于24小时内上报护理部
密切监测患者的神志、体温、脉搏、呼吸、血压等生命体征的变化
配合医生采取相应措施，如发生严重反应，参照相应处理程序进行处理；如暂无反应或反应较轻，遵医嘱进行观察或给予相应处理，并做好护理记录

2. 护理流程

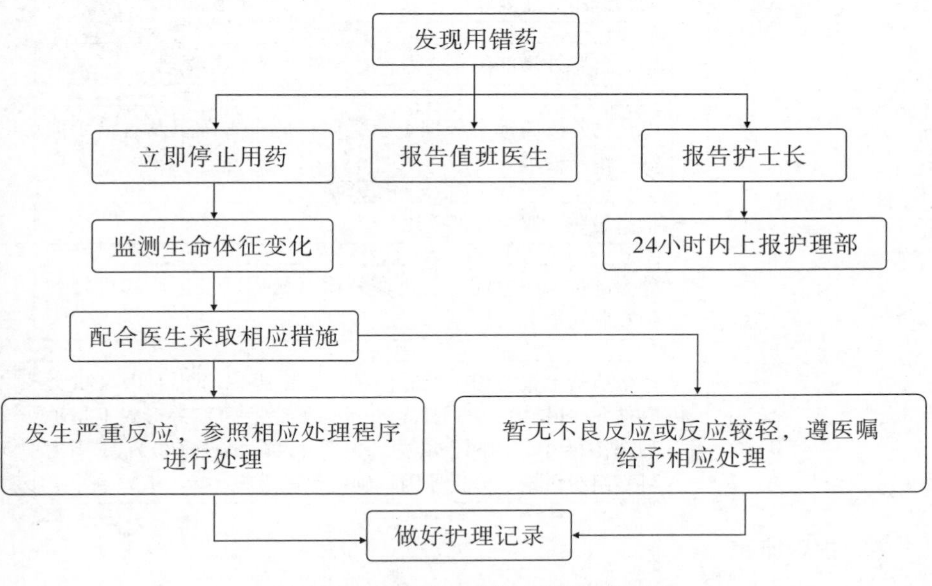
发现用错药
立即停止用药
报告值班医生
报告护士长
监测生命体征变化
24小时内上报护理部
配合医生采取相应措施
发生严重反应，参照相应处理程序进行处理
暂无不良反应或反应较轻，遵医嘱给予相应处理
做好护理记录

图 2-35　患者错误用药时的护理流程

十一、突发化疗药物外渗

1. 防范指导措施

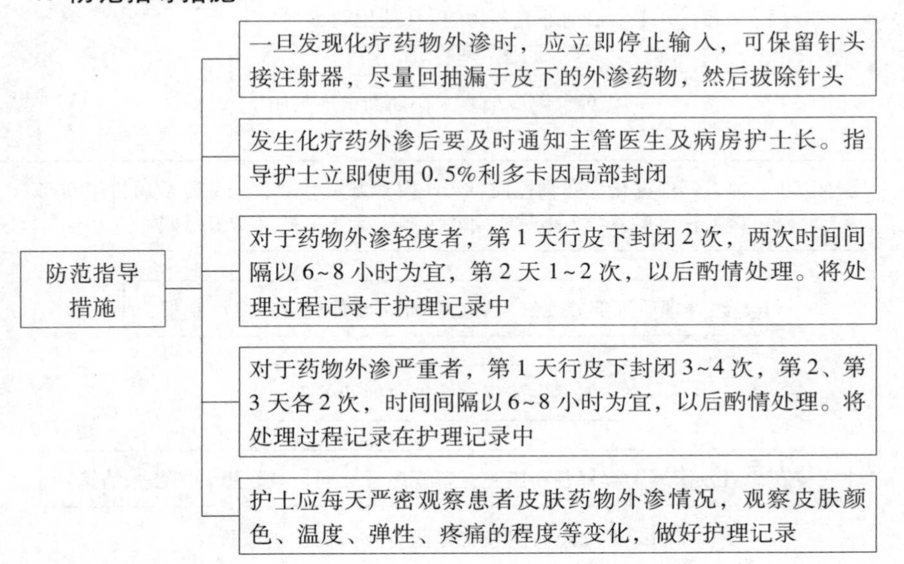
防范指导措施
一旦发现化疗药物外渗时，应立即停止输入，可保留针头接注射器，尽量回抽漏于皮下的外渗药物，然后拔除针头
发生化疗药外渗后要及时通知主管医生及病房护士长。指导护士立即使用 0.5%利多卡因局部封闭
对于药物外渗轻度者，第 1 天行皮下封闭 2 次，两次时间间隔以 6~8 小时为宜，第 2 天 1~2 次，以后酌情处理。将处理过程记录于护理记录中
对于药物外渗严重者，第 1 天行皮下封闭 3~4 次，第 2、第 3 天各 2 次，时间间隔以 6~8 小时为宜，以后酌情处理。将处理过程记录在护理记录中
护士应每天严密观察患者皮肤药物外渗情况，观察皮肤颜色、温度、弹性、疼痛的程度等变化，做好护理记录

续流程

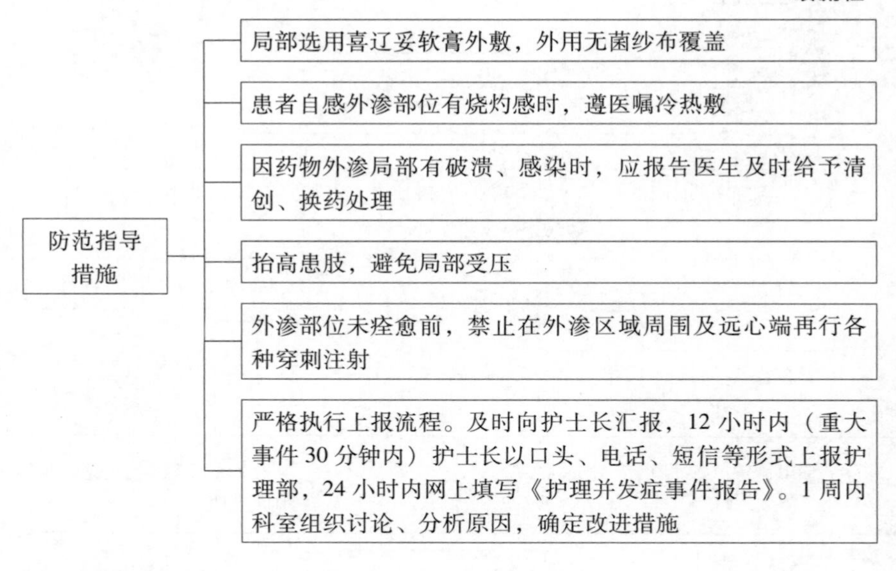
防范指导措施
局部选用喜辽妥软膏外敷，外用无菌纱布覆盖
患者自感外渗部位有烧灼感时，遵医嘱冷热敷
因药物外渗局部有破溃、感染时，应报告医生及时给予清创、换药处理
抬高患肢，避免局部受压
外渗部位未痊愈前，禁止在外渗区域周围及远心端再行各种穿刺注射
严格执行上报流程。及时向护士长汇报，12 小时内（重大事件 30 分钟内）护士长以口头、电话、短信等形式上报护理部，24 小时内网上填写《护理并发症事件报告》。1 周内科室组织讨论、分析原因，确定改进措施

2. 护理流程

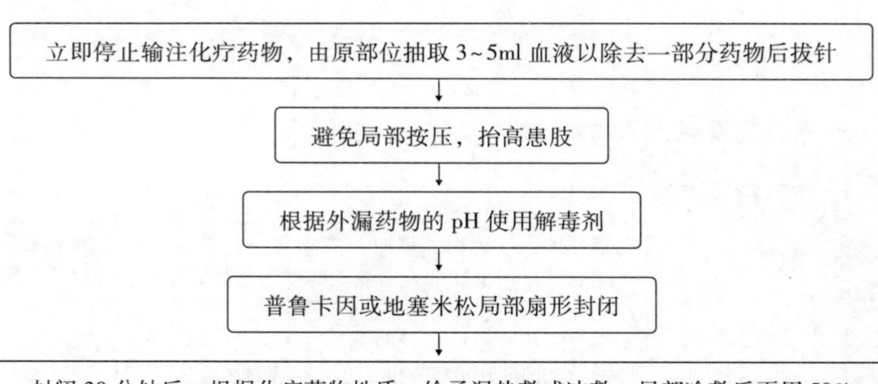
立即停止输注化疗药物，由原部位抽取 3~5ml 血液以除去一部分药物后拔针
避免局部按压，抬高患肢
根据外漏药物的 pH 使用解毒剂
普鲁卡因或地塞米松局部扇形封闭
封闭 30 分钟后，根据化疗药物性质，给予湿热敷或冰敷，局部冷敷后再用 50% 硫酸镁湿敷 6~12 小时或用欧莱凝胶涂于患处（避开针眼）

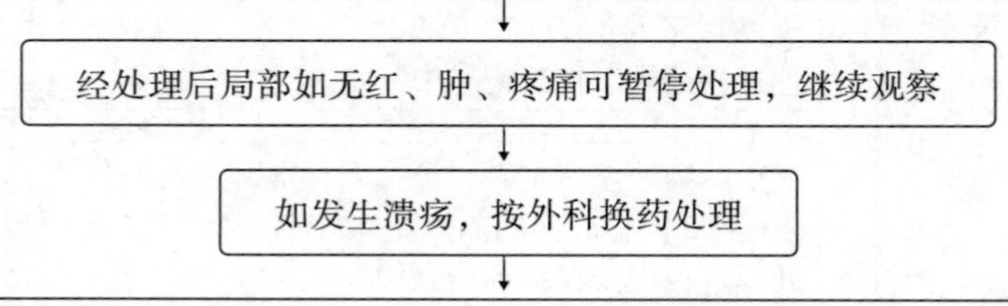
经处理后局部如无红、肿、疼痛可暂停处理，继续观察
如发生溃疡，按外科换药处理
安抚患者及家属，解释各项措施，解答患者疑问，减轻患者的紧张情绪

图 2-36 患者突发化疗药物外渗的护理流程

十二、气管套管意外脱管

1. 防范指导措施

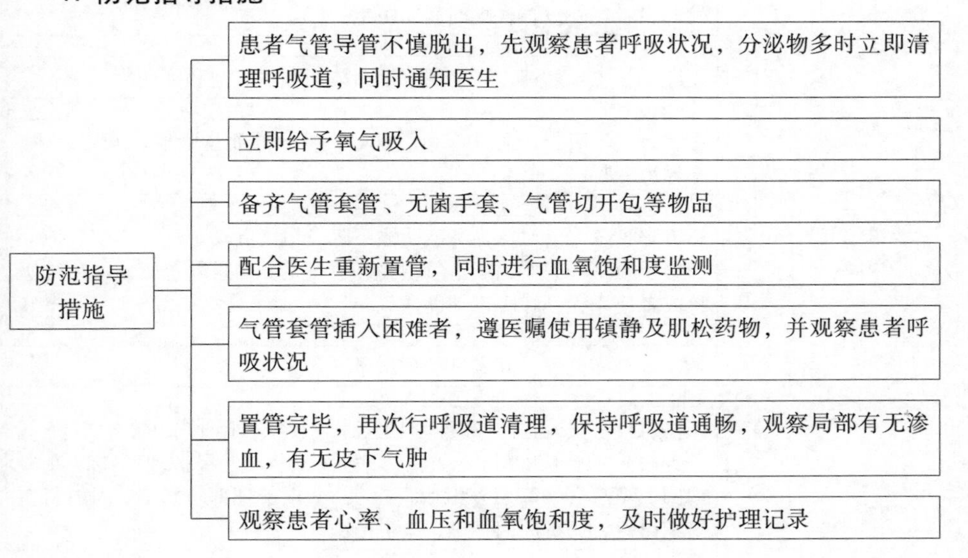
防范指导措施
患者气管导管不慎脱出，先观察患者呼吸状况，分泌物多时立即清理呼吸道，同时通知医生
立即给予氧气吸入
备齐气管套管、无菌手套、气管切开包等物品
配合医生重新置管，同时进行血氧饱和度监测
气管套管插入困难者，遵医嘱使用镇静及肌松药物，并观察患者呼吸状况
置管完毕，再次行呼吸道清理，保持呼吸道通畅，观察局部有无渗血，有无皮下气肿
观察患者心率、血压和血氧饱和度，及时做好护理记录

2. 护理流程

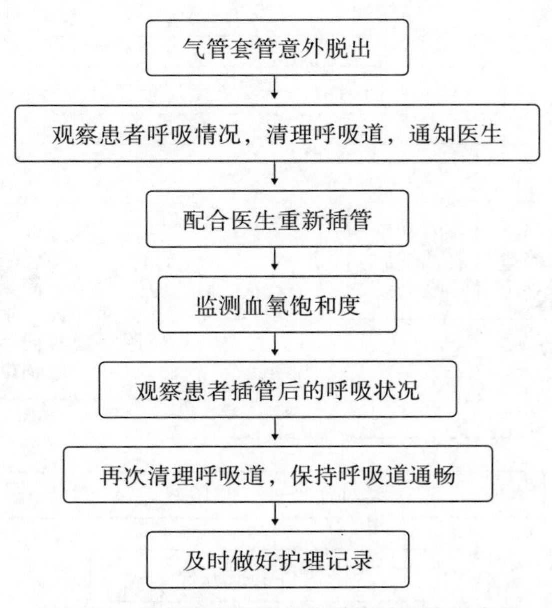
气管套管意外脱出
观察患者呼吸情况，清理呼吸道，通知医生
配合医生重新插管
监测血氧饱和度
观察患者插管后的呼吸状况
再次清理呼吸道，保持呼吸道通畅
及时做好护理记录

图 2-37　患者气管套管意外脱管时的护理流程

十三、气管插管患者意外拔管

1. 防范指导措施

防范指导措施

- 发现患者意外拔管，立即通知医生
- 立即评估患者病情，严密观察生命体征和血氧饱和度变化
- 患者自主呼吸强，血氧饱和度良好，给予高流量吸氧，安慰患者，指导患者呼吸
- 患者呼吸急促、血氧饱和度明显下降、情绪激动、烦躁不安，应立即给予简易呼吸器加压给氧，并开放气道。需重新置管，使用呼吸机或者使用无创呼吸机辅助通气
- 遵医嘱对症处理，并做好护理记录
- 严格执行上报流程。及时向护士长汇报，12 小时内（重大事件 30 分钟内）护士长以口头、电话、短信等形式上报护理部，24 小时内网上填写《导管意外滑脱上报表》，报护理部审核。1 周内科室组织讨论、分析原因，确定改进措施

2. 护理流程

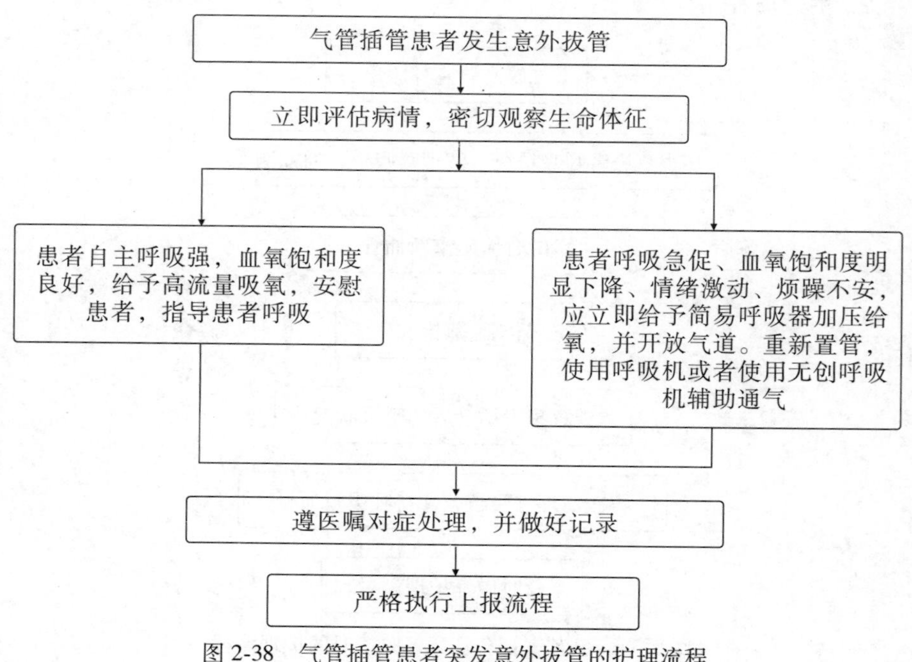
气管插管患者发生意外拔管
立即评估病情，密切观察生命体征
患者自主呼吸强，血氧饱和度良好，给予高流量吸氧，安慰患者，指导患者呼吸
患者呼吸急促、血氧饱和度明显下降、情绪激动、烦躁不安，应立即给予简易呼吸器加压给氧，并开放气道。重新置管，使用呼吸机或者使用无创呼吸机辅助通气
遵医嘱对症处理，并做好记录
严格执行上报流程

图 2-38　气管插管患者突发意外拔管的护理流程

十四、气囊导尿管脱出

1. 防范指导措施

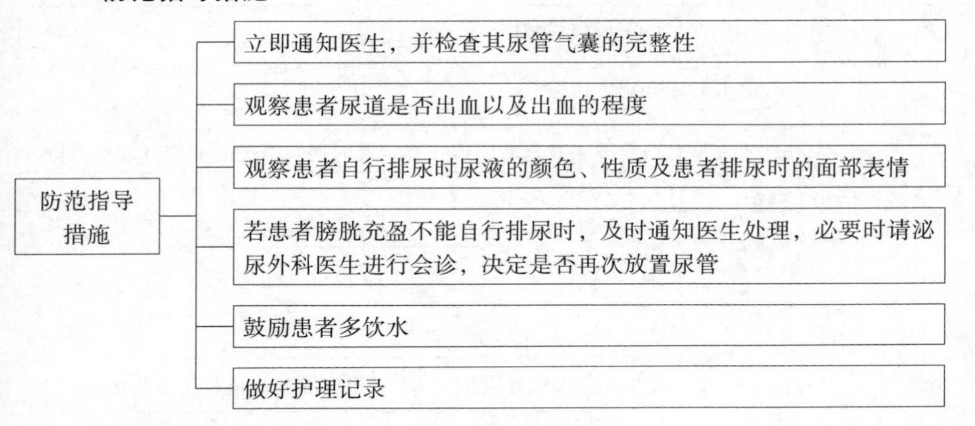
防范指导措施
立即通知医生，并检查其尿管气囊的完整性
观察患者尿道是否出血以及出血的程度
观察患者自行排尿时尿液的颜色、性质及患者排尿时的面部表情
若患者膀胱充盈不能自行排尿时，及时通知医生处理，必要时请泌尿外科医生进行会诊，决定是否再次放置尿管
鼓励患者多饮水
做好护理记录

2. 护理流程

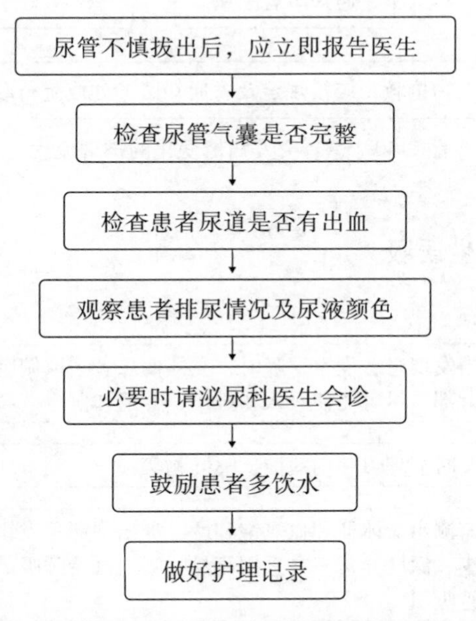
尿管不慎拔出后，应立即报告医生
检查尿管气囊是否完整
检查患者尿道是否有出血
观察患者排尿情况及尿液颜色
必要时请泌尿科医生会诊
鼓励患者多饮水
做好护理记录

图 2-39　患者气囊导尿管脱出时的护理流程

十五、突发病情变化

1. 防范指导措施

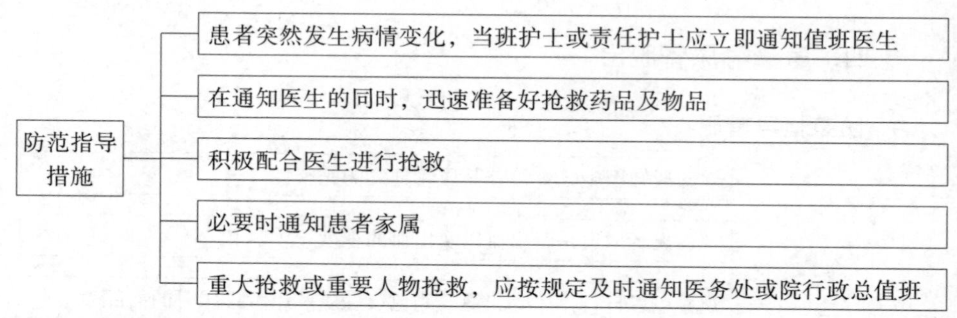
防范指导措施
患者突然发生病情变化，当班护士或责任护士应立即通知值班医生
在通知医生的同时，迅速准备好抢救药品及物品
积极配合医生进行抢救
必要时通知患者家属
重大抢救或重要人物抢救，应按规定及时通知医务处或院行政总值班

2. 护理流程

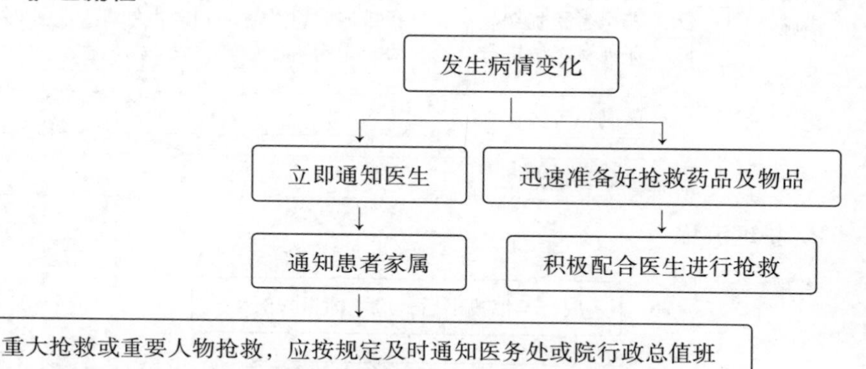
发生病情变化
立即通知医生
迅速准备好抢救药品及物品
通知患者家属
积极配合医生进行抢救
重大抢救或重要人物抢救，应按规定及时通知医务处或院行政总值班

图 2-40　患者突发病情变化的护理流程

十六、患者发生误吸

1. 防范指导措施

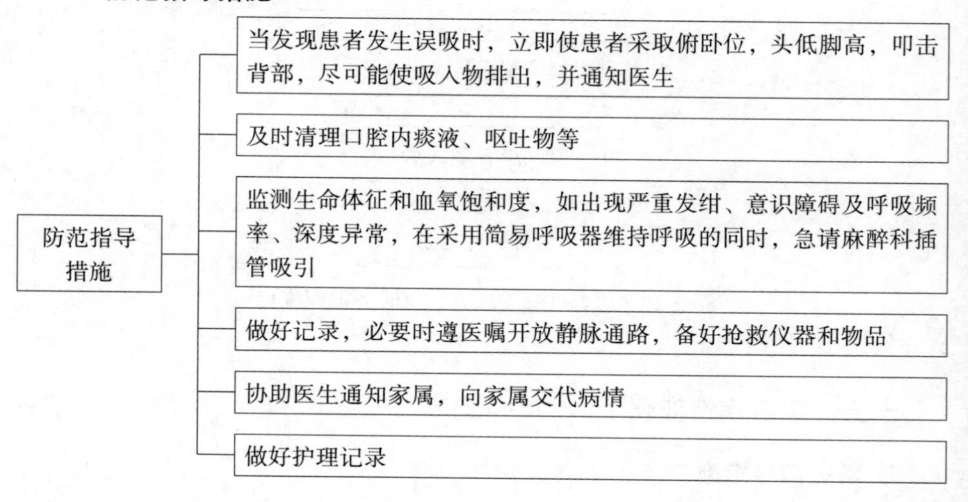
防范指导措施
当发现患者发生误吸时，立即使患者采取俯卧位，头低脚高，叩击背部，尽可能使吸入物排出，并通知医生
及时清理口腔内痰液、呕吐物等
监测生命体征和血氧饱和度，如出现严重发绀、意识障碍及呼吸频率、深度异常，在采用简易呼吸器维持呼吸的同时，急请麻醉科插管吸引
做好记录，必要时遵医嘱开放静脉通路，备好抢救仪器和物品
协助医生通知家属，向家属交代病情
做好护理记录

2. 护理流程

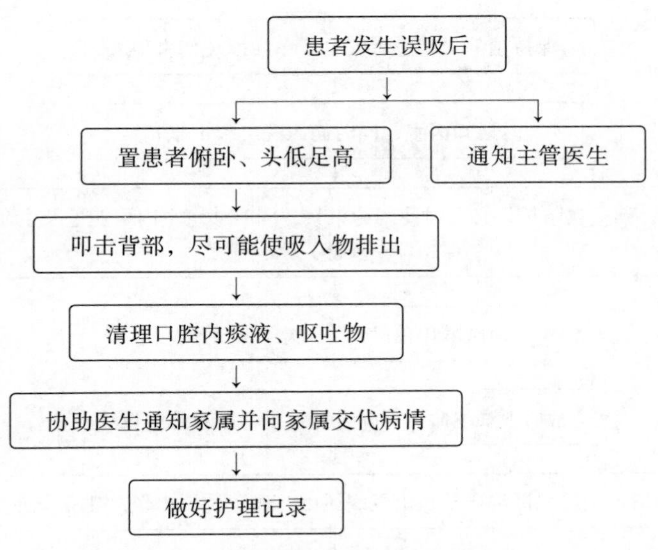
患者发生误吸后
置患者俯卧、头低足高
通知主管医生
叩击背部，尽可能使吸入物排出
清理口腔内痰液、呕吐物
协助医生通知家属并向家属交代病情
做好护理记录

图 2-41　患者发生误吸时的护理流程

十七、患者发生精神症状

1. 防范指导措施

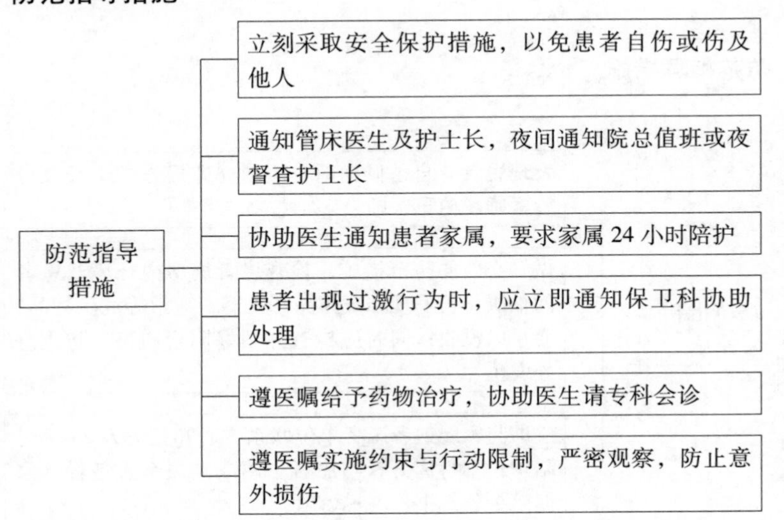
防范指导措施
立刻采取安全保护措施，以免患者自伤或伤及他人
通知管床医生及护士长，夜间通知院总值班或夜督查护士长
协助医生通知患者家属，要求家属 24 小时陪护
患者出现过激行为时，应立即通知保卫科协助处理
遵医嘱给予药物治疗，协助医生请专科会诊
遵医嘱实施约束与行动限制，严密观察，防止意外损伤

2. 护理流程

保持镇静，将患者安置于单间以免伤害他人

↓

及时通知医生，同时向医院上级汇报备案

↓

专人守护，嘱家属陪护，必要时使用约束具，同时移走室内可能危及生命的物品，保持环境安静，减少激惹

↓

遵医嘱用镇静药、观察用药后反应

↓

密切观察生命体征并做好记录，防止意外发生

↓

待患者病情稳定后积极沟通，找出发病诱因，避免诱因出现，建立全面支持系统

↓

了解患者既往史，指导按时用药，防止再发

图 2-42　患者发生精神症状时的护理流程

十八、患者有自杀倾向

1. 防范指导措施

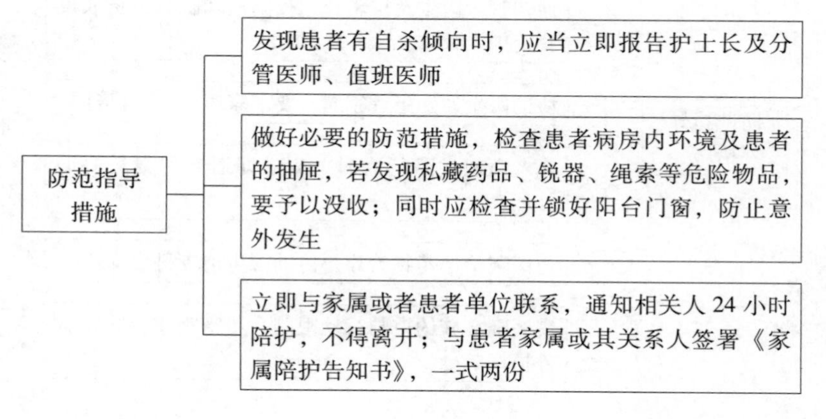
防范指导措施
发现患者有自杀倾向时，应当立即报告护士长及分管医师、值班医师
做好必要的防范措施，检查患者病房内环境及患者的抽屉，若发现私藏药品、锐器、绳索等危险物品，要予以没收；同时应检查并锁好阳台门窗，防止意外发生
立即与家属或者患者单位联系，通知相关人 24 小时陪护，不得离开；与患者家属或其关系人签署《家属陪护告知书》，一式两份

续流程

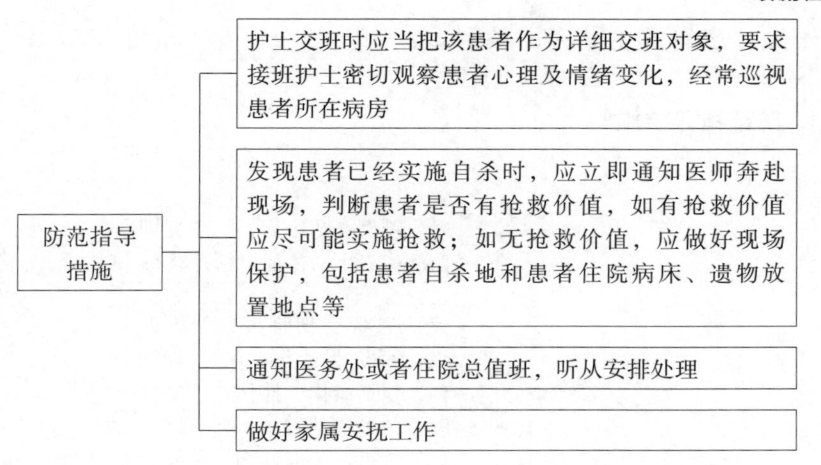
防范指导措施
护士交班时应当把该患者作为详细交班对象，要求接班护士密切观察患者心理及情绪变化，经常巡视患者所在病房
发现患者已经实施自杀时，应立即通知医师奔赴现场，判断患者是否有抢救价值，如有抢救价值应尽可能实施抢救；如无抢救价值，应做好现场保护，包括患者自杀地和患者住院病床、遗物放置地点等
通知医务处或者住院总值班，听从安排处理
做好家属安抚工作

2. 护理流程

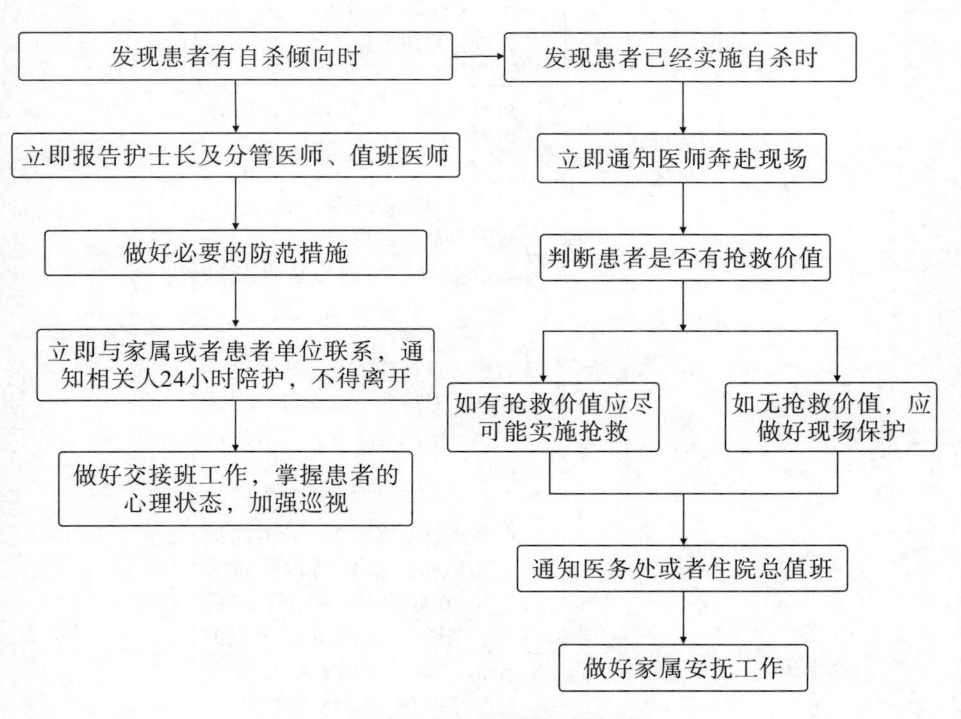
发现患者有自杀倾向时
立即报告护士长及分管医师、值班医师
做好必要的防范措施
立即与家属或者患者单位联系，通知相关人24小时陪护，不得离开
做好交接班工作，掌握患者的心理状态，加强巡视
发现患者已经实施自杀时
立即通知医师奔赴现场
判断患者是否有抢救价值
如有抢救价值应尽可能实施抢救
如无抢救价值，应做好现场保护
通知医务处或者住院总值班
做好家属安抚工作

图 2-43　患者有自杀倾向的护理流程

十九、患者发生坠床、跌倒

1. 防范指导措施

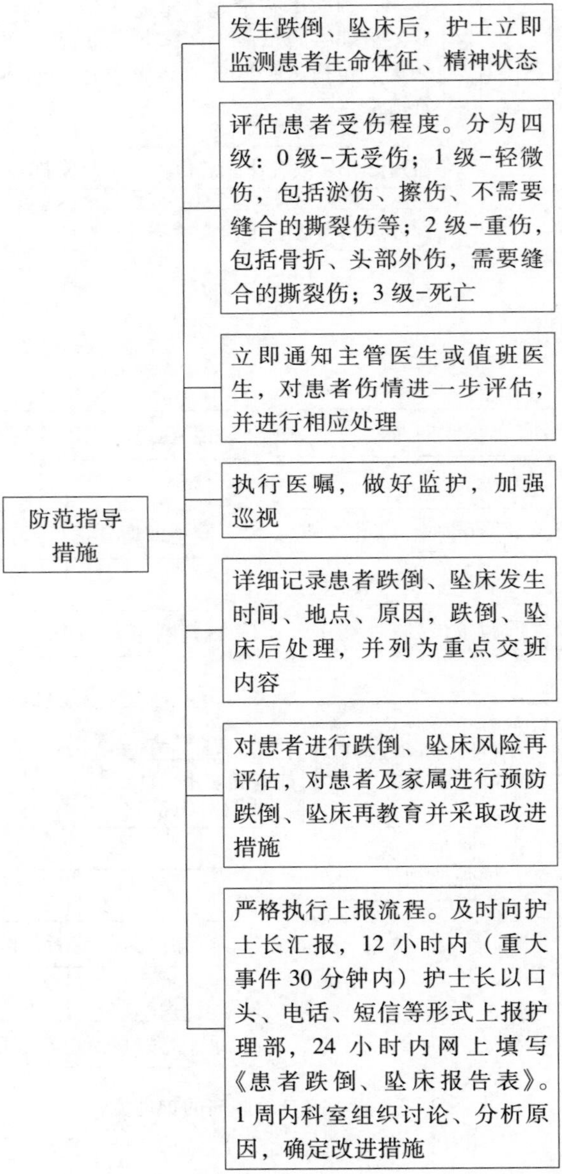

防范指导措施

- 发生跌倒、坠床后，护士立即监测患者生命体征、精神状态
- 评估患者受伤程度。分为四级：0级-无受伤；1级-轻微伤，包括淤伤、擦伤、不需要缝合的撕裂伤等；2级-重伤，包括骨折、头部外伤，需要缝合的撕裂伤；3级-死亡
- 立即通知主管医生或值班医生，对患者伤情进一步评估，并进行相应处理
- 执行医嘱，做好监护，加强巡视
- 详细记录患者跌倒、坠床发生时间、地点、原因，跌倒、坠床后处理，并列为重点交班内容
- 对患者进行跌倒、坠床风险再评估，对患者及家属进行预防跌倒、坠床再教育并采取改进措施
- 严格执行上报流程。及时向护士长汇报，12小时内（重大事件30分钟内）护士长以口头、电话、短信等形式上报护理部，24小时内网上填写《患者跌倒、坠床报告表》。1周内科室组织讨论、分析原因，确定改进措施

2. 护理流程

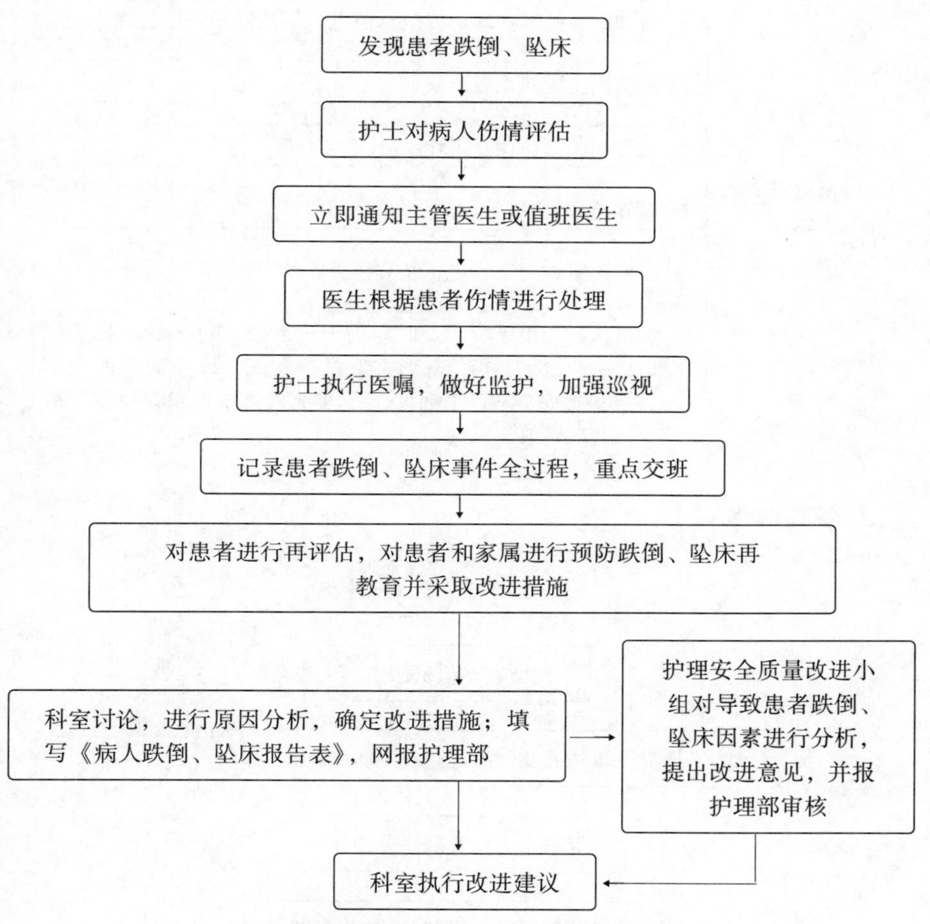
发现患者跌倒、坠床
护士对病人伤情评估
立即通知主管医生或值班医生
医生根据患者伤情进行处理
护士执行医嘱，做好监护，加强巡视
记录患者跌倒、坠床事件全过程，重点交班
对患者进行再评估，对患者和家属进行预防跌倒、坠床再教育并采取改进措施
科室讨论，进行原因分析，确定改进措施；填写《病人跌倒、坠床报告表》，网报护理部
护理安全质量改进小组对导致患者跌倒、坠床因素进行分析，提出改进意见，并报护理部审核
科室执行改进建议

图 2-44　患者发生跌倒、坠床的护理流程

二十、患者自杀后

1. 防范指导措施

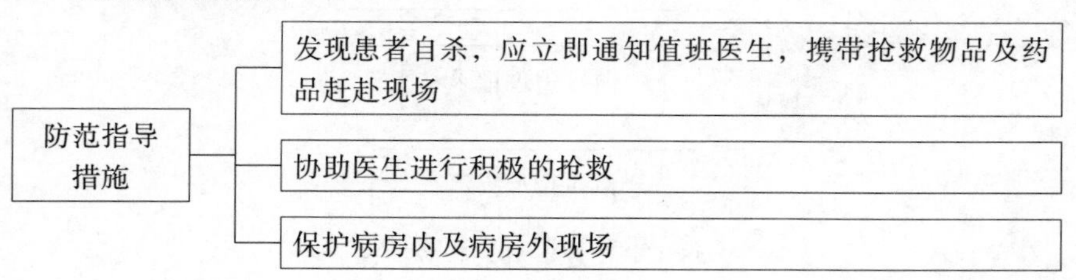
防范指导措施
发现患者自杀，应立即通知值班医生，携带抢救物品及药品赶赴现场
协助医生进行积极的抢救
保护病房内及病房外现场

续流程

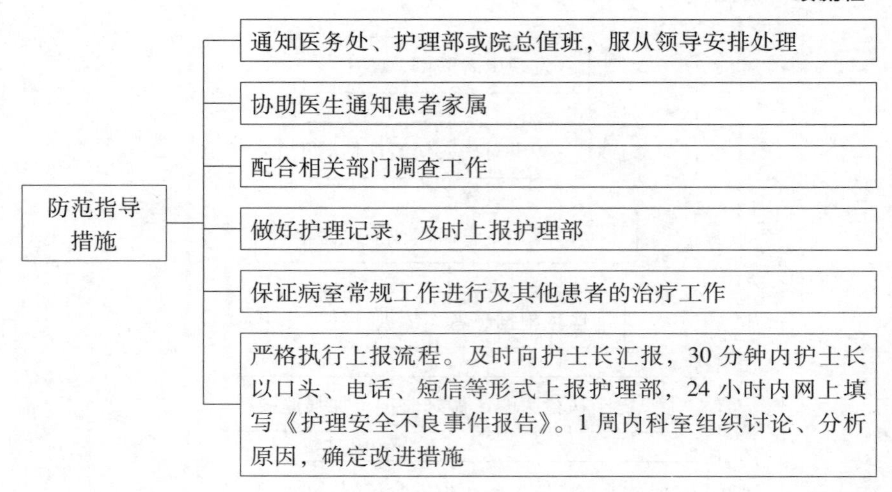
防范指导措施
通知医务处、护理部或院总值班，服从领导安排处理
协助医生通知患者家属
配合相关部门调查工作
做好护理记录，及时上报护理部
保证病室常规工作进行及其他患者的治疗工作
严格执行上报流程。及时向护士长汇报，30 分钟内护士长以口头、电话、短信等形式上报护理部，24 小时内网上填写《护理安全不良事件报告》。1 周内科室组织讨论、分析原因，确定改进措施

2. 护理流程

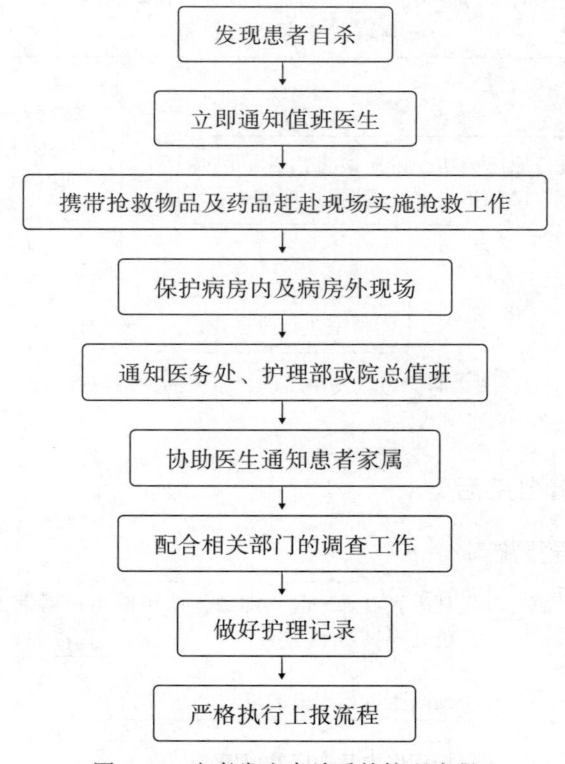
发现患者自杀
立即通知值班医生
携带抢救物品及药品赶赴现场实施抢救工作
保护病房内及病房外现场
通知医务处、护理部或院总值班
协助医生通知患者家属
配合相关部门的调查工作
做好护理记录
严格执行上报流程

图 2-45　患者发生自杀后的护理流程

二十一、患者出走后

1. 防范指导措施

防范指导措施

- 护士发现患者无故不在病房时，查询去向，如去向不明，立即报告管床医生或值班医生、护士长。医生和护士共同开始寻找，联系家属，了解患者有无离院回家等
- 持续寻找患者 1 小时无结果，护士长立即电话报告科主任、医务部、护理部，夜间通知总值班
- 通知保卫科组织保安人员寻找（卫生间、楼梯口、楼顶），酌情报警
- 患者走失不归，需两人共同清点患者用物，贵重物品登记并上交护士长
- 患者回室后通知总值班、医务部、护理部、保卫科等职能科室，认真做好患者走失过程记录
- 严格执行上报流程。及时向护士长汇报，12 小时内护士长以口头、电话、短信等形式上报护理部，24 小时内网上填写《护理安全不良事件报告》。1 周内科室组织讨论、分析原因，确定改进措施

2. 护理流程

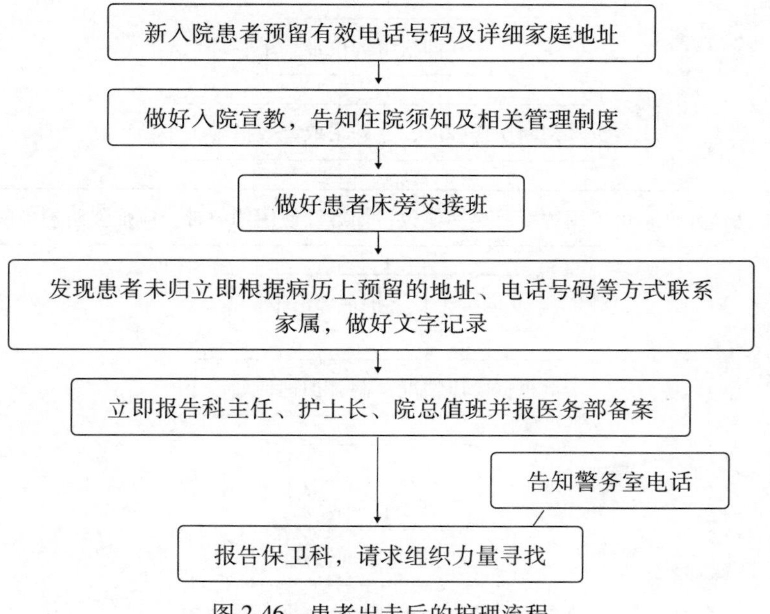
新入院患者预留有效电话号码及详细家庭地址
做好入院宣教，告知住院须知及相关管理制度
做好患者床旁交接班
发现患者未归立即根据病历上预留的地址、电话号码等方式联系家属，做好文字记录
立即报告科主任、护士长、院总值班并报医务部备案
告知警务室电话
报告保卫科，请求组织力量寻找

图 2-46　患者出走后的护理流程

二十二、约束处皮肤压伤

1. 防范指导措施

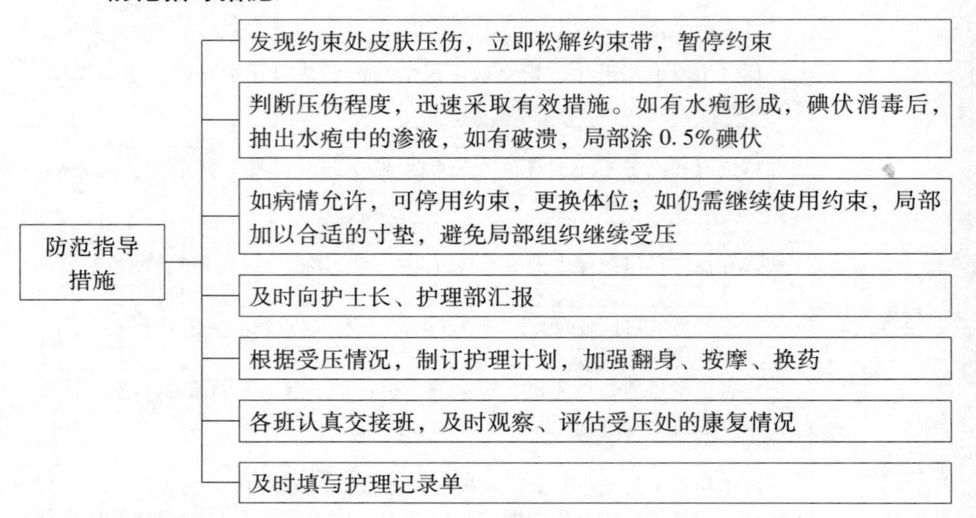
防范指导措施
发现约束处皮肤压伤，立即松解约束带，暂停约束
判断压伤程度，迅速采取有效措施。如有水疱形成，碘伏消毒后，抽出水疱中的渗液，如有破溃，局部涂0.5%碘伏
如病情允许，可停用约束，更换体位；如仍需继续使用约束，局部加以合适的寸垫，避免局部组织继续受压
及时向护士长、护理部汇报
根据受压情况，制订护理计划，加强翻身、按摩、换药
各班认真交接班，及时观察、评估受压处的康复情况
及时填写护理记录单

2. 护理流程

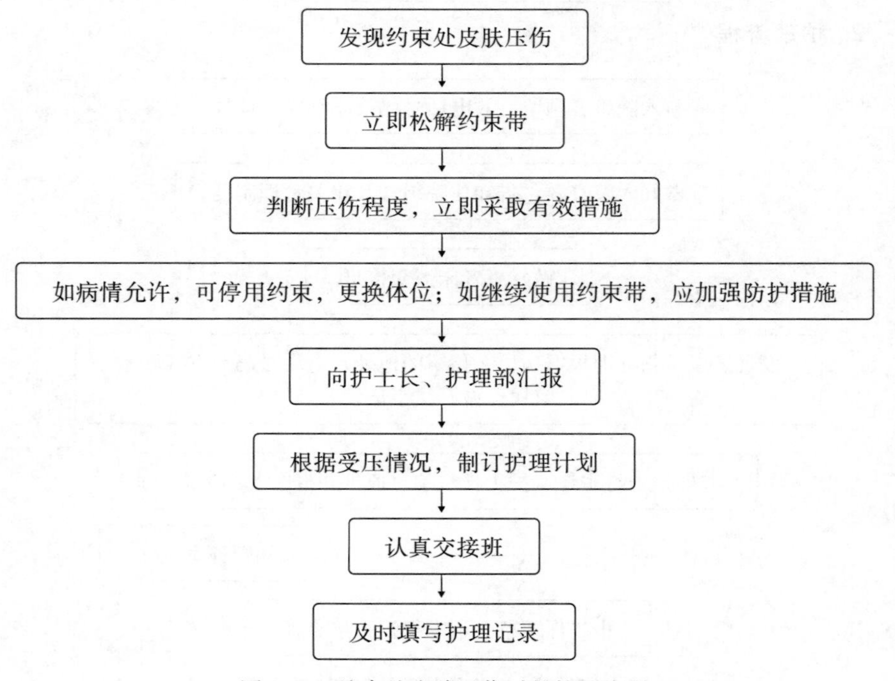
发现约束处皮肤压伤
立即松解约束带
判断压伤程度，立即采取有效措施
如病情允许，可停用约束，更换体位；如继续使用约束带，应加强防护措施
向护士长、护理部汇报
根据受压情况，制订护理计划
认真交接班
及时填写护理记录

图 2-47　约束处皮肤压伤时的护理流程

第四节　医护人员在紧急状态下的防范指导措施与护理流程

一、紧急封存病历

1. 防范指导措施

防范指导措施

- 出现纠纷和医疗事故争议，患者及家属要求封存病历，病房要保管好病历，以免丢失
- 及时准确记录患者的病情变化、治疗、护理等情况
- 备齐所有病历资料，抢救病历在6小时内据实补记
- 迅速与科主任、护士长、医务部（晚间及节假日与院行政总值班）联系
- 医务部、患者或其亲属共同在场的情况下封存病历或病历复印件，应贴封条，盖医务部章，注明封存日期，家属签字
- 患方有权复印客观病历、主观病历（死亡病历讨论记录、疑难病例讨论记录、上级医师查房记录、会诊意见、病程记录等），可以封存
- 封存的病历由医务部保管

2. 护理流程

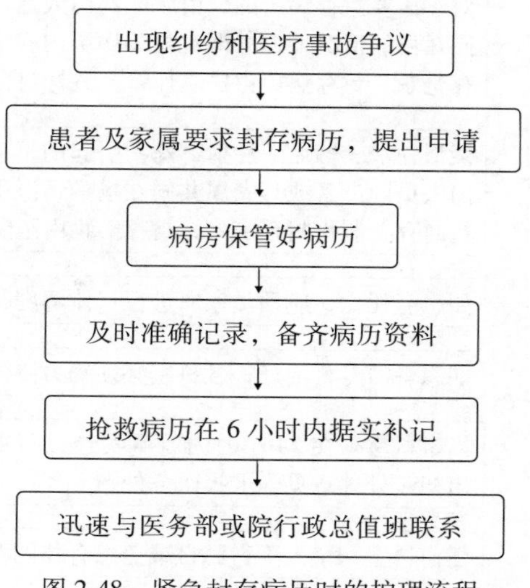
出现纠纷和医疗事故争议
患者及家属要求封存病历，提出申请
病房保管好病历
及时准确记录，备齐病历资料
抢救病历在6小时内据实补记
迅速与医务部或院行政总值班联系

图2-48　紧急封存病历时的护理流程

二、医疗纠纷滋事

1. 防范指导措施

防范指导措施

- 一旦发生医疗差错事故，须立即通知上级医师和科室主任，同时报告医院医政管理人员，白天为院医务处，夜间为院总值班人员，不得隐瞒
- 积极采取补救措施，避免或减轻对患者身体健康的进一步损害，尽可能挽救患者生命。由护理因素导致的差错事故，除按上述程序上报外，同时按照护理体系逐级上报
- 由医政职能部门组织科室负责人查找原因
- 由医政职能部门组织多科会诊，参加会诊人员为当班最高级别医师
- 科室主任与医政职能部门共同决定接待患者家属的人员，并指定专人进行病情解释。确定经治医师和科室负责人为差错、事故或纠纷第一责任人，其他任何医务人员不得擅自参与处理
- 医政职能部门结合情况，决定是否封存《医疗事故处理条例》中所规定的病历内容
- 对于需要封存病历的，由职能部门人员、患者或其家属共同在场的情况下，立即对相关病历内容进行封存，制作封存笔录，封存病历由医院保管。最好封存病历复印件
- 疑似输液、输血、注射、药物引起的不良后果，在职能部门人员、患者或其家属共同在场的情况下，立即对实物进行封存，制作封存笔录，封存实物由医院保管
- 如患者死亡，应动员家属进行尸体解剖，并在病历中记录
- 如患者需专科治疗，各科室必须竭力协作
- 当事科室须在24小时内就事实经过写书面报告，同时提出初步处理意见，上报医务处
- 任何科室和个人不得私自减免患者住院费用

2. 护理流程

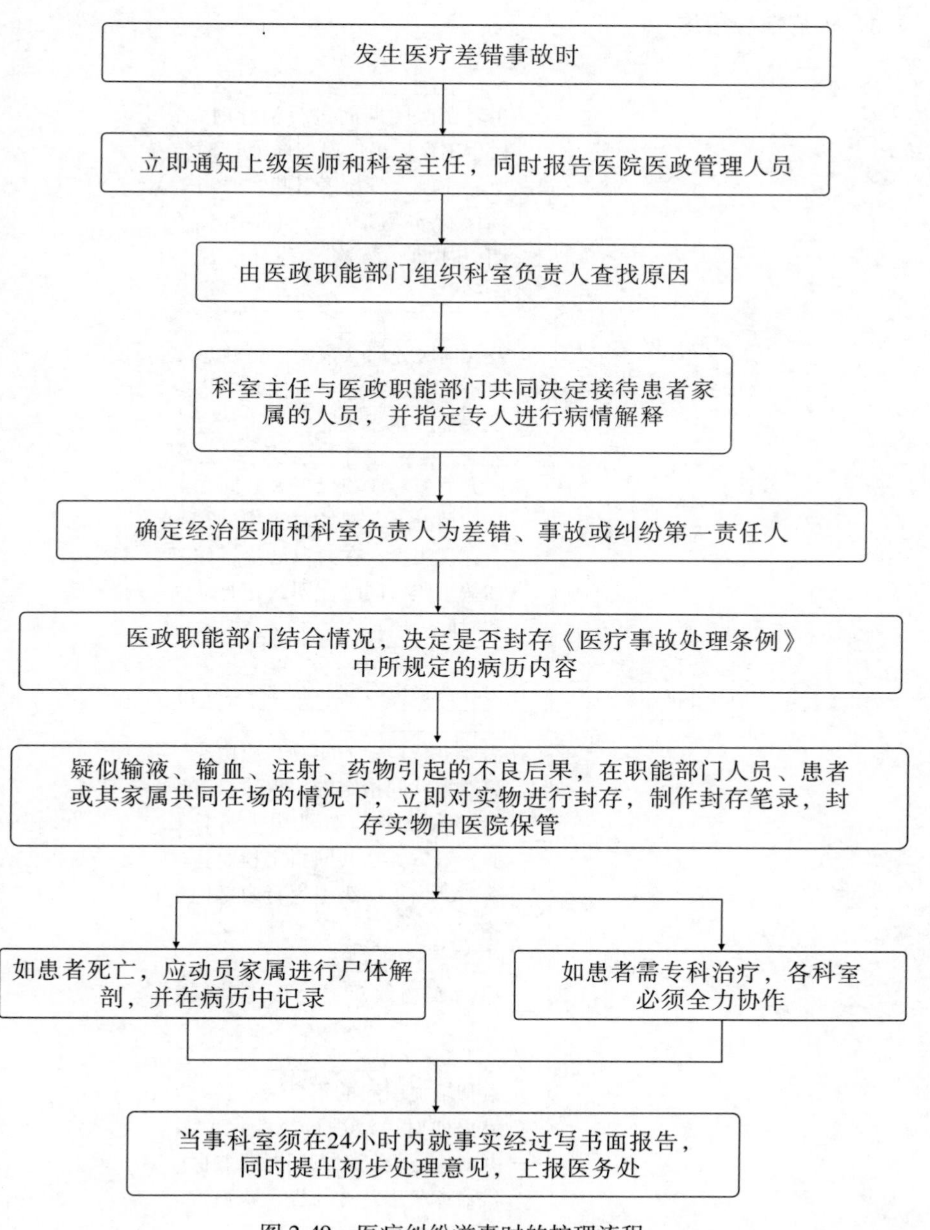
发生医疗差错事故时
立即通知上级医师和科室主任，同时报告医院医政管理人员
由医政职能部门组织科室负责人查找原因
科室主任与医政职能部门共同决定接待患者家属的人员，并指定专人进行病情解释
确定经治医师和科室负责人为差错、事故或纠纷第一责任人
医政职能部门结合情况，决定是否封存《医疗事故处理条例》中所规定的病历内容
疑似输液、输血、注射、药物引起的不良后果，在职能部门人员、患者或其家属共同在场的情况下，立即对实物进行封存，制作封存笔录，封存实物由医院保管
如患者死亡，应动员家属进行尸体解剖，并在病历中记录
如患者需专科治疗，各科室必须全力协作
当事科室须在24小时内就事实经过写书面报告，同时提出初步处理意见，上报医务处

图 2-49 医疗纠纷滋事时的护理流程

三、医疗纠纷紧急实物封存

1. 防范指导措施

防范指导措施

- 患者在医院期间进行治疗时，发生不良后果，疑似输液、输血、注射、药物等引起，要当场保存实物，并注明使用日期、时间、药物名称、给药途径
- 及时向医务部（夜间向行政总值班）报告，护士长同时报告护理部
- 医方、患者或其代理人共同在场的情况下，现场对实物进行封存，当事人在封口处签字并加按手印，同时注明封存日期和时间
- 封存实物由医务部保管
- 需要进行检验的实物，应由医患双方共同指定的、依法具有检验资格的检验机构进行检验，双方无法共同指定检验机构时，由上一级卫生行政部门指定
- 启封实物须双方当事人共同在场
- 疑似输血引起的不良后果，科室立即对血液进行封存保留，并向医务处汇报，同时通知医院血库，由院方与提供该血液的采供血机构联系

2. 护理流程

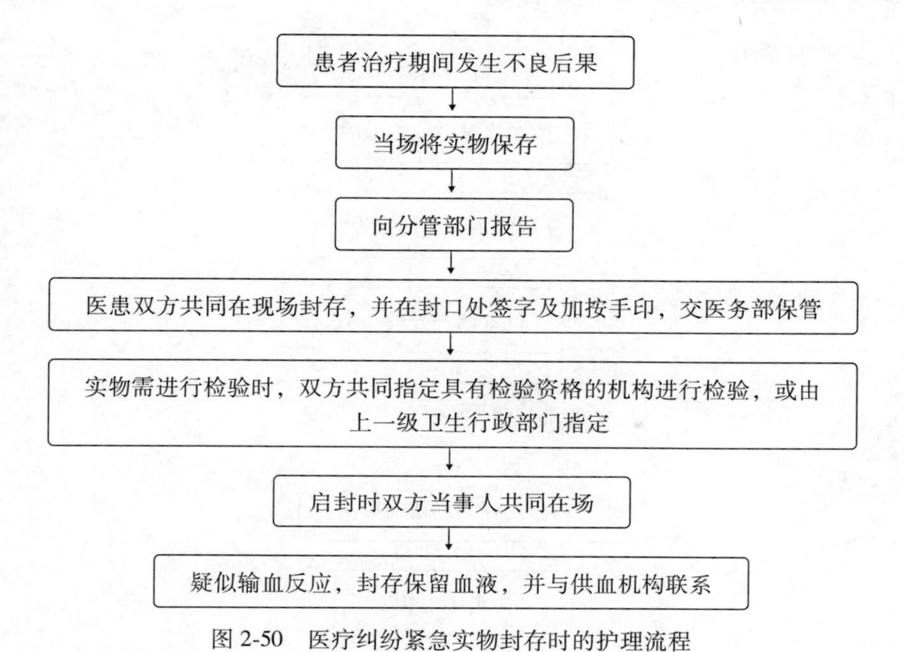
患者治疗期间发生不良后果
当场将实物保存
向分管部门报告
医患双方共同在现场封存，并在封口处签字及加按手印，交医务部保管
实物需进行检验时，双方共同指定具有检验资格的机构进行检验，或由上一级卫生行政部门指定
启封时双方当事人共同在场
疑似输血反应，封存保留血液，并与供血机构联系

图 2-50　医疗纠纷紧急实物封存时的护理流程

四、处理医疗投诉与纠纷

1. 防范指导措施

防范指导措施

- 医疗投诉发生后，科室应立即向主管部门报告，隐匿不报者，将承担可能引起的一切后果
- 发生医疗纠纷，科室应先调查，迅速采取积极有效的处理措施，控制事态，争取科内解决，防止矛盾激化
- 接待纠纷患者及家属，认真听取意见，针对患者意见进行适当解释和处理，如果患者能够接受，纠纷到此终止
- 主管部门接到科室报告或患者及家属投诉后，应立即向当事科室及有关责任人了解情况，与科主任、护士长共同协商解决。如果患者不能接受，报告医院医疗纠纷办公室，进一步了解问题详情，提出解决问题的方案，与患者协商处理意见，并向分管副院长汇报，如患者接受，处理到此终止
- 对主管部门已接待，但仍无法解决的医疗纠纷，建议患者或家属按法定程序进行医疗鉴定，当事科室备齐所需资料
- 医疗主管部门根据医疗纠纷的性质对科室和个人提出行政处理意见，并提请院办公会决定

2. 护理流程

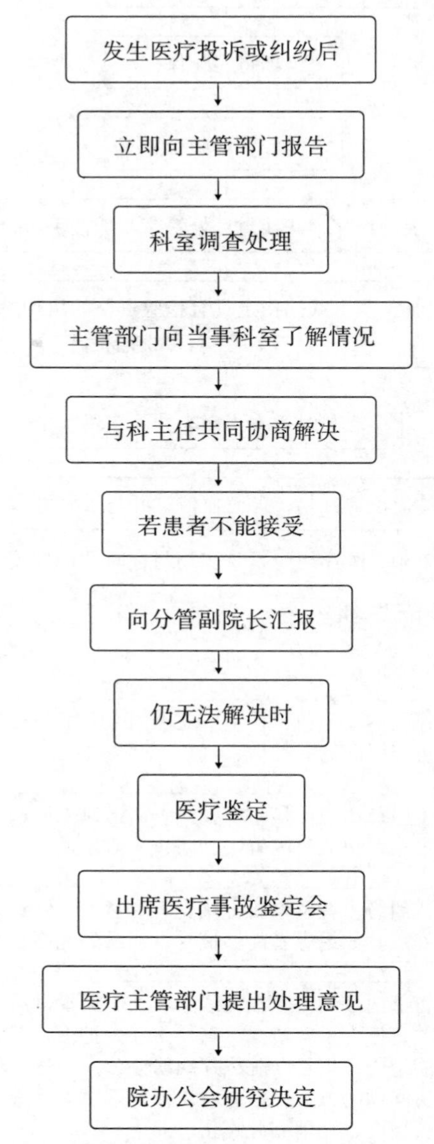
发生医疗投诉或纠纷后
立即向主管部门报告
科室调查处理
主管部门向当事科室了解情况
与科主任共同协商解决
若患者不能接受
向分管副院长汇报
仍无法解决时
医疗鉴定
出席医疗事故鉴定会
医疗主管部门提出处理意见
院办公会研究决定

图 2-51　处理医疗投诉与纠纷时的护理流程

五、患者出现过激行为

1. 防范指导措施

防范指导措施

- 冷静处理患者的过激行为，安抚患者的情绪
- 将患者带离事发处，带到安静舒适的环境中，使其尽快冷静下来
- 以诚恳的态度倾听患者的阐述，分析原因，详尽解释，无论患者的理由是否正确，首先对患者给医院工作的监督表示感谢，尽量给患者满意的答复
- 本着实事求是的态度，必要时要诚恳道歉，但不能随便道歉
- 对患者的合理性需求，一定要认真去想，尽快解决患者急需解决的矛盾

2. 护理流程

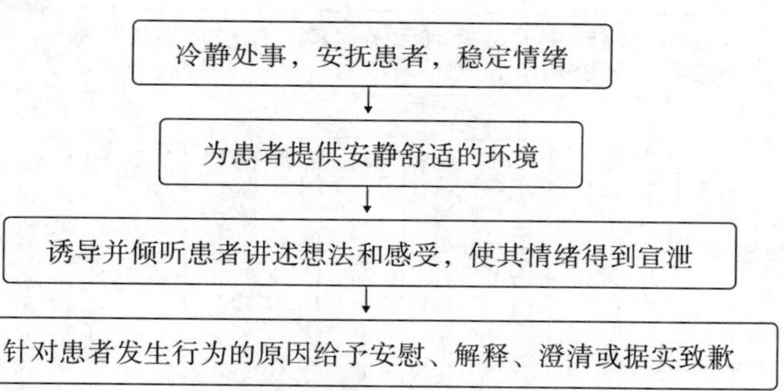
冷静处事，安抚患者，稳定情绪
为患者提供安静舒适的环境
诱导并倾听患者讲述想法和感受，使其情绪得到宣泄
针对患者发生行为的原因给予安慰、解释、澄清或据实致歉

图 2-52　患者出现过激行为时的护理流程

六、发生针刺伤

1. 防范指导措施

防范指导措施

- 医护人员在进行医疗操作时应特别注意防止被污染的锐器划伤刺破。如不慎被乙肝、丙肝、HIV 污染的尖锐物体划伤刺破时，应立即挤出伤口血液，然后用肥皂水和清水冲洗，再用碘酒和酒精消毒，必要时去外科进行伤口处理，并进行血源性传播疾病的检查和随访
- 被乙肝、丙肝阳性患者血液、体液污染的锐器刺伤后，应在 24 小时内去预防保健科抽血查乙肝、丙肝抗体，必要时同时抽患者血对比。同时注射乙肝免疫高价球蛋白，按 1 个月、3 个月、6 个月接种乙肝疫苗
- 被 HIV 阳性患者血液、体液污染的锐器刺伤后，应在 24 小时内去预防保健科抽血查 HIV 抗体，必要时同时抽患者血对比，按 1 个月、3 个月、6 个月复查，同时口服贺普丁（拉米呋定）每日1片，并通知医务处、院内感染科进行登记、上报、追访等

2. 护理流程

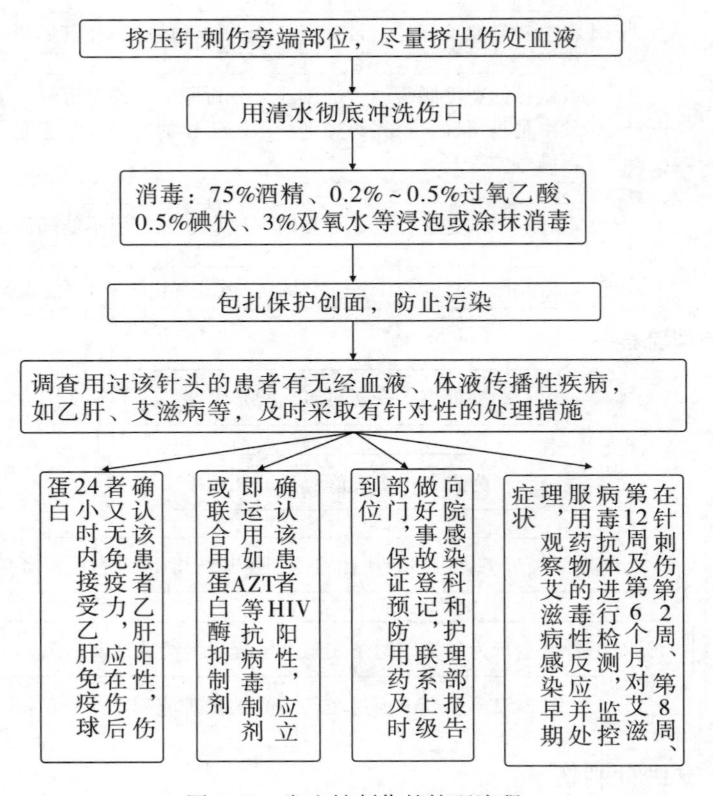
挤压针刺伤旁端部位，尽量挤出伤处血液
用清水彻底冲洗伤口
消毒：75%酒精、0.2%～0.5%过氧乙酸、0.5%碘伏、3%双氧水等浸泡或涂抹消毒
包扎保护创面，防止污染
调查用过该针头的患者有无经血液、体液传播性疾病，如乙肝、艾滋病等，及时采取有针对性的处理措施
确认该患者乙肝阳性，伤者又无免疫力，应在伤后24小时内接受乙肝免疫球蛋白
确认该患者HIV阳性，应立即运用如AZT等抗病毒制剂或联合用蛋白酶抑制剂
向院感染科和护理部报告做好事故登记，联系上级部门，保证预防用药及时到位
在针刺伤第2周、第8周、第12周及第6个月对艾滋病毒抗体进行检测，监控服用药物的毒性反应并处理，观察艾滋病感染早期症状

图 2-53　发生针刺伤的护理流程

七、病房发现传染病患者

1. 防范指导措施

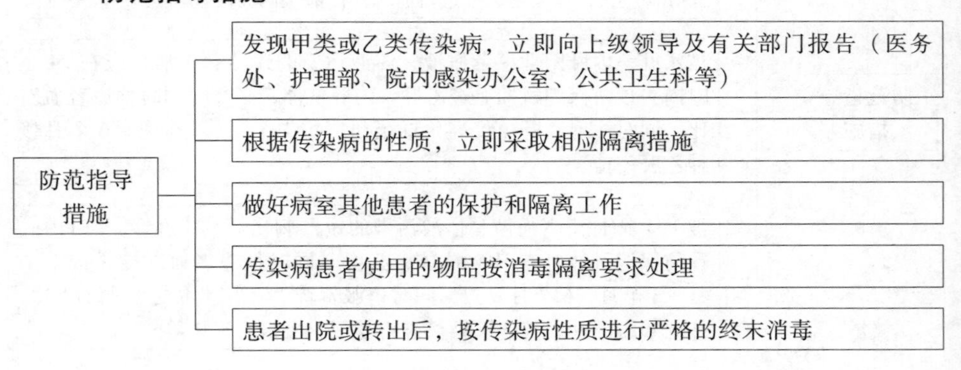
防范指导措施
发现甲类或乙类传染病，立即向上级领导及有关部门报告（医务处、护理部、院内感染办公室、公共卫生科等）
根据传染病的性质，立即采取相应隔离措施
做好病室其他患者的保护和隔离工作
传染病患者使用的物品按消毒隔离要求处理
患者出院或转出后，按传染病性质进行严格的终末消毒

2. 护理流程

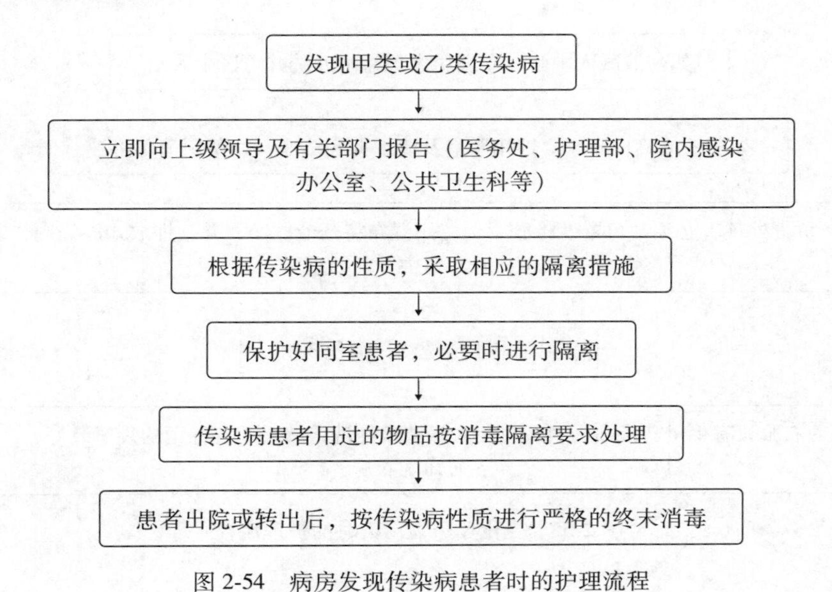
发现甲类或乙类传染病
立即向上级领导及有关部门报告（医务处、护理部、院内感染办公室、公共卫生科等）
根据传染病的性质，采取相应的隔离措施
保护好同室患者，必要时进行隔离
传染病患者用过的物品按消毒隔离要求处理
患者出院或转出后，按传染病性质进行严格的终末消毒

图 2-54　病房发现传染病患者时的护理流程

八、受化疗药物污染

1. 防范指导措施

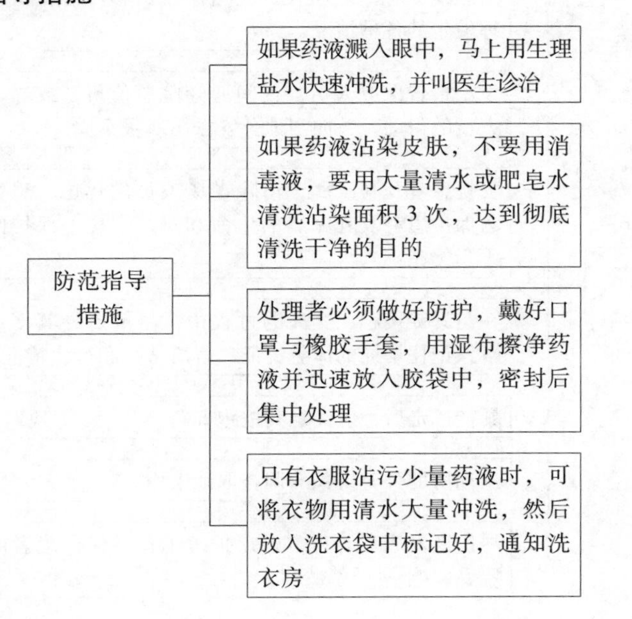
防范指导措施
如果药液溅入眼中，马上用生理盐水快速冲洗，并叫医生诊治
如果药液沾染皮肤，不要用消毒液，要用大量清水或肥皂水清洗沾染面积 3 次，达到彻底清洗干净的目的
处理者必须做好防护，戴好口罩与橡胶手套，用湿布擦净药液并迅速放入胶袋中，密封后集中处理
只有衣服沾污少量药液时，可将衣物用清水大量冲洗，然后放入洗衣袋中标记好，通知洗衣房

2. 护理流程

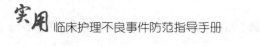

如药液溅入眼睛，立即用生理盐水冲洗并请医生诊治

↓

如药液沾染皮肤，立即用肥皂及清水彻底洗净，切勿用消毒溶液

↓

负责处理者必须戴口罩及橡胶手套，用湿布将药液擦净，并立即放入胶袋内，包扎好并集中专门处理

↓

用肥皂水清洗沾污面积 3 次

↓

衣服只有少量药液沾污时，可用大量清水冲洗，然后用有标记的袋子装好，通知洗衣房

图 2-55　受化疗药物污染时的护理流程

九、遭遇暴徒

1. 防范指导措施

防范指导措施

- 遭遇暴徒时，护理人员应当保持头脑冷静，正确分析和处理发生的各种情况
- 设法报告保卫人员，夜间通知院总值班，或寻求在场其他人员的帮助，并向当地公安派出所报案
- 安抚患者及其家属，消除在场人员的焦虑、恐惧情绪，尽力保护患者及其家属的生命和财产安全，保护医院的财产不受侵犯
- 在与暴徒接触、交涉的过程中，尽量诱导其多说话、多做事，记住暴徒的体貌特征、言语特征和行为特征
- 暴徒逃走后，应注意其逃跑方向
- 主动协助公安机关的调查取证工作
- 尽快恢复病室的正常医疗护理工作，保证患者的医疗护理不受影响

2. 护理流程

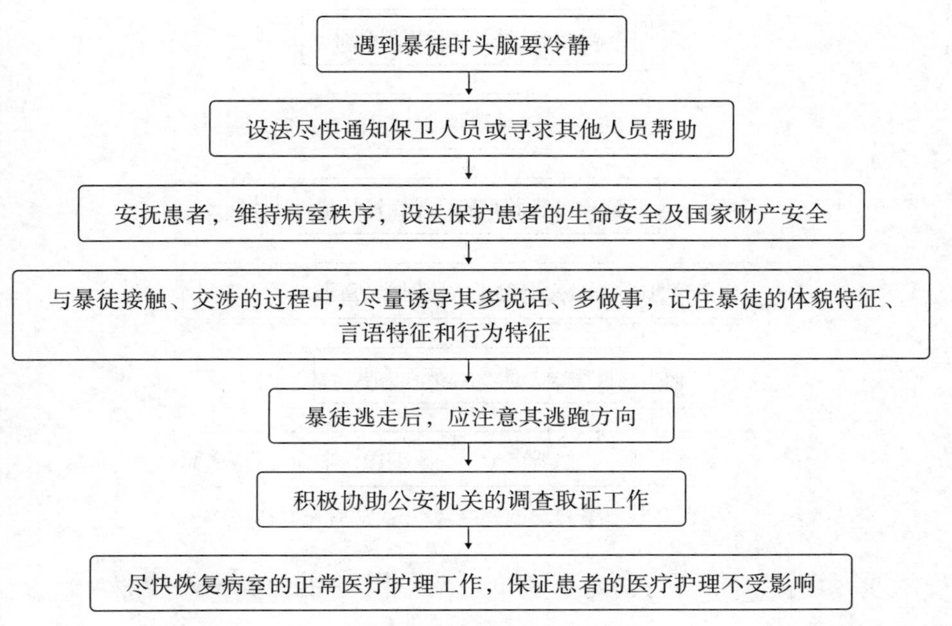
遇到暴徒时头脑要冷静
设法尽快通知保卫人员或寻求其他人员帮助
安抚患者，维持病室秩序，设法保护患者的生命安全及国家财产安全
与暴徒接触、交涉的过程中，尽量诱导其多说话、多做事，记住暴徒的体貌特征、言语特征和行为特征
暴徒逃走后，应注意其逃跑方向
积极协助公安机关的调查取证工作
尽快恢复病室的正常医疗护理工作，保证患者的医疗护理不受影响

图 2-56　遭遇暴徒时的护理流程

十、失窃

1. 防范指导措施

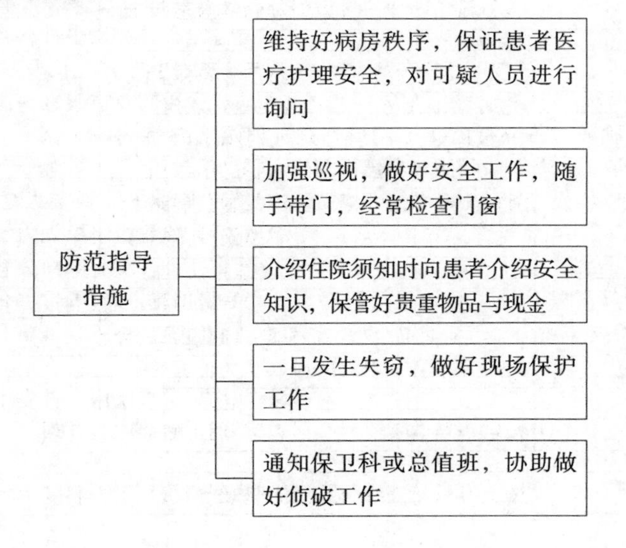
防范指导措施
维持好病房秩序，保证患者医疗护理安全，对可疑人员进行询问
加强巡视，做好安全工作，随手带门，经常检查门窗
介绍住院须知时向患者介绍安全知识，保管好贵重物品与现金
一旦发生失窃，做好现场保护工作
通知保卫科或总值班，协助做好侦破工作

2. 护理流程

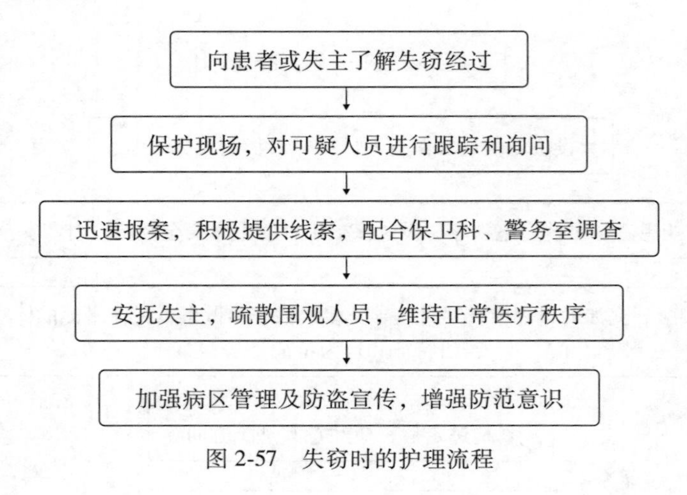
向患者或失主了解失窃经过
保护现场，对可疑人员进行跟踪和询问
迅速报案，积极提供线索，配合保卫科、警务室调查
安抚失主，疏散围观人员，维持正常医疗秩序
加强病区管理及防盗宣传，增强防范意识

图 2-57　失窃时的护理流程

第五节　批量突发事件的防范指导措施与护理流程

一、突发意外伤害事件

1. 防范指导措施

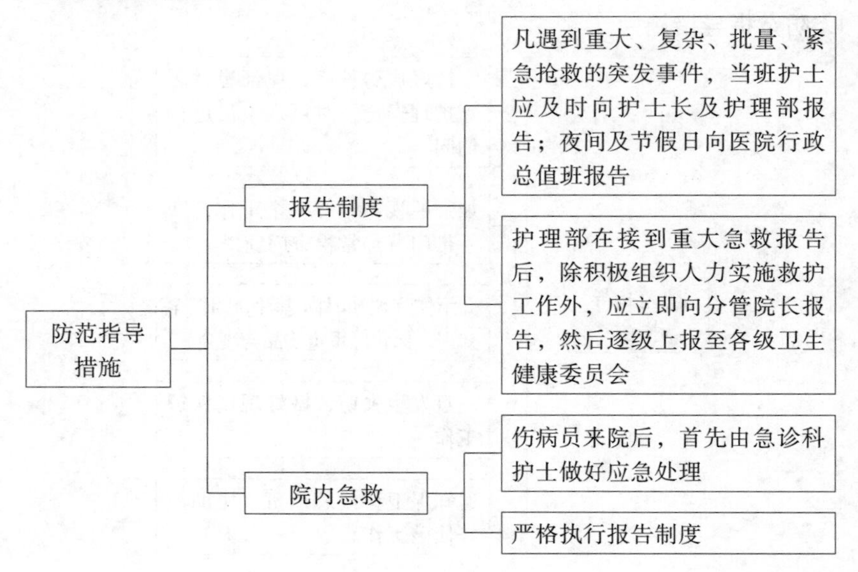
防范指导措施
报告制度
凡遇到重大、复杂、批量、紧急抢救的突发事件，当班护士应及时向护士长及护理部报告；夜间及节假日向医院行政总值班报告
护理部在接到重大急救报告后，除积极组织人力实施救护工作外，应立即向分管院长报告，然后逐级上报至各级卫生健康委员会
院内急救
伤病员来院后，首先由急诊科护士做好应急处理
严格执行报告制度

续流程

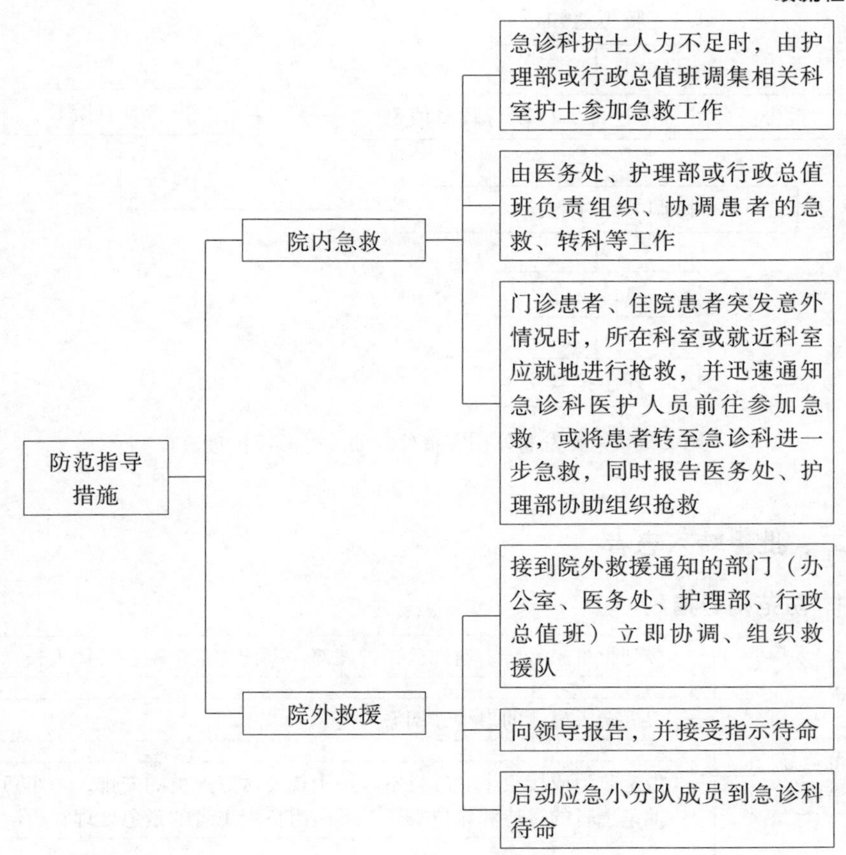
防范指导措施
院内急救
急诊科护士人力不足时，由护理部或行政总值班调集相关科室护士参加急救工作
由医务处、护理部或行政总值班负责组织、协调患者的急救、转科等工作
门诊患者、住院患者突发意外情况时，所在科室或就近科室应就地进行抢救，并迅速通知急诊科医护人员前往参加急救，或将患者转至急诊科进一步急救，同时报告医务处、护理部协助组织抢救
院外救援
接到院外救援通知的部门（办公室、医务处、护理部、行政总值班）立即协调、组织救援队
向领导报告，并接受指示待命
启动应急小分队成员到急诊科待命

2. 护理流程

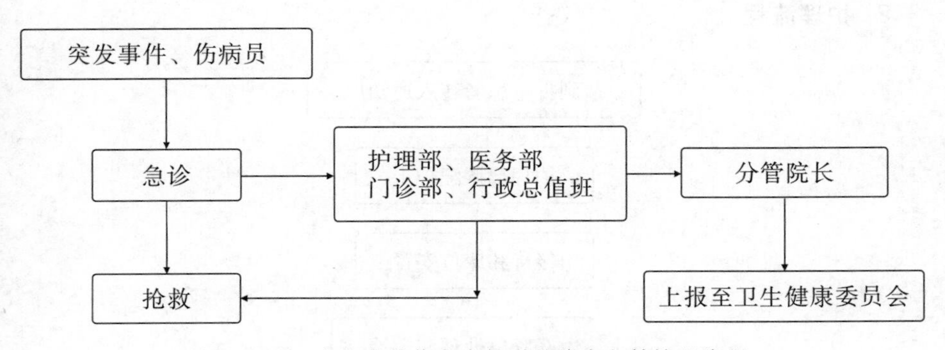
突发事件、伤病员
急诊
护理部、医务部
门诊部、行政总值班
分管院长
抢救
上报至卫生健康委员会

图 2-58-1　突发意外伤害事件时的院内急救护理流程

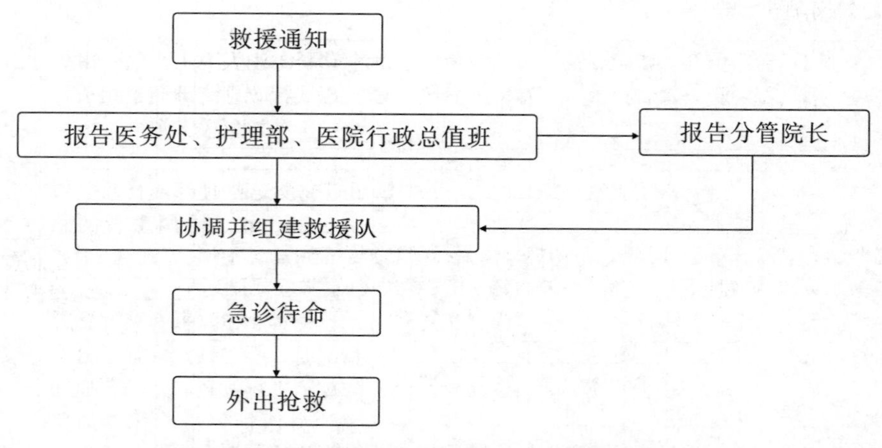
救援通知
报告医务处、护理部、医院行政总值班
报告分管院长
协调并组建救援队
急诊待命
外出抢救

图 2-58-2　突发意外伤害事件时的院外救援护理流程

二、批量转入患者

1. 防范指导措施

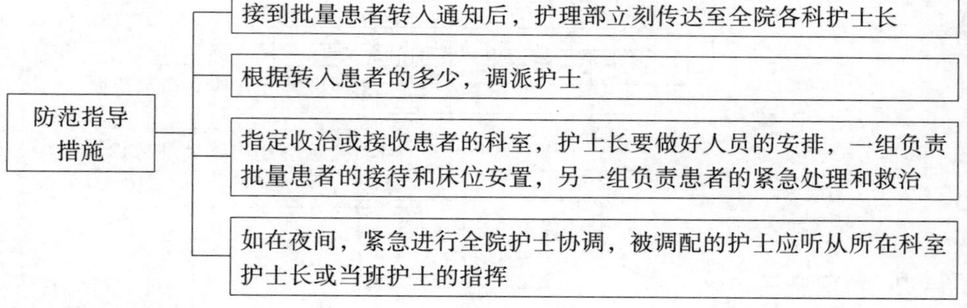
防范指导措施
接到批量患者转入通知后，护理部立刻传达至全院各科护士长
根据转入患者的多少，调派护士
指定收治或接收患者的科室，护士长要做好人员的安排，一组负责批量患者的接待和床位安置，另一组负责患者的紧急处理和救治
如在夜间，紧急进行全院护士协调，被调配的护士应听从所在科室护士长或当班护士的指挥

2. 护理流程

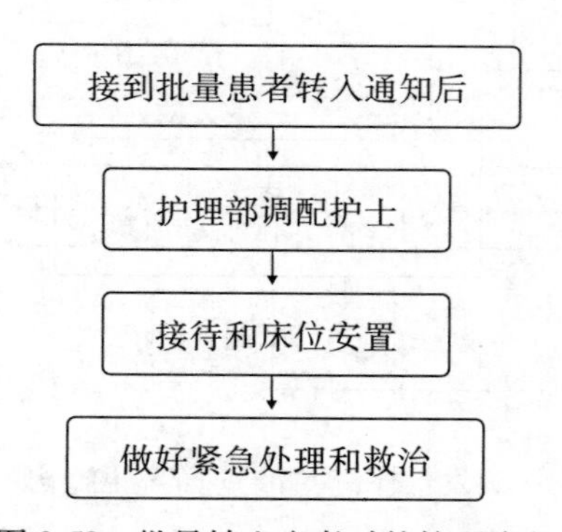
接到批量患者转入通知后
护理部调配护士
接待和床位安置
做好紧急处理和救治

图 2-59　批量转入患者时的护理流程

三、化学药物泄漏

1. 防范指导措施

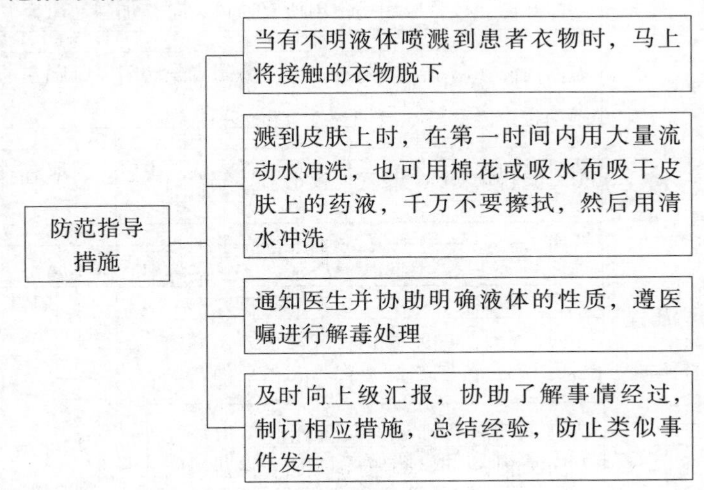
防范指导措施
当有不明液体喷溅到患者衣物时，马上将接触的衣物脱下
溅到皮肤上时，在第一时间内用大量流动水冲洗，也可用棉花或吸水布吸干皮肤上的药液，千万不要擦拭，然后用清水冲洗
通知医生并协助明确液体的性质，遵医嘱进行解毒处理
及时向上级汇报，协助了解事情经过，制订相应措施，总结经验，防止类似事件发生

2. 护理流程

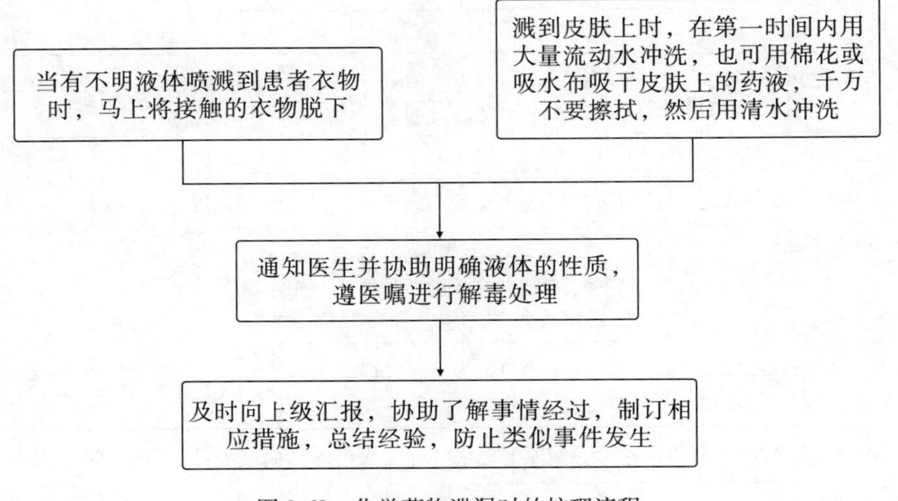
当有不明液体喷溅到患者衣物时，马上将接触的衣物脱下
溅到皮肤上时，在第一时间内用大量流动水冲洗，也可用棉花或吸水布吸干皮肤上的药液，千万不要擦拭，然后用清水冲洗
通知医生并协助明确液体的性质，遵医嘱进行解毒处理
及时向上级汇报，协助了解事情经过，制订相应措施，总结经验，防止类似事件发生

图 2-60　化学药物泄漏时的护理流程

四、有毒气体泄漏时

1. 防范指导措施

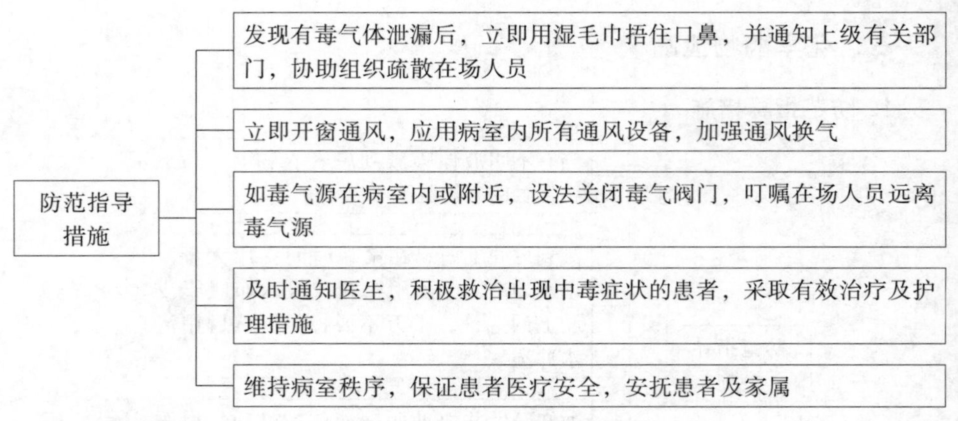
防范指导措施
发现有毒气体泄漏后，立即用湿毛巾捂住口鼻，并通知上级有关部门，协助组织疏散在场人员
立即开窗通风，应用病室内所有通风设备，加强通风换气
如毒气源在病室内或附近，设法关闭毒气阀门，叮嘱在场人员远离毒气源
及时通知医生，积极救治出现中毒症状的患者，采取有效治疗及护理措施
维持病室秩序，保证患者医疗安全，安抚患者及家属

2. 护理流程

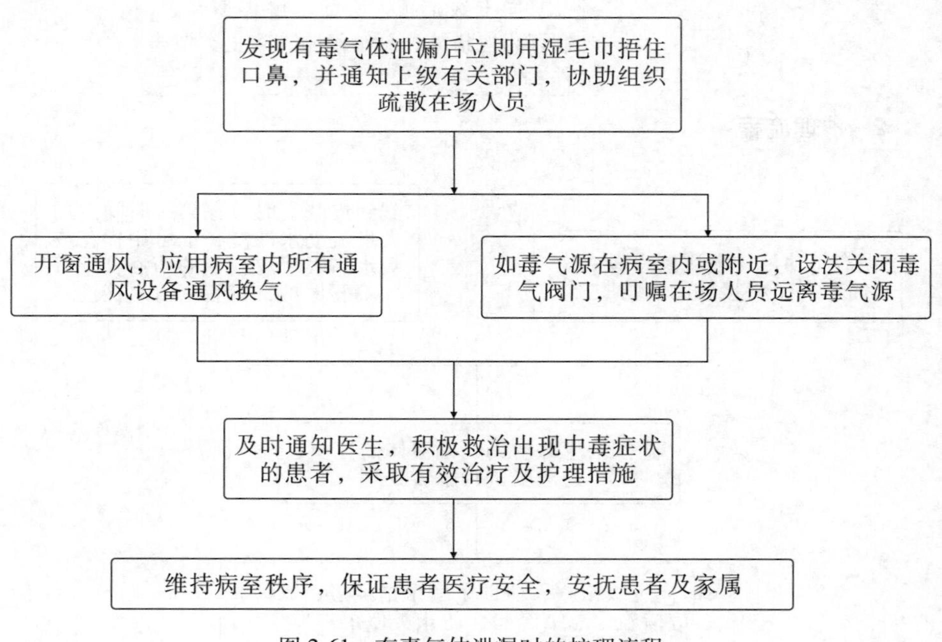
发现有毒气体泄漏后立即用湿毛巾捂住口鼻，并通知上级有关部门，协助组织疏散在场人员
开窗通风，应用病室内所有通风设备通风换气
如毒气源在病室内或附近，设法关闭毒气阀门，叮嘱在场人员远离毒气源
及时通知医生，积极救治出现中毒症状的患者，采取有效治疗及护理措施
维持病室秩序，保证患者医疗安全，安抚患者及家属

图 2-61　有毒气体泄漏时的护理流程

第三章 专科护理不良事件防范指导措施与护理流程

第一节　内科护理不良事件防范指导措施与护理流程

一、突发低血压

1. 防范指导措施

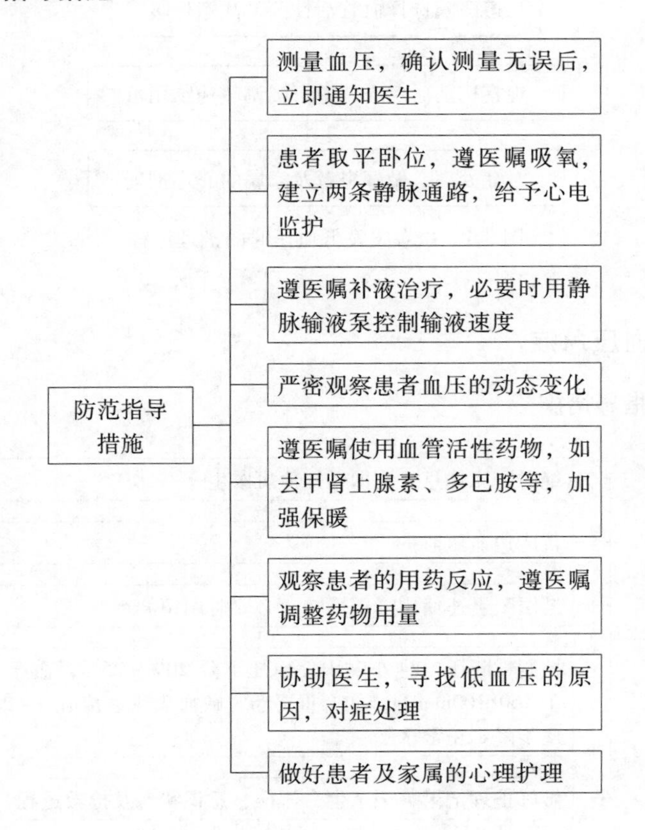
防范指导措施
测量血压，确认测量无误后，立即通知医生
患者取平卧位，遵医嘱吸氧，建立两条静脉通路，给予心电监护
遵医嘱补液治疗，必要时用静脉输液泵控制输液速度
严密观察患者血压的动态变化
遵医嘱使用血管活性药物，如去甲肾上腺素、多巴胺等，加强保暖
观察患者的用药反应，遵医嘱调整药物用量
协助医生，寻找低血压的原因，对症处理
做好患者及家属的心理护理

2. 护理流程

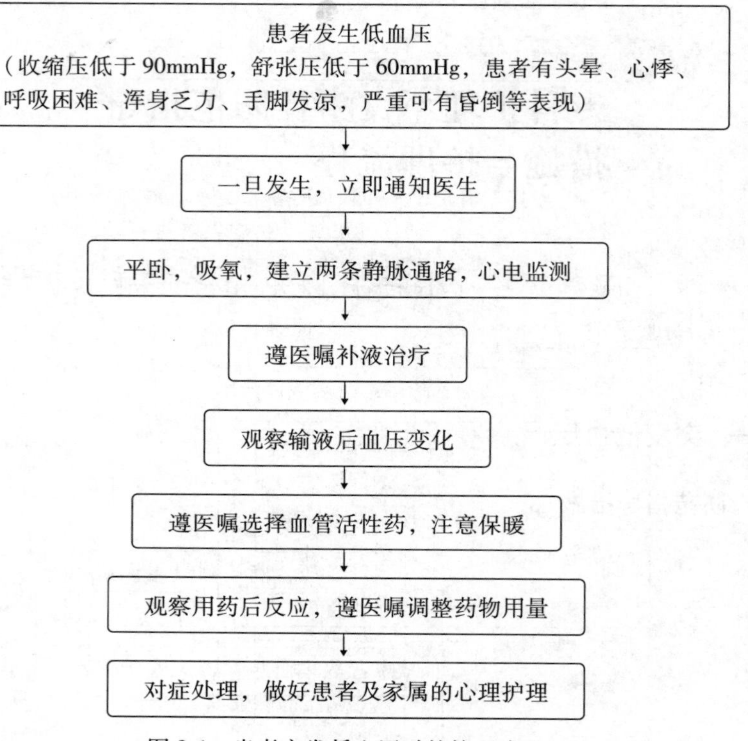
患者发生低血压
（收缩压低于90mmHg，舒张压低于60mmHg，患者有头晕、心悸、呼吸困难、浑身乏力、手脚发凉，严重可有昏倒等表现）
一旦发生，立即通知医生
平卧，吸氧，建立两条静脉通路，心电监测
遵医嘱补液治疗
观察输液后血压变化
遵医嘱选择血管活性药，注意保暖
观察用药后反应，遵医嘱调整药物用量
对症处理，做好患者及家属的心理护理

图 3-1 患者突发低血压时的护理流程

二、高血压急症

1. 防范指导措施

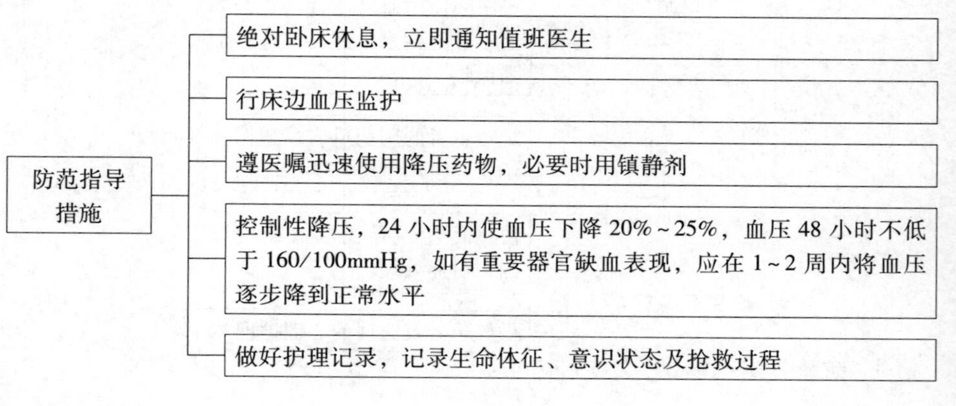
防范指导措施
绝对卧床休息，立即通知值班医生
行床边血压监护
遵医嘱迅速使用降压药物，必要时用镇静剂
控制性降压，24小时内使血压下降20%～25%，血压48小时不低于160/100mmHg，如有重要器官缺血表现，应在1～2周内将血压逐步降到正常水平
做好护理记录，记录生命体征、意识状态及抢救过程

2. 护理流程

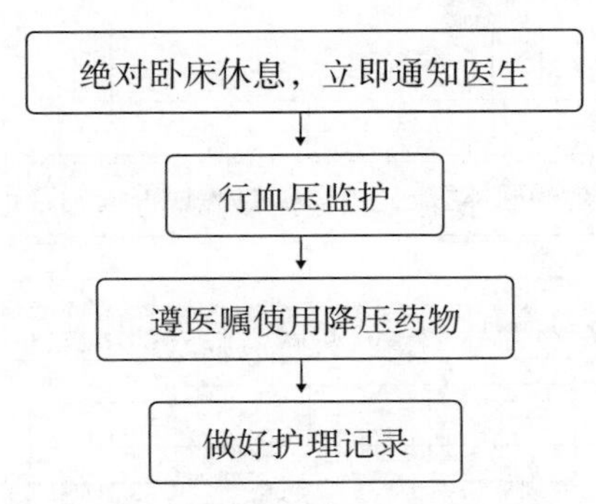
绝对卧床休息，立即通知医生
行血压监护
遵医嘱使用降压药物
做好护理记录

图 3-2　患者发生高血压急症时的护理流程

三、高血压危象

1. 防范指导措施

防范指导措施

- 立即送重症监护病房，严密监测血压、呼吸、心率、神志及心、肾等器官功能，观察瞳孔变化
- 立即给予氧气吸入
- 迅速降压，硝普钠 25～50mg 溶于 5%～10% 葡萄糖液 250～500ml，静脉滴注，同时密切观察血压，注意调节给药速度。为了提高疗效，减少用药量及毒副作用，可联合应用其他降压药。在停用静脉降压药之前，应开始长期口服降压药
- 绝对卧床休息，抬高床头 30°，以利体位性降压
- 安慰患者，使其保持情绪稳定，避免躁动，保持环境安静，避免其他诱发因素
- 躁动、抽搐者加强防护，防止坠床，遵医嘱给予地西泮、巴比妥类等药物镇静
- 待血压降低、病情稳定后，做进一步检查，明确病因，行针对性治疗，防止高血压危象复发

2. 护理流程

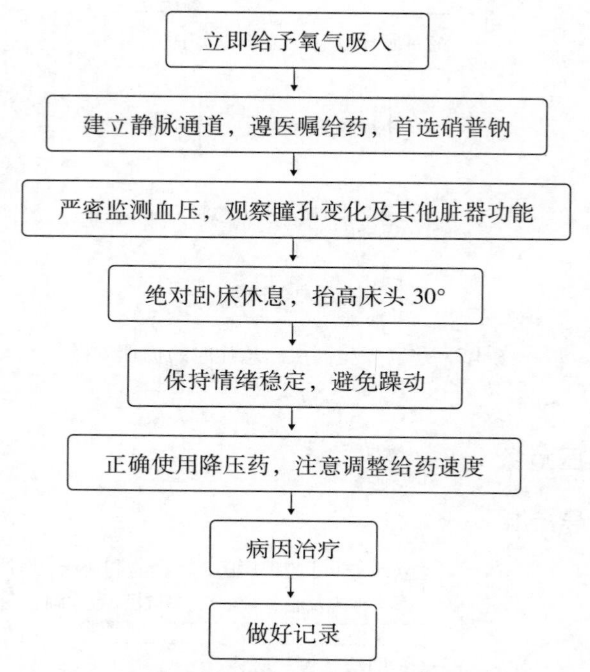
立即给予氧气吸入
建立静脉通道，遵医嘱给药，首选硝普钠
严密监测血压，观察瞳孔变化及其他脏器功能
绝对卧床休息，抬高床头 30°
保持情绪稳定，避免躁动
正确使用降压药，注意调整给药速度
病因治疗
做好记录

图 3-3　患者发生高血压危象时的护理流程

四、突发低血糖

1. 防范指导措施

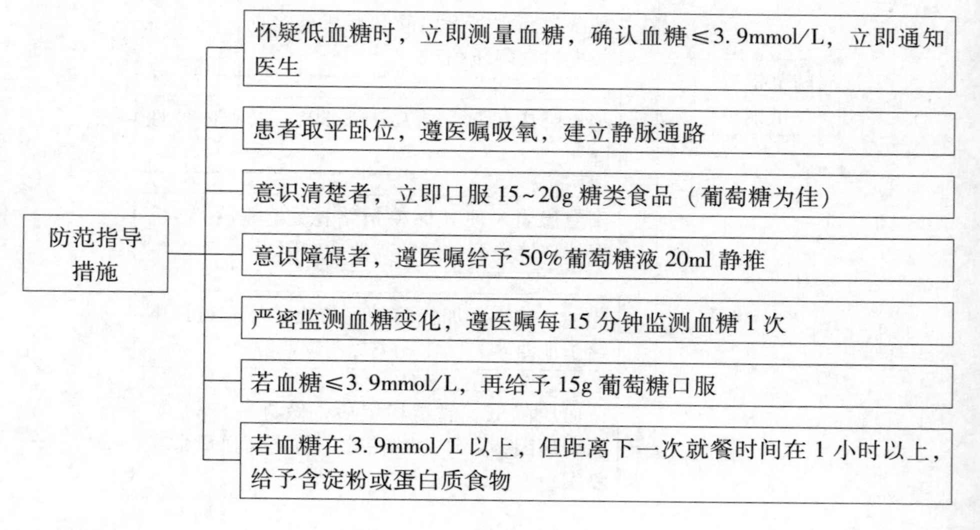
防范指导措施
怀疑低血糖时，立即测量血糖，确认血糖≤3. 9mmol/L，立即通知医生
患者取平卧位，遵医嘱吸氧，建立静脉通路
意识清楚者，立即口服 15~20g 糖类食品（葡萄糖为佳）
意识障碍者，遵医嘱给予 50%葡萄糖液 20ml 静推
严密监测血糖变化，遵医嘱每 15 分钟监测血糖 1 次
若血糖≤3. 9mmol/L，再给予 15g 葡萄糖口服
若血糖在 3. 9mmol/L 以上，但距离下一次就餐时间在 1 小时以上，给予含淀粉或蛋白质食物

续流程

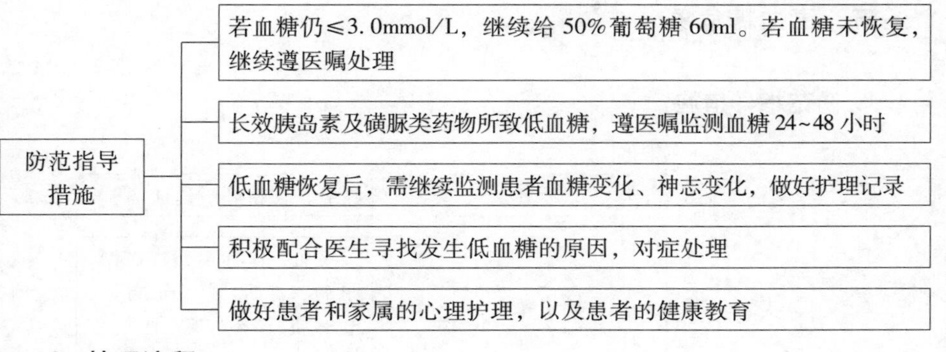
防范指导措施
若血糖仍≤3.0mmol/L，继续给50%葡萄糖60ml。若血糖未恢复，继续遵医嘱处理
长效胰岛素及磺脲类药物所致低血糖，遵医嘱监测血糖24~48小时
低血糖恢复后，需继续监测患者血糖变化、神志变化，做好护理记录
积极配合医生寻找发生低血糖的原因，对症处理
做好患者和家属的心理护理，以及患者的健康教育

2. 护理流程

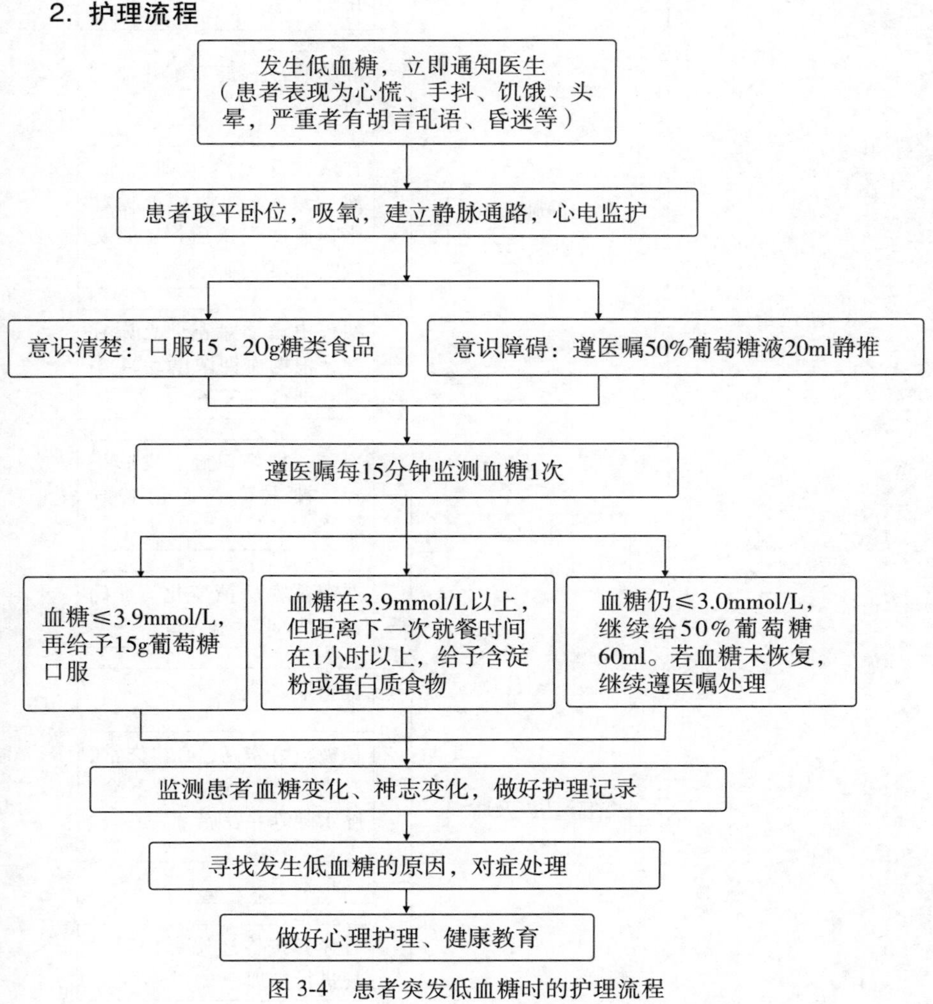
发生低血糖，立即通知医生
（患者表现为心慌、手抖、饥饿、头晕，严重者有胡言乱语、昏迷等）
患者取平卧位，吸氧，建立静脉通路，心电监护
意识清楚：口服15~20g糖类食品
意识障碍：遵医嘱50%葡萄糖液20ml静推
遵医嘱每15分钟监测血糖1次
血糖≤3.9mmol/L，再给予15g葡萄糖口服
血糖在3.9mmol/L以上，但距离下一次就餐时间在1小时以上，给予含淀粉或蛋白质食物
血糖仍≤3.0mmol/L，继续给50%葡萄糖60ml。若血糖未恢复，继续遵医嘱处理
监测患者血糖变化、神志变化，做好护理记录
寻找发生低血糖的原因，对症处理
做好心理护理、健康教育

图3-4　患者突发低血糖时的护理流程

五、高血糖危象

1. 防范指导措施

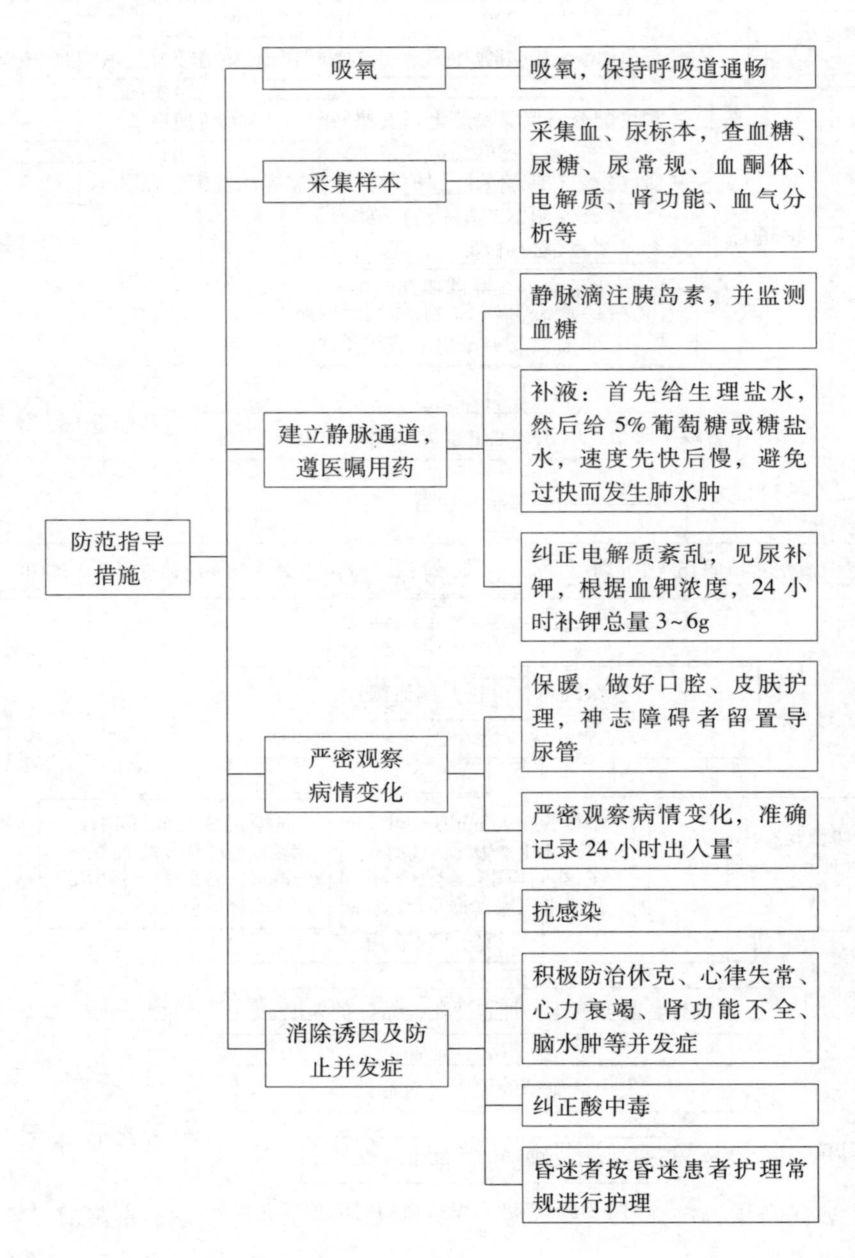
防范指导措施
吸氧
吸氧，保持呼吸道通畅
采集样本
采集血、尿标本，查血糖、尿糖、尿常规、血酮体、电解质、肾功能、血气分析等
建立静脉通道，遵医嘱用药
静脉滴注胰岛素，并监测血糖
补液：首先给生理盐水，然后给5%葡萄糖或糖盐水，速度先快后慢，避免过快而发生肺水肿
纠正电解质紊乱，见尿补钾，根据血钾浓度，24小时补钾总量3~6g
严密观察病情变化
保暖，做好口腔、皮肤护理，神志障碍者留置导尿管
严密观察病情变化，准确记录24小时出入量
消除诱因及防止并发症
抗感染
积极防治休克、心律失常、心力衰竭、肾功能不全、脑水肿等并发症
纠正酸中毒
昏迷者按昏迷患者护理常规进行护理

2. 护理流程

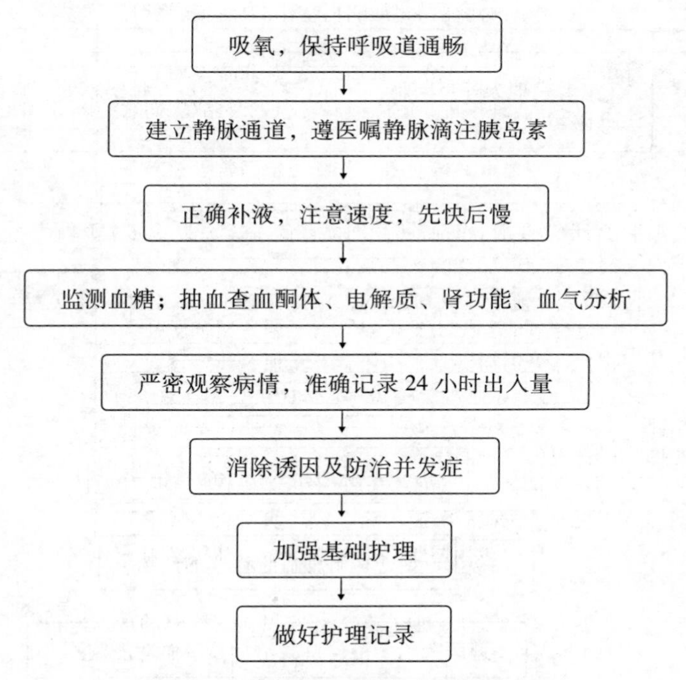
吸氧，保持呼吸道通畅
建立静脉通道，遵医嘱静脉滴注胰岛素
正确补液，注意速度，先快后慢
监测血糖；抽血查血酮体、电解质、肾功能、血气分析
严密观察病情，准确记录24小时出入量
消除诱因及防治并发症
加强基础护理
做好护理记录

图3-5 患者发生高血糖危象的护理流程

六、突发肺栓塞

1. 防范指导措施

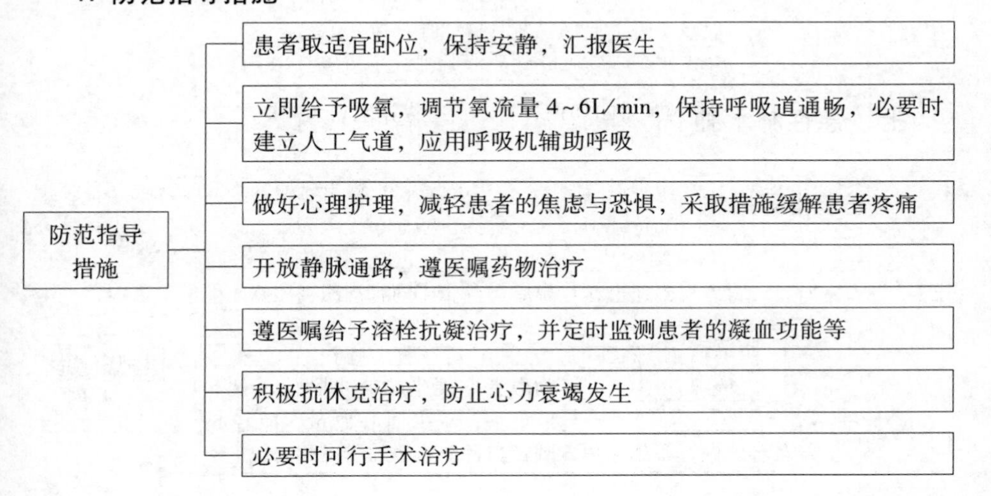
防范指导措施
患者取适宜卧位，保持安静，汇报医生
立即给予吸氧，调节氧流量4~6L/min，保持呼吸道通畅，必要时建立人工气道，应用呼吸机辅助呼吸
做好心理护理，减轻患者的焦虑与恐惧，采取措施缓解患者疼痛
开放静脉通路，遵医嘱药物治疗
遵医嘱给予溶栓抗凝治疗，并定时监测患者的凝血功能等
积极抗休克治疗，防止心力衰竭发生
必要时可行手术治疗

2. 护理流程

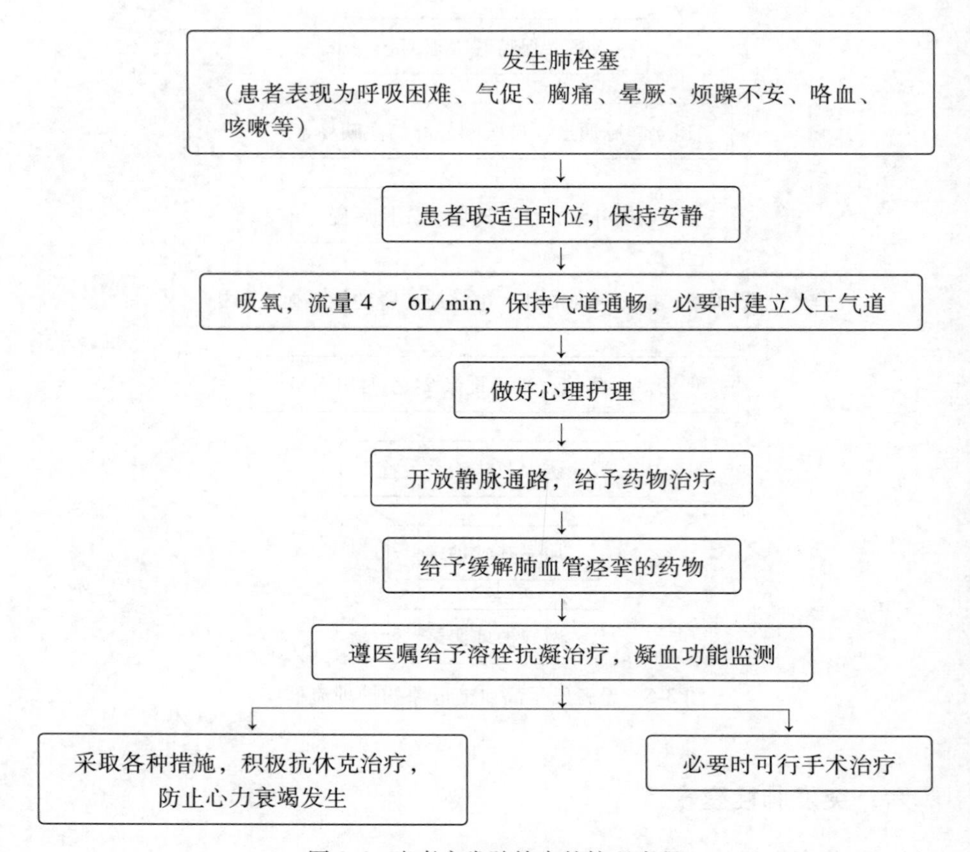
发生肺栓塞
（患者表现为呼吸困难、气促、胸痛、晕厥、烦躁不安、咯血、咳嗽等）
患者取适宜卧位，保持安静
吸氧，流量 4 ~ 6L/min，保持气道通畅，必要时建立人工气道
做好心理护理
开放静脉通路，给予药物治疗
给予缓解肺血管痉挛的药物
遵医嘱给予溶栓抗凝治疗，凝血功能监测
采取各种措施，积极抗休克治疗，防止心力衰竭发生
必要时可行手术治疗

图 3-6　患者突发肺栓塞的护理流程

七、急性肺水肿

1. 防范指导措施

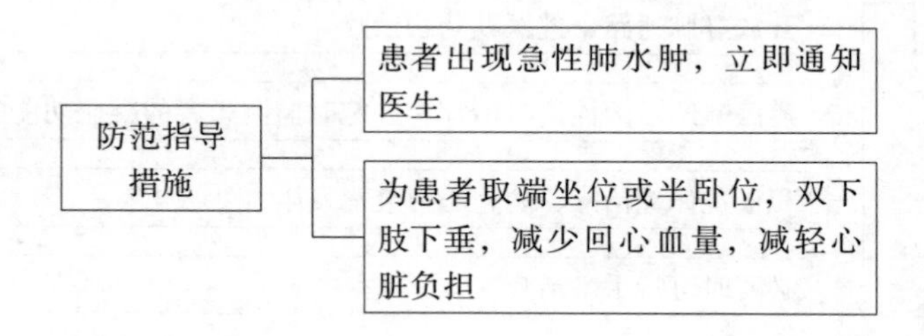
防范指导措施
患者出现急性肺水肿，立即通知医生
为患者取端坐位或半卧位，双下肢下垂，减少回心血量，减轻心脏负担

续流程

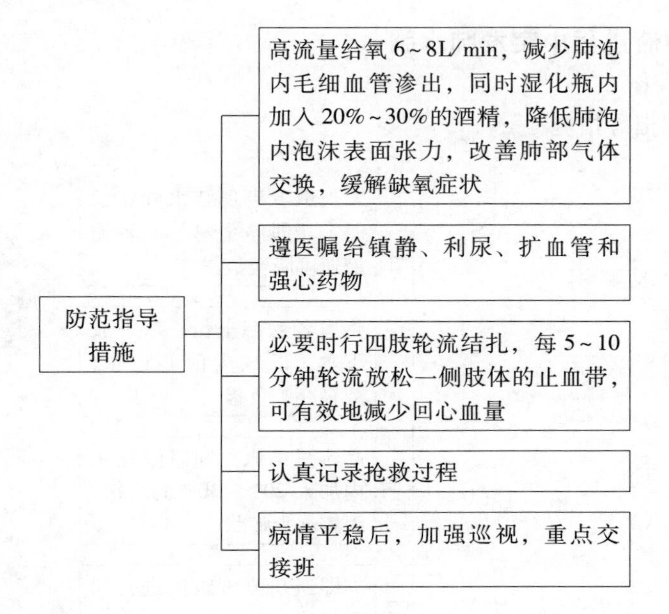
防范指导措施
高流量给氧6~8L/min，减少肺泡内毛细血管渗出，同时湿化瓶内加入20%~30%的酒精，降低肺泡内泡沫表面张力，改善肺部气体交换，缓解缺氧症状
遵医嘱给镇静、利尿、扩血管和强心药物
必要时行四肢轮流结扎，每5~10分钟轮流放松一侧肢体的止血带，可有效地减少回心血量
认真记录抢救过程
病情平稳后，加强巡视，重点交接班

2. 护理流程

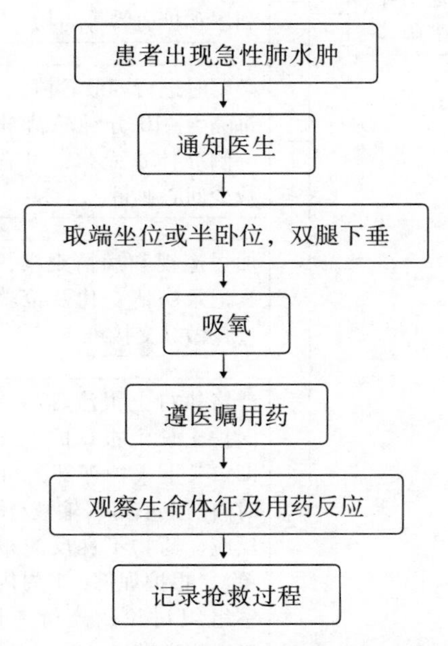
患者出现急性肺水肿
通知医生
取端坐位或半卧位，双腿下垂
吸氧
遵医嘱用药
观察生命体征及用药反应
记录抢救过程

图 3-7　患者发生急性肺水肿的护理流程

八、输液过程中突发肺水肿

1. 防范指导措施

防范指导措施

- 发现患者出现肺水肿症状时，立即停止输液或将输液速度降至最慢
- 将患者置端坐位，双下肢下垂，以减少回心血量，减轻心脏负担
- 高流量给氧，同时湿化瓶内加入20%~30%的酒精，缓解缺氧症状
- 立即通知值班医生进行紧急处理
- 遵医嘱给予镇静、强心、利尿和扩血管等药物
- 必要时进行四肢轮流结扎，每隔5~10分钟轮流放松一侧肢体止血带，可有效减少回心血量
- 加强巡视和病情观察，认真记录病情变化及抢救经过，做好交接班
- 严格执行上报流程。及时向护士长汇报，护士长立即口头上报护理部，24小时内网上填写《输液/输血反应、药物不良反应报告单》，报护理部，1周内科室组织讨论、分析原因，确定改进措施

2. 护理流程

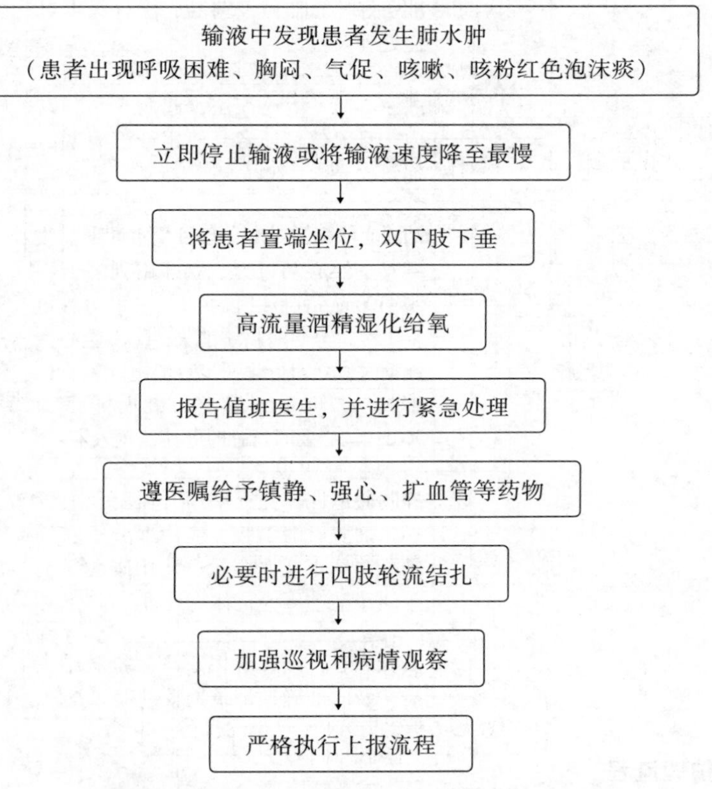
输液中发现患者发生肺水肿
（患者出现呼吸困难、胸闷、气促、咳嗽、咳粉红色泡沫痰）
立即停止输液或将输液速度降至最慢
将患者置端坐位，双下肢下垂
高流量酒精湿化给氧
报告值班医生，并进行紧急处理
遵医嘱给予镇静、强心、扩血管等药物
必要时进行四肢轮流结扎
加强巡视和病情观察
严格执行上报流程

图 3-8　患者在输液过程中突发肺水肿的护理流程

九、急性心肌梗死

1. 防范指导措施

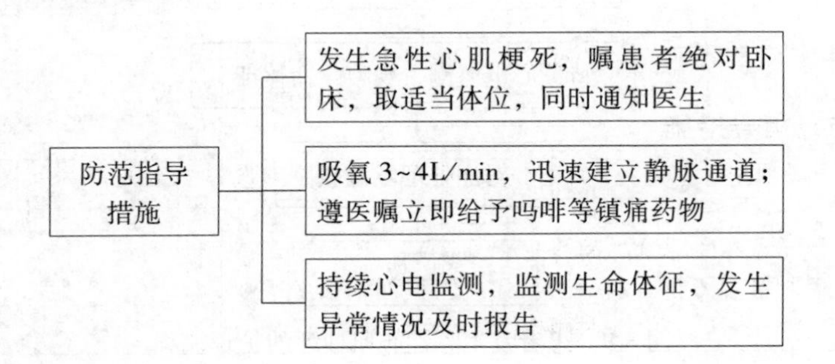
防范指导措施
发生急性心肌梗死，嘱患者绝对卧床，取适当体位，同时通知医生
吸氧 3～4L/min，迅速建立静脉通道；遵医嘱立即给予吗啡等镇痛药物
持续心电监测，监测生命体征，发生异常情况及时报告

续流程

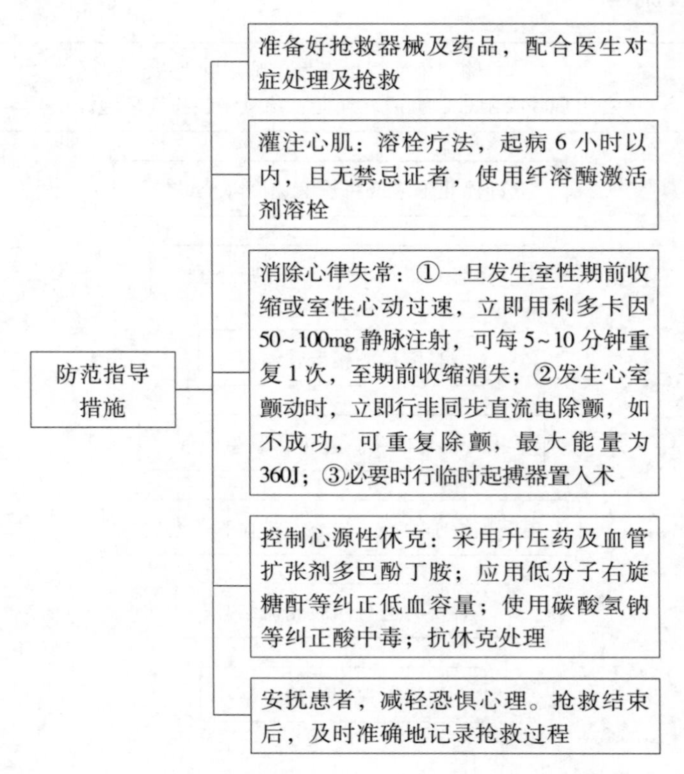
防范指导措施
准备好抢救器械及药品，配合医生对症处理及抢救
灌注心肌：溶栓疗法，起病6小时以内，且无禁忌证者，使用纤溶酶激活剂溶栓
消除心律失常：①一旦发生室性期前收缩或室性心动过速，立即用利多卡因50~100mg静脉注射，可每5~10分钟重复1次，至期前收缩消失；②发生心室颤动时，立即行非同步直流电除颤，如不成功，可重复除颤，最大能量为360J；③必要时行临时起搏器置入术
控制心源性休克：采用升压药及血管扩张剂多巴酚丁胺；应用低分子右旋糖酐等纠正低血容量；使用碳酸氢钠等纠正酸中毒；抗休克处理
安抚患者，减轻恐惧心理。抢救结束后，及时准确地记录抢救过程

2. 护理流程

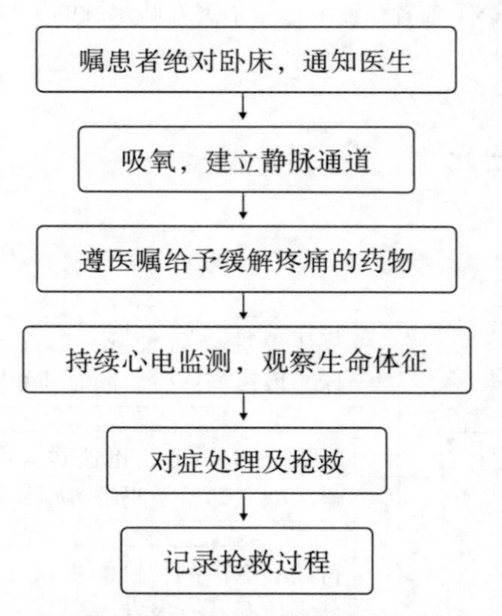
嘱患者绝对卧床，通知医生
吸氧，建立静脉通道
遵医嘱给予缓解疼痛的药物
持续心电监测，观察生命体征
对症处理及抢救
记录抢救过程

图3-9　患者发生急性心肌梗死的护理流程

十、心绞痛

1. 防范指导措施

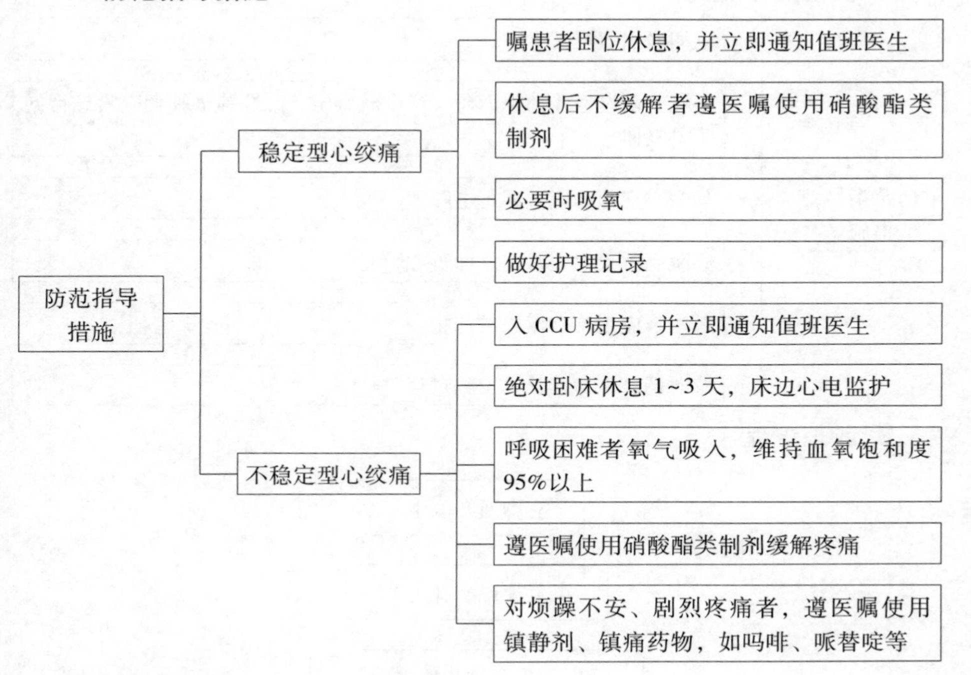
防范指导措施
稳定型心绞痛
嘱患者卧位休息，并立即通知值班医生
休息后不缓解者遵医嘱使用硝酸酯类制剂
必要时吸氧
做好护理记录
不稳定型心绞痛
入 CCU 病房，并立即通知值班医生
绝对卧床休息 1~3 天，床边心电监护
呼吸困难者氧气吸入，维持血氧饱和度 95%以上
遵医嘱使用硝酸酯类制剂缓解疼痛
对烦躁不安、剧烈疼痛者，遵医嘱使用镇静剂、镇痛药物，如吗啡、哌替啶等

2. 护理流程

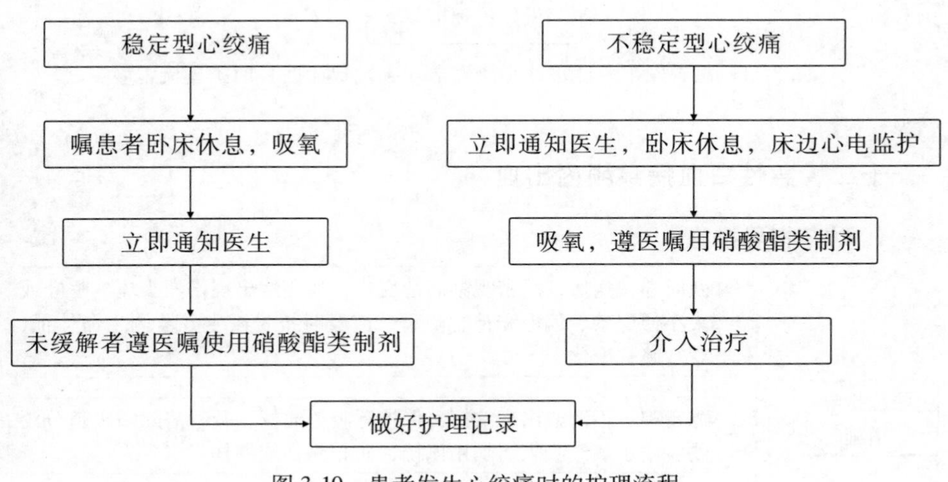
稳定型心绞痛
嘱患者卧床休息，吸氧
立即通知医生
未缓解者遵医嘱使用硝酸酯类制剂
不稳定型心绞痛
立即通知医生，卧床休息，床边心电监护
吸氧，遵医嘱用硝酸酯类制剂
介入治疗
做好护理记录

图 3-10 患者发生心绞痛时的护理流程

十一、恶性室性心律失常（突发致命性）

1. 防范指导措施

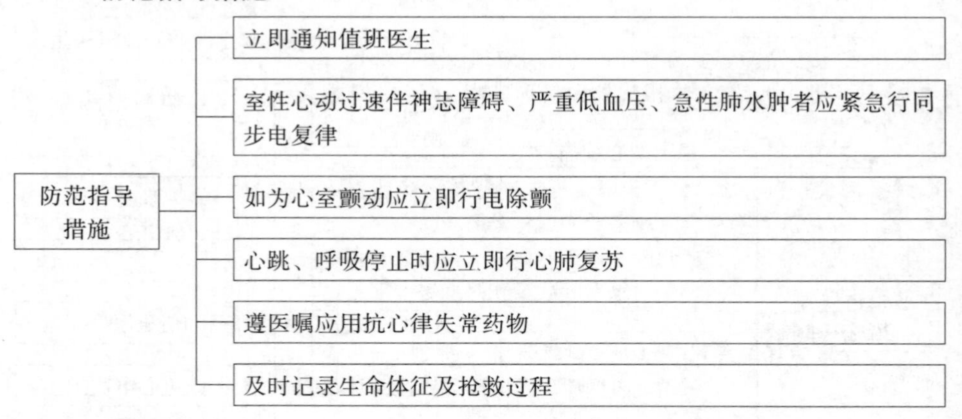
防范指导措施
立即通知值班医生
室性心动过速伴神志障碍、严重低血压、急性肺水肿者应紧急行同步电复律
如为心室颤动应立即行电除颤
心跳、呼吸停止时应立即行心肺复苏
遵医嘱应用抗心律失常药物
及时记录生命体征及抢救过程

2. 护理流程

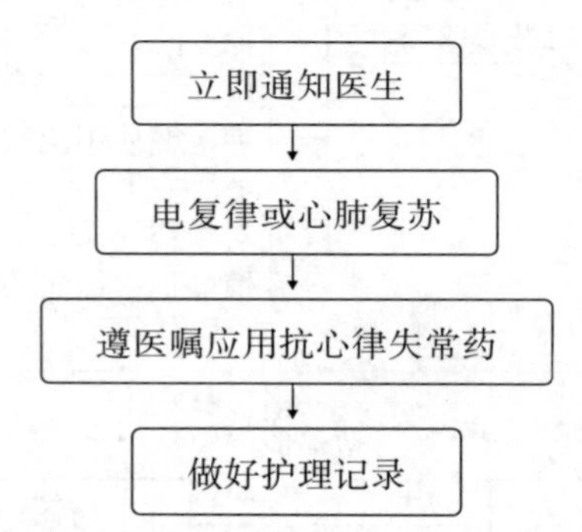
立即通知医生
电复律或心肺复苏
遵医嘱应用抗心律失常药
做好护理记录

图 3-11　患者发生恶性室性心律失常（突发致命性）时护理流程

十二、急性白血病致颅内出血

1. 防范指导措施

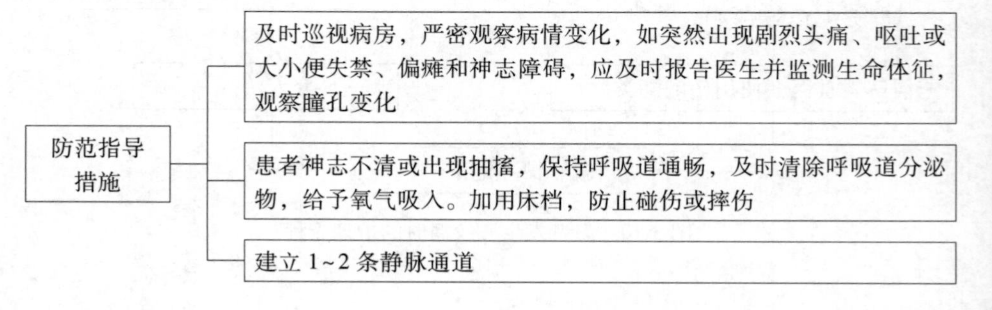
防范指导措施
及时巡视病房，严密观察病情变化，如突然出现剧烈头痛、呕吐或大小便失禁、偏瘫和神志障碍，应及时报告医生并监测生命体征，观察瞳孔变化
患者神志不清或出现抽搐，保持呼吸道通畅，及时清除呼吸道分泌物，给予氧气吸入。加用床档，防止碰伤或摔伤
建立 1~2 条静脉通道

续流程

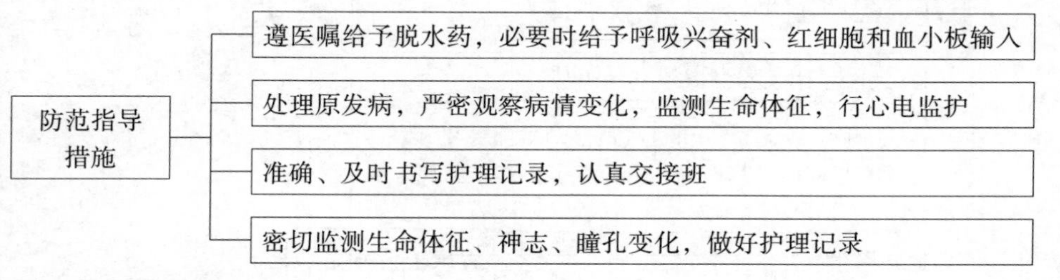
防范指导措施
遵医嘱给予脱水药，必要时给予呼吸兴奋剂、红细胞和血小板输入
处理原发病，严密观察病情变化，监测生命体征，行心电监护
准确、及时书写护理记录，认真交接班
密切监测生命体征、神志、瞳孔变化，做好护理记录

2. 护理流程

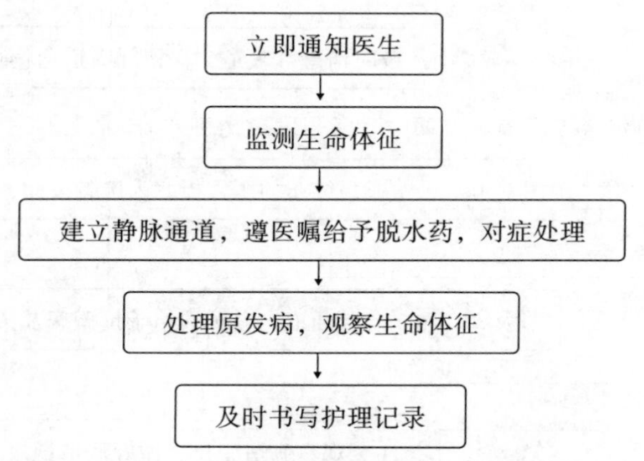
立即通知医生
监测生命体征
建立静脉通道，遵医嘱给予脱水药，对症处理
处理原发病，观察生命体征
及时书写护理记录

图 3-12　患者发生急性白血病致颅内出血时的护理流程

十三、癫痫持续状态

1. 防范指导措施

防范指导措施

- 置患者于平卧位，解衣扣，松裤带，取下义齿，并立即通知医生
- 及时清理呼吸道，保持呼吸道通畅。尽快用毛巾、手帕或裹纱布的压舌板塞入患者齿间，防止舌咬伤。深昏迷者用舌钳将舌拉出，防止舌后坠引起呼吸道堵塞，必要时行气管切开
- 吸氧，建立静脉通道，遵医嘱给予抗癫痫及镇静剂药物
- 注意观察抽搐发作的部位、顺序、频率、持续时间及发作期间神志、瞳孔变化
- 注意保护患者，制动时用力适当，以免发生骨折
- 通知家属，交代病情，做好病情记录

2. 护理流程

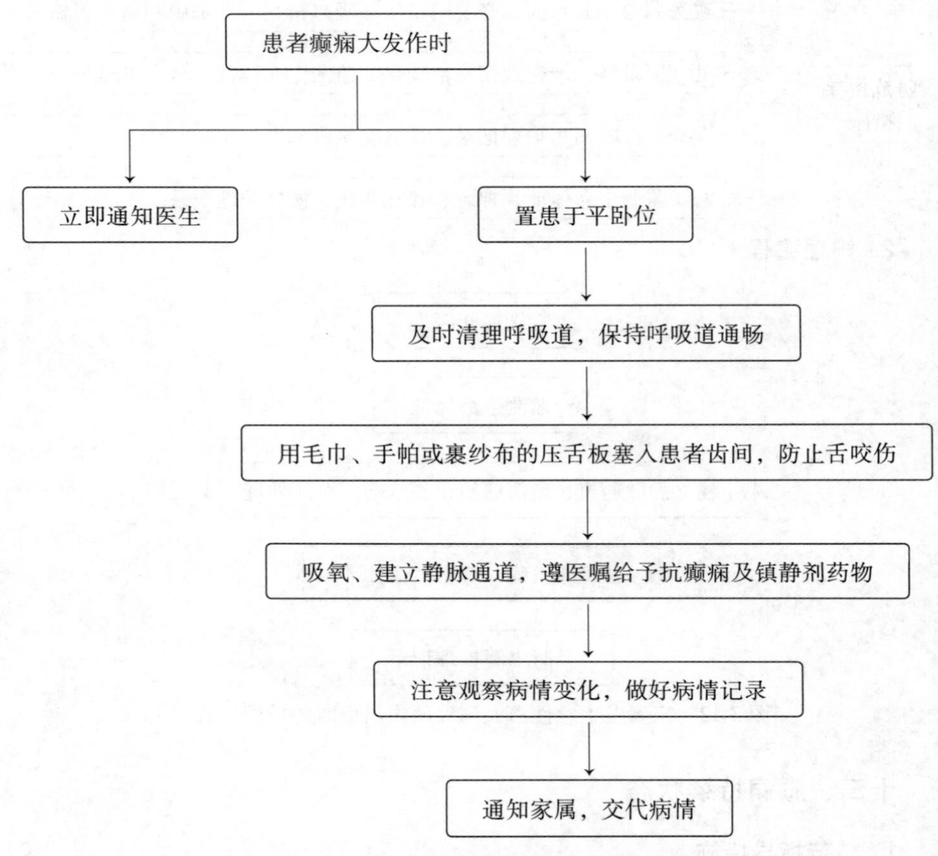
患者癫痫大发作时
立即通知医生
置患于平卧位
及时清理呼吸道，保持呼吸道通畅
用毛巾、手帕或裹纱布的压舌板塞入患者齿间，防止舌咬伤
吸氧、建立静脉通道，遵医嘱给予抗癫痫及镇静剂药物
注意观察病情变化，做好病情记录
通知家属，交代病情

图 3-13　患者发生癫痫持续状态时的护理流程

十四、脑出血

1. 防范指导措施

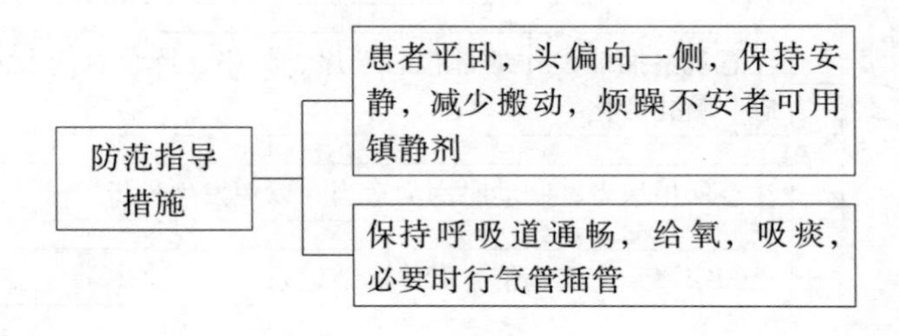
防范指导措施
患者平卧，头偏向一侧，保持安静，减少搬动，烦躁不安者可用镇静剂
保持呼吸道通畅，给氧，吸痰，必要时行气管插管

续流程

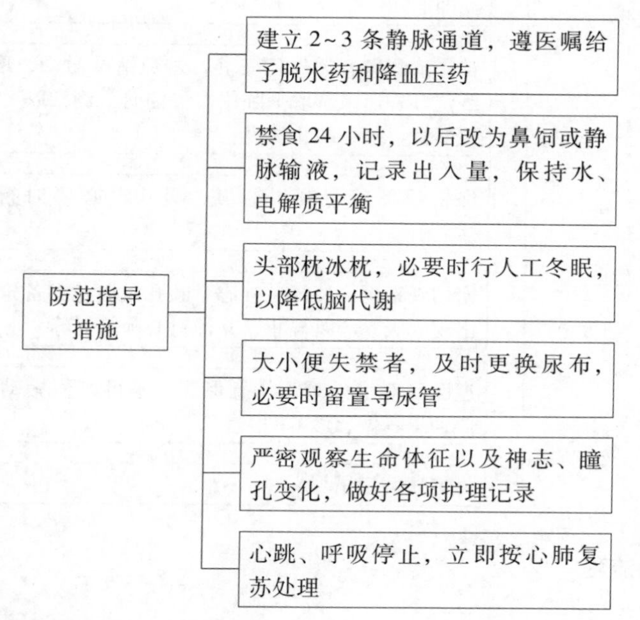
防范指导措施
建立2~3条静脉通道，遵医嘱给予脱水药和降血压药
禁食24小时，以后改为鼻饲或静脉输液，记录出入量，保持水、电解质平衡
头部枕冰枕，必要时行人工冬眠，以降低脑代谢
大小便失禁者，及时更换尿布，必要时留置导尿管
严密观察生命体征以及神志、瞳孔变化，做好各项护理记录
心跳、呼吸停止，立即按心肺复苏处理

2. 护理流程

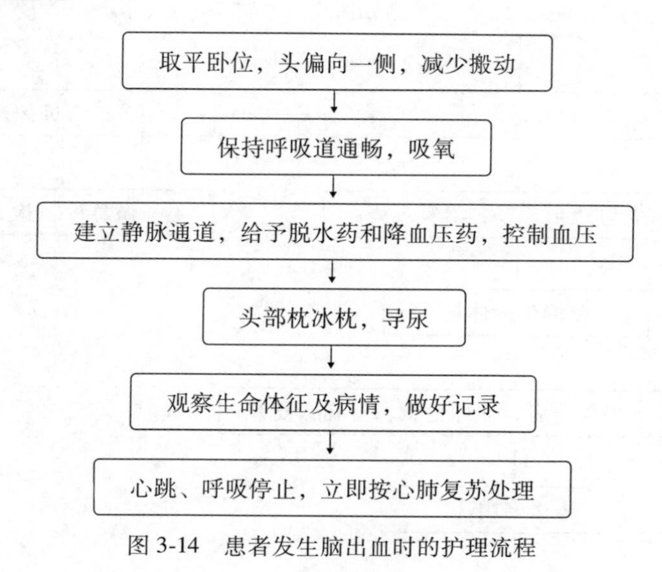
取平卧位，头偏向一侧，减少搬动
保持呼吸道通畅，吸氧
建立静脉通道，给予脱水药和降血压药，控制血压
头部枕冰枕，导尿
观察生命体征及病情，做好记录
心跳、呼吸停止，立即按心肺复苏处理

图3-14　患者发生脑出血时的护理流程

十五、脑出血患者发生再出血

1. 防范指导措施

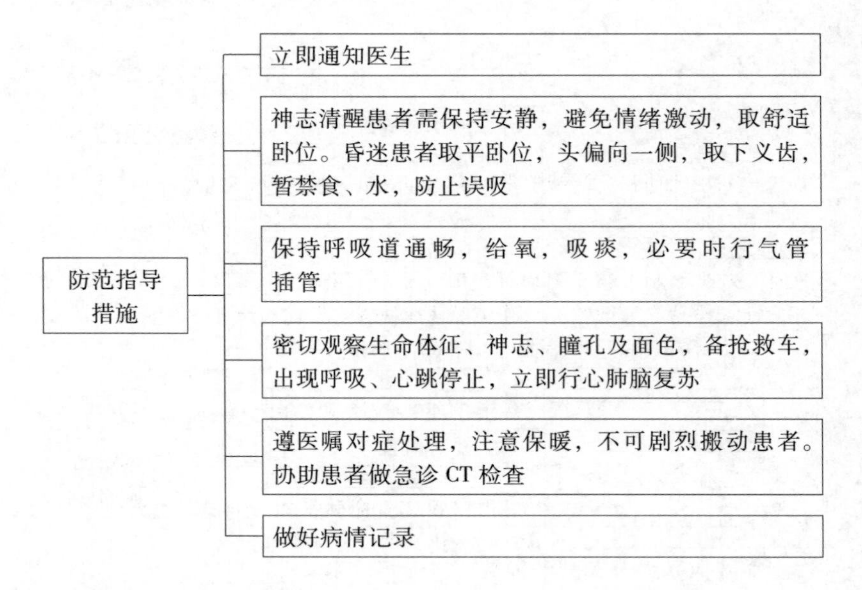
防范指导措施
立即通知医生
神志清醒患者需保持安静，避免情绪激动，取舒适卧位。昏迷患者取平卧位，头偏向一侧，取下义齿，暂禁食、水，防止误吸
保持呼吸道通畅，给氧，吸痰，必要时行气管插管
密切观察生命体征、神志、瞳孔及面色，备抢救车，出现呼吸、心跳停止，立即行心肺脑复苏
遵医嘱对症处理，注意保暖，不可剧烈搬动患者。协助患者做急诊CT检查
做好病情记录

2. 护理流程

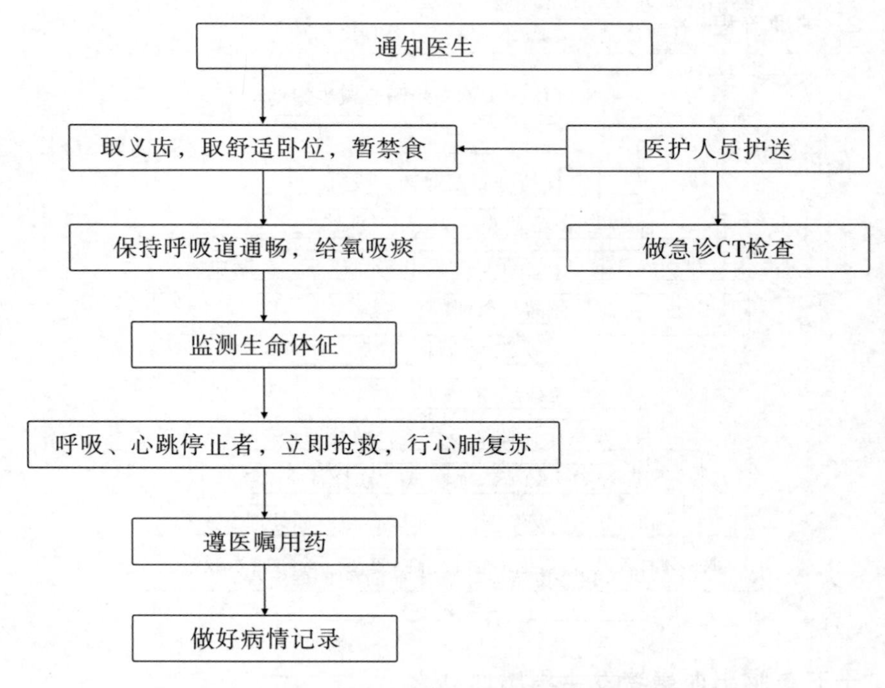
通知医生
取义齿，取舒适卧位，暂禁食
医护人员护送
保持呼吸道通畅，给氧吸痰
做急诊CT检查
监测生命体征
呼吸、心跳停止者，立即抢救，行心肺复苏
遵医嘱用药
做好病情记录

图3-15　患者脑出血发生再出血时的护理流程

十六、脑疝

1. 防范指导措施

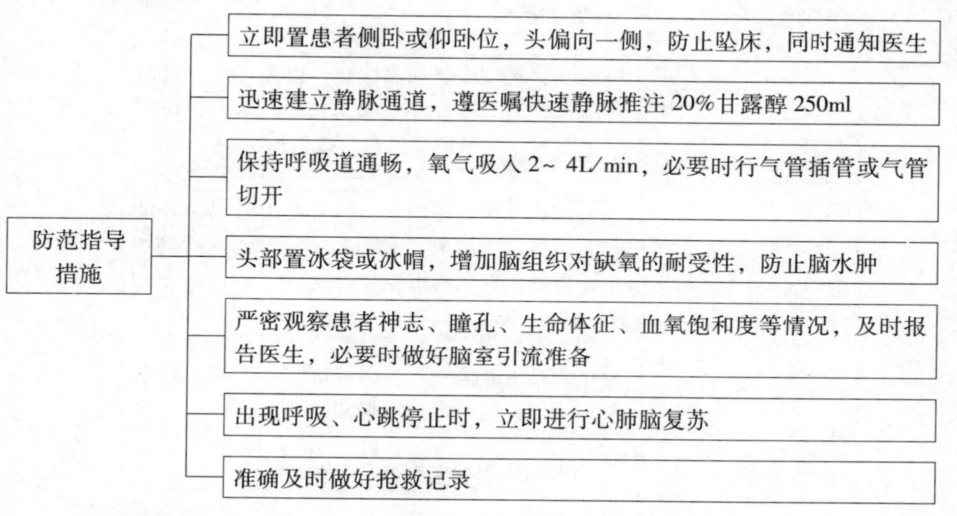
防范指导措施
立即置患者侧卧或仰卧位，头偏向一侧，防止坠床，同时通知医生
迅速建立静脉通道，遵医嘱快速静脉推注20%甘露醇250ml
保持呼吸道通畅，氧气吸入2~ 4L/min，必要时行气管插管或气管切开
头部置冰袋或冰帽，增加脑组织对缺氧的耐受性，防止脑水肿
严密观察患者神志、瞳孔、生命体征、血氧饱和度等情况，及时报告医生，必要时做好脑室引流准备
出现呼吸、心跳停止时，立即进行心肺脑复苏
准确及时做好抢救记录

2. 护理流程

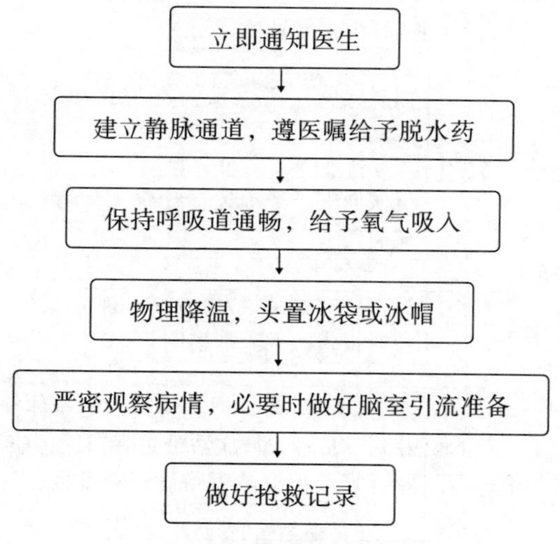
立即通知医生
建立静脉通道，遵医嘱给予脱水药
保持呼吸道通畅，给予氧气吸入
物理降温，头置冰袋或冰帽
严密观察病情，必要时做好脑室引流准备
做好抢救记录

图3-16　患者发生脑疝时的护理流程

十七、哮喘持续状态

1. 防范指导措施

防范指导措施

- 立即将患者安置在洁静、光线及通风好的病房，避免花草、皮毛、烟等诱发及刺激性物品；协助患者取舒适坐位或半卧位，并同时通知医生
- 给氧：氧气需要加温湿化，以免干燥、过冷刺激气道。患者 CO_2 潴留明显，未进行机械通气时，应低流量给氧，以免加重 CO_2 潴留
- 补液：及时纠正脱水，若有心力衰竭时补液量可少。大量补液的同时监测血清电解质，予以及时补充纠正
- 遵医嘱应用支气管解痉药物。氨茶碱是有效的解痉止喘药物，但须严格掌握用药速度，并遵医嘱监测血氧饱和度
- 遵医嘱应用糖皮质激素
- 促进排痰：可选用祛痰剂或雾化吸入，必要时可配合机械性排痰，抽吸痰、支气管灌洗或纤维支气管镜分侧灌洗
- 控制感染：视感染情况遵医嘱选用相应抗生素
- 机械通气：经上述治疗仍无效者，可进行机械通气
- 严密观察患者生命体征、神志及氧疗效果，及时报告医生采取措施
- 患者病情好转，神志清楚，生命体征逐渐平稳后，护理人员应清洁患者口腔，整理床单，指导家属根据患者嗜好，准备富有营养的食物，避免诱发哮喘的食物如牛奶、蛋、鱼虾等
- 安慰患者和家属，给患者提供心理护理服务
- 待患者病情完全平稳后，向患者详细了解此次发病的诱因，制订有效的保健措施，避免或减少急性发作

2. 护理流程

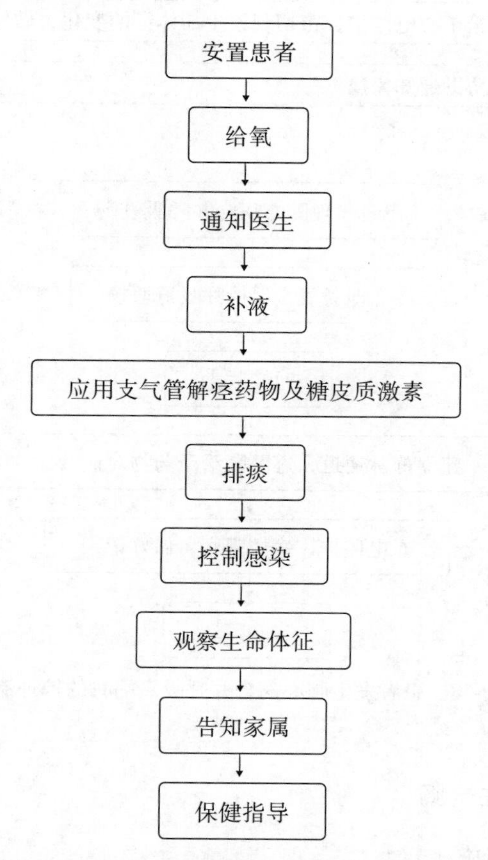
安置患者
给氧
通知医生
补液
应用支气管解痉药物及糖皮质激素
排痰
控制感染
观察生命体征
告知家属
保健指导

图 3-17　患者出现哮喘持续状态时的护理流程

十八、肺心病合并呼吸衰竭

1. 防范指导措施

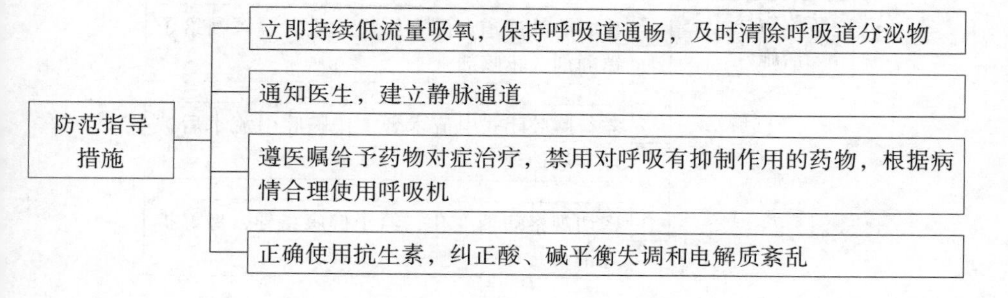
防范指导措施
立即持续低流量吸氧，保持呼吸道通畅，及时清除呼吸道分泌物
通知医生，建立静脉通道
遵医嘱给予药物对症治疗，禁用对呼吸有抑制作用的药物，根据病情合理使用呼吸机
正确使用抗生素，纠正酸、碱平衡失调和电解质紊乱

续流程

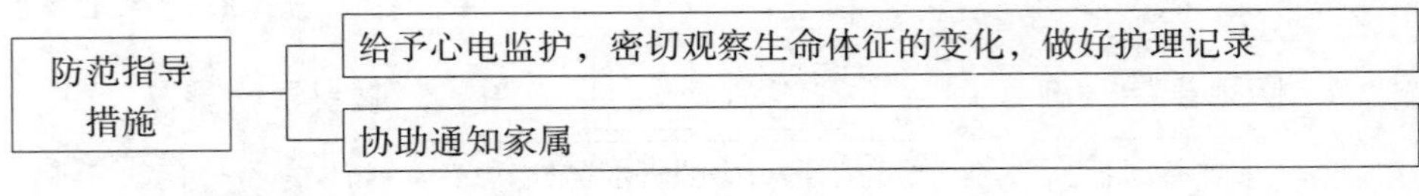
防范指导措施
给予心电监护，密切观察生命体征的变化，做好护理记录
协助通知家属

2. 护理流程

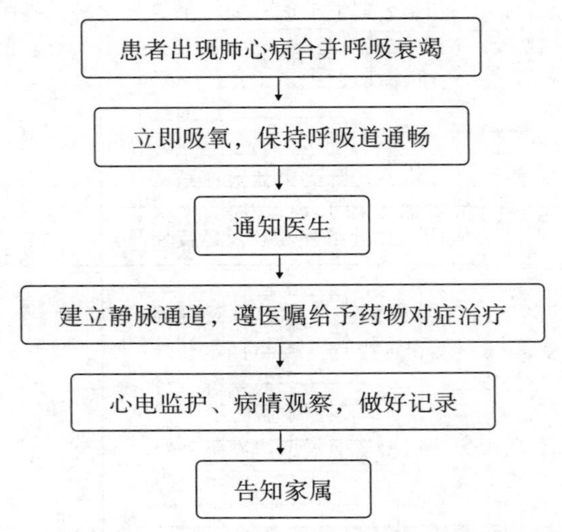
患者出现肺心病合并呼吸衰竭
立即吸氧，保持呼吸道通畅
通知医生
建立静脉通道，遵医嘱给予药物对症治疗
心电监护、病情观察，做好记录
告知家属

图 3-18　患者发生肺心病合并呼吸衰竭时的护理流程

十九、自发性气胸

1. 防范指导措施

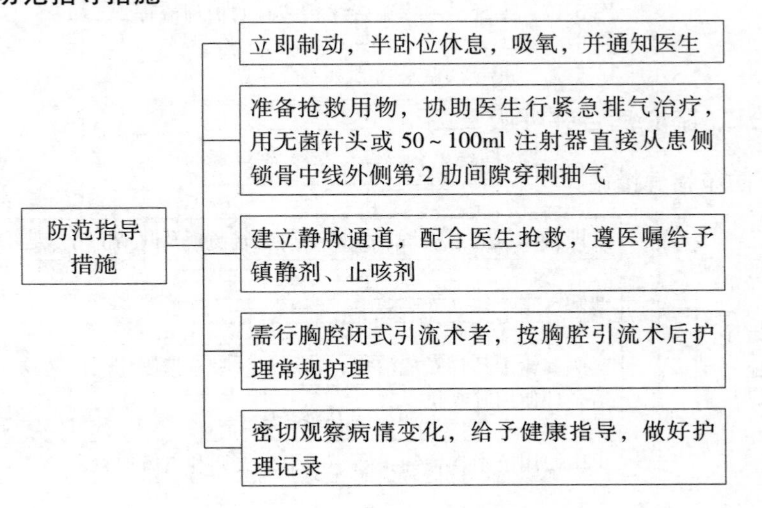
防范指导措施
立即制动，半卧位休息，吸氧，并通知医生
准备抢救用物，协助医生行紧急排气治疗，用无菌针头或 50 ~ 100ml 注射器直接从患侧锁骨中线外侧第 2 肋间隙穿刺抽气
建立静脉通道，配合医生抢救，遵医嘱给予镇静剂、止咳剂
需行胸腔闭式引流术者，按胸腔引流术后护理常规护理
密切观察病情变化，给予健康指导，做好护理记录

2. 护理流程

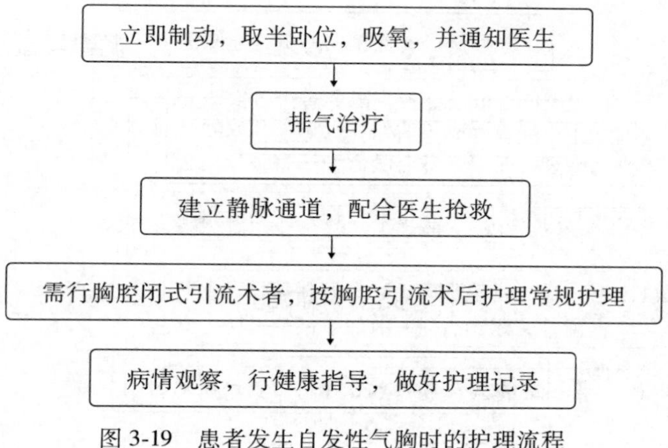
立即制动，取半卧位，吸氧，并通知医生
排气治疗
建立静脉通道，配合医生抢救
需行胸腔闭式引流术者，按胸腔引流术后护理常规护理
病情观察，行健康指导，做好护理记录

图 3-19　患者发生自发性气胸时的护理流程

二十、大咯血

1. 防范指导措施

防范指导措施

- 立即置患者平卧位，头偏向一侧，通知医生
- 保持呼吸道通畅，吸出鼻、咽喉及支气管的血块，给予吸氧
- 准备所有抢救用物，开放静脉通道
- 对剧烈或频繁咳嗽者，给予镇咳药如可待因，但年老体弱或肺功能不全者慎用
- 应用止血药，可用垂体后叶素 10~20U 加入 5% 葡萄糖液 500ml 中静脉滴注
- 对有窒息先兆者（胸闷、气促、口唇甲床发绀、冷汗淋漓、烦躁不安、牙关紧闭等），应立即取头低足高位，用压舌板和开口器打开口腔，向患侧卧位行体位引流，轻拍背部刺激咳嗽，迅速排出呼吸道和口咽部的血块，必要时吸痰，并做好气管插管或气管切开的准备
- 必要时配合医生行纤维支气管镜下止血
- 密切观察生命体征，做好护理记录

2. 护理流程

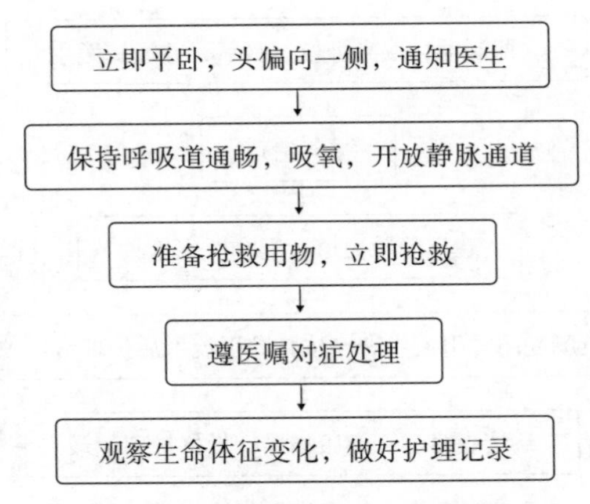
立即平卧，头偏向一侧，通知医生
保持呼吸道通畅，吸氧，开放静脉通道
准备抢救用物，立即抢救
遵医嘱对症处理
观察生命体征变化，做好护理记录

图 3-20　患者发生大咯血时的护理流程

二十一、糖尿病酮症酸中毒

1. 防范指导措施

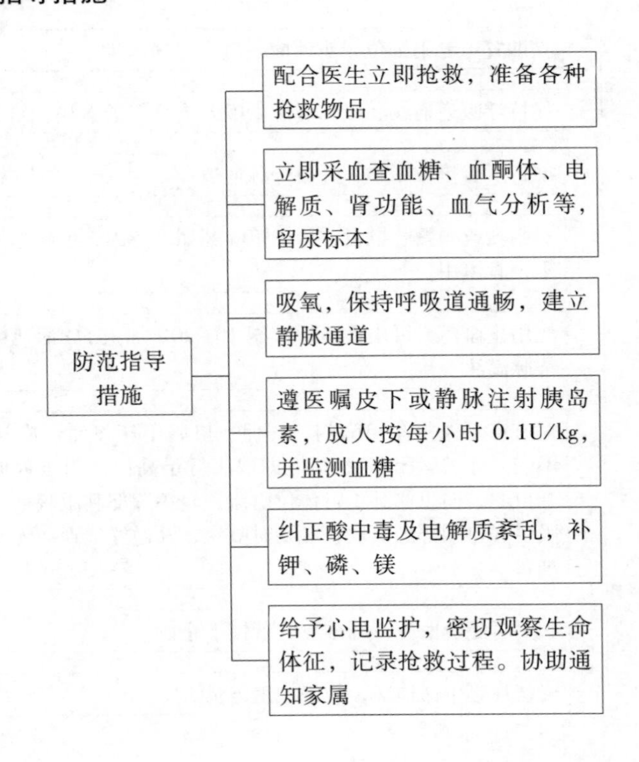
防范指导措施
配合医生立即抢救，准备各种抢救物品
立即采血查血糖、血酮体、电解质、肾功能、血气分析等，留尿标本
吸氧，保持呼吸道通畅，建立静脉通道
遵医嘱皮下或静脉注射胰岛素，成人按每小时 0.1U/kg，并监测血糖
纠正酸中毒及电解质紊乱，补钾、磷、镁
给予心电监护，密切观察生命体征，记录抢救过程。协助通知家属

2. 护理流程

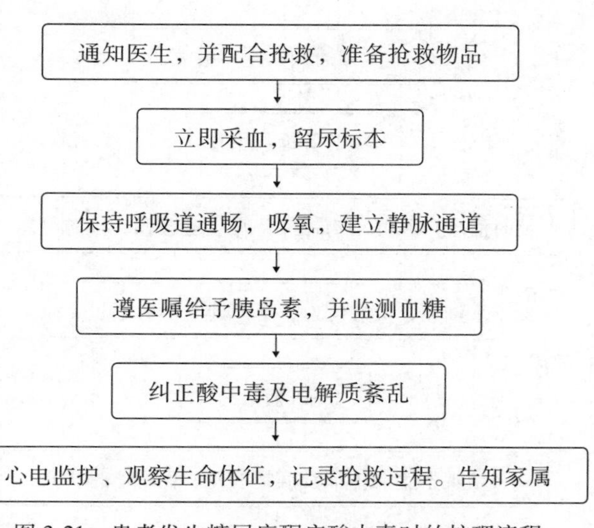
通知医生，并配合抢救，准备抢救物品
立即采血，留尿标本
保持呼吸道通畅，吸氧，建立静脉通道
遵医嘱给予胰岛素，并监测血糖
纠正酸中毒及电解质紊乱
心电监护、观察生命体征，记录抢救过程。告知家属

图 3-21　患者发生糖尿病酮症酸中毒时的护理流程

二十二、急性上消化道大出血

1. 防范指导措施

防范指导措施

- 绝对卧床休息，头偏向一侧。立即通知医生，给予氧气吸入
- 准备好抢救用物，如负压吸引器、气管插管、简易呼吸器、三腔二囊管、吸痰管等
- 及时清理口腔分泌物，保持呼吸道通畅，防止窒息
- 抽血做交叉配血试验，备血，迅速建立静脉通道，遵医嘱准确实施输血、输液及各种止血治疗
- 冰盐水洗胃（生理盐水维持 4℃，1 次灌注 250ml，然后抽出，反复多次，直至抽出液澄清为止）。仍出血不止者，可向胃内灌注去甲肾上腺素（冰盐水 100ml 加去甲肾上腺素 8mg），30 分钟后抽出，每小时 1 次，根据出血程度的改善，逐渐减少频率，直至出血停止。必要时应用镇静剂
- 密切观察生命体征及病情变化，准确记录出入量，观察呕吐物及大便性质和量，判断出血情况及并发症的发生，发现异常情况及时报告医生
- 做好心理护理，关心、安慰患者。做好护理记录

2. 护理流程

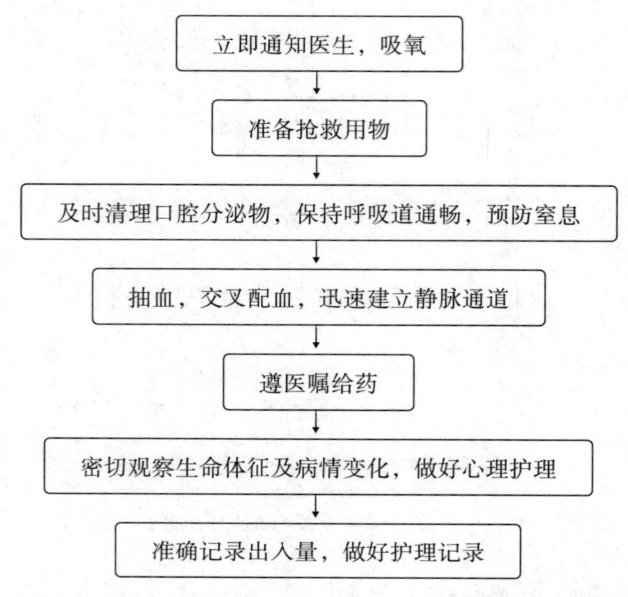
立即通知医生，吸氧
准备抢救用物
及时清理口腔分泌物，保持呼吸道通畅，预防窒息
抽血，交叉配血，迅速建立静脉通道
遵医嘱给药
密切观察生命体征及病情变化，做好心理护理
准确记录出入量，做好护理记录

图 3-22　患者发生急性上消化道大出血时的护理流程

二十三、甲状腺功能亢进危象

1. 防范指导措施

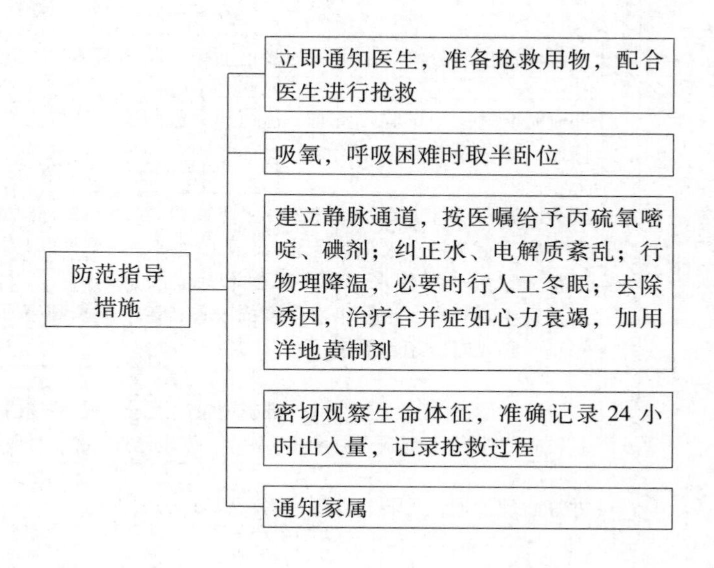
防范指导措施
立即通知医生，准备抢救用物，配合医生进行抢救
吸氧，呼吸困难时取半卧位
建立静脉通道，按医嘱给予丙硫氧嘧啶、碘剂；纠正水、电解质紊乱；行物理降温，必要时行人工冬眠；去除诱因，治疗合并症如心力衰竭，加用洋地黄制剂
密切观察生命体征，准确记录24小时出入量，记录抢救过程
通知家属

2. 护理流程

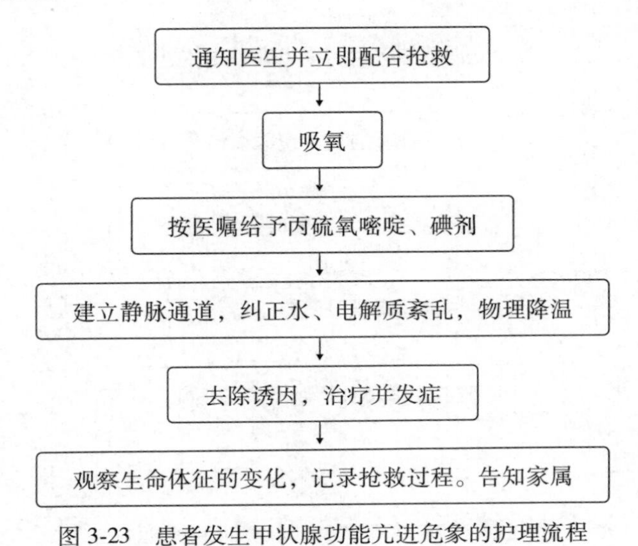
通知医生并立即配合抢救
吸氧
按医嘱给予丙硫氧嘧啶、碘剂
建立静脉通道，纠正水、电解质紊乱，物理降温
去除诱因，治疗并发症
观察生命体征的变化，记录抢救过程。告知家属

图 3-23　患者发生甲状腺功能亢进危象的护理流程

二十四、急性胰腺炎

1. 防范指导措施

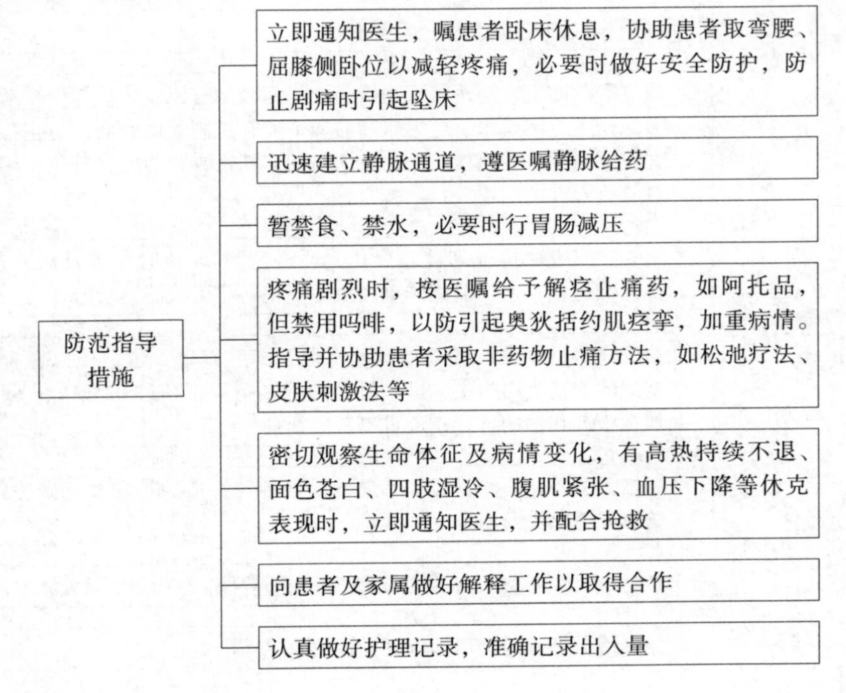
防范指导措施
立即通知医生，嘱患者卧床休息，协助患者取弯腰、屈膝侧卧位以减轻疼痛，必要时做好安全防护，防止剧痛时引起坠床
迅速建立静脉通道，遵医嘱静脉给药
暂禁食、禁水，必要时行胃肠减压
疼痛剧烈时，按医嘱给予解痉止痛药，如阿托品，但禁用吗啡，以防引起奥狄括约肌痉挛，加重病情。指导并协助患者采取非药物止痛方法，如松弛疗法、皮肤刺激法等
密切观察生命体征及病情变化，有高热持续不退、面色苍白、四肢湿冷、腹肌紧张、血压下降等休克表现时，立即通知医生，并配合抢救
向患者及家属做好解释工作以取得合作
认真做好护理记录，准确记录出入量

2. 护理流程

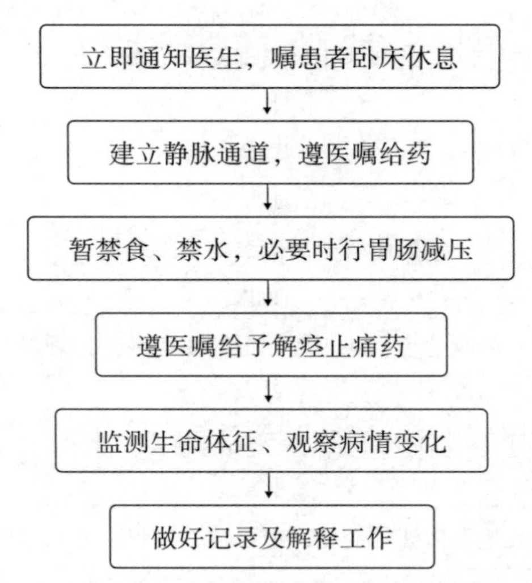
立即通知医生，嘱患者卧床休息
建立静脉通道，遵医嘱给药
暂禁食、禁水，必要时行胃肠减压
遵医嘱给予解痉止痛药
监测生命体征、观察病情变化
做好记录及解释工作

图 3-24 患者发生急性胰腺炎时的护理流程

二十五、急性肾衰竭

1. 防范指导措施

防范指导措施

- 卧床休息，以减轻肾脏负担
- 建立静脉通道，遵医嘱正确给药。①积极治疗原发病；②少尿期及多尿期重点维持水、电解质和酸碱平衡，控制氮质血症；防止各种并发症；③血液透析治疗；④恢复期定期检查肾功能，避免使用对肾脏有毒性的药物
- 密切观察生命体征和神志变化，严格监测 24 小时尿量及出入量，并详细记录，密切监测体重及血钾变化，每天检测肾功能
- 给予高热量饮食；糖类摄入量每天不少于 100g；蛋白质以富含氨基酸的动物蛋白为主，摄入量严加限制每天不超过 0.5g/kg；限制饮食中钾和钠的含量；危重患者应禁食
- 严格无菌操作，防止交叉感染，加强各种管道的护理及基础护理，防止尿路感染及压疮发生
- 做好心理及健康教育，告知早期透析的重要性，取得患者及家属配合
- 做好透析患者的护理，做好护理记录

2. 护理流程

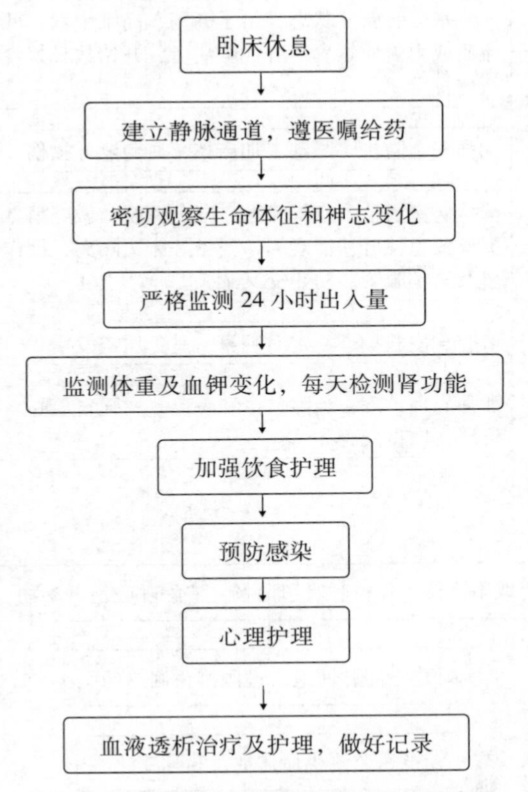
卧床休息
建立静脉通道，遵医嘱给药
密切观察生命体征和神志变化
严格监测 24 小时出入量
监测体重及血钾变化，每天检测肾功能
加强饮食护理
预防感染
心理护理
血液透析治疗及护理，做好记录

图 3-25　患者发生急性肾衰竭时的护理流程

二十六、急性肝衰竭

1. 防范指导措施

防范指导措施：

- 取半卧位，保持呼吸道通畅，鼓励患者咳嗽、排痰，变换体位，及时清除呼吸道分泌物
- 建立静脉通道，遵医嘱正确静脉给药。病因治疗；支持治疗；纠正电解质紊乱和酸碱平衡失调；并发症治疗
- 监测生命体征，观察神志、瞳孔、症状、体征、皮肤黄疸、出血情况及患者的性格、行为，及时发现各种并发症
- 测量腹围、体重，留置导尿管和鼻胃管，准确记录液体摄入量和每小时尿量

续流程

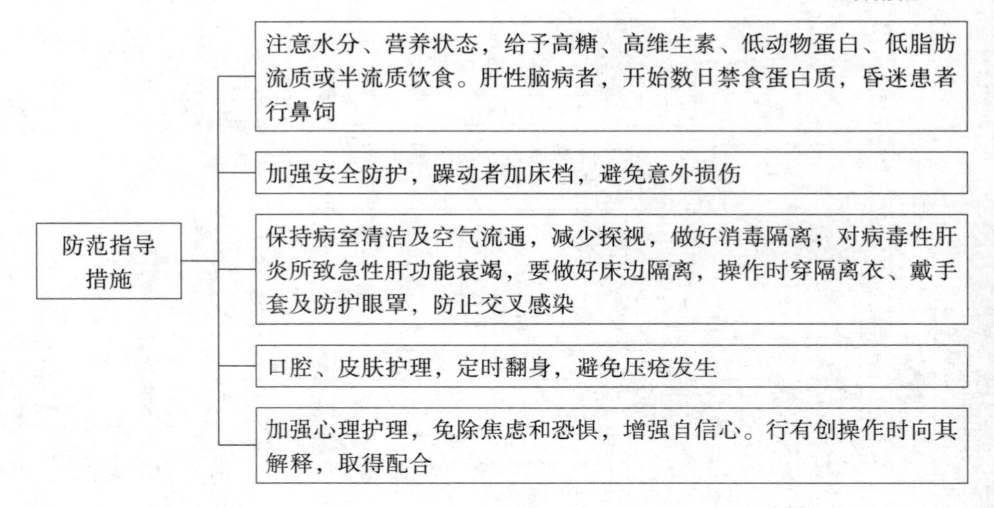
防范指导措施
注意水分、营养状态，给予高糖、高维生素、低动物蛋白、低脂肪流质或半流质饮食。肝性脑病者，开始数日禁食蛋白质，昏迷患者行鼻饲
加强安全防护，躁动者加床档，避免意外损伤
保持病室清洁及空气流通，减少探视，做好消毒隔离；对病毒性肝炎所致急性肝功能衰竭，要做好床边隔离，操作时穿隔离衣、戴手套及防护眼罩，防止交叉感染
口腔、皮肤护理，定时翻身，避免压疮发生
加强心理护理，免除焦虑和恐惧，增强自信心。行有创操作时向其解释，取得配合

2. 护理流程

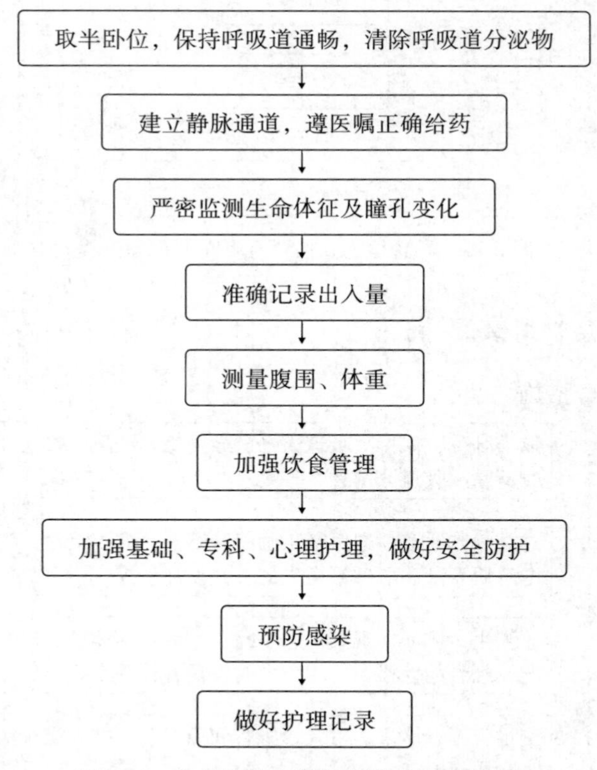
取半卧位，保持呼吸道通畅，清除呼吸道分泌物
建立静脉通道，遵医嘱正确给药
严密监测生命体征及瞳孔变化
准确记录出入量
测量腹围、体重
加强饮食管理
加强基础、专科、心理护理，做好安全防护
预防感染
做好护理记录

图 3-26　患者发生急性肝衰竭时的护理流程

二十七、突发肝性脑病

1. 防范指导措施

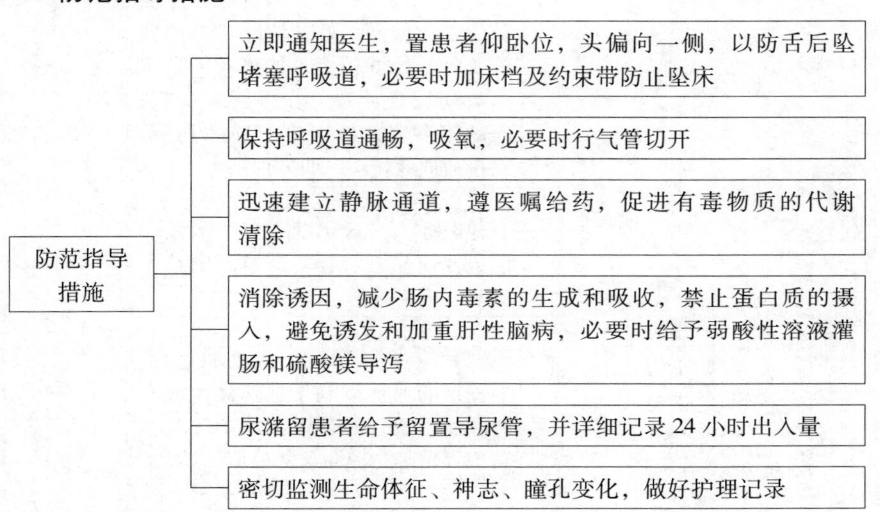
防范指导措施
立即通知医生，置患者仰卧位，头偏向一侧，以防舌后坠堵塞呼吸道，必要时加床档及约束带防止坠床
保持呼吸道通畅，吸氧，必要时行气管切开
迅速建立静脉通道，遵医嘱给药，促进有毒物质的代谢清除
消除诱因，减少肠内毒素的生成和吸收，禁止蛋白质的摄入，避免诱发和加重肝性脑病，必要时给予弱酸性溶液灌肠和硫酸镁导泻
尿潴留患者给予留置导尿管，并详细记录24小时出入量
密切监测生命体征、神志、瞳孔变化，做好护理记录

2. 护理流程

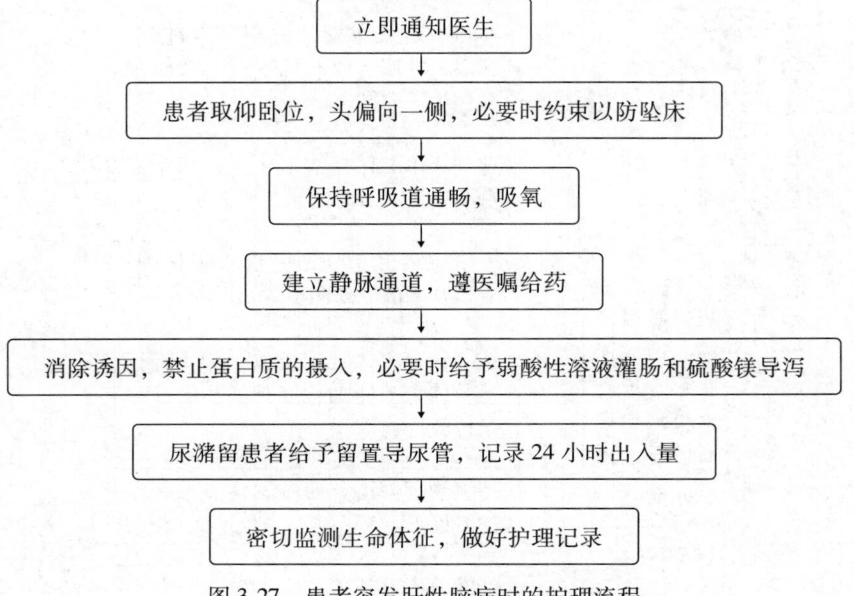
立即通知医生
患者取仰卧位，头偏向一侧，必要时约束以防坠床
保持呼吸道通畅，吸氧
建立静脉通道，遵医嘱给药
消除诱因，禁止蛋白质的摄入，必要时给予弱酸性溶液灌肠和硫酸镁导泻
尿潴留患者给予留置导尿管，记录24小时出入量
密切监测生命体征，做好护理记录

图3-27 患者突发肝性脑病时的护理流程

二十八、乙脑

1. 防范指导措施

防范指导措施

- 保持呼吸道通畅，立即置患者于侧卧位或头偏向一侧，清除口鼻内痰液及分泌物并拍背；抽搐者于上下臼齿间放置牙垫等，指压人中穴；躁动不安者，适当给予肢体约束。在抢救同时设法呼叫其他医务人员
- 其他医务人员应迅速备好吸氧吸痰装置及简易呼吸器等，遵医嘱给予吸氧、吸痰等
- 迅速建立静脉通道，选择粗、直、易固定的血管以利于快速滴入脱水降颅压药物，并遵医嘱给予呼吸兴奋剂、镇静止惊药、降温药
- 调节室温至 25～28℃，利用冰帽、冰毯、冰袋或 25%～33%酒精擦浴进行物理降温
- 在抢救过程中密切观察患者神志、体温、呼吸、瞳孔的变化，及时报告医生采取措施

患者呼吸平稳、抽搐停止后，护理人员应给患者做好

- 整理床单，保持清洁干燥，病室安静、通风，有防蚊、灭蚊措施
- 安慰患者和家属，提供心理护理，宣讲乙脑的隔离和预防知识
- 按《医疗事故处理条例》规定，在抢救结束 6 小时内，据实、准确记录抢救过程
- 持续物理降温，使患者体温控制在 38℃以下
- 持续低流量吸氧

续流程

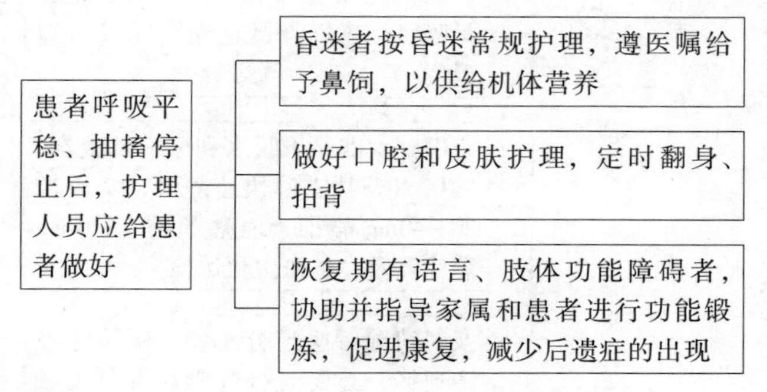
患者呼吸平稳、抽搐停止后，护理人员应给患者做好
昏迷者按昏迷常规护理，遵医嘱给予鼻饲，以供给机体营养
做好口腔和皮肤护理，定时翻身、拍背
恢复期有语言、肢体功能障碍者，协助并指导家属和患者进行功能锻炼，促进康复，减少后遗症的出现

2. 护理流程

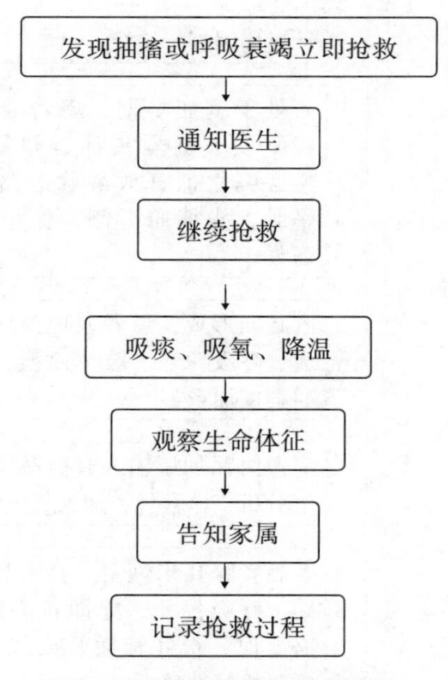
发现抽搐或呼吸衰竭立即抢救
通知医生
继续抢救
吸痰、吸氧、降温
观察生命体征
告知家属
记录抢救过程

图 3-28　乙脑患者的护理流程

第二节　外科护理不良事件防范指导措施与护理流程

一、突发颅压增高

1. 防范指导措施

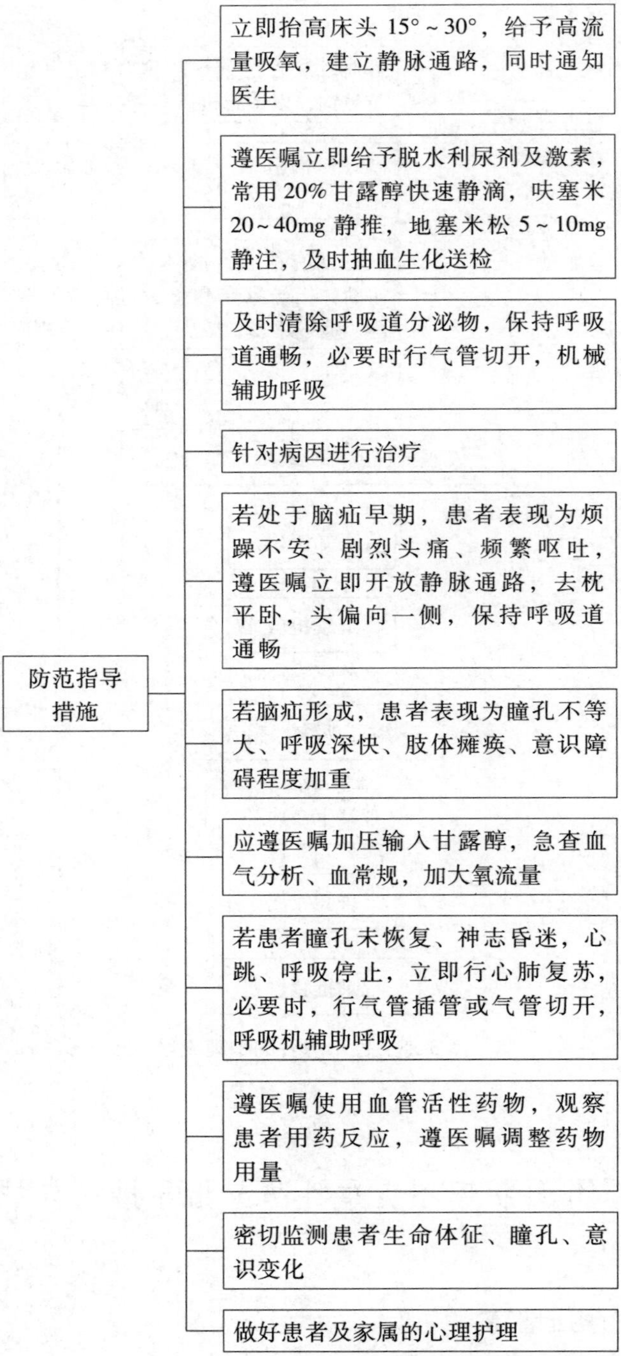

防范指导措施

- 立即抬高床头 15°~30°，给予高流量吸氧，建立静脉通路，同时通知医生
- 遵医嘱立即给予脱水利尿剂及激素，常用20%甘露醇快速静滴，呋塞米20~40mg静推，地塞米松5~10mg静注，及时抽血生化送检
- 及时清除呼吸道分泌物，保持呼吸道通畅，必要时行气管切开，机械辅助呼吸
- 针对病因进行治疗
- 若处于脑疝早期，患者表现为烦躁不安、剧烈头痛、频繁呕吐，遵医嘱立即开放静脉通路，去枕平卧，头偏向一侧，保持呼吸道通畅
- 若脑疝形成，患者表现为瞳孔不等大、呼吸深快、肢体瘫痪、意识障碍程度加重
- 应遵医嘱加压输入甘露醇，急查血气分析、血常规，加大氧流量
- 若患者瞳孔未恢复、神志昏迷，心跳、呼吸停止，立即行心肺复苏，必要时，行气管插管或气管切开，呼吸机辅助呼吸
- 遵医嘱使用血管活性药物，观察患者用药反应，遵医嘱调整药物用量
- 密切监测患者生命体征、瞳孔、意识变化
- 做好患者及家属的心理护理

2. 护理流程

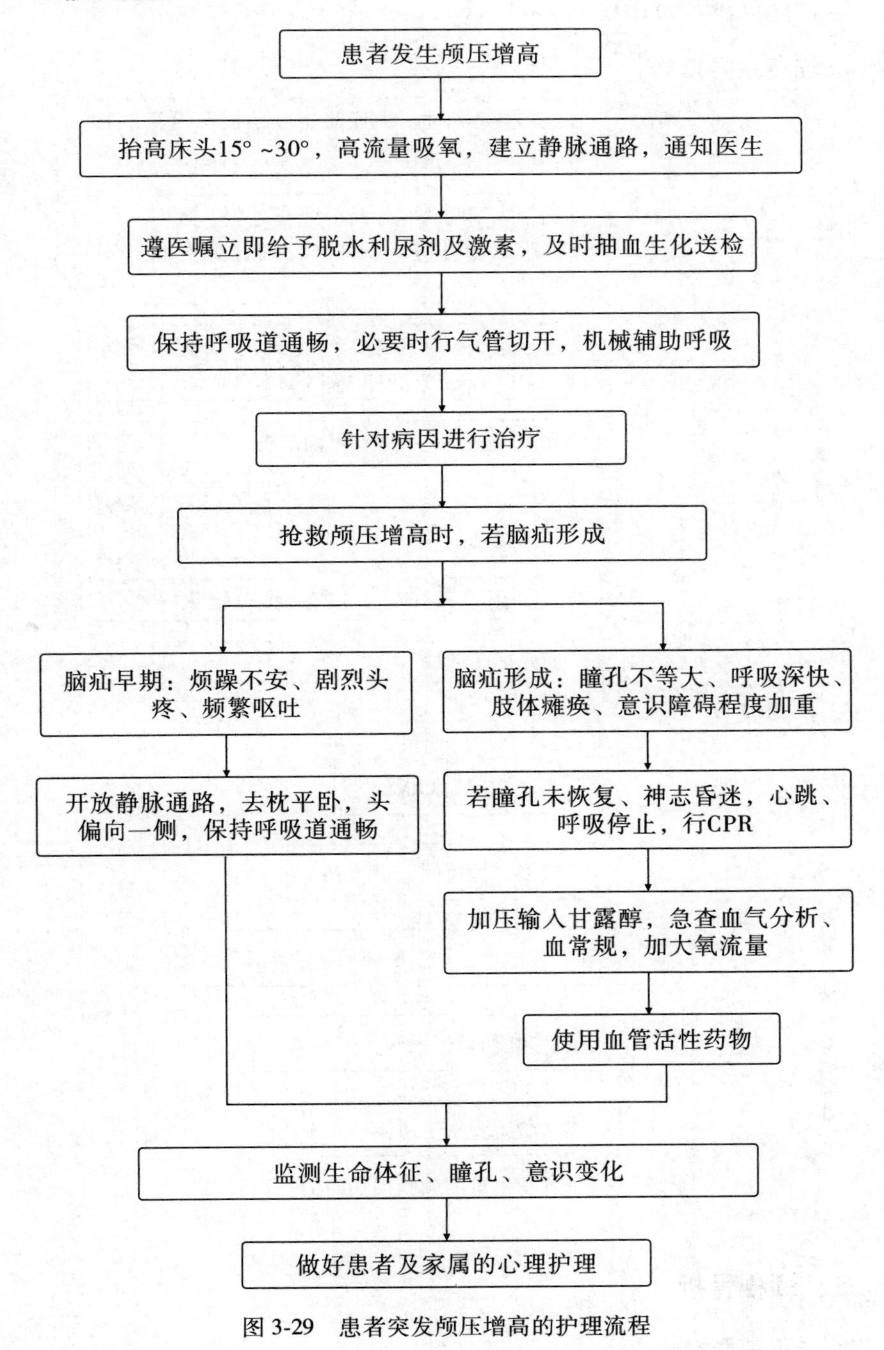
患者发生颅压增高
抬高床头15°~30°，高流量吸氧，建立静脉通路，通知医生
遵医嘱立即给予脱水利尿剂及激素，及时抽血生化送检
保持呼吸道通畅，必要时行气管切开，机械辅助呼吸
针对病因进行治疗
抢救颅压增高时，若脑疝形成
脑疝早期：烦躁不安、剧烈头疼、频繁呕吐
开放静脉通路，去枕平卧，头偏向一侧，保持呼吸道通畅
脑疝形成：瞳孔不等大、呼吸深快、肢体瘫痪、意识障碍程度加重
若瞳孔未恢复、神志昏迷，心跳、呼吸停止，行CPR
加压输入甘露醇，急查血气分析、血常规，加大氧流量
使用血管活性药物
监测生命体征、瞳孔、意识变化
做好患者及家属的心理护理

图 3-29　患者突发颅压增高的护理流程

二、重度颅脑损伤

1. 防范指导措施

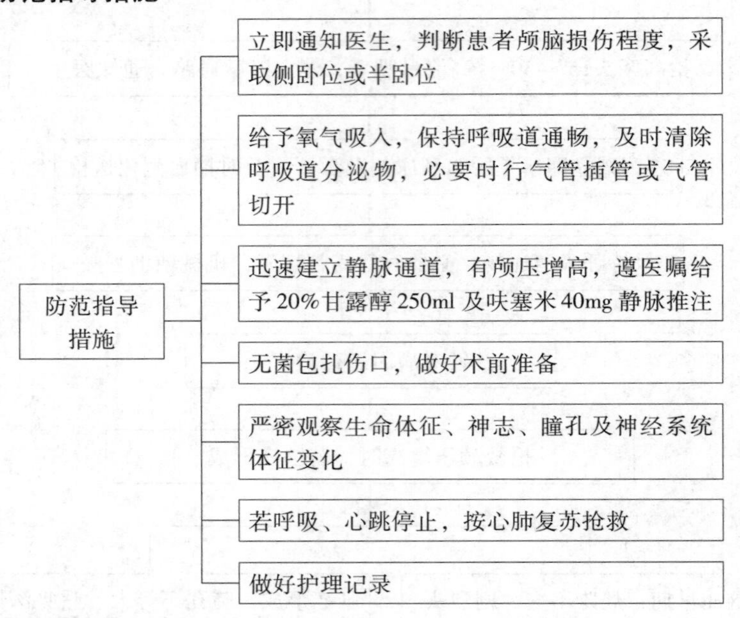
防范指导措施
立即通知医生，判断患者颅脑损伤程度，采取侧卧位或半卧位
给予氧气吸入，保持呼吸道通畅，及时清除呼吸道分泌物，必要时行气管插管或气管切开
迅速建立静脉通道，有颅压增高，遵医嘱给予20%甘露醇250ml及呋塞米40mg静脉推注
无菌包扎伤口，做好术前准备
严密观察生命体征、神志、瞳孔及神经系统体征变化
若呼吸、心跳停止，按心肺复苏抢救
做好护理记录

2. 护理流程

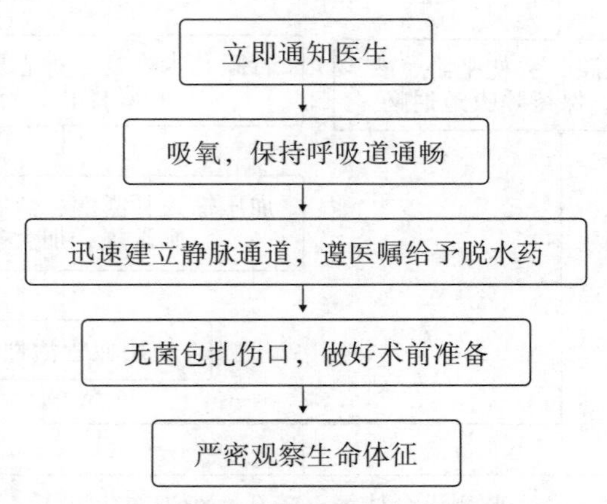
立即通知医生
吸氧，保持呼吸道通畅
迅速建立静脉通道，遵医嘱给予脱水药
无菌包扎伤口，做好术前准备
严密观察生命体征

图 3-30　患者发生重度颅脑损伤时的护理流程

三、颈椎骨折

1. 防范指导措施

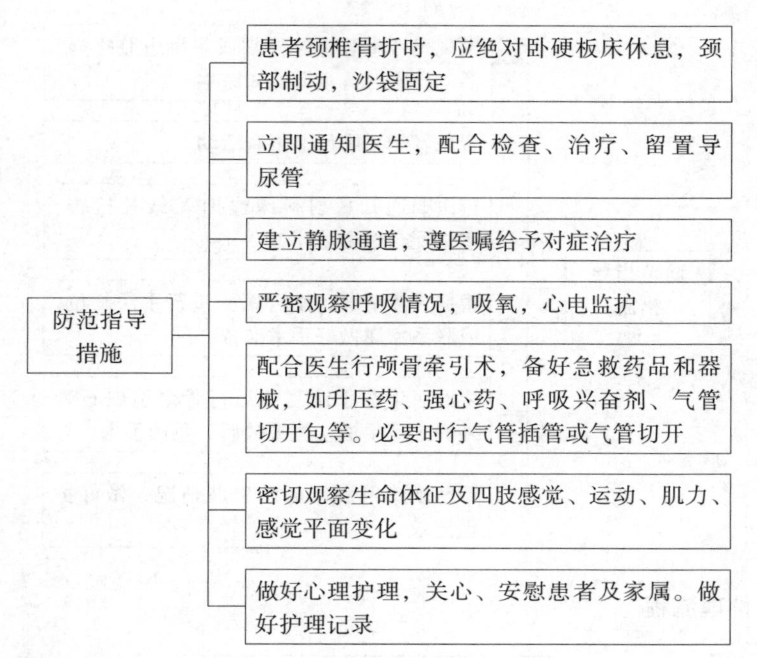
防范指导措施
患者颈椎骨折时，应绝对卧硬板床休息，颈部制动，沙袋固定
立即通知医生，配合检查、治疗、留置导尿管
建立静脉通道，遵医嘱给予对症治疗
严密观察呼吸情况，吸氧，心电监护
配合医生行颅骨牵引术，备好急救药品和器械，如升压药、强心药、呼吸兴奋剂、气管切开包等。必要时行气管插管或气管切开
密切观察生命体征及四肢感觉、运动、肌力、感觉平面变化
做好心理护理，关心、安慰患者及家属。做好护理记录

2. 护理流程

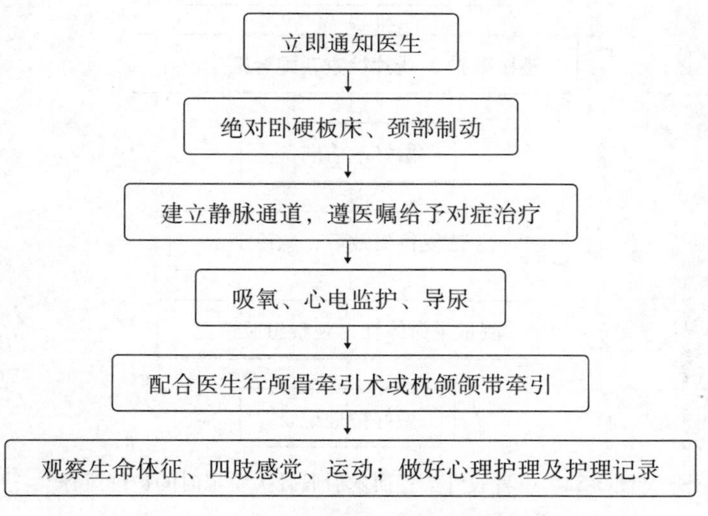
立即通知医生
绝对卧硬板床、颈部制动
建立静脉通道，遵医嘱给予对症治疗
吸氧、心电监护、导尿
配合医生行颅骨牵引术或枕颌颌带牵引
观察生命体征、四肢感觉、运动；做好心理护理及护理记录

图 3-31　患者发生颈椎骨折时的护理流程

四、股骨头置换术后股骨头脱出

1. 防范指导措施

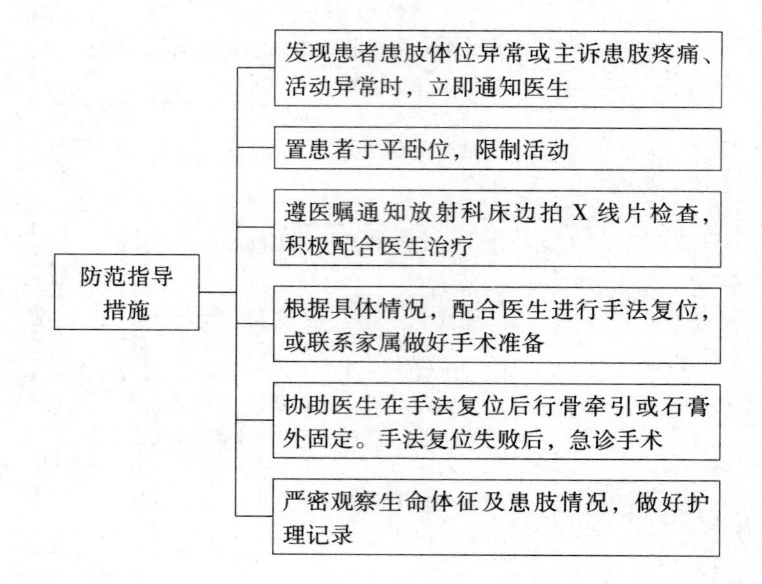
防范指导措施
发现患者患肢体位异常或主诉患肢疼痛、活动异常时，立即通知医生
置患者于平卧位，限制活动
遵医嘱通知放射科床边拍X线片检查，积极配合医生治疗
根据具体情况，配合医生进行手法复位，或联系家属做好手术准备
协助医生在手法复位后行骨牵引或石膏外固定。手法复位失败后，急诊手术
严密观察生命体征及患肢情况，做好护理记录

2. 护理流程

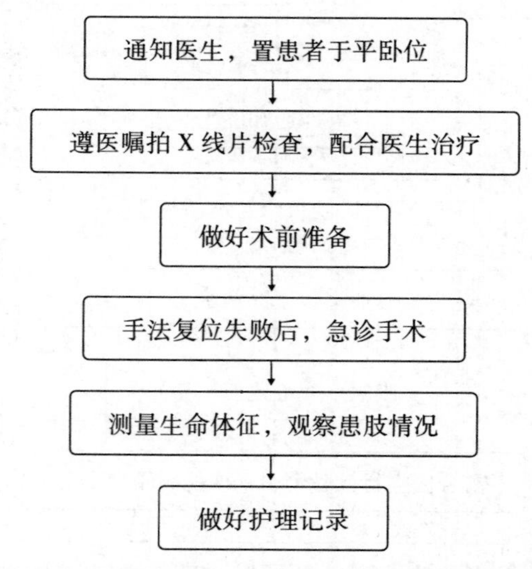
通知医生，置患者于平卧位
遵医嘱拍X线片检查，配合医生治疗
做好术前准备
手法复位失败后，急诊手术
测量生命体征，观察患肢情况
做好护理记录

图3-32　患者股骨头置换术后股骨头脱出时的护理流程

五、开放性骨折

1. 防范指导措施

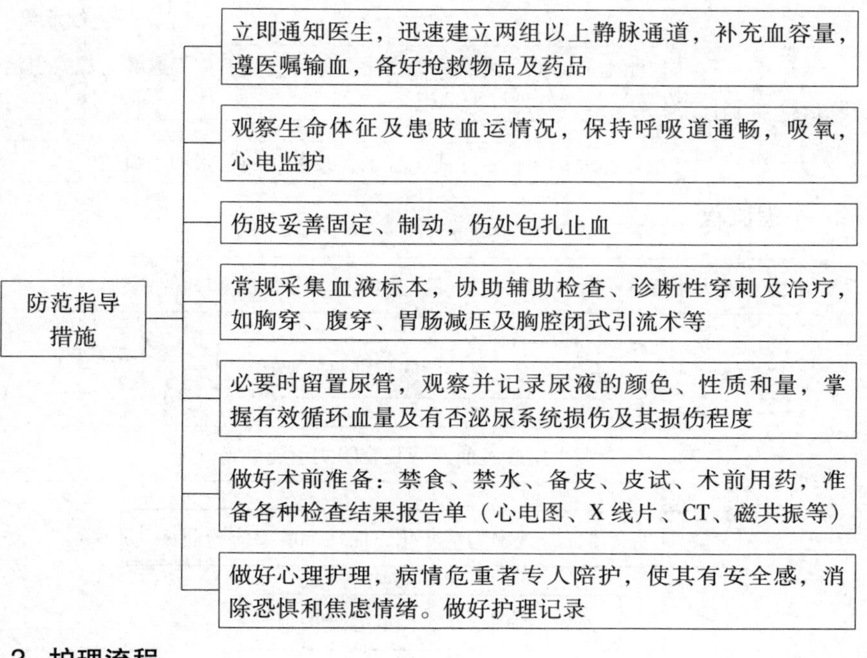
防范指导措施
立即通知医生，迅速建立两组以上静脉通道，补充血容量，遵医嘱输血，备好抢救物品及药品
观察生命体征及患肢血运情况，保持呼吸道通畅，吸氧，心电监护
伤肢妥善固定、制动，伤处包扎止血
常规采集血液标本，协助辅助检查、诊断性穿刺及治疗，如胸穿、腹穿、胃肠减压及胸腔闭式引流术等
必要时留置尿管，观察并记录尿液的颜色、性质和量，掌握有效循环血量及有否泌尿系统损伤及其损伤程度
做好术前准备：禁食、禁水、备皮、皮试、术前用药，准备各种检查结果报告单（心电图、X 线片、CT、磁共振等）
做好心理护理，病情危重者专人陪护，使其有安全感，消除恐惧和焦虑情绪。做好护理记录

2. 护理流程

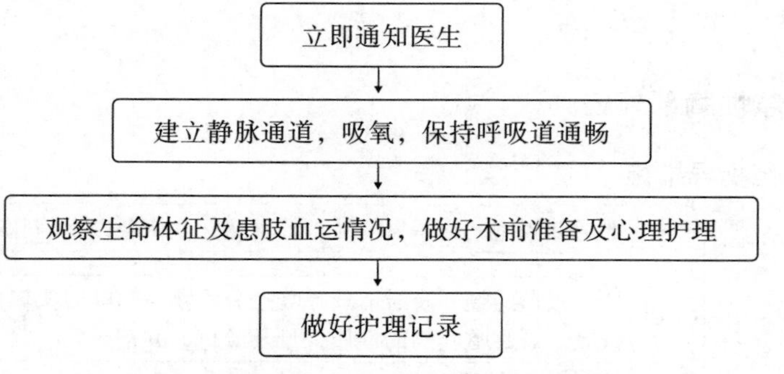
立即通知医生
建立静脉通道，吸氧，保持呼吸道通畅
观察生命体征及患肢血运情况，做好术前准备及心理护理
做好护理记录

图 3-33　患者发生开放性骨折时的护理流程

六、胸腔穿刺术后突发血气胸

1. 防范指导措施

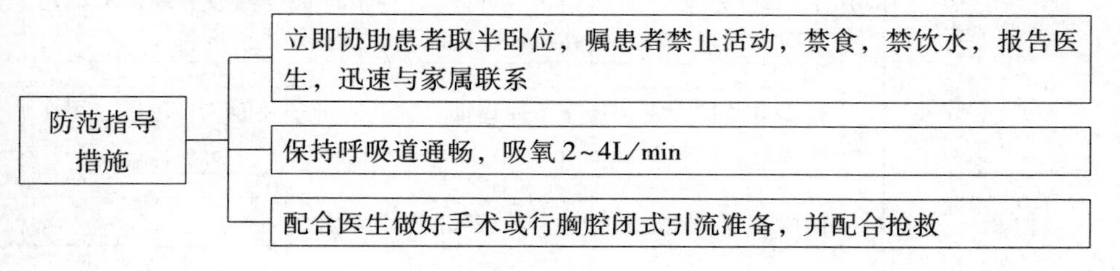
防范指导措施
立即协助患者取半卧位，嘱患者禁止活动，禁食，禁饮水，报告医生，迅速与家属联系
保持呼吸道通畅，吸氧 2~4L/min
配合医生做好手术或行胸腔闭式引流准备，并配合抢救

续流程

防范指导措施	监测生命体征，观察病情变化。保持胸腔引流管通畅，观察引流液（气）情况并做好护理记录
	做好心理护理，解除或减轻患者及家属的紧张和恐惧情绪

2. 护理流程

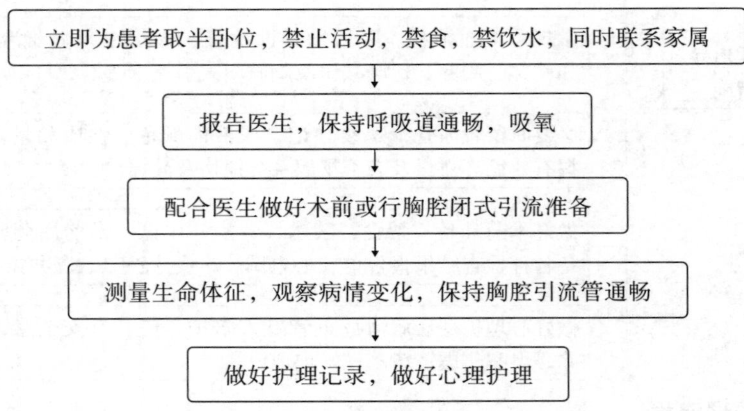
立即为患者取半卧位，禁止活动，禁食，禁饮水，同时联系家属
报告医生，保持呼吸道通畅，吸氧
配合医生做好术前或行胸腔闭式引流准备
测量生命体征，观察病情变化，保持胸腔引流管通畅
做好护理记录，做好心理护理

图 3-34　患者发生胸腔穿刺术后突发血气胸时的护理流程

七、急性胸部外伤

1. 防范指导措施

防范指导措施	立即通知医生，给予氧气吸入，迅速建立两条以上静脉通道
	保持呼吸道通畅，及时清理呼吸道分泌物。呕吐时头偏向一侧，避免误吸。观察呕吐物的性质、量及颜色，并记录
	备好抢救物品及药品；遵医嘱应用止血剂、激素，必要时备血
	配合医生放置胸腔闭式引流管，观察引流液的性质、颜色及量并记录。如持续引流出不凝血块或持续大量溢气且肺难以复张，心率>120 次/分，血压<80/50mmHg，神情恍惚，四肢厥冷，考虑患者有失血性休克，应在抗休克同时，积极做好术前准备
	行心电监护，密切观察生命体征、瞳孔、神志及面色、口唇、甲床的颜色，做好护理记录
	做好心理护理，减轻患者及家属的恐惧和焦虑

2. 护理流程

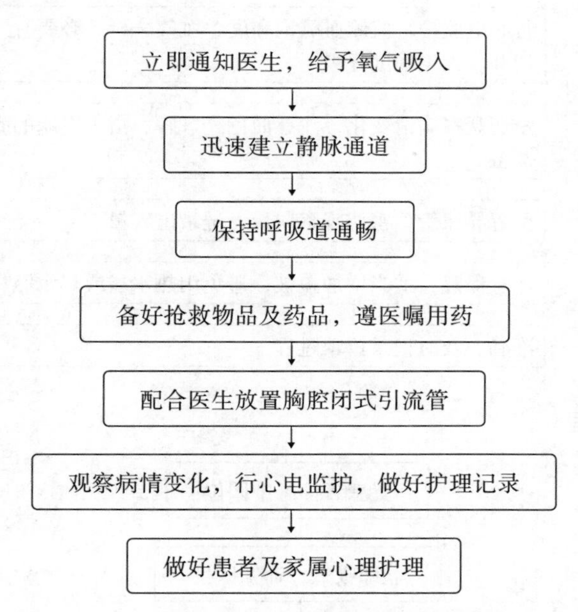
立即通知医生，给予氧气吸入
迅速建立静脉通道
保持呼吸道通畅
备好抢救物品及药品，遵医嘱用药
配合医生放置胸腔闭式引流管
观察病情变化，行心电监护，做好护理记录
做好患者及家属心理护理

图 3-35　患者发生急性胸部外伤时的护理流程

八、创伤性休克

1. 防范指导措施

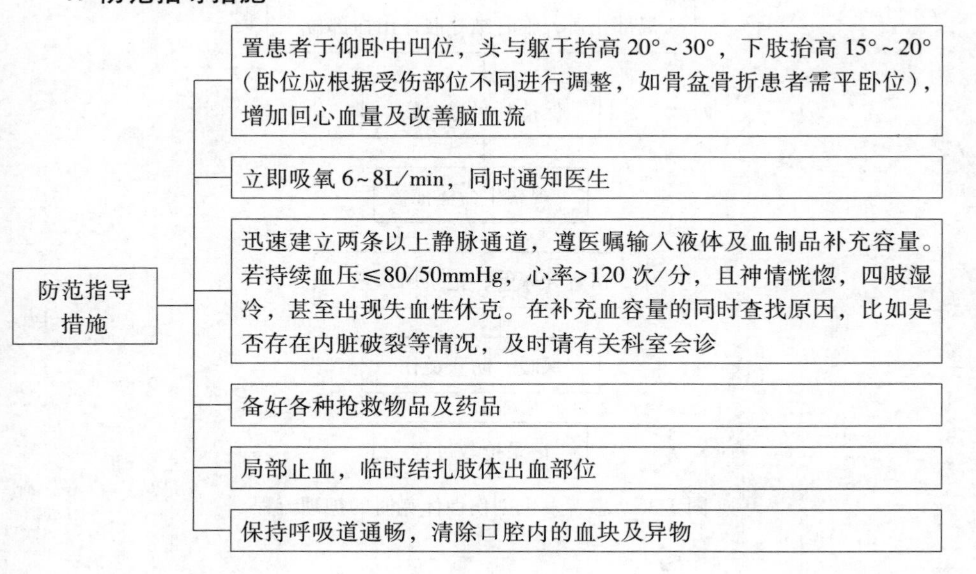
防范指导措施
置患者于仰卧中凹位，头与躯干抬高 20°~30°，下肢抬高 15°~20°（卧位应根据受伤部位不同进行调整，如骨盆骨折患者需平卧位），增加回心血量及改善脑血流
立即吸氧 6~8L/min，同时通知医生
迅速建立两条以上静脉通道，遵医嘱输入液体及血制品补充容量。若持续血压≤80/50mmHg，心率>120 次/分，且神情恍惚，四肢湿冷，甚至出现失血性休克。在补充血容量的同时查找原因，比如是否存在内脏破裂等情况，及时请有关科室会诊
备好各种抢救物品及药品
局部止血，临时结扎肢体出血部位
保持呼吸道通畅，清除口腔内的血块及异物

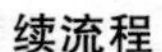
续流程

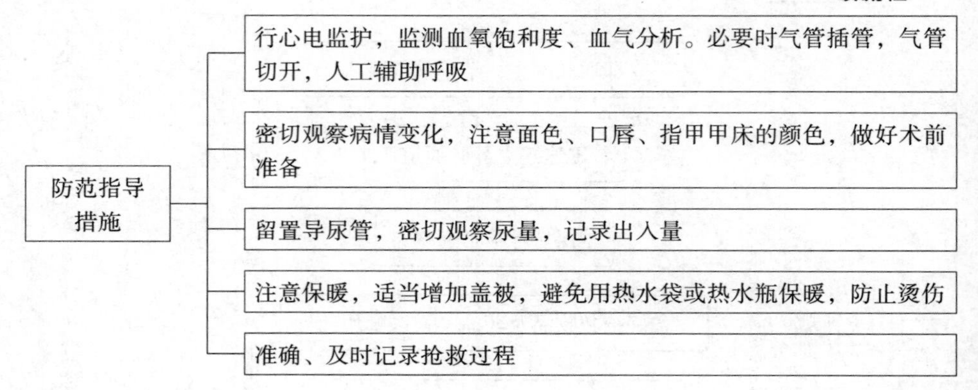
防范指导措施
行心电监护，监测血氧饱和度、血气分析。必要时气管插管，气管切开，人工辅助呼吸
密切观察病情变化，注意面色、口唇、指甲甲床的颜色，做好术前准备
留置导尿管，密切观察尿量，记录出入量
注意保暖，适当增加盖被，避免用热水袋或热水瓶保暖，防止烫伤
准确、及时记录抢救过程

2. 护理流程

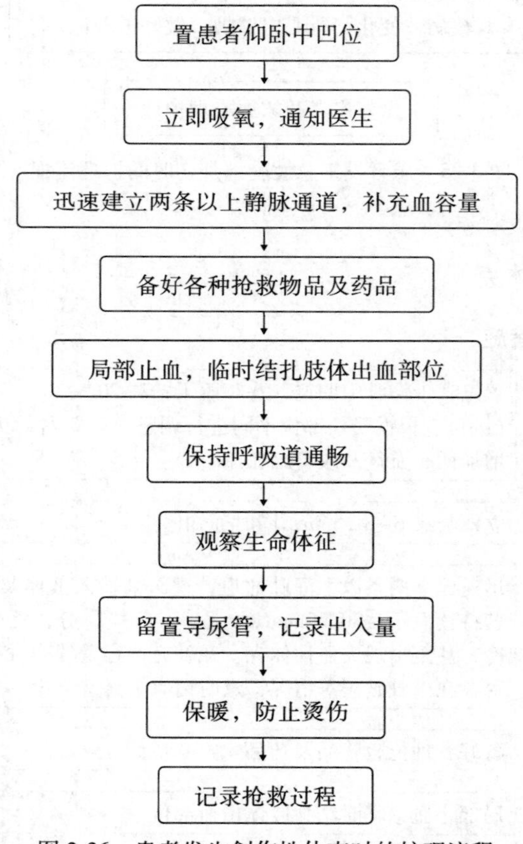
置患者仰卧中凹位
立即吸氧，通知医生
迅速建立两条以上静脉通道，补充血容量
备好各种抢救物品及药品
局部止血，临时结扎肢体出血部位
保持呼吸道通畅
观察生命体征
留置导尿管，记录出入量
保暖，防止烫伤
记录抢救过程

图 3-36　患者发生创伤性休克时的护理流程

九、腹部术后伤口裂开

1. 防范指导措施

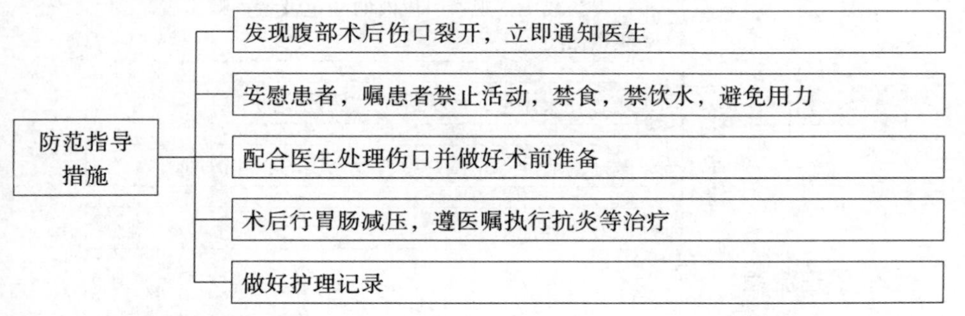
防范指导措施
发现腹部术后伤口裂开，立即通知医生
安慰患者，嘱患者禁止活动，禁食，禁饮水，避免用力
配合医生处理伤口并做好术前准备
术后行胃肠减压，遵医嘱执行抗炎等治疗
做好护理记录

2. 护理流程

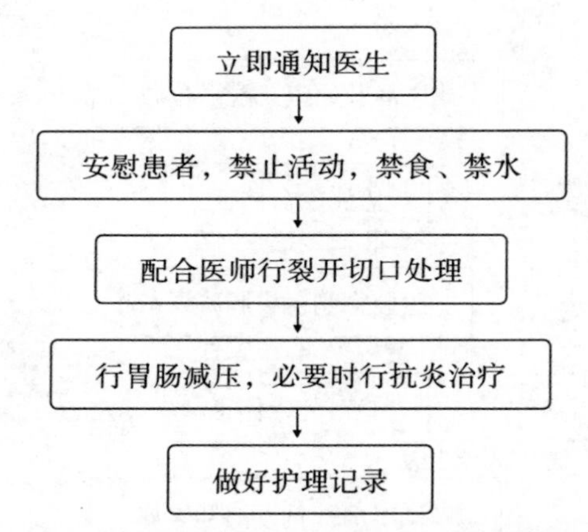
立即通知医生
安慰患者，禁止活动，禁食、禁水
配合医师行裂开切口处理
行胃肠减压，必要时行抗炎治疗
做好护理记录

图 3-37　患者发生腹部术后伤口裂开时的护理流程

十、闭合性腹部外伤

1. 防范指导措施

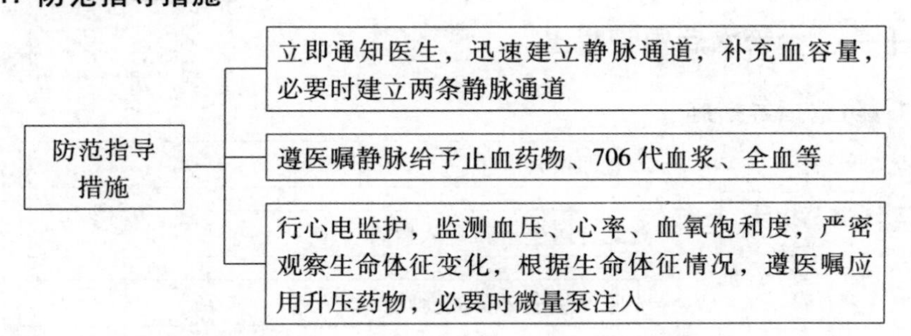
防范指导措施
立即通知医生，迅速建立静脉通道，补充血容量，必要时建立两条静脉通道
遵医嘱静脉给予止血药物、706 代血浆、全血等
行心电监护，监测血压、心率、血氧饱和度，严密观察生命体征变化，根据生命体征情况，遵医嘱应用升压药物，必要时微量泵注入

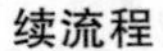
续流程

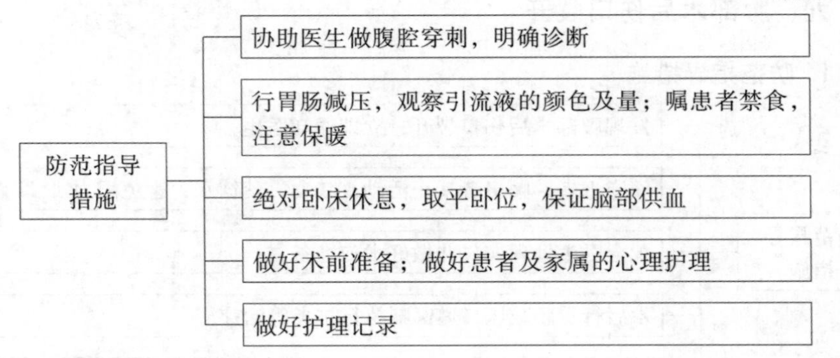
防范指导措施
协助医生做腹腔穿刺，明确诊断
行胃肠减压，观察引流液的颜色及量；嘱患者禁食，注意保暖
绝对卧床休息，取平卧位，保证脑部供血
做好术前准备；做好患者及家属的心理护理
做好护理记录

2. 护理流程

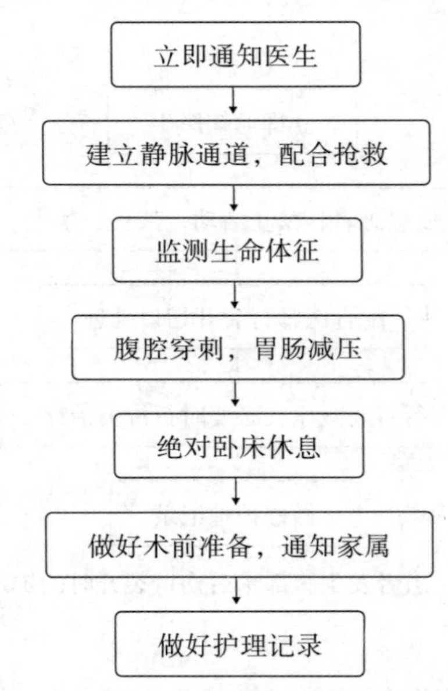
立即通知医生
建立静脉通道，配合抢救
监测生命体征
腹腔穿刺，胃肠减压
绝对卧床休息
做好术前准备，通知家属
做好护理记录

图 3-38　患者发生闭合性腹部外伤时的护理流程

十一、食管术后胃管脱出

1. 防范指导措施

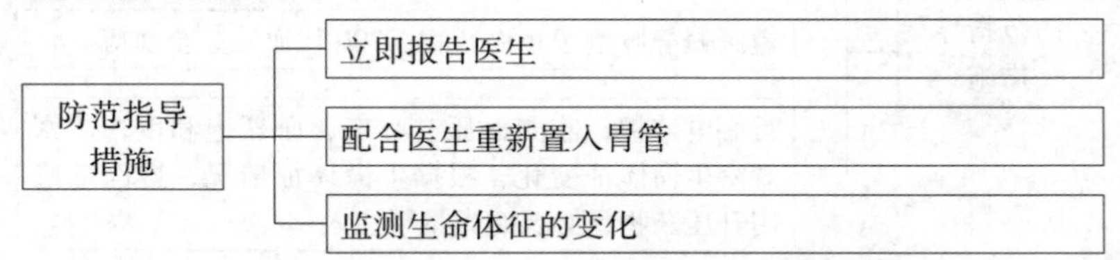
防范指导措施
立即报告医生
配合医生重新置入胃管
监测生命体征的变化

续流程

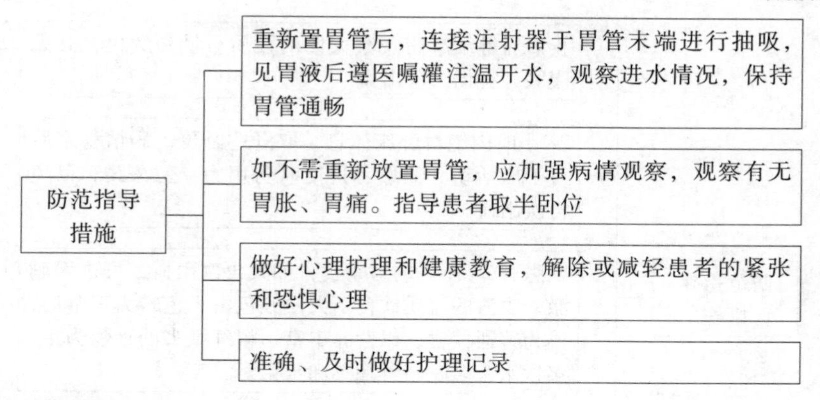
防范指导措施
重新置胃管后，连接注射器于胃管末端进行抽吸，见胃液后遵医嘱灌注温开水，观察进水情况，保持胃管通畅
如不需重新放置胃管，应加强病情观察，观察有无胃胀、胃痛。指导患者取半卧位
做好心理护理和健康教育，解除或减轻患者的紧张和恐惧心理
准确、及时做好护理记录

2. 护理流程

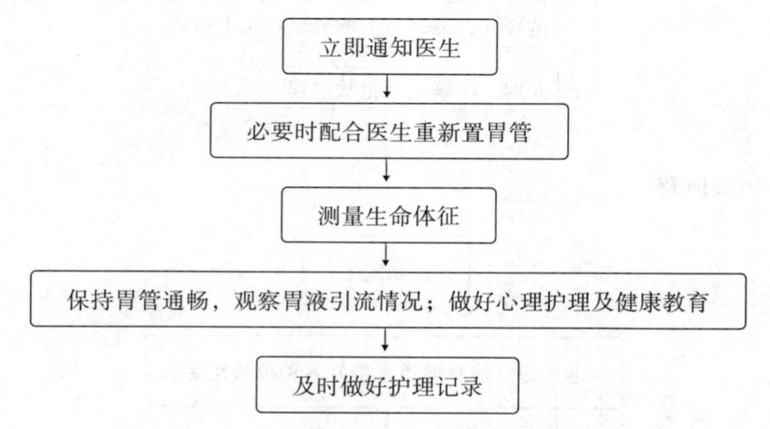
立即通知医生
必要时配合医生重新置胃管
测量生命体征
保持胃管通畅，观察胃液引流情况；做好心理护理及健康教育
及时做好护理记录

图 3-39　患者发生食管术后胃管脱出时的护理流程

十二、肛肠术后出血

1. 防范指导措施

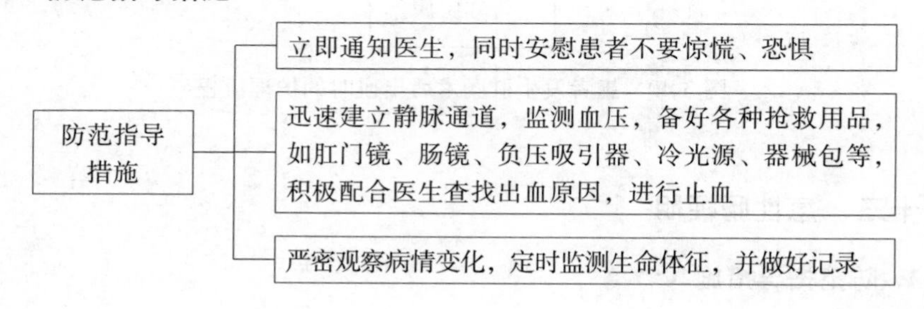
防范指导措施
立即通知医生，同时安慰患者不要惊慌、恐惧
迅速建立静脉通道，监测血压，备好各种抢救用品，如肛门镜、肠镜、负压吸引器、冷光源、器械包等，积极配合医生查找出血原因，进行止血
严密观察病情变化，定时监测生命体征，并做好记录

续流程

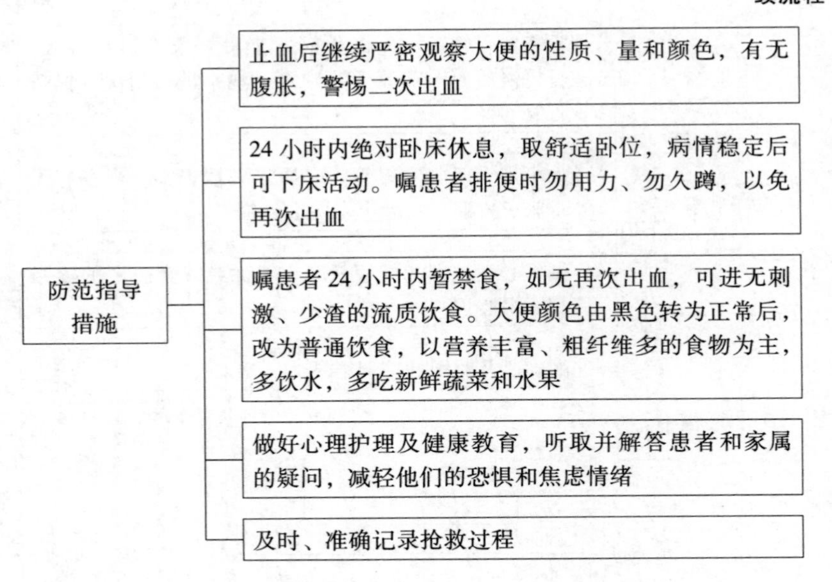
防范指导措施
止血后继续严密观察大便的性质、量和颜色，有无腹胀，警惕二次出血
24 小时内绝对卧床休息，取舒适卧位，病情稳定后可下床活动。嘱患者排便时勿用力、勿久蹲，以免再次出血
嘱患者 24 小时内暂禁食，如无再次出血，可进无刺激、少渣的流质饮食。大便颜色由黑色转为正常后，改为普通饮食，以营养丰富、粗纤维多的食物为主，多饮水，多吃新鲜蔬菜和水果
做好心理护理及健康教育，听取并解答患者和家属的疑问，减轻他们的恐惧和焦虑情绪
及时、准确记录抢救过程

2. 护理流程

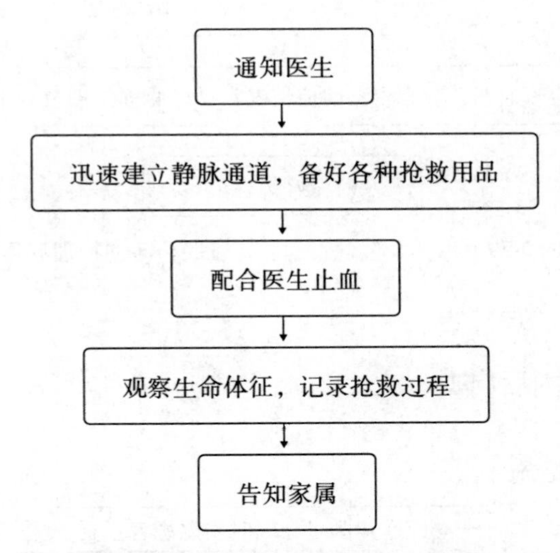
通知医生
迅速建立静脉通道，备好各种抢救用品
配合医生止血
观察生命体征，记录抢救过程
告知家属

图 3-40　患者发生肛肠术后出血时的护理流程

十三、急性肠梗阻

1. 防范指导措施

防范指导措施

- 立即通知医生，为患者取半卧位，头偏向一侧，保持呼吸道通畅
- 迅速建立静脉通道，遵医嘱行补液、解痉等药物治疗，必要时加快输液速度。不可随意应用吗啡类止痛剂，以免掩盖病情，也可从胃管注入液状石蜡，每次20~30ml
- 暂禁食，遵医嘱行胃肠减压，注意观察引流液的颜色及量
- 严密观察生命体征，注意腹痛、腹胀、呕吐及腹部体征情况。若症状与体征无缓解或加重，考虑有肠绞窄的可能，立即与医生联系，做好手术准备
- 保持病室安静，避免不良刺激
- 安慰患者及家属，做好心理护理，取得患者及家属的配合
- 做好护理记录

2. 护理流程

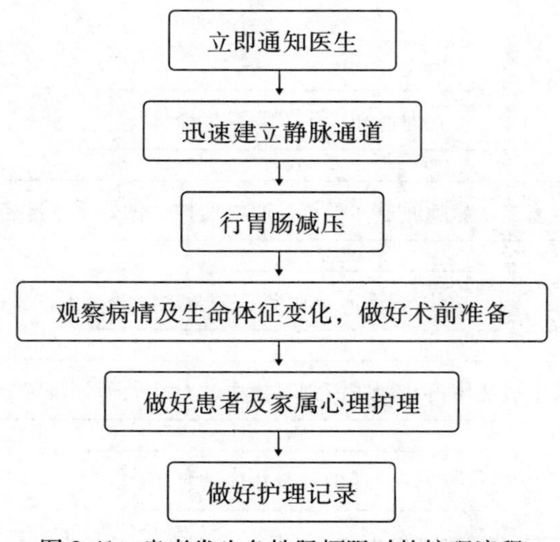
立即通知医生
迅速建立静脉通道
行胃肠减压
观察病情及生命体征变化，做好术前准备
做好患者及家属心理护理
做好护理记录

图3-41　患者发生急性肠梗阻时的护理流程

十四、急性直肠肛管外伤

1. 防范指导措施

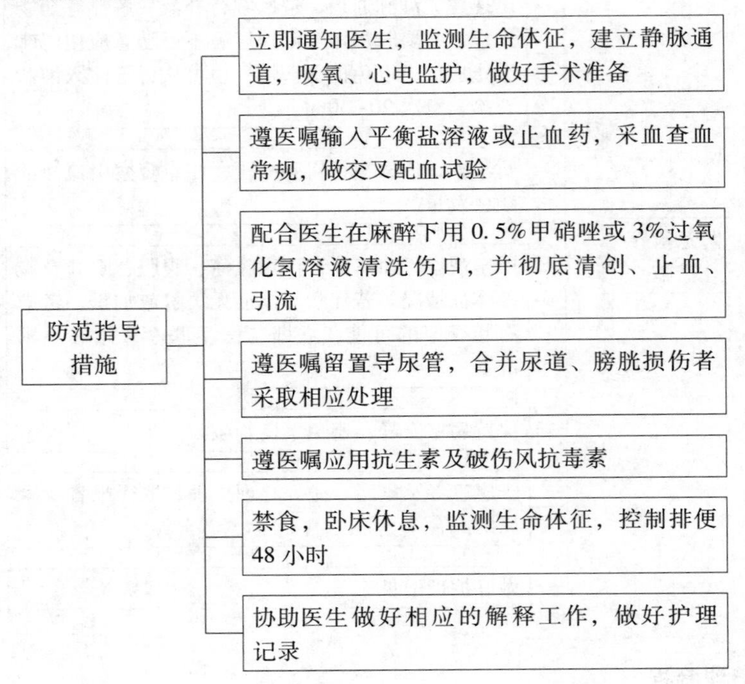
防范指导措施
立即通知医生，监测生命体征，建立静脉通道，吸氧、心电监护，做好手术准备
遵医嘱输入平衡盐溶液或止血药，采血查血常规，做交叉配血试验
配合医生在麻醉下用0.5%甲硝唑或3%过氧化氢溶液清洗伤口，并彻底清创、止血、引流
遵医嘱留置导尿管，合并尿道、膀胱损伤者采取相应处理
遵医嘱应用抗生素及破伤风抗毒素
禁食，卧床休息，监测生命体征，控制排便48小时
协助医生做好相应的解释工作，做好护理记录

2. 护理流程

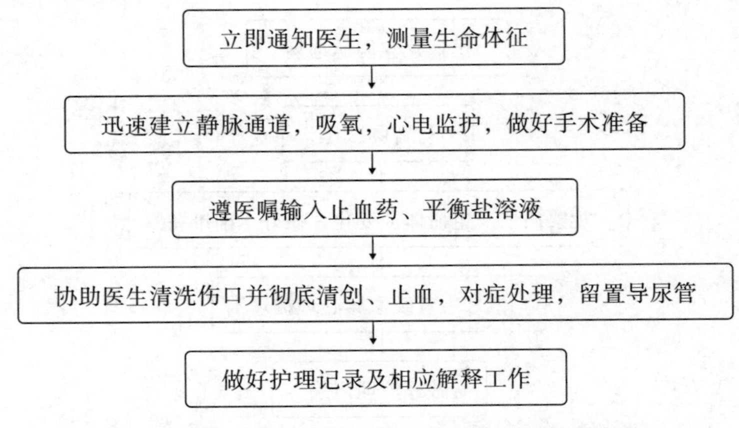
立即通知医生，测量生命体征
迅速建立静脉通道，吸氧，心电监护，做好手术准备
遵医嘱输入止血药、平衡盐溶液
协助医生清洗伤口并彻底清创、止血，对症处理，留置导尿管
做好护理记录及相应解释工作

图 3-42 患者发生急性直肠肛管外伤时的护理流程

十五、泌尿系统损伤

1. 防范指导措施

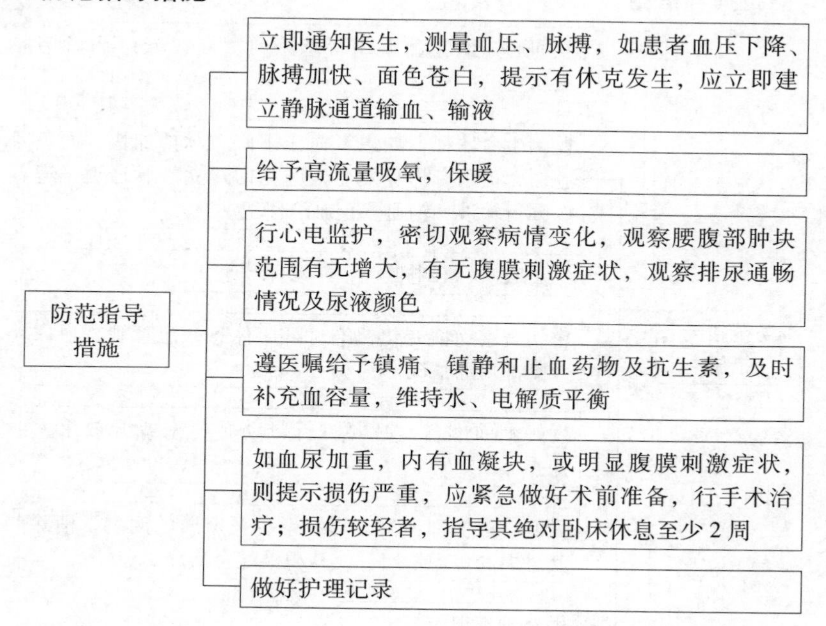
防范指导措施
立即通知医生，测量血压、脉搏，如患者血压下降、脉搏加快、面色苍白，提示有休克发生，应立即建立静脉通道输血、输液
给予高流量吸氧，保暖
行心电监护，密切观察病情变化，观察腰腹部肿块范围有无增大，有无腹膜刺激症状，观察排尿通畅情况及尿液颜色
遵医嘱给予镇痛、镇静和止血药物及抗生素，及时补充血容量，维持水、电解质平衡
如血尿加重，内有血凝块，或明显腹膜刺激症状，则提示损伤严重，应紧急做好术前准备，行手术治疗；损伤较轻者，指导其绝对卧床休息至少2周
做好护理记录

2. 护理流程

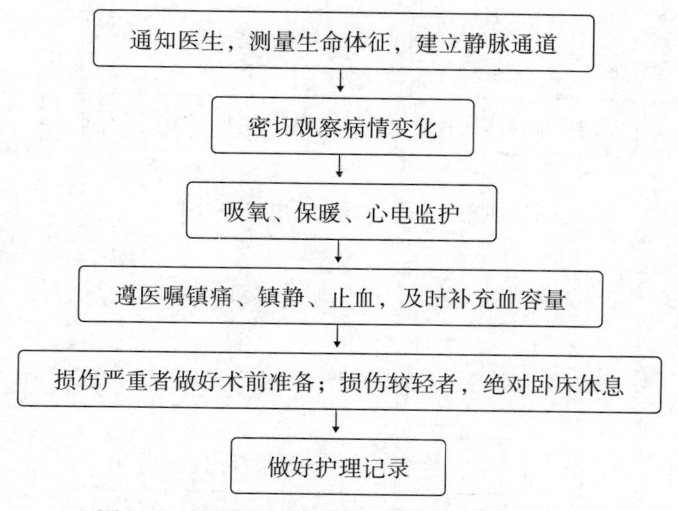
通知医生，测量生命体征，建立静脉通道
密切观察病情变化
吸氧、保暖、心电监护
遵医嘱镇痛、镇静、止血，及时补充血容量
损伤严重者做好术前准备；损伤较轻者，绝对卧床休息
做好护理记录

图 3-43　患者发生泌尿系统损伤时的护理流程

十六、经皮肾镜钬激光碎石术后大出血

1. 防范指导措施

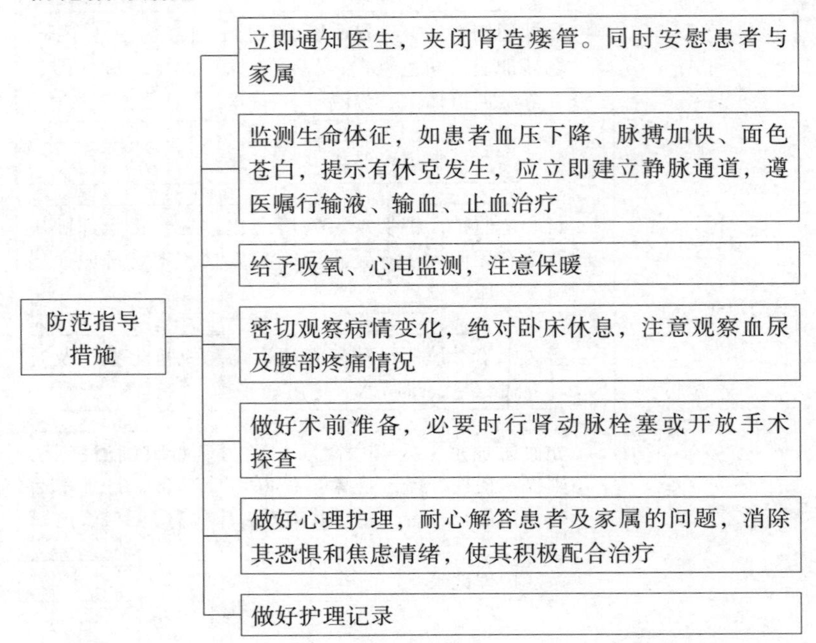
防范指导措施
立即通知医生，夹闭肾造瘘管。同时安慰患者与家属
监测生命体征，如患者血压下降、脉搏加快、面色苍白，提示有休克发生，应立即建立静脉通道，遵医嘱行输液、输血、止血治疗
给予吸氧、心电监测，注意保暖
密切观察病情变化，绝对卧床休息，注意观察血尿及腰部疼痛情况
做好术前准备，必要时行肾动脉栓塞或开放手术探查
做好心理护理，耐心解答患者及家属的问题，消除其恐惧和焦虑情绪，使其积极配合治疗
做好护理记录

2. 护理流程

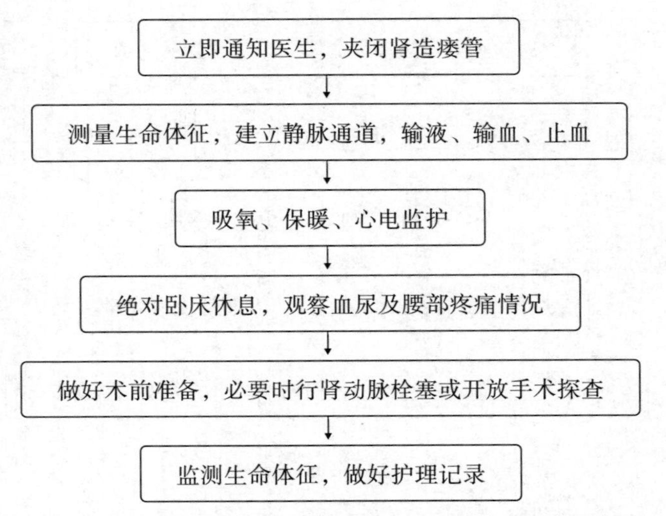
立即通知医生，夹闭肾造瘘管
测量生命体征，建立静脉通道，输液、输血、止血
吸氧、保暖、心电监护
绝对卧床休息，观察血尿及腰部疼痛情况
做好术前准备，必要时行肾动脉栓塞或开放手术探查
监测生命体征，做好护理记录

图 3-44　患者发生经皮肾镜钬激光碎石术后大出血时的护理流程

十七、膀胱术后膀胱冲洗留置管脱出

1. 防范指导措施

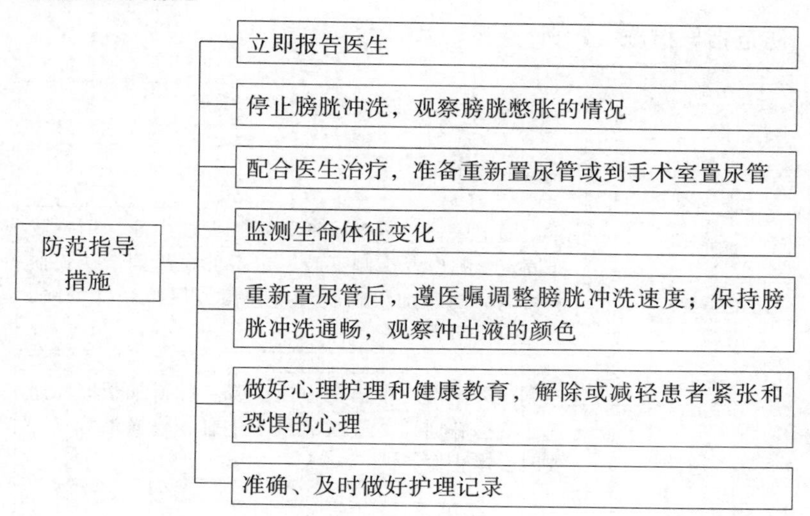
防范指导措施
立即报告医生
停止膀胱冲洗，观察膀胱憋胀的情况
配合医生治疗，准备重新置尿管或到手术室置尿管
监测生命体征变化
重新置尿管后，遵医嘱调整膀胱冲洗速度；保持膀胱冲洗通畅，观察冲出液的颜色
做好心理护理和健康教育，解除或减轻患者紧张和恐惧的心理
准确、及时做好护理记录

2. 护理流程

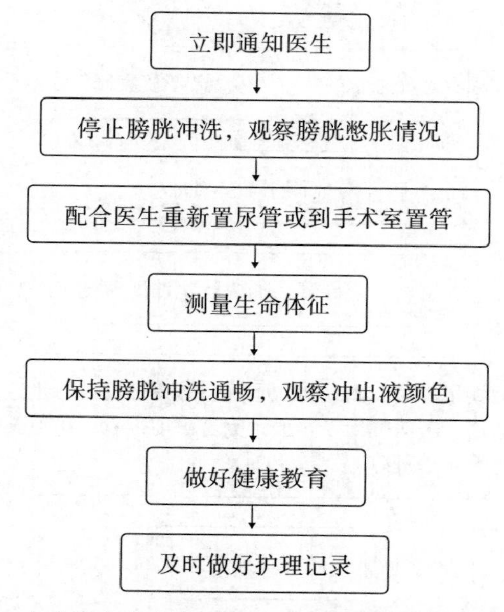
立即通知医生
停止膀胱冲洗，观察膀胱憋胀情况
配合医生重新置尿管或到手术室置管
测量生命体征
保持膀胱冲洗通畅，观察冲出液颜色
做好健康教育
及时做好护理记录

图 3-45　患者发生膀胱术后膀胱冲洗留置管脱出时的护理流程

十八、经尿道前列腺电切术后大出血

1. 防范指导措施

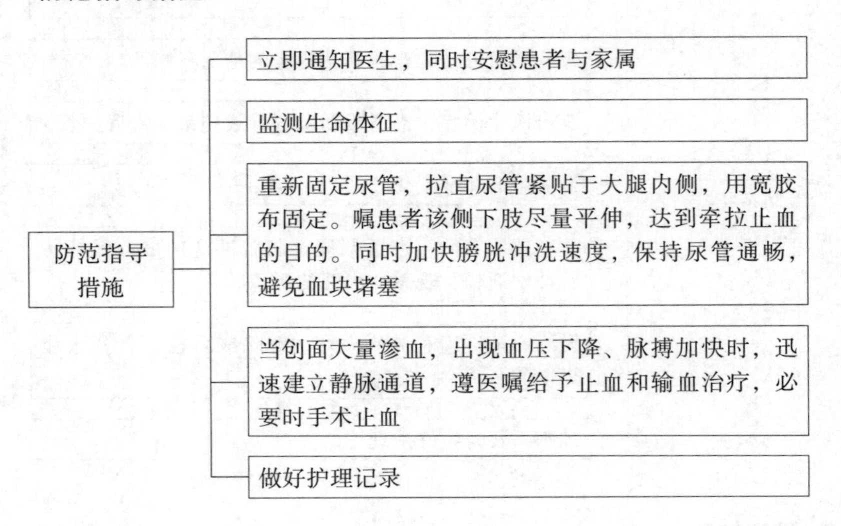
防范指导措施
立即通知医生，同时安慰患者与家属
监测生命体征
重新固定尿管，拉直尿管紧贴于大腿内侧，用宽胶布固定。嘱患者该侧下肢尽量平伸，达到牵拉止血的目的。同时加快膀胱冲洗速度，保持尿管通畅，避免血块堵塞
当创面大量渗血，出现血压下降、脉搏加快时，迅速建立静脉通道，遵医嘱给予止血和输血治疗，必要时手术止血
做好护理记录

2. 护理流程

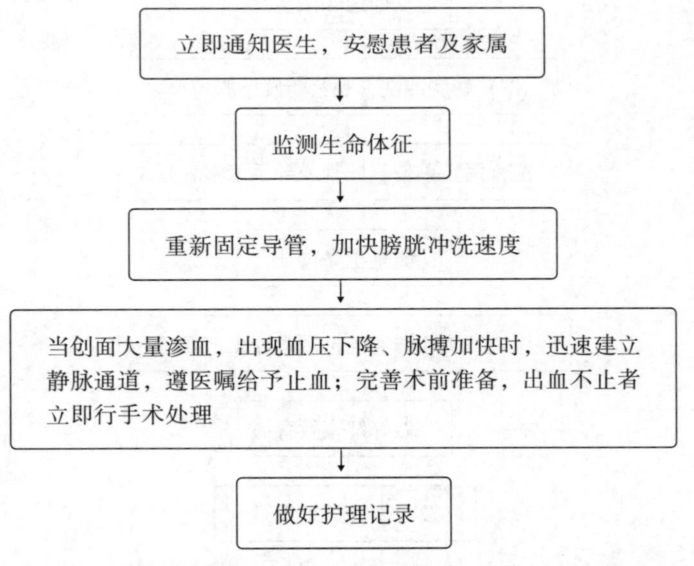
立即通知医生，安慰患者及家属
监测生命体征
重新固定导管，加快膀胱冲洗速度
当创面大量渗血，出现血压下降、脉搏加快时，迅速建立静脉通道，遵医嘱给予止血；完善术前准备，出血不止者立即行手术处理
做好护理记录

图 3-46　患者发生经尿道前列腺电切术后大出血时的护理流程

十九、急性尿潴留

1. 防范指导措施

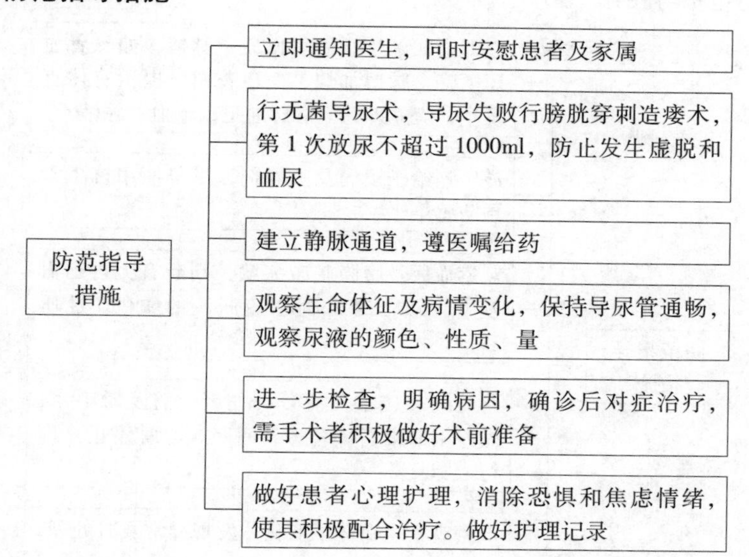
防范指导措施
立即通知医生，同时安慰患者及家属
行无菌导尿术，导尿失败行膀胱穿刺造瘘术，第1次放尿不超过1000ml，防止发生虚脱和血尿
建立静脉通道，遵医嘱给药
观察生命体征及病情变化，保持导尿管通畅，观察尿液的颜色、性质、量
进一步检查，明确病因，确诊后对症治疗，需手术者积极做好术前准备
做好患者心理护理，消除恐惧和焦虑情绪，使其积极配合治疗。做好护理记录

2. 护理流程

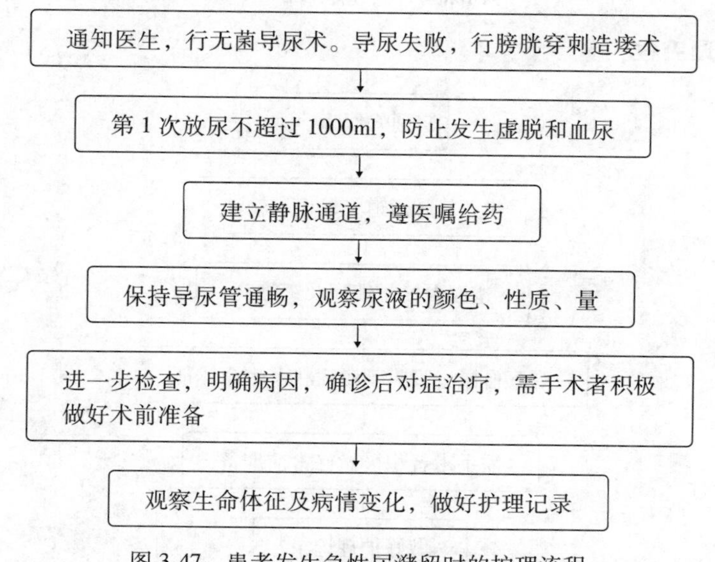
通知医生，行无菌导尿术。导尿失败，行膀胱穿刺造瘘术
第1次放尿不超过1000ml，防止发生虚脱和血尿
建立静脉通道，遵医嘱给药
保持导尿管通畅，观察尿液的颜色、性质、量
进一步检查，明确病因，确诊后对症治疗，需手术者积极做好术前准备
观察生命体征及病情变化，做好护理记录

图 3-47　患者发生急性尿潴留时的护理流程

二十、膀胱破裂

1. 防范指导措施

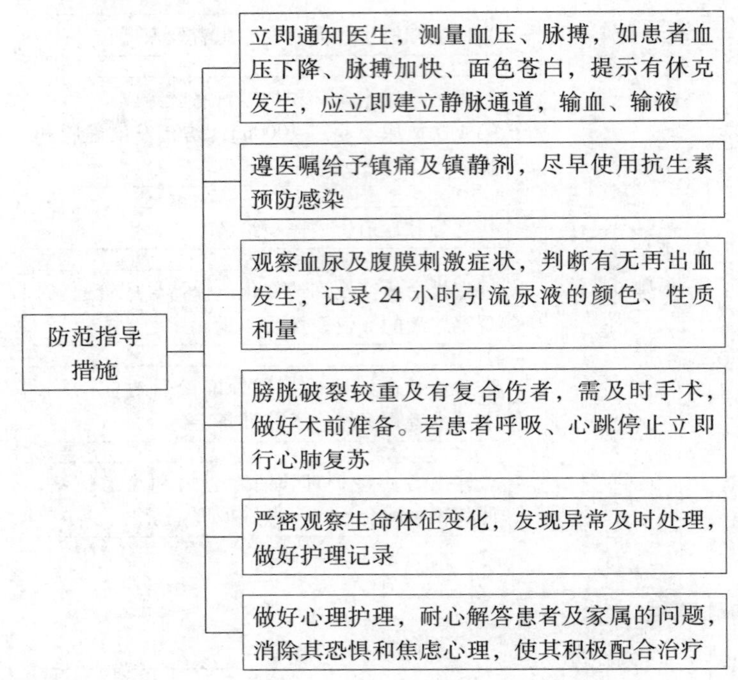
防范指导措施
立即通知医生，测量血压、脉搏，如患者血压下降、脉搏加快、面色苍白，提示有休克发生，应立即建立静脉通道，输血、输液
遵医嘱给予镇痛及镇静剂，尽早使用抗生素预防感染
观察血尿及腹膜刺激症状，判断有无再出血发生，记录24小时引流尿液的颜色、性质和量
膀胱破裂较重及有复合伤者，需及时手术，做好术前准备。若患者呼吸、心跳停止立即行心肺复苏
严密观察生命体征变化，发现异常及时处理，做好护理记录
做好心理护理，耐心解答患者及家属的问题，消除其恐惧和焦虑心理，使其积极配合治疗

2. 护理流程

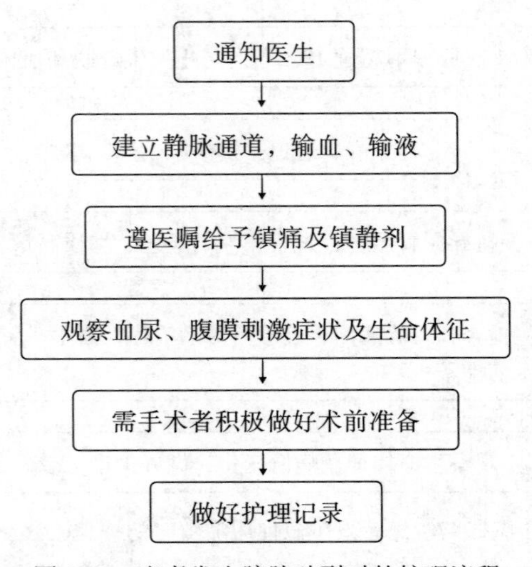
通知医生
建立静脉通道，输血、输液
遵医嘱给予镇痛及镇静剂
观察血尿、腹膜刺激症状及生命体征
需手术者积极做好术前准备
做好护理记录

图 3-48　患者发生膀胱破裂时的护理流程

二十一、大面积烧伤

1. 防范指导措施

防范指导措施

- 立即安置患者在隔离病室，并通知医生
- 及时处理危及生命的症状、体征，吸痰、吸氧
- 遵医嘱给予镇静、止痛剂
- 建立有效静脉通道（穿刺或静脉切开），制订输液计划，遵医嘱给予晶体、胶体溶液交替滴入
- 补液速度：伤后 8 小时补入总量的一半，另一半于伤后 8~24 小时补入，能口服者，争取口服
- 备好各种抢救药物、用品，如呼吸兴奋剂、强心药、气管切开包、雾化吸入器、吸痰器等
- 保持呼吸道通畅，清理呼吸道分泌物。呕吐时，将患者头偏向一侧，避免误吸。呼吸道烧伤严重、呼吸极度困难时立即行气管切开，可行超声雾化吸入，湿化呼吸道
- 采集血标本，做血型鉴定及交叉配血试验、测二氧化碳结合力及血常规
- 留置导尿管，观察尿液的性质、量和颜色，准确记录出入量
- 严密观察病情变化，重度烧伤患者每 15~30 分钟监测生命体征 1 次，病情稳定后遵医嘱监测生命体征，必要时进行心电监护
- 行创面处理，清除血迹、污迹，保持创面清洁，防止感染
- 急性期专人护理，做好心理护理及健康教育，消除患者恐惧及焦虑情绪，使之以良好的心理状态接受治疗和护理
- 做好护理记录

2. 护理流程

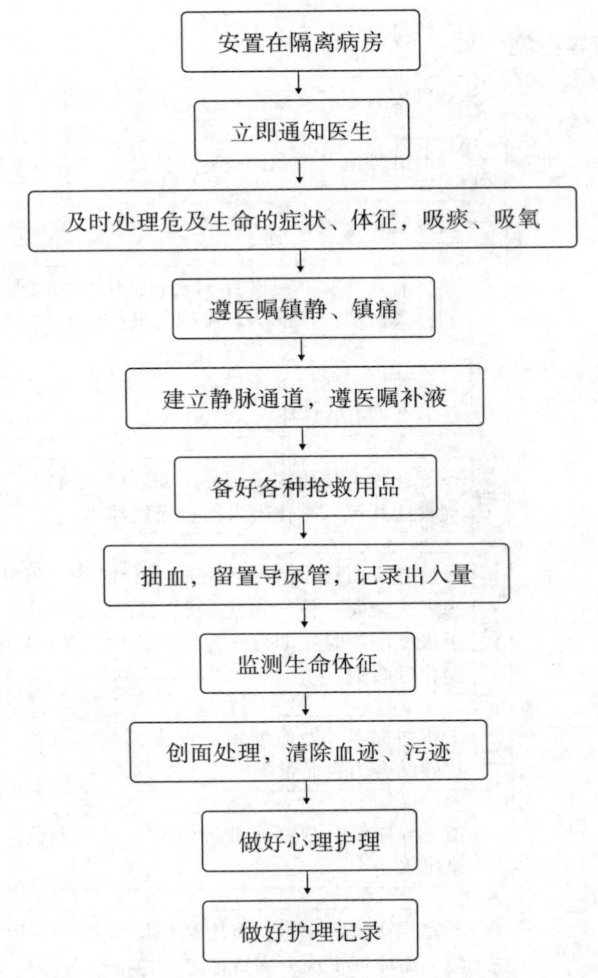
安置在隔离病房
立即通知医生
及时处理危及生命的症状、体征，吸痰、吸氧
遵医嘱镇静、镇痛
建立静脉通道，遵医嘱补液
备好各种抢救用品
抽血，留置导尿管，记录出入量
监测生命体征
创面处理，清除血迹、污迹
做好心理护理
做好护理记录

图 3-49　患者发生大面积烧伤时的护理流程

第三节　妇科护理不良事件防范指导措施与护理流程

一、妊娠高血压综合征

1. 防范指导措施

防范指导措施

- 迅速将患者安置在单人房间，协助孕妇左侧卧位，加床档，避免声、光刺激
- 通知医生，建立静脉通道。备好各种抢救用品（急救车、吸引器、氧气、开口器、产包及硫酸镁、葡萄糖酸钙等急救药品）。如发生子痫，即刻将压舌板放于上下磨牙之间，以防舌咬伤及舌后坠
- 遵医嘱给予解痉、镇静、降压、扩容及利尿。硫酸镁治疗时观察呼吸、尿量、膝反射等情况
- 严密观察生命体征及病情变化，警惕有无先兆子痫、子痫、胎盘早剥、心力衰竭、肾衰竭发生
- 勤听胎心，观察胎动，注意有无先兆临产，如宫缩规律，及时送待产室待产
- 吸氧，保持呼吸道通畅；做好各项化验及术前准备
- 详细记录24小时出入量，必要时限制水、钠的摄入
- 做好护理记录

2. 护理流程

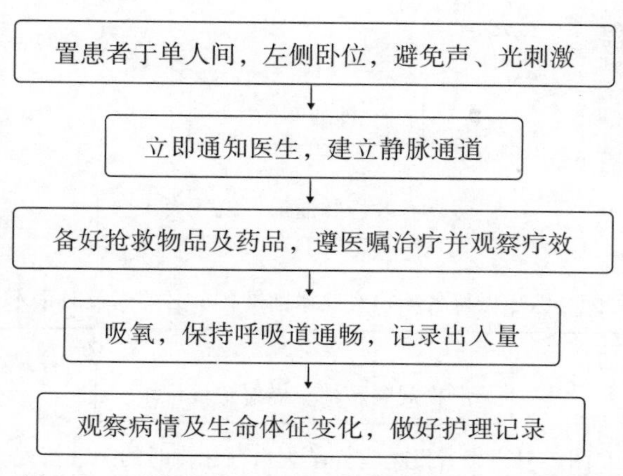
置患者于单人间，左侧卧位，避免声、光刺激
立即通知医生，建立静脉通道
备好抢救物品及药品，遵医嘱治疗并观察疗效
吸氧，保持呼吸道通畅，记录出入量
观察病情及生命体征变化，做好护理记录

图3-50 患者发生妊娠高血压综合征时的护理流程

二、宫外孕失血性休克

1. 防范指导措施

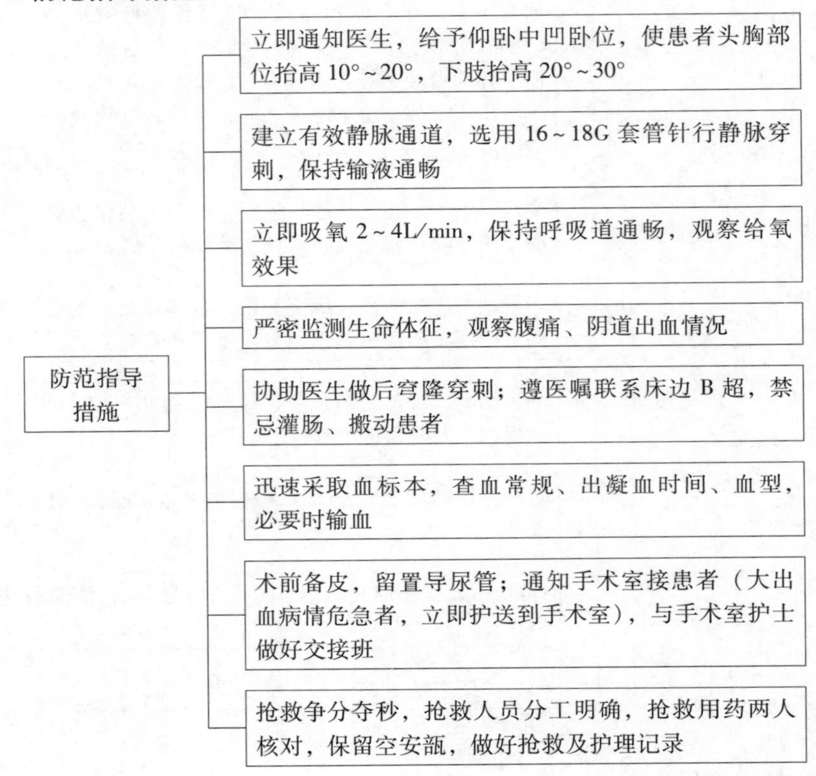
防范指导措施
立即通知医生，给予仰卧中凹卧位，使患者头胸部位抬高10°~20°，下肢抬高20°~30°
建立有效静脉通道，选用16~18G套管针行静脉穿刺，保持输液通畅
立即吸氧2~4L/min，保持呼吸道通畅，观察给氧效果
严密监测生命体征，观察腹痛、阴道出血情况
协助医生做后穹隆穿刺；遵医嘱联系床边B超，禁忌灌肠、搬动患者
迅速采取血标本，查血常规、出凝血时间、血型，必要时输血
术前备皮，留置导尿管；通知手术室接患者（大出血病情危急者，立即护送到手术室），与手术室护士做好交接班
抢救争分夺秒，抢救人员分工明确，抢救用药两人核对，保留空安瓿，做好抢救及护理记录

2. 护理流程

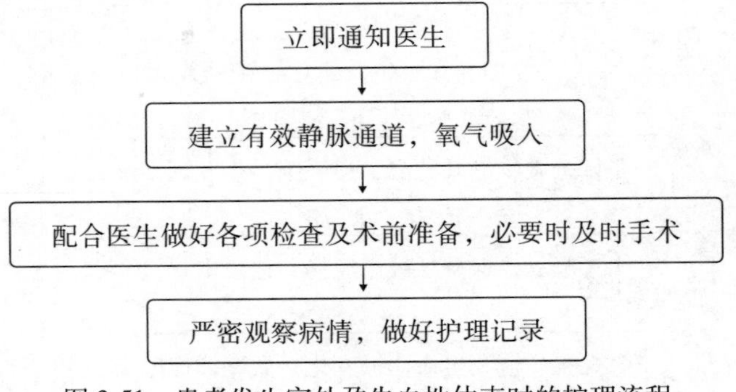
立即通知医生
建立有效静脉通道，氧气吸入
配合医生做好各项检查及术前准备，必要时及时手术
严密观察病情，做好护理记录

图3-51　患者发生宫外孕失血性休克时的护理流程

三、子宫破裂

1. 防范指导措施

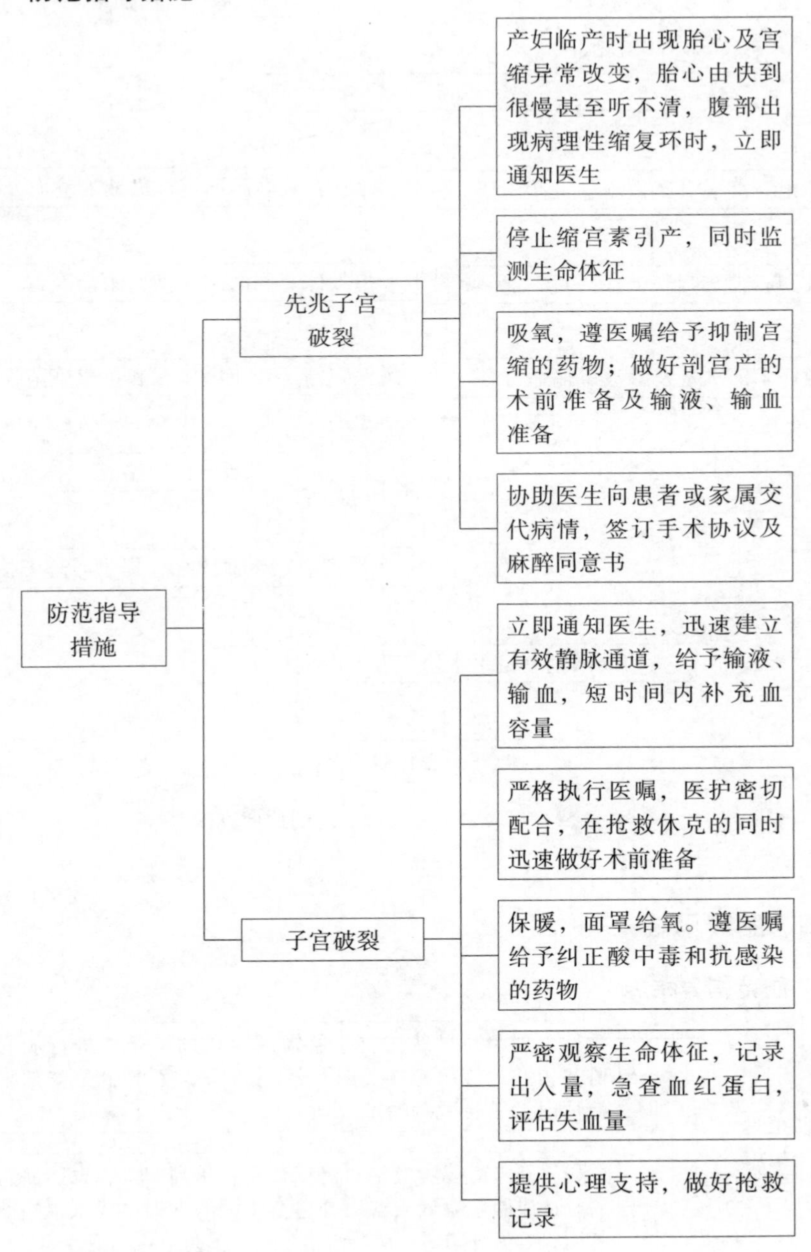
防范指导措施
先兆子宫破裂
产妇临产时出现胎心及宫缩异常改变，胎心由快到很慢甚至听不清，腹部出现病理性缩复环时，立即通知医生
停止缩宫素引产，同时监测生命体征
吸氧，遵医嘱给予抑制宫缩的药物；做好剖宫产的术前准备及输液、输血准备
协助医生向患者或家属交代病情，签订手术协议及麻醉同意书
子宫破裂
立即通知医生，迅速建立有效静脉通道，给予输液、输血，短时间内补充血容量
严格执行医嘱，医护密切配合，在抢救休克的同时迅速做好术前准备
保暖，面罩给氧。遵医嘱给予纠正酸中毒和抗感染的药物
严密观察生命体征，记录出入量，急查血红蛋白，评估失血量
提供心理支持，做好抢救记录

2. 护理流程

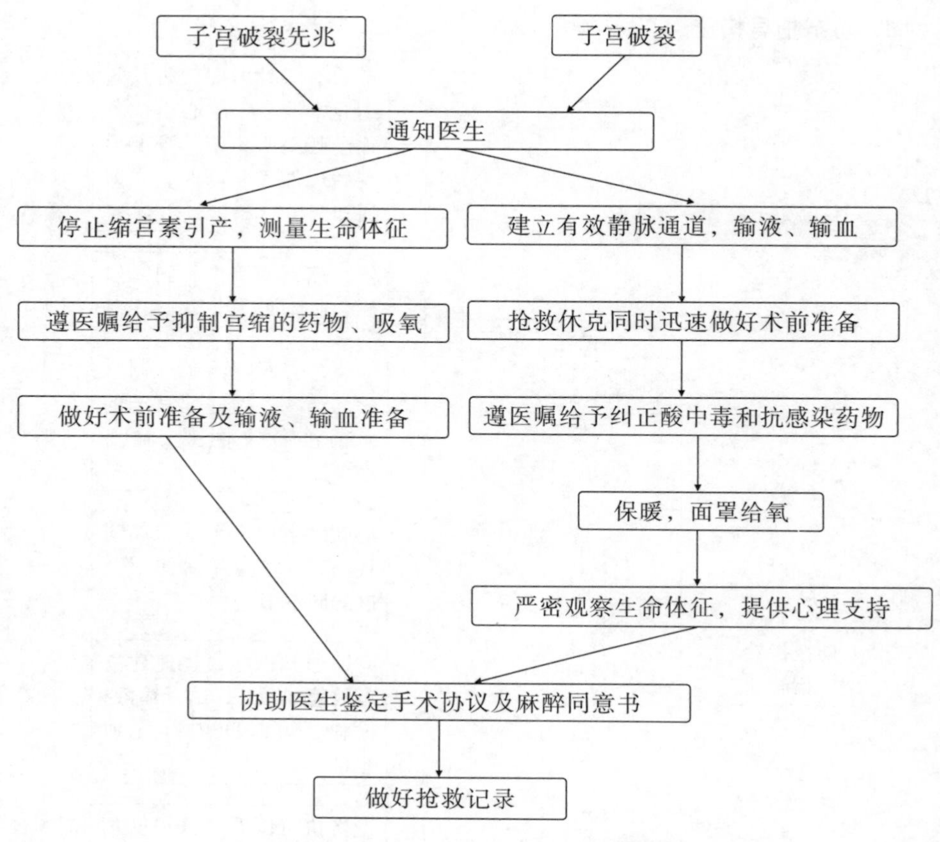
子宫破裂先兆
子宫破裂
通知医生
停止缩宫素引产，测量生命体征
建立有效静脉通道，输液、输血
遵医嘱给予抑制宫缩的药物、吸氧
抢救休克同时迅速做好术前准备
做好术前准备及输液、输血准备
遵医嘱给予纠正酸中毒和抗感染药物
保暖，面罩给氧
严密观察生命体征，提供心理支持
协助医生鉴定手术协议及麻醉同意书
做好抢救记录

图 3-52 患者发生子宫破裂时的护理流程

四、胎膜早破

1. 防范指导措施

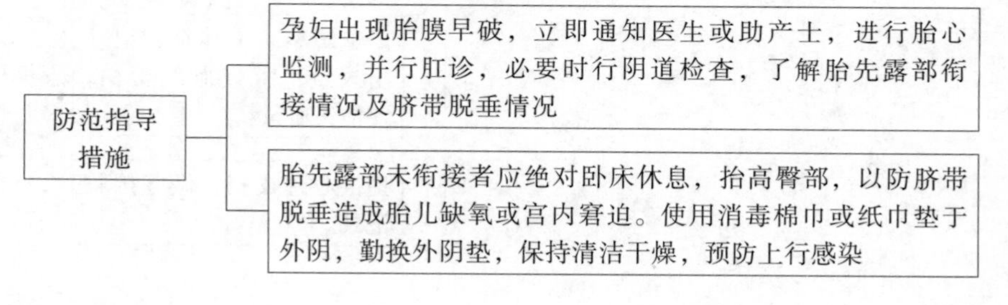
防范指导措施
孕妇出现胎膜早破，立即通知医生或助产士，进行胎心监测，并行肛诊，必要时行阴道检查，了解胎先露部衔接情况及脐带脱垂情况
胎先露部未衔接者应绝对卧床休息，抬高臀部，以防脐带脱垂造成胎儿缺氧或宫内窘迫。使用消毒棉巾或纸巾垫于外阴，勤换外阴垫，保持清洁干燥，预防上行感染

续流程

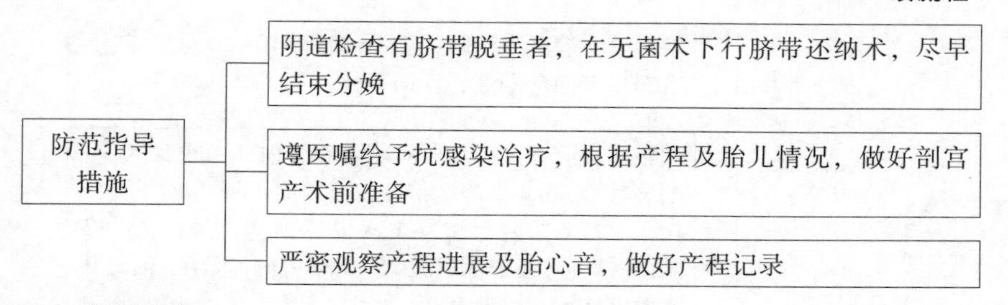
防范指导措施
阴道检查有脐带脱垂者，在无菌术下行脐带还纳术，尽早结束分娩
遵医嘱给予抗感染治疗，根据产程及胎儿情况，做好剖宫产术前准备
严密观察产程进展及胎心音，做好产程记录

2. 护理流程

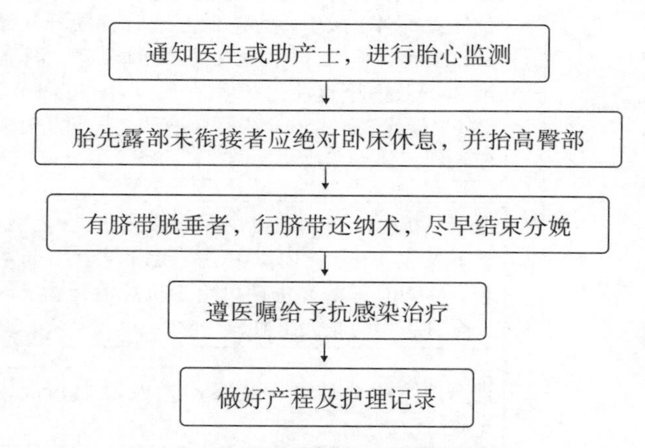
通知医生或助产士，进行胎心监测
胎先露部未衔接者应绝对卧床休息，并抬高臀部
有脐带脱垂者，行脐带还纳术，尽早结束分娩
遵医嘱给予抗感染治疗
做好产程及护理记录

图 3-53　患者发生胎膜早破的护理流程

五、羊水栓塞

1. 防范指导措施

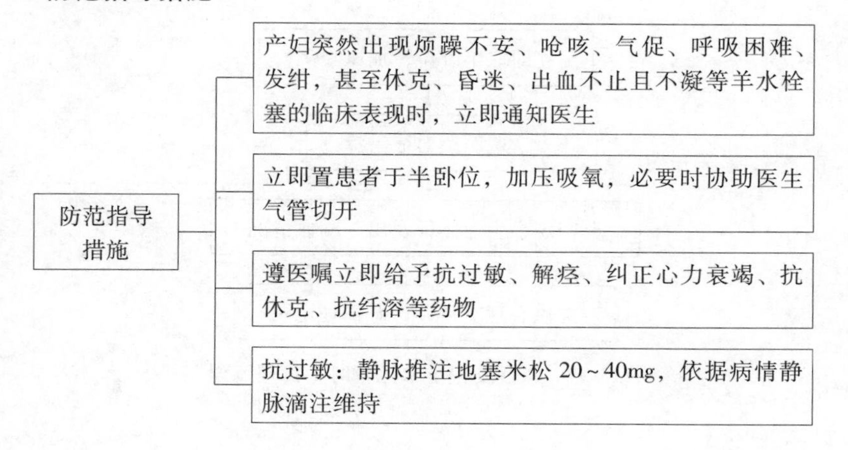
防范指导措施
产妇突然出现烦躁不安、呛咳、气促、呼吸困难、发绀，甚至休克、昏迷、出血不止且不凝等羊水栓塞的临床表现时，立即通知医生
立即置患者于半卧位，加压吸氧，必要时协助医生气管切开
遵医嘱立即给予抗过敏、解痉、纠正心力衰竭、抗休克、抗纤溶等药物
抗过敏：静脉推注地塞米松 20~40mg，依据病情静脉滴注维持

续流程

防范指导措施

- 解痉挛：静脉推注阿托品 1mg，每 10~20 分钟 1 次，直至患者面色潮红、微循环改善
- 纠正心力衰竭及肺水肿：①毛花苷丙 0.4mg 加入 5% 葡萄糖液 20ml 中静脉推注，必要时 1~2 小时重复应用，一般 6 小时后重复 1 次以达到饱和量；②呋塞米 20~40mg 或依他尼酸 25~50mg 静脉推注，消除肺水肿，防治急性肾衰竭
- 抗休克，纠正酸中毒：①低分子右旋糖酐补充血容量，血压仍不回升可用多巴胺 20mg 加入 5%葡萄糖液 250ml 静脉滴注，20 滴/分，后酌情调节滴速；② 5%碳酸氢钠 250ml 中静脉滴注，早期及时应用能较快纠正休克和代谢失调
- 肝素、抗纤溶药物的应用及凝血因子的补充：羊水栓塞发生 10 分钟内，DIC 高凝阶段应用肝素效果佳；在 DIC 纤溶亢进期可给予抗纤溶药物、凝血因子合并应用防止大出血
- 严密监测生命体征，观察出血及凝血情况，及时记录
- 介绍病情，为产妇及家属提供心理支持，取得配合

2. 护理流程

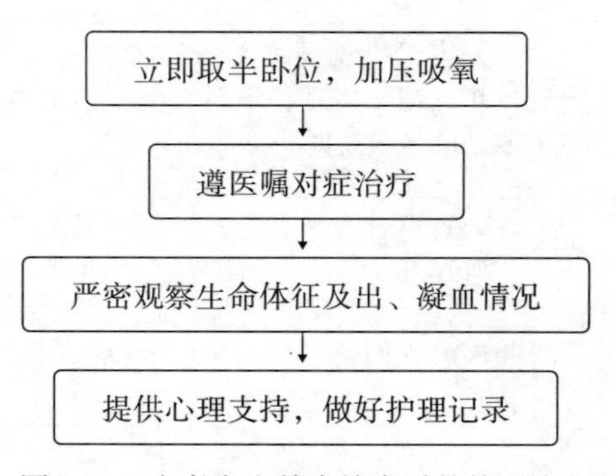
立即取半卧位，加压吸氧
遵医嘱对症治疗
严密观察生命体征及出、凝血情况
提供心理支持，做好护理记录

图 3-54　患者发生羊水栓塞时的护理流程

六、产后出血

1. 防范指导措施

防范指导措施

- 立即通知医生，吸氧
- 用16~18G套管针建立两条静脉通道，补充血容量，必要时行深静脉穿刺术。备好各种抢救药物及器械
- 查明原因，迅速止血。如子宫收缩乏力，按摩子宫并应用宫缩剂；疑有胎盘组织残留，立即做阴道及宫腔检查，清除胎盘残留物；疑有软产道损伤，及时检查软产道，必要时缝合止血；出现凝血功能障碍，遵医嘱执行治疗
- 遵医嘱应用止血剂、新鲜血或血浆代用品。如患者继续出血，出血量>1000ml，并出现心率>120次，血压<80/50mmHg，神情恍惚，四肢湿冷等失血性休克症状，立即按休克护理程序处理
- 若发生子宫破裂，配合医生迅速做好术前准备工作
- 严密观察产妇子宫收缩及阴道出血情况，严密观察生命体征、神志及瞳孔变化，有异常及时报告医生，采取有效措施
- 严格交接班，做好护理记录

2. 护理流程

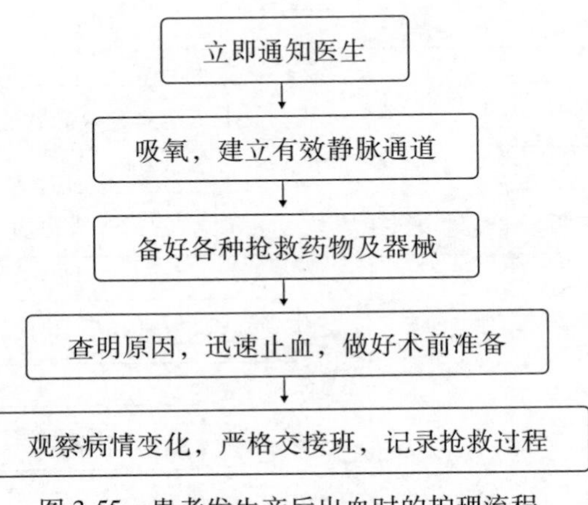
立即通知医生
吸氧，建立有效静脉通道
备好各种抢救药物及器械
查明原因，迅速止血，做好术前准备
观察病情变化，严格交接班，记录抢救过程

图3-55 患者发生产后出血时的护理流程

七、子痫

1. 防范指导措施

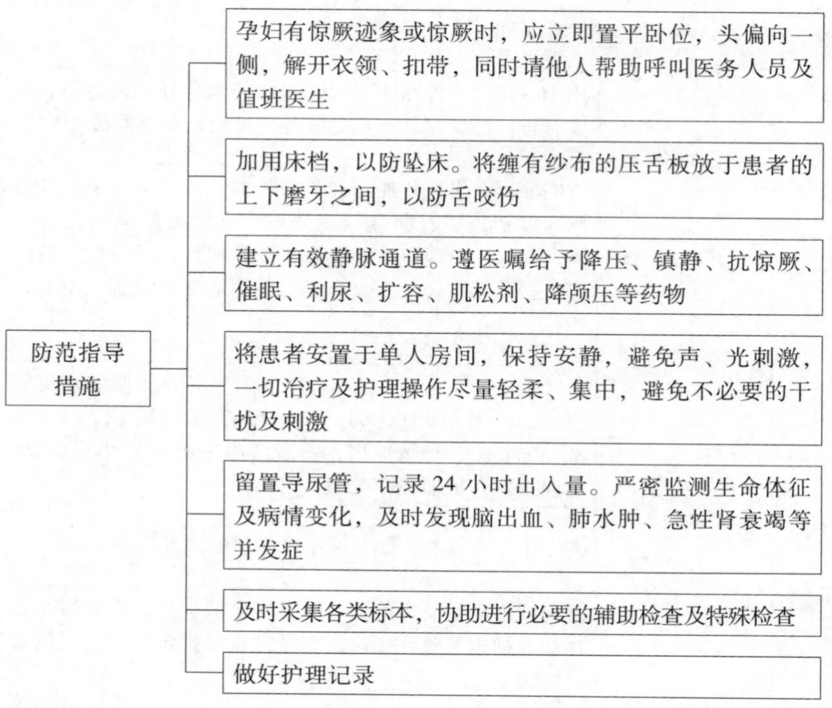
防范指导措施
孕妇有惊厥迹象或惊厥时，应立即置平卧位，头偏向一侧，解开衣领、扣带，同时请他人帮助呼叫医务人员及值班医生
加用床档，以防坠床。将缠有纱布的压舌板放于患者的上下磨牙之间，以防舌咬伤
建立有效静脉通道。遵医嘱给予降压、镇静、抗惊厥、催眠、利尿、扩容、肌松剂、降颅压等药物
将患者安置于单人房间，保持安静，避免声、光刺激，一切治疗及护理操作尽量轻柔、集中，避免不必要的干扰及刺激
留置导尿管，记录24小时出入量。严密监测生命体征及病情变化，及时发现脑出血、肺水肿、急性肾衰竭等并发症
及时采集各类标本，协助进行必要的辅助检查及特殊检查
做好护理记录

2. 护理流程

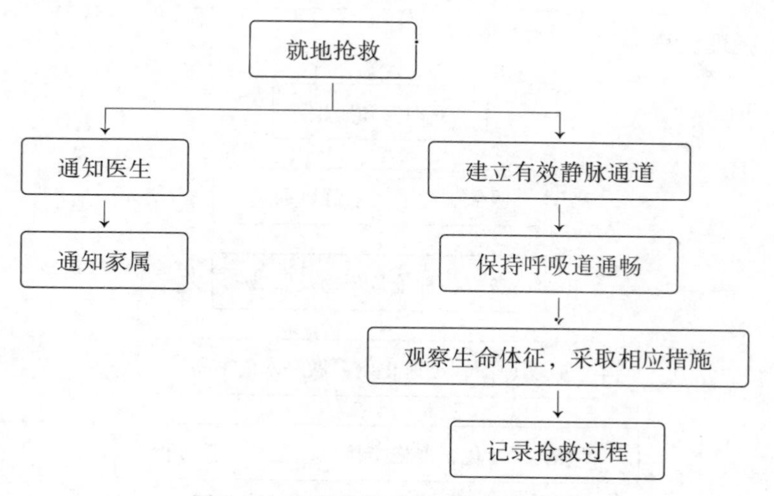
就地抢救
通知医生
通知家属
建立有效静脉通道
保持呼吸道通畅
观察生命体征，采取相应措施
记录抢救过程

图3-56 患者发生子痫时的护理流程

第四节　儿科护理不良事件防范指导措施与护理流程

一、早产儿呼吸暂停

1. 防范指导措施

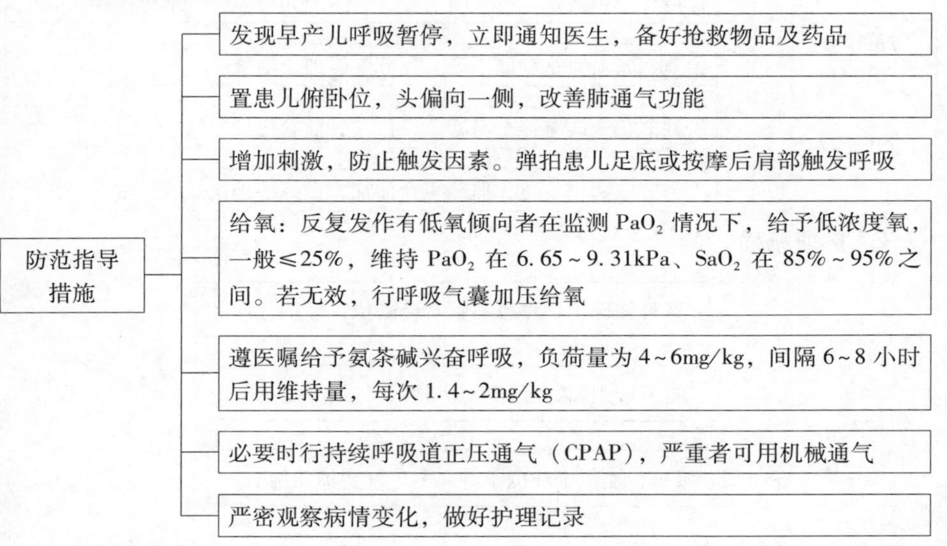
防范指导措施
发现早产儿呼吸暂停，立即通知医生，备好抢救物品及药品
置患儿俯卧位，头偏向一侧，改善肺通气功能
增加刺激，防止触发因素。弹拍患儿足底或按摩后肩部触发呼吸
给氧：反复发作有低氧倾向者在监测 PaO_2 情况下，给予低浓度氧，一般≤25%，维持 PaO_2 在 6.65～9.31kPa、SaO_2 在 85%～95%之间。若无效，行呼吸气囊加压给氧
遵医嘱给予氨茶碱兴奋呼吸，负荷量为 4～6mg/kg，间隔 6～8 小时后用维持量，每次 1.4～2mg/kg
必要时行持续呼吸道正压通气（CPAP），严重者可用机械通气
严密观察病情变化，做好护理记录

2. 护理流程

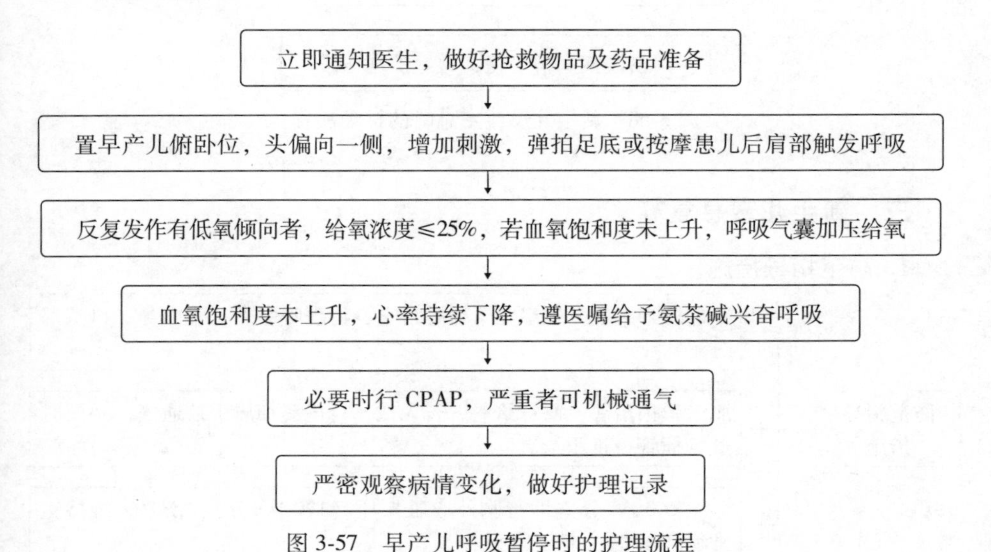
立即通知医生，做好抢救物品及药品准备
置早产儿俯卧位，头偏向一侧，增加刺激，弹拍足底或按摩患儿后肩部触发呼吸
反复发作有低氧倾向者，给氧浓度≤25%，若血氧饱和度未上升，呼吸气囊加压给氧
血氧饱和度未上升，心率持续下降，遵医嘱给予氨茶碱兴奋呼吸
必要时行 CPAP，严重者可机械通气
严密观察病情变化，做好护理记录

图 3-57　早产儿呼吸暂停时的护理流程

二、新生儿反流窒息

1. 防范指导措施

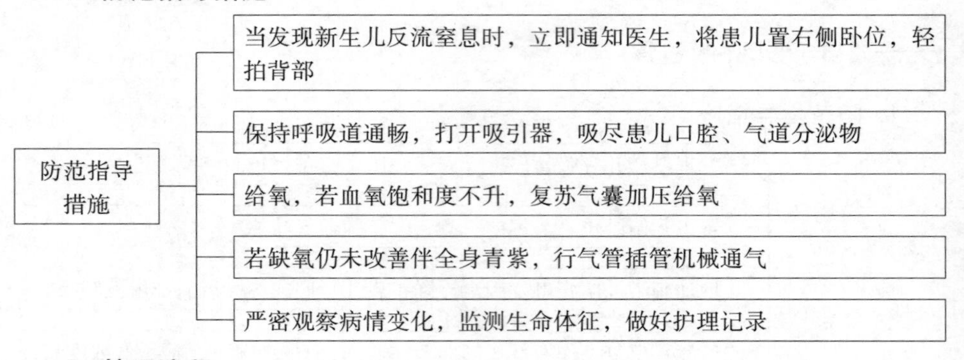
防范指导措施
当发现新生儿反流窒息时，立即通知医生，将患儿置右侧卧位，轻拍背部
保持呼吸道通畅，打开吸引器，吸尽患儿口腔、气道分泌物
给氧，若血氧饱和度不升，复苏气囊加压给氧
若缺氧仍未改善伴全身青紫，行气管插管机械通气
严密观察病情变化，监测生命体征，做好护理记录

2. 护理流程

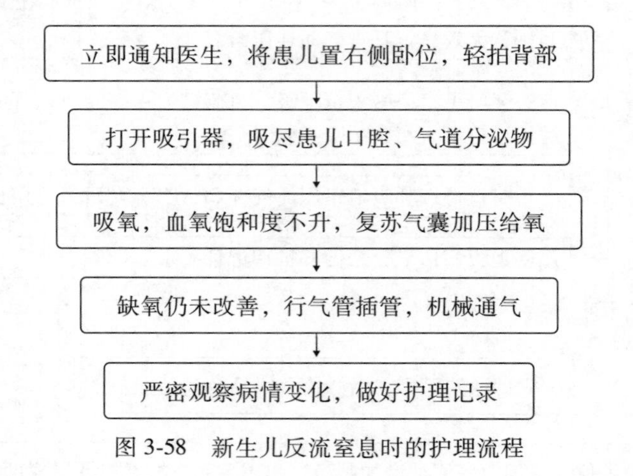
立即通知医生，将患儿置右侧卧位，轻拍背部
打开吸引器，吸尽患儿口腔、气道分泌物
吸氧，血氧饱和度不升，复苏气囊加压给氧
缺氧仍未改善，行气管插管，机械通气
严密观察病情变化，做好护理记录

图 3-58　新生儿反流窒息时的护理流程

三、新生儿窒息复苏

1. 防范指导措施

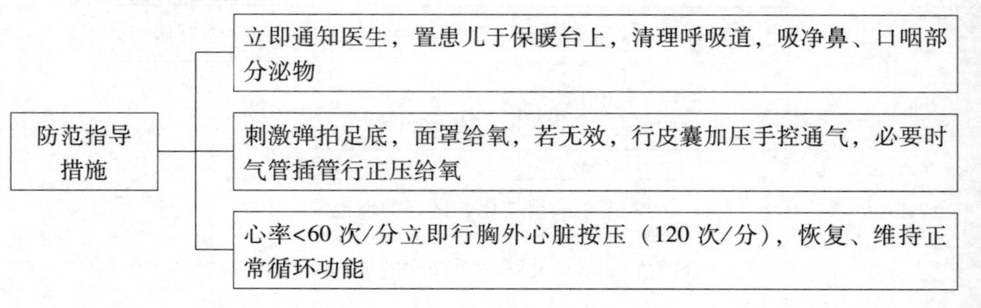
防范指导措施
立即通知医生，置患儿于保暖台上，清理呼吸道，吸净鼻、口咽部分泌物
刺激弹拍足底，面罩给氧，若无效，行皮囊加压手控通气，必要时气管插管行正压给氧
心率<60 次/分立即行胸外心脏按压（120 次/分），恢复、维持正常循环功能

续流程

防范指导措施

- 遵医嘱脐静脉给药：①母亲曾用麻醉药者可给纳洛酮 0.1mg/kg；②母亲未用麻醉药者可给 5%碳酸氢钠 3～5ml/kg、1∶10000 肾上腺素 0.5～1ml 脐静脉注射，输入扩容剂、全血、5%人血白蛋白 10ml/kg 或生理盐水。有感染者给予抗生素
- 监测生命体征，密切观察病情，发现异常及时处理。做好护理记录

2. 护理流程

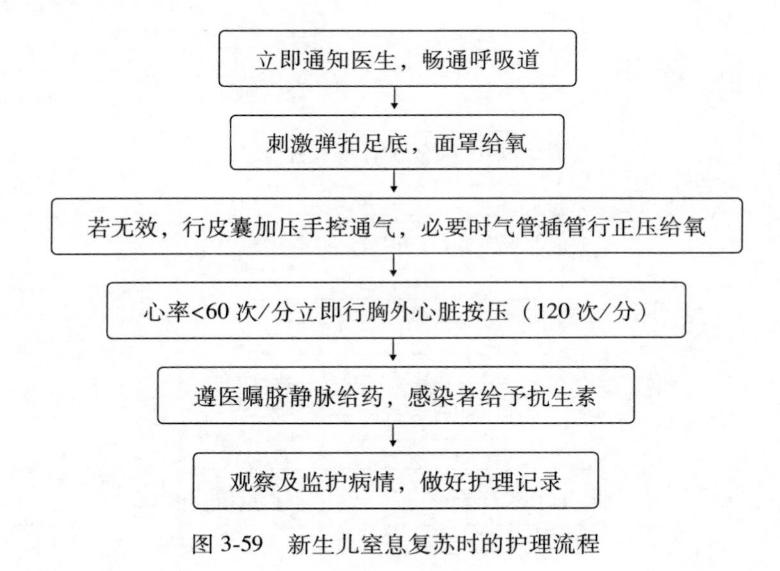
立即通知医生，畅通呼吸道
刺激弹拍足底，面罩给氧
若无效，行皮囊加压手控通气，必要时气管插管行正压给氧
心率<60 次/分立即行胸外心脏按压（120 次/分）
遵医嘱脐静脉给药，感染者给予抗生素
观察及监护病情，做好护理记录

图 3-59　新生儿窒息复苏时的护理流程

四、新生儿感染暴发

1. 防范指导措施

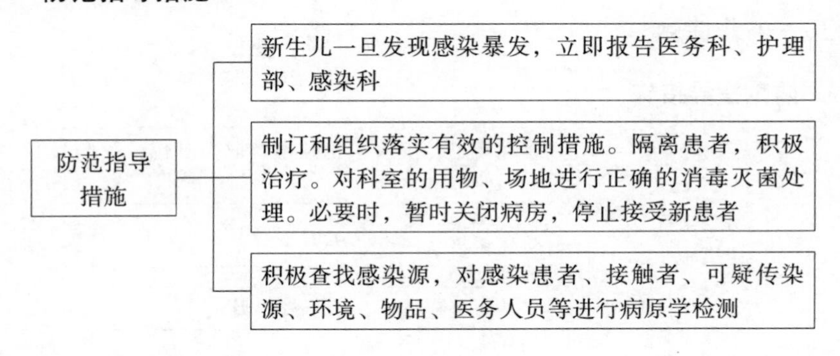
防范指导措施
新生儿一旦发现感染暴发，立即报告医务科、护理部、感染科
制订和组织落实有效的控制措施。隔离患者，积极治疗。对科室的用物、场地进行正确的消毒灭菌处理。必要时，暂时关闭病房，停止接受新患者
积极查找感染源，对感染患者、接触者、可疑传染源、环境、物品、医务人员等进行病原学检测

续流程

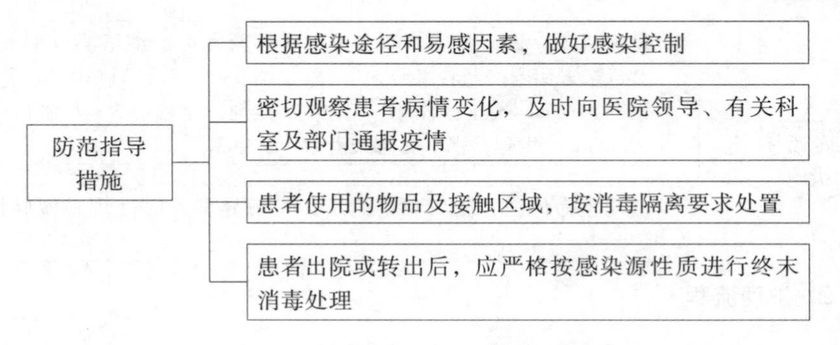
防范指导措施
根据感染途径和易感因素，做好感染控制
密切观察患者病情变化，及时向医院领导、有关科室及部门通报疫情
患者使用的物品及接触区域，按消毒隔离要求处置
患者出院或转出后，应严格按感染源性质进行终末消毒处理

2. 护理流程

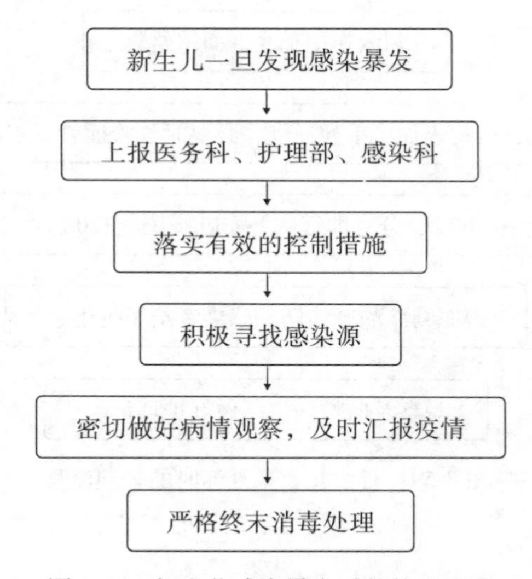
新生儿一旦发现感染暴发
上报医务科、护理部、感染科
落实有效的控制措施
积极寻找感染源
密切做好病情观察，及时汇报疫情
严格终末消毒处理

图 3-60　新生儿感染暴发时的护理流程

五、小儿惊厥

1. 防范指导措施

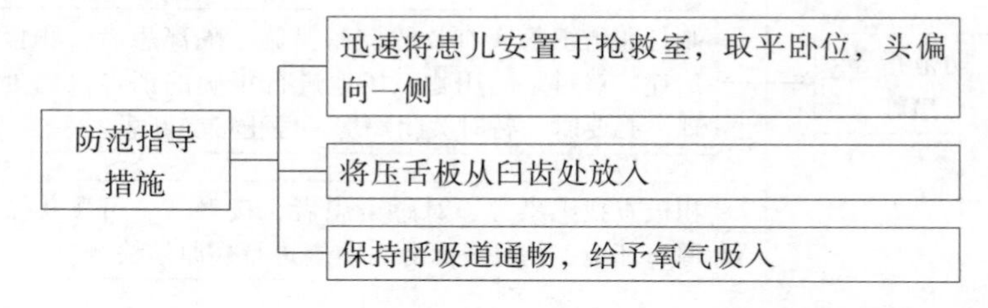
防范指导措施
迅速将患儿安置于抢救室，取平卧位，头偏向一侧
将压舌板从臼齿处放入
保持呼吸道通畅，给予氧气吸入

续流程

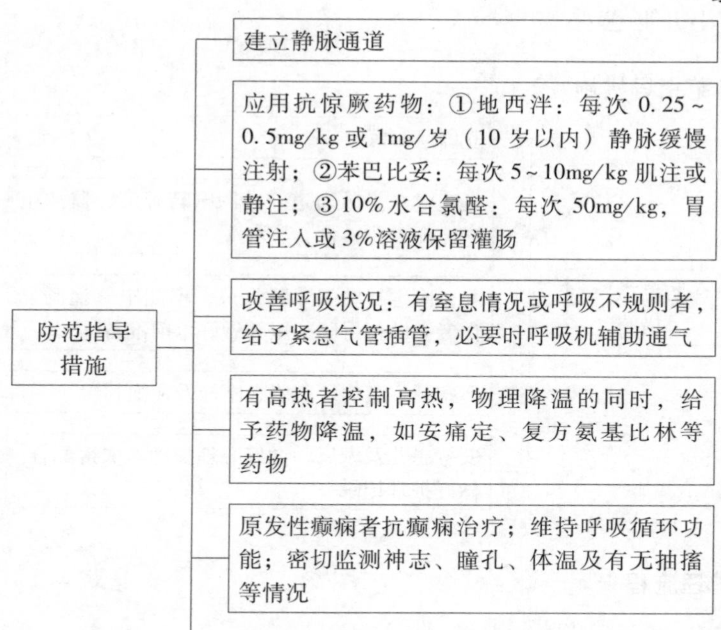
防范指导措施
建立静脉通道
应用抗惊厥药物：①地西泮：每次0.25～0.5mg/kg或1mg/岁（10岁以内）静脉缓慢注射；②苯巴比妥：每次5～10mg/kg肌注或静注；③10%水合氯醛：每次50mg/kg，胃管注入或3%溶液保留灌肠
改善呼吸状况：有窒息情况或呼吸不规则者，给予紧急气管插管，必要时呼吸机辅助通气
有高热者控制高热，物理降温的同时，给予药物降温，如安痛定、复方氨基比林等药物
原发性癫痫者抗癫痫治疗；维持呼吸循环功能；密切监测神志、瞳孔、体温及有无抽搐等情况
由专人护送至专业病房

2. 护理流程

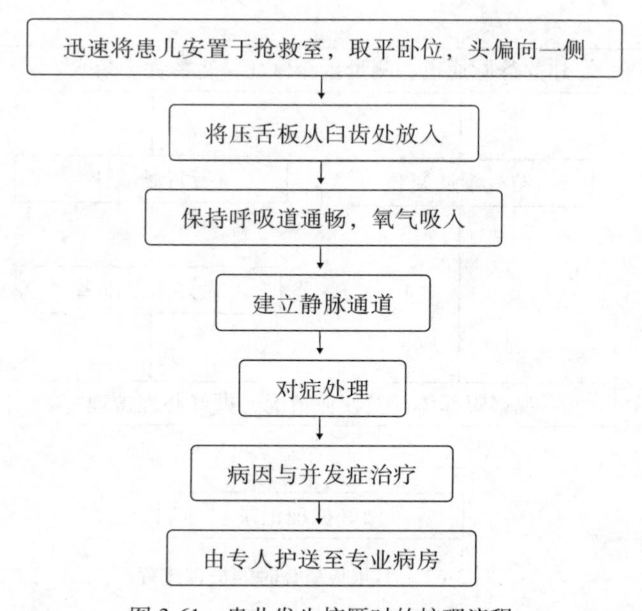
迅速将患儿安置于抢救室，取平卧位，头偏向一侧
将压舌板从臼齿处放入
保持呼吸道通畅，氧气吸入
建立静脉通道
对症处理
病因与并发症治疗
由专人护送至专业病房

图3-61 患儿发生惊厥时的护理流程

六、小儿肠套叠

1. 防范指导措施

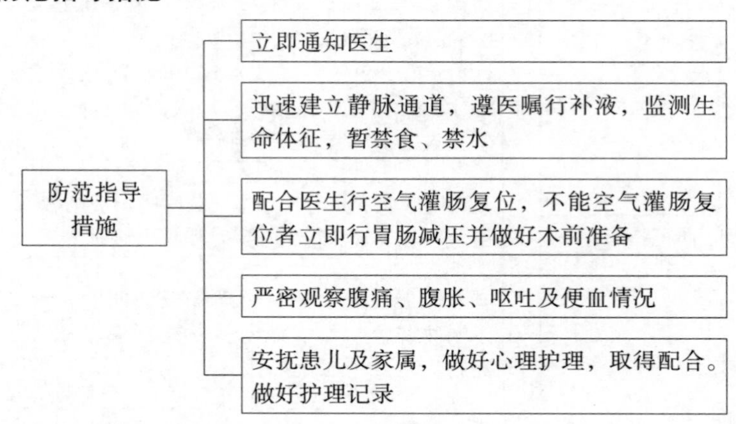
防范指导措施
立即通知医生
迅速建立静脉通道，遵医嘱行补液，监测生命体征，暂禁食、禁水
配合医生行空气灌肠复位，不能空气灌肠复位者立即行胃肠减压并做好术前准备
严密观察腹痛、腹胀、呕吐及便血情况
安抚患儿及家属，做好心理护理，取得配合。做好护理记录

2. 护理流程

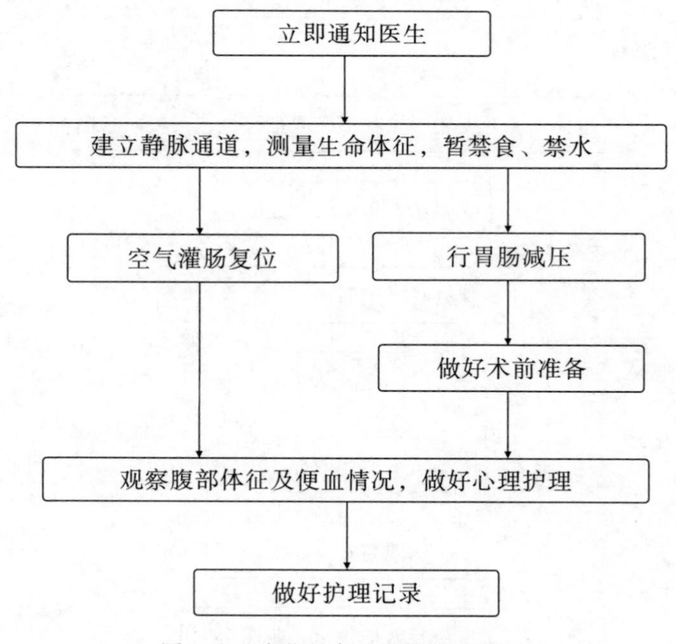
立即通知医生
建立静脉通道，测量生命体征，暂禁食、禁水
空气灌肠复位
行胃肠减压
做好术前准备
观察腹部体征及便血情况，做好心理护理
做好护理记录

图 3-62　小儿肠套叠时的护理流程

七、婴儿或儿童丢失

1. 防范指导措施

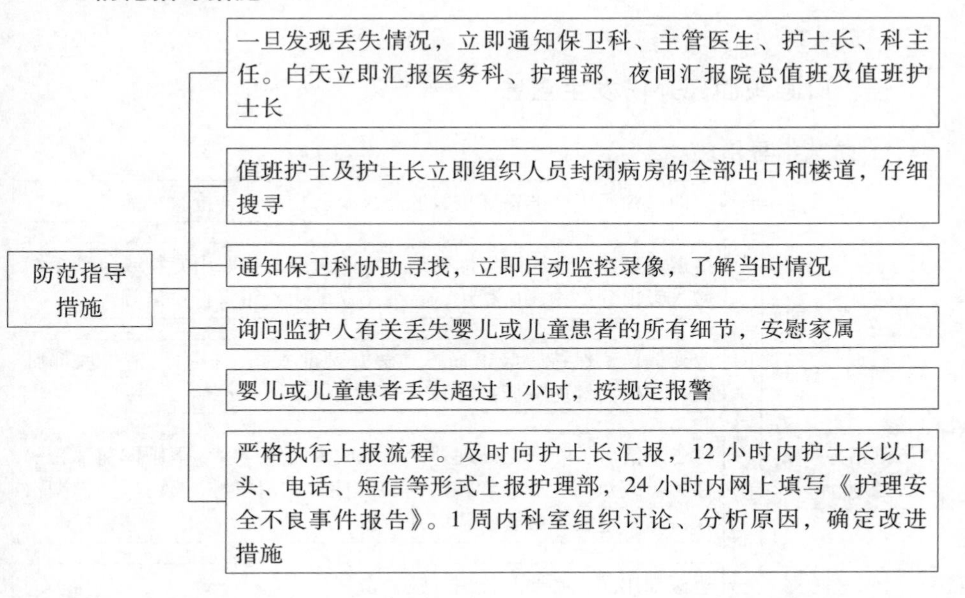

防范指导措施
一旦发现丢失情况，立即通知保卫科、主管医生、护士长、科主任。白天立即汇报医务科、护理部，夜间汇报院总值班及值班护士长
值班护士及护士长立即组织人员封闭病房的全部出口和楼道，仔细搜寻
通知保卫科协助寻找，立即启动监控录像，了解当时情况
询问监护人有关丢失婴儿或儿童患者的所有细节，安慰家属
婴儿或儿童患者丢失超过1小时，按规定报警
严格执行上报流程。及时向护士长汇报，12小时内护士长以口头、电话、短信等形式上报护理部，24小时内网上填写《护理安全不良事件报告》。1周内科室组织讨论、分析原因，确定改进措施

2. 护理流程

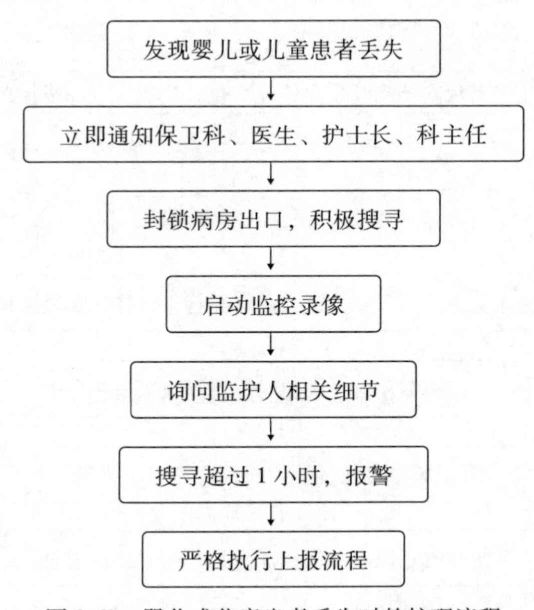

发现婴儿或儿童患者丢失
立即通知保卫科、医生、护士长、科主任
封锁病房出口，积极搜寻
启动监控录像
询问监护人相关细节
搜寻超过1小时，报警
严格执行上报流程

图3-63　婴儿或儿童患者丢失时的护理流程

第五节 五官科护理不良事件防范指导措施与护理流程

一、口腔颌面部外伤发生窒息

1. 防范指导措施

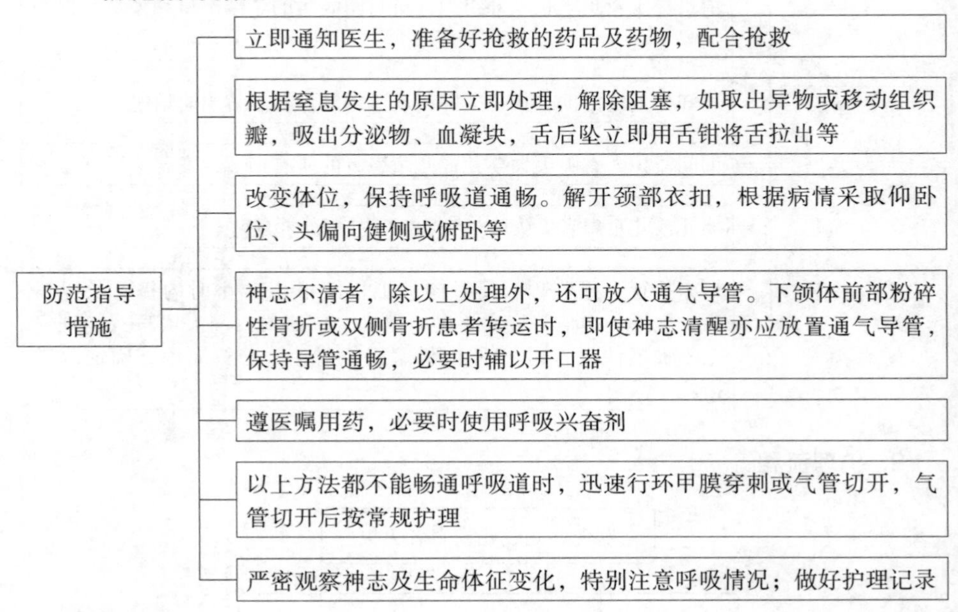
防范指导措施
立即通知医生，准备好抢救的药品及药物，配合抢救
根据窒息发生的原因立即处理，解除阻塞，如取出异物或移动组织瓣，吸出分泌物、血凝块，舌后坠立即用舌钳将舌拉出等
改变体位，保持呼吸道通畅。解开颈部衣扣，根据病情采取仰卧位、头偏向健侧或俯卧等
神志不清者，除以上处理外，还可放入通气导管。下颌体前部粉碎性骨折或双侧骨折患者转运时，即使神志清醒亦应放置通气导管，保持导管通畅，必要时辅以开口器
遵医嘱用药，必要时使用呼吸兴奋剂
以上方法都不能畅通呼吸道时，迅速行环甲膜穿刺或气管切开，气管切开后按常规护理
严密观察神志及生命体征变化，特别注意呼吸情况；做好护理记录

2. 护理流程

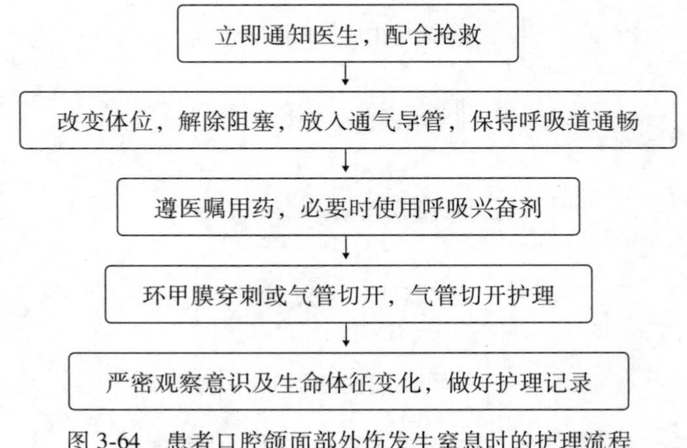
立即通知医生，配合抢救
改变体位，解除阻塞，放入通气导管，保持呼吸道通畅
遵医嘱用药，必要时使用呼吸兴奋剂
环甲膜穿刺或气管切开，气管切开护理
严密观察意识及生命体征变化，做好护理记录

图 3-64 患者口腔颌面部外伤发生窒息时的护理流程

二、急性闭角型青光眼

1. 防范指导措施

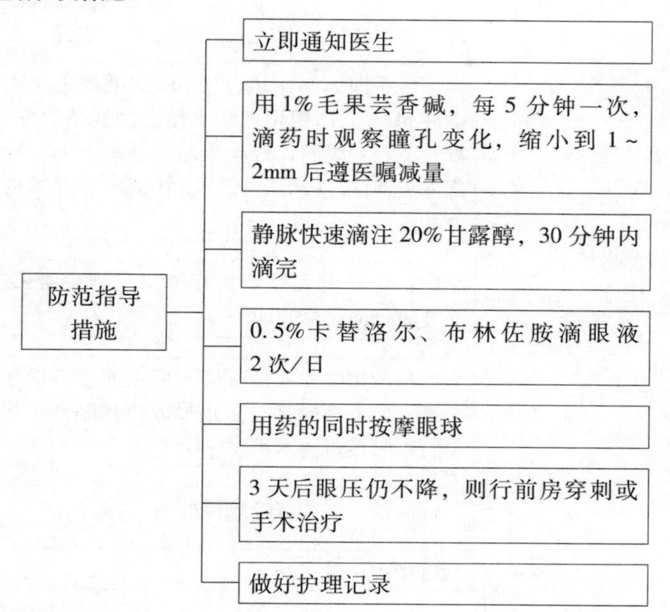
防范指导措施
立即通知医生
用1%毛果芸香碱，每5分钟一次，滴药时观察瞳孔变化，缩小到1~2mm后遵医嘱减量
静脉快速滴注20%甘露醇，30分钟内滴完
0.5%卡替洛尔、布林佐胺滴眼液2次/日
用药的同时按摩眼球
3天后眼压仍不降，则行前房穿刺或手术治疗
做好护理记录

2. 护理流程

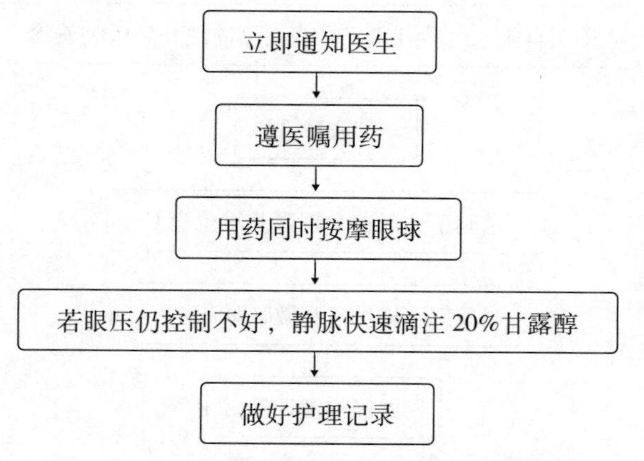
立即通知医生
遵医嘱用药
用药同时按摩眼球
若眼压仍控制不好，静脉快速滴注20%甘露醇
做好护理记录

图3-65　患者出现急性闭角型青光眼时的护理流程

三、化学性眼外伤

1. 防范指导措施

防范指导措施

- 分秒必争彻底冲洗眼部，现场自救可就地取材用自来水、冷开水、井水等反复彻底冲洗30分钟。若为干石灰则用蘸有牙膏的棉签黏去石灰粉后再用水冲洗
- 接诊后立即通知医生，用pH试纸测定结膜囊液pH，立即用生理盐水彻底冲洗结膜囊，翻转上、下眼睑，转动眼球、暴露上下穹隆部除去残留，必要时行放射状结膜切开术彻底冲洗
- 结膜下注射庆大霉素2万单位及维生素C，必要时行前房穿刺冲洗
- 大面积的化学性烧伤，每天可用油膏玻璃棒分离上、下穹隆部，防止形成睑球粘连，尽早行羊膜覆盖手术治疗
- 局部滴抗生素和散瞳眼药水
- 做好护理记录

2. 护理流程

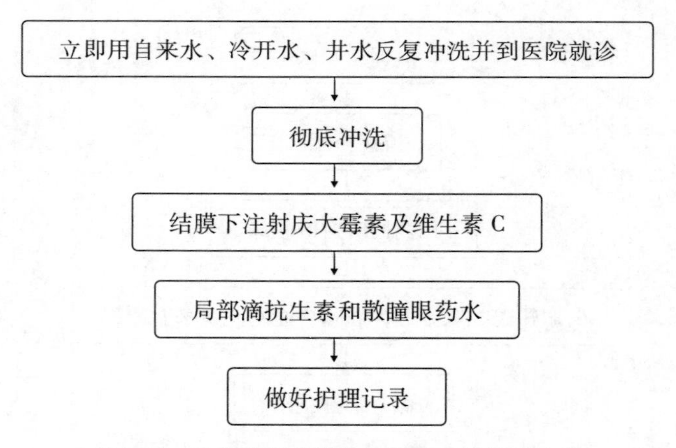
立即用自来水、冷开水、井水反复冲洗并到医院就诊
彻底冲洗
结膜下注射庆大霉素及维生素C
局部滴抗生素和散瞳眼药水
做好护理记录

图3-66　患者出现化学性眼外伤时的护理流程

四、鼻出血

1. 防范指导措施

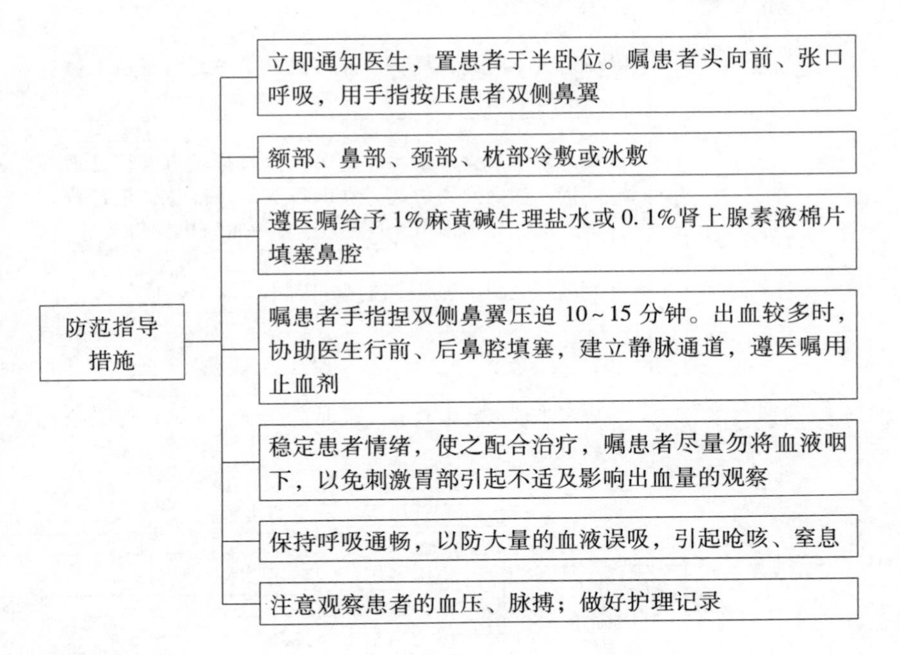
防范指导措施
立即通知医生，置患者于半卧位。嘱患者头向前、张口呼吸，用手指按压患者双侧鼻翼
额部、鼻部、颈部、枕部冷敷或冰敷
遵医嘱给予1%麻黄碱生理盐水或0.1%肾上腺素液棉片填塞鼻腔
嘱患者手指捏双侧鼻翼压迫10~15分钟。出血较多时，协助医生行前、后鼻腔填塞，建立静脉通道，遵医嘱用止血剂
稳定患者情绪，使之配合治疗，嘱患者尽量勿将血液咽下，以免刺激胃部引起不适及影响出血量的观察
保持呼吸通畅，以防大量的血液误吸，引起呛咳、窒息
注意观察患者的血压、脉搏；做好护理记录

2. 护理流程

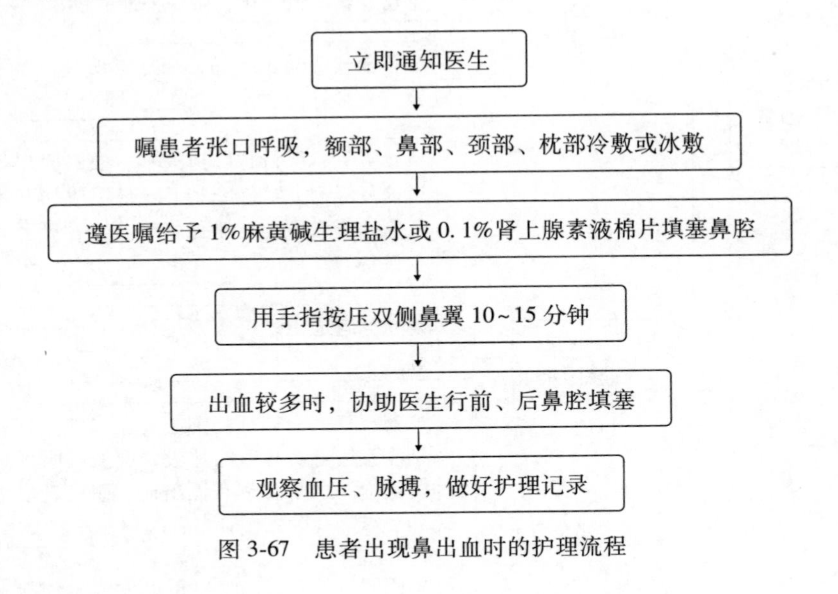
立即通知医生
嘱患者张口呼吸，额部、鼻部、颈部、枕部冷敷或冰敷
遵医嘱给予1%麻黄碱生理盐水或0.1%肾上腺素液棉片填塞鼻腔
用手指按压双侧鼻翼10~15分钟
出血较多时，协助医生行前、后鼻腔填塞
观察血压、脉搏，做好护理记录

图3-67　患者出现鼻出血时的护理流程

五、急性喉阻塞

1. 防范指导措施

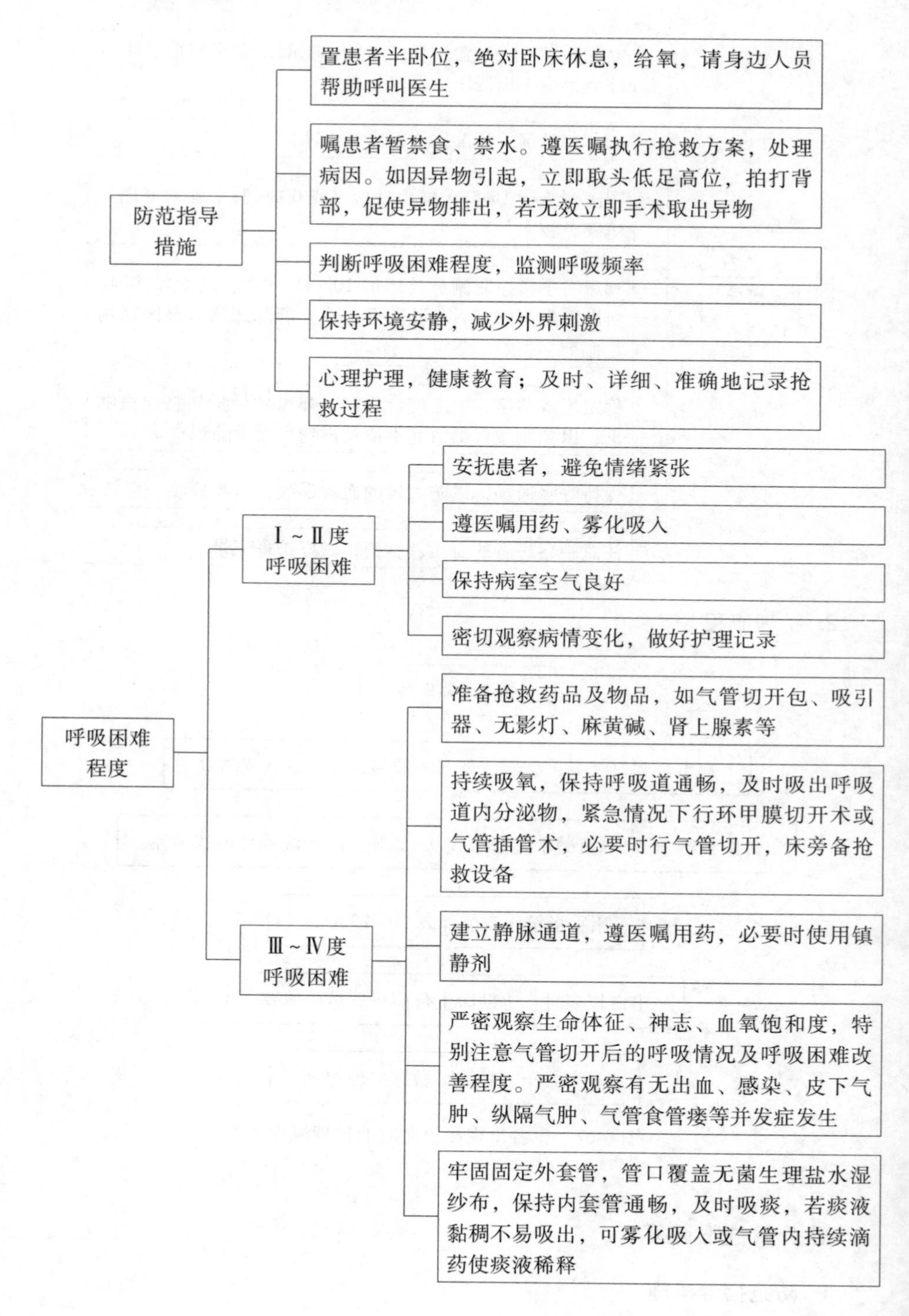
防范指导措施
置患者半卧位，绝对卧床休息，给氧，请身边人员帮助呼叫医生
嘱患者暂禁食、禁水。遵医嘱执行抢救方案，处理病因。如因异物引起，立即取头低足高位，拍打背部，促使异物排出，若无效立即手术取出异物
判断呼吸困难程度，监测呼吸频率
保持环境安静，减少外界刺激
心理护理，健康教育；及时、详细、准确地记录抢救过程
呼吸困难程度
Ⅰ~Ⅱ度呼吸困难
安抚患者，避免情绪紧张
遵医嘱用药、雾化吸入
保持病室空气良好
密切观察病情变化，做好护理记录
Ⅲ~Ⅳ度呼吸困难
准备抢救药品及物品，如气管切开包、吸引器、无影灯、麻黄碱、肾上腺素等
持续吸氧，保持呼吸道通畅，及时吸出呼吸道内分泌物，紧急情况下行环甲膜切开术或气管插管术，必要时行气管切开，床旁备抢救设备
建立静脉通道，遵医嘱用药，必要时使用镇静剂
严密观察生命体征、神志、血氧饱和度，特别注意气管切开后的呼吸情况及呼吸困难改善程度。严密观察有无出血、感染、皮下气肿、纵隔气肿、气管食管瘘等并发症发生
牢固固定外套管，管口覆盖无菌生理盐水湿纱布，保持内套管通畅，及时吸痰，若痰液黏稠不易吸出，可雾化吸入或气管内持续滴药使痰液稀释

2．护理流程

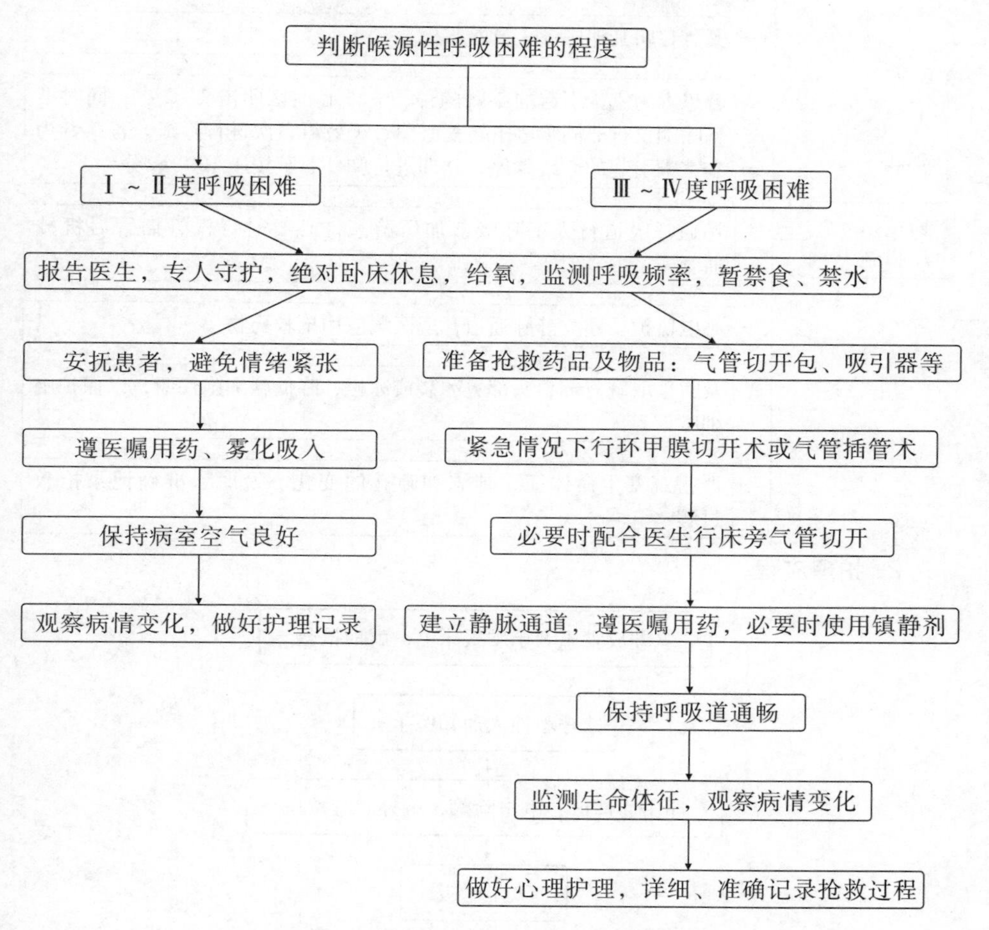
判断喉源性呼吸困难的程度
Ⅰ～Ⅱ度呼吸困难
Ⅲ～Ⅳ度呼吸困难
报告医生，专人守护，绝对卧床休息，给氧，监测呼吸频率，暂禁食、禁水
安抚患者，避免情绪紧张
遵医嘱用药、雾化吸入
保持病室空气良好
观察病情变化，做好护理记录
准备抢救药品及物品：气管切开包、吸引器等
紧急情况下行环甲膜切开术或气管插管术
必要时配合医生行床旁气管切开
建立静脉通道，遵医嘱用药，必要时使用镇静剂
保持呼吸道通畅
监测生命体征，观察病情变化
做好心理护理，详细、准确记录抢救过程

图 3-68　患者出现急性喉阻塞时的护理流程

第六节　急诊护理不良事件防范指导措施与护理流程

一、心跳骤停

1．防范指导措施

防范指导措施：

- 患者发生心跳骤停时，立即置其于硬板床上，就地抢救
- 紧急呼叫其他医务人员参与抢救
- 若患者为室颤引起的心跳骤停，立即心前区叩击1~2次，同时准备除颤仪行非同步电击转复心律，无效可再次进行除颤。若患者为非室颤引起的心跳骤停，立即进行胸外心脏按压100次/分
- 畅通呼吸道行人工呼吸、加压给氧，必要时行气管插管后机械通气
- 心电监护。建立静脉通道，遵医嘱应用抢救药物
- 及时采取脑复苏，头部置冰袋或冰帽，降低脑细胞代谢，以保护脑细胞
- 严密观察生命体征、神志和瞳孔的变化。及时、准确记录抢救过程

2. 护理流程

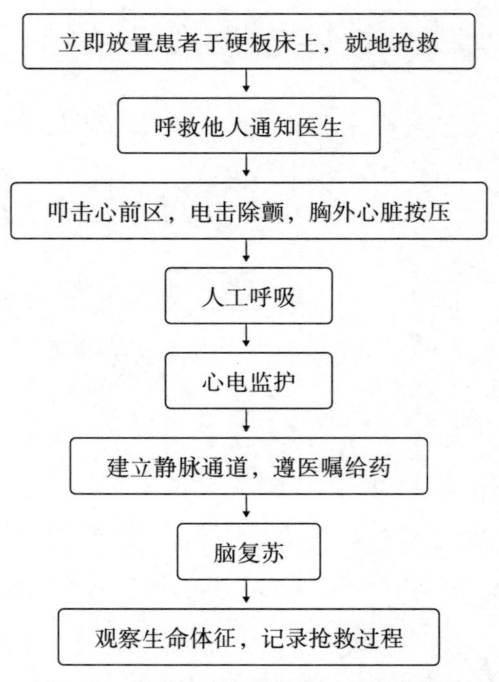
立即放置患者于硬板床上，就地抢救
呼救他人通知医生
叩击心前区，电击除颤，胸外心脏按压
人工呼吸
心电监护
建立静脉通道，遵医嘱给药
脑复苏
观察生命体征，记录抢救过程

图3-69　患者发生心跳骤停时的护理流程

二、惊厥

1. 防范指导措施

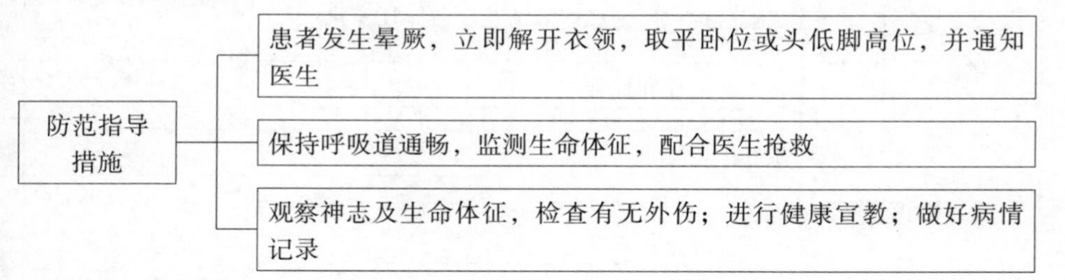
防范指导措施
患者发生晕厥，立即解开衣领，取平卧位或头低脚高位，并通知医生
保持呼吸道通畅，监测生命体征，配合医生抢救
观察神志及生命体征，检查有无外伤；进行健康宣教；做好病情记录

2. 护理流程

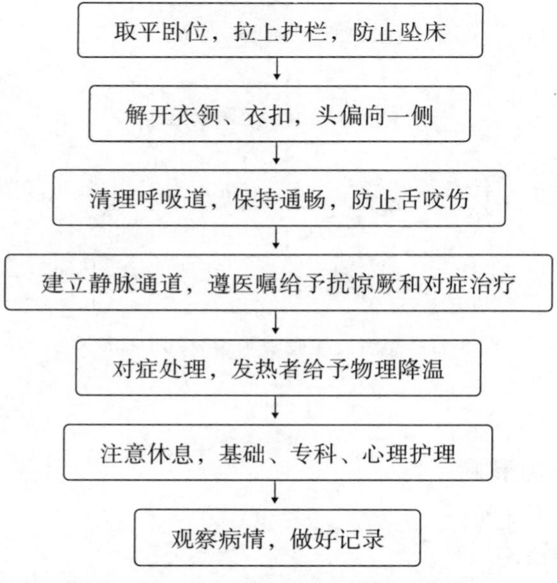
取平卧位，拉上护栏，防止坠床
解开衣领、衣扣，头偏向一侧
清理呼吸道，保持通畅，防止舌咬伤
建立静脉通道，遵医嘱给予抗惊厥和对症治疗
对症处理，发热者给予物理降温
注意休息，基础、专科、心理护理
观察病情，做好记录

图 3-70　患者发生惊厥时的护理流程

三、呼吸困难

1. 防范指导措施

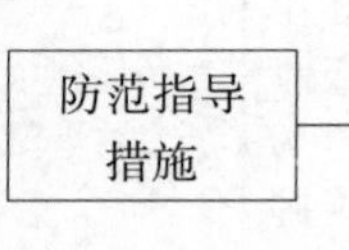
防范指导措施

协助患者取合适体位，减轻呼吸困难，如急性左心衰竭、严重哮喘、急性呼吸窘迫综合征（ARDS）、肺气肿等取坐位或半坐卧位；肋骨骨折取健侧卧位；胸腔积液取患侧卧位

保持呼吸道通畅，协助患者有效咳嗽或吸引、雾化吸入，有效清除呼吸道分泌物；必要时建立人工气道，给予机械通气，辅助呼吸

续流程

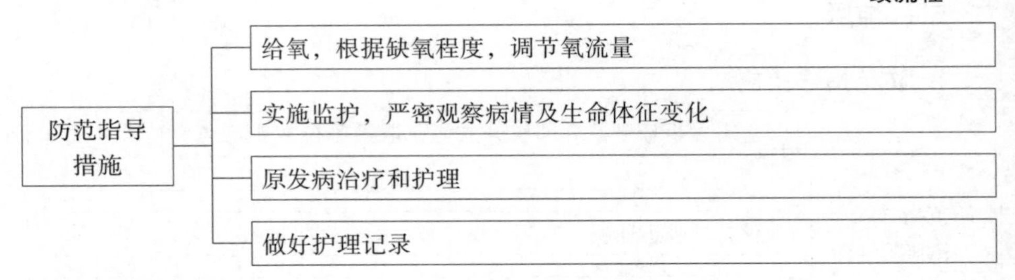
防范指导措施
给氧，根据缺氧程度，调节氧流量
实施监护，严密观察病情及生命体征变化
原发病治疗和护理
做好护理记录

2. 护理流程

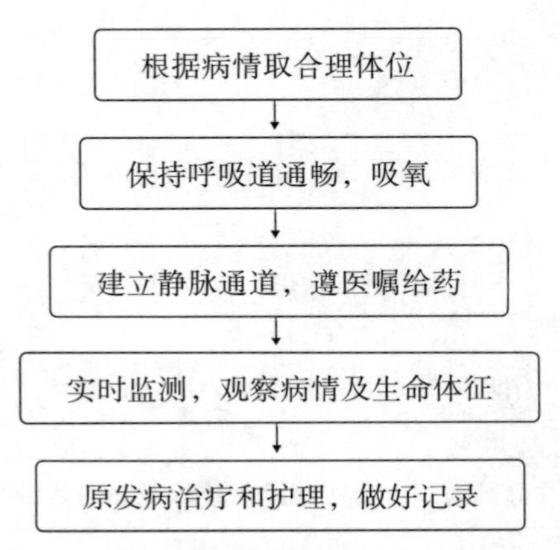
根据病情取合理体位
保持呼吸道通畅，吸氧
建立静脉通道，遵医嘱给药
实时监测，观察病情及生命体征
原发病治疗和护理，做好记录

图 3-71　患者发生呼吸困难时的护理流程

四、急性心力衰竭

1. 防范指导措施

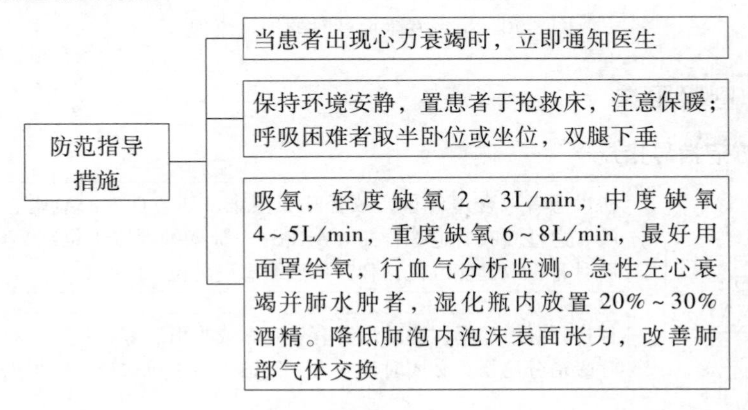
防范指导措施
当患者出现心力衰竭时，立即通知医生
保持环境安静，置患者于抢救床，注意保暖；呼吸困难者取半卧位或坐位，双腿下垂
吸氧，轻度缺氧 2～3L/min，中度缺氧 4～5L/min，重度缺氧 6～8L/min，最好用面罩给氧，行血气分析监测。急性左心衰竭并肺水肿者，湿化瓶内放置 20%～30% 酒精。降低肺泡内泡沫表面张力，改善肺部气体交换

续流程

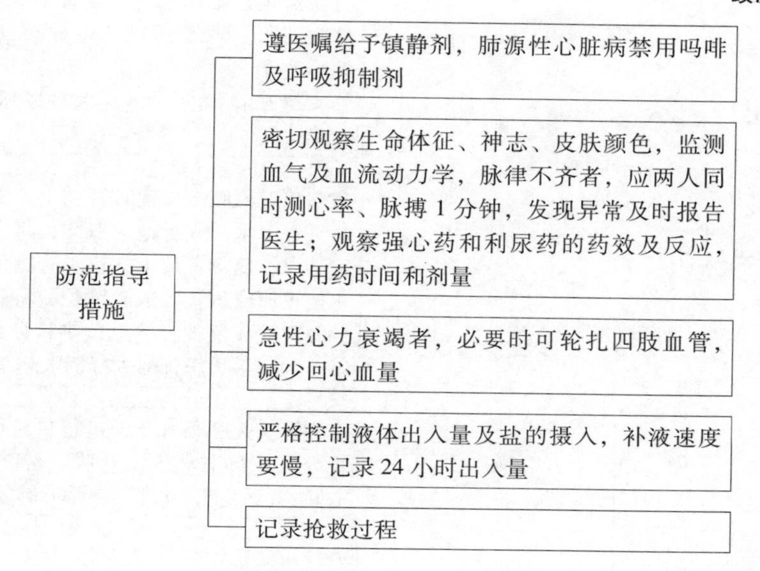
防范指导措施
遵医嘱给予镇静剂，肺源性心脏病禁用吗啡及呼吸抑制剂
密切观察生命体征、神志、皮肤颜色，监测血气及血流动力学，脉律不齐者，应两人同时测心率、脉搏1分钟，发现异常及时报告医生；观察强心药和利尿药的药效及反应，记录用药时间和剂量
急性心力衰竭者，必要时可轮扎四肢血管，减少回心血量
严格控制液体出入量及盐的摄入，补液速度要慢，记录24小时出入量
记录抢救过程

2. 护理流程

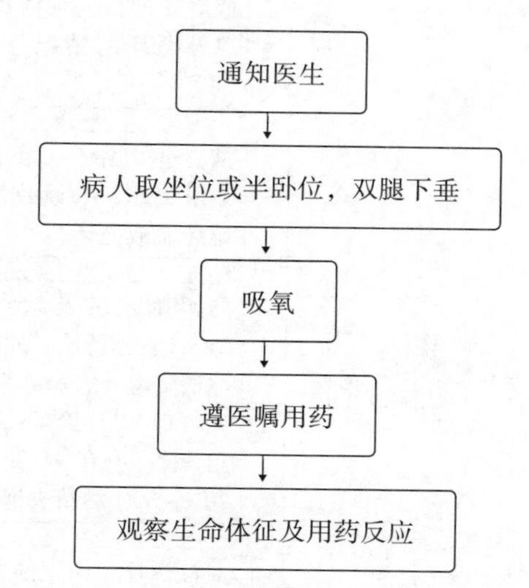
通知医生
病人取坐位或半卧位，双腿下垂
吸氧
遵医嘱用药
观察生命体征及用药反应

图3-72　患者发生急性心力衰竭时的护理流程

五、溺水

1. 防范指导措施

- 防范指导措施
  - 现场抢救
    - 将伤员迅速抬出水面，立即清除口、鼻内的水、泥及污物，用纱布（手帕）裹着手指将患者舌头拉出口外，解开衣扣、领口，保持呼吸道通畅
    - 抱起患者腰腹部，使其背朝上、头下垂进行倒水；或者抱起双腿，将患者腹部放在急救者肩上，快步奔跑使积水倒出；或急救者取半跪位，将患者的腹部放在急救者腿上，使其头部下垂，并用手平压背部进行倒水
    - 有心跳、无呼吸者立即进行口对口人工呼吸或口对鼻人工呼吸；若呼吸、心跳均已停止，立即行徒手心肺复苏
    - 转院继续治疗
  - 医院抢救
    - 立即恢复呼吸，纠正低氧血症：无呼吸者立即行气管插管，在建立有效通气及循环的情况下，给予呼吸兴奋剂等
    - 恢复有效循环，无心跳应继续行胸外心脏按压；心跳恢复，补充血容量，维持血液循环
    - 防治脑水肿及肺水肿，20%甘露醇250ml快速静滴，同时头部应用冰帽或冰槽降温；有肺水肿者给予呼气末正压（PEEP）给氧或间歇正压（IPPV）给氧，可在氧气湿化瓶中加入20%~30%酒精去泡沫；高压氧治疗
    - 对症治疗：纠正酸中毒及水、电解质紊乱；应用抗生素，控制呼吸道感染
    - 严密观察生命体征、神志变化，心电监护，准确记录24小时出入量。做好护理记录

2. 护理流程

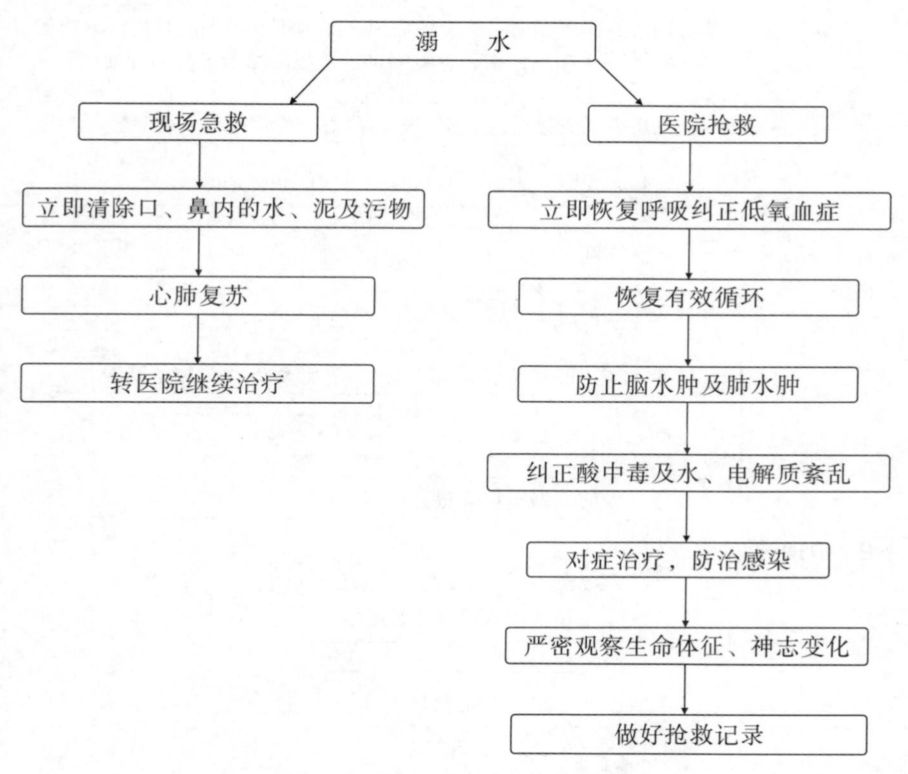
溺　水
现场急救
立即清除口、鼻内的水、泥及污物
心肺复苏
转医院继续治疗
医院抢救
立即恢复呼吸纠正低氧血症
恢复有效循环
防止脑水肿及肺水肿
纠正酸中毒及水、电解质紊乱
对症治疗，防治感染
严密观察生命体征、神志变化
做好抢救记录

图 3-73　患者发生溺水时的护理流程

六、休克

1. 防范指导措施

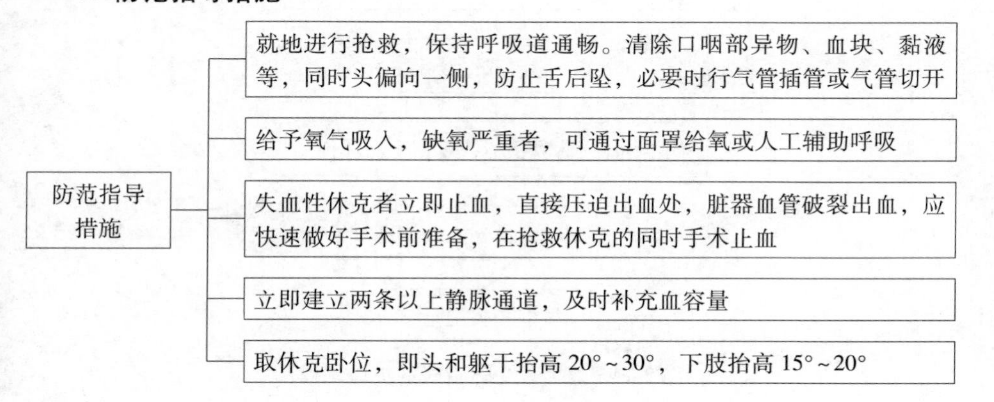
防范指导措施
就地进行抢救，保持呼吸道通畅。清除口咽部异物、血块、黏液等，同时头偏向一侧，防止舌后坠，必要时行气管插管或气管切开
给予氧气吸入，缺氧严重者，可通过面罩给氧或人工辅助呼吸
失血性休克者立即止血，直接压迫出血处，脏器血管破裂出血，应快速做好手术前准备，在抢救休克的同时手术止血
立即建立两条以上静脉通道，及时补充血容量
取休克卧位，即头和躯干抬高 20°~30°，下肢抬高 15°~20°

续流程

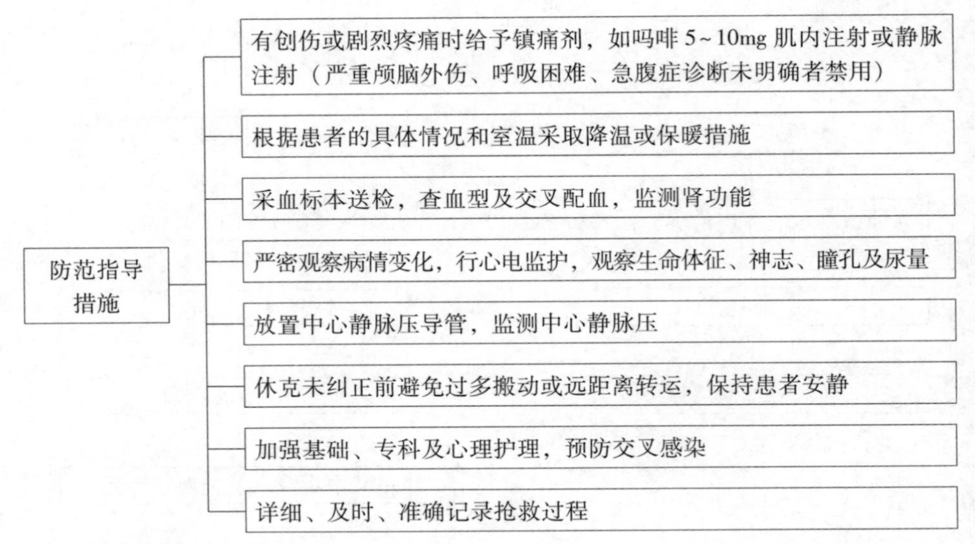
防范指导措施
有创伤或剧烈疼痛时给予镇痛剂，如吗啡 5~10mg 肌内注射或静脉注射（严重颅脑外伤、呼吸困难、急腹症诊断未明确者禁用）
根据患者的具体情况和室温采取降温或保暖措施
采血标本送检，查血型及交叉配血，监测肾功能
严密观察病情变化，行心电监护，观察生命体征、神志、瞳孔及尿量
放置中心静脉压导管，监测中心静脉压
休克未纠正前避免过多搬动或远距离转运，保持患者安静
加强基础、专科及心理护理，预防交叉感染
详细、及时、准确记录抢救过程

2. 护理流程

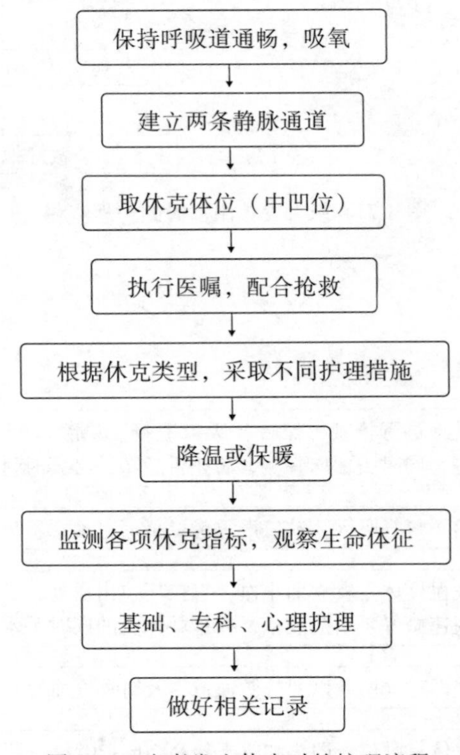
保持呼吸道通畅，吸氧
建立两条静脉通道
取休克体位（中凹位）
执行医嘱，配合抢救
根据休克类型，采取不同护理措施
降温或保暖
监测各项休克指标，观察生命体征
基础、专科、心理护理
做好相关记录

图 3-74　患者发生休克时的护理流程

七、晕厥

1. 防范指导措施

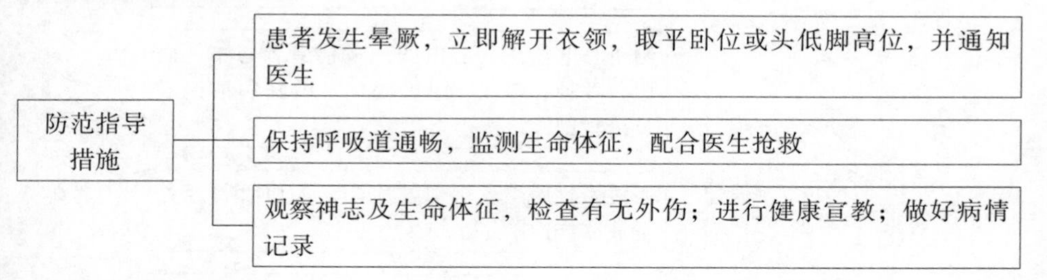
防范指导措施
患者发生晕厥，立即解开衣领，取平卧位或头低脚高位，并通知医生
保持呼吸道通畅，监测生命体征，配合医生抢救
观察神志及生命体征，检查有无外伤；进行健康宣教；做好病情记录

2. 护理流程

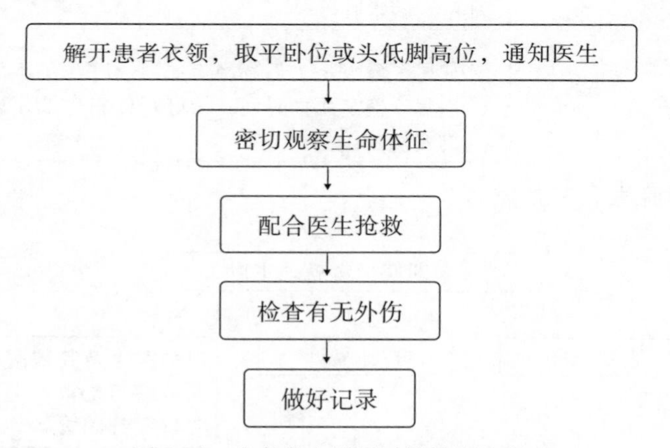
解开患者衣领，取平卧位或头低脚高位，通知医生
密切观察生命体征
配合医生抢救
检查有无外伤
做好记录

图 3-75 患者发生晕厥时的护理流程

八、猝死

1. 防范指导措施

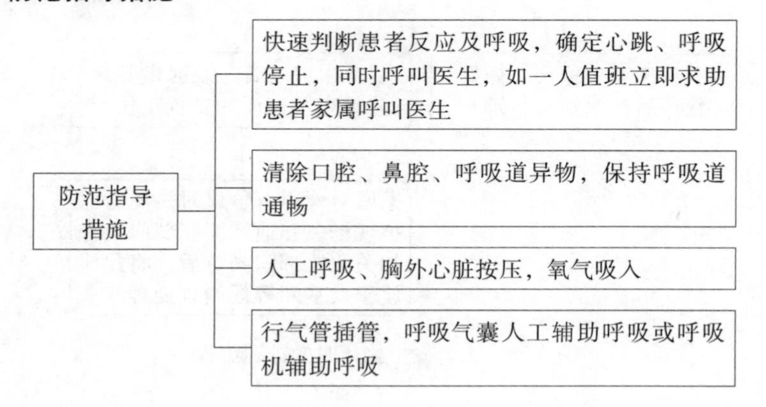
防范指导措施
快速判断患者反应及呼吸，确定心跳、呼吸停止，同时呼叫医生，如一人值班立即求助患者家属呼叫医生
清除口腔、鼻腔、呼吸道异物，保持呼吸道通畅
人工呼吸、胸外心脏按压，氧气吸入
行气管插管，呼吸气囊人工辅助呼吸或呼吸机辅助呼吸

续流程

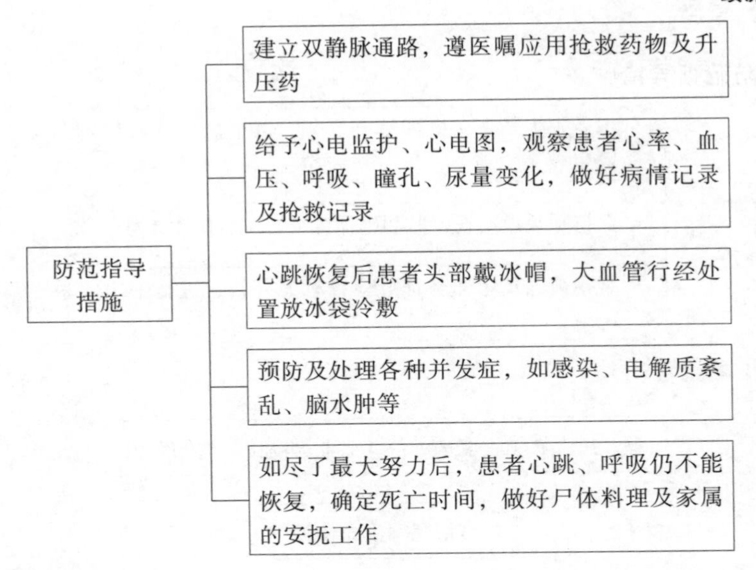
防范指导措施
建立双静脉通路，遵医嘱应用抢救药物及升压药
给予心电监护、心电图，观察患者心率、血压、呼吸、瞳孔、尿量变化，做好病情记录及抢救记录
心跳恢复后患者头部戴冰帽，大血管行经处置放冰袋冷敷
预防及处理各种并发症，如感染、电解质紊乱、脑水肿等
如尽了最大努力后，患者心跳、呼吸仍不能恢复，确定死亡时间，做好尸体料理及家属的安抚工作

2. 护理流程

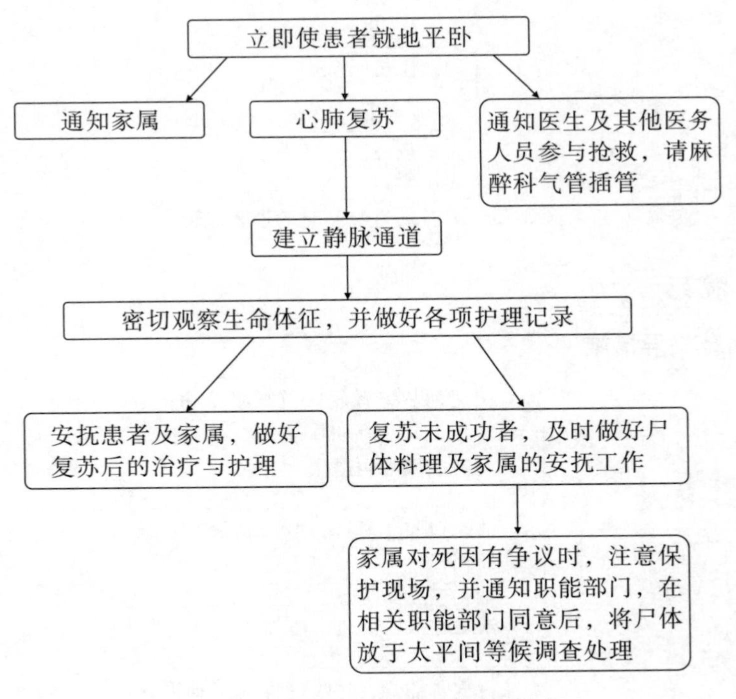
立即使患者就地平卧
通知家属
心肺复苏
通知医生及其他医务人员参与抢救，请麻醉科气管插管
建立静脉通道
密切观察生命体征，并做好各项护理记录
安抚患者及家属，做好复苏后的治疗与护理
复苏未成功者，及时做好尸体料理及家属的安抚工作
家属对死因有争议时，注意保护现场，并通知职能部门，在相关职能部门同意后，将尸体放于太平间等候调查处理

图 3-76　患者发生猝死时的护理流程

九、复合伤

1. 防范指导措施

防范指导措施

- 急诊室护理人员应熟练掌握复合伤的抢救治疗原则
- 急诊室要随时备好有关抢救用品，如夹板、胸腔闭式引流装置、敷料等
- 遇有复合伤患者时，应迅速而正确地按轻重缓急、优先处理危急患者情况，对于心搏、呼吸骤停的，立即行心肺复苏术。昏迷患者头偏向一侧，清除口腔及咽部的血块和分泌物，保持呼吸道通畅
- 密切监测患者的呼吸、血压、神志、瞳孔的变化，发现异常情况及时报告医师，为诊断治疗疾病提供依据
- 对于连枷胸者，协助医生给予加压包扎，纠正反常呼吸，开放性气胸应用大块敷料封闭胸壁创口，对于闭合性气胸或血胸协助医生行胸腔闭式引流
- 控制外出血，出血处加压包扎，遇有肢体大血管撕裂，要用止血带绑扎，注意定时放松，以免肢体坏死，疑有内脏出血者要协助医师，进行胸腹腔穿刺，采取有效的治疗措施
- 对于开放性骨折，用无菌敷料包扎，闭合性骨折用夹板固定
- 按医嘱给予补液、镇痛、镇静等药物，对于颅脑损伤或呼吸功能不全者禁用吗啡、哌替啶
- 在陪送检查或住院过程的搬运中，要保持呼吸道通畅和恰当的体位，以免加重损伤

2. 护理流程

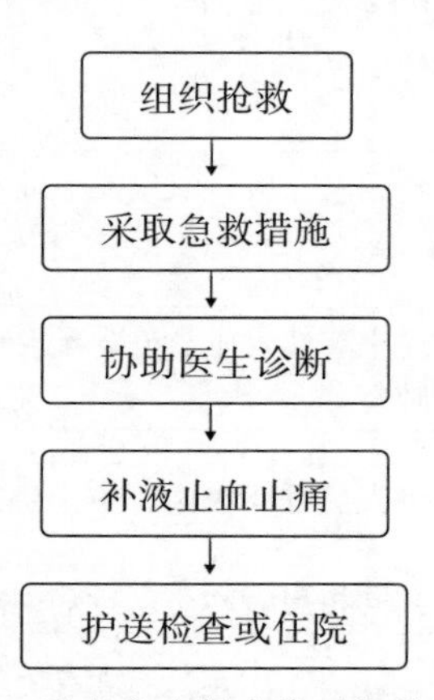
组织抢救
采取急救措施
协助医生诊断
补液止血止痛
护送检查或住院

图 3-77　患者发生复合伤时的护理流程

十、急性荨麻疹

1. 防范指导措施

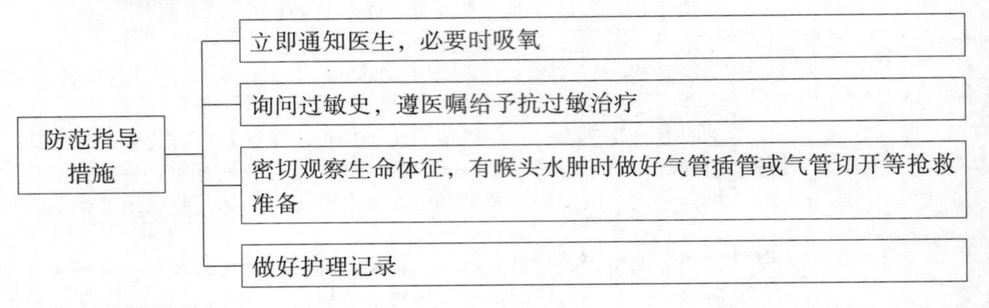
防范指导措施
立即通知医生，必要时吸氧
询问过敏史，遵医嘱给予抗过敏治疗
密切观察生命体征，有喉头水肿时做好气管插管或气管切开等抢救准备
做好护理记录

2. 护理流程

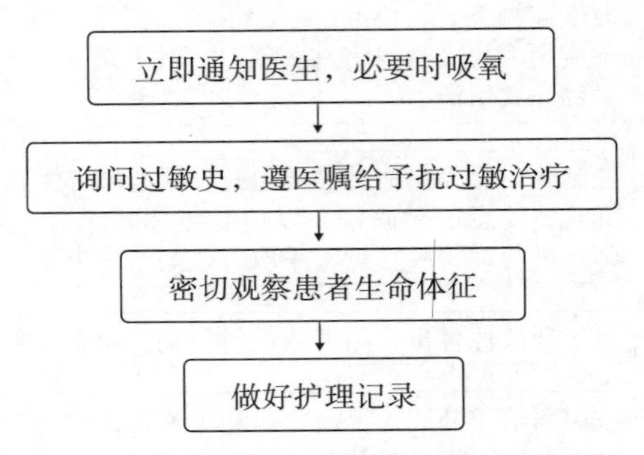
立即通知医生，必要时吸氧
询问过敏史，遵医嘱给予抗过敏治疗
密切观察患者生命体征
做好护理记录

图 3-78　患者出现急性荨麻疹时的护理流程

十一、危重患者转运时发生意外

1. 防范指导措施

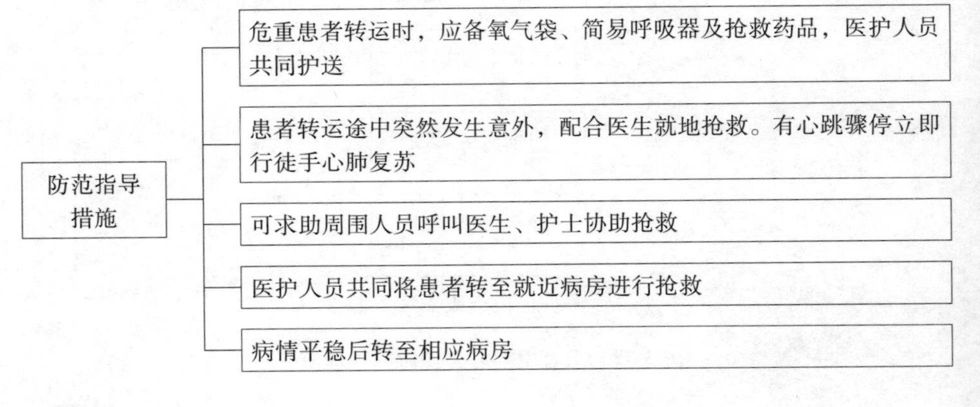
防范指导措施
危重患者转运时，应备氧气袋、简易呼吸器及抢救药品，医护人员共同护送
患者转运途中突然发生意外，配合医生就地抢救。有心跳骤停立即行徒手心肺复苏
可求助周围人员呼叫医生、护士协助抢救
医护人员共同将患者转至就近病房进行抢救
病情平稳后转至相应病房

2. 护理流程

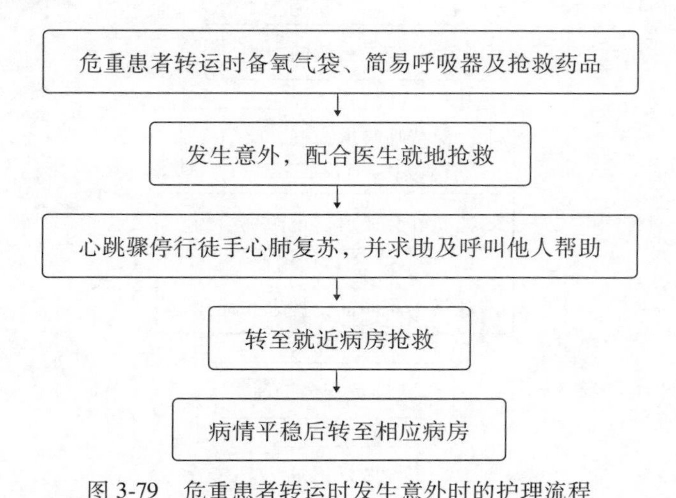
危重患者转运时备氧气袋、简易呼吸器及抢救药品
发生意外，配合医生就地抢救
心跳骤停行徒手心肺复苏，并求助及呼叫他人帮助
转至就近病房抢救
病情平稳后转至相应病房

图 3-79　危重患者转运时发生意外时的护理流程

十二、昏迷

1. 防范指导措施

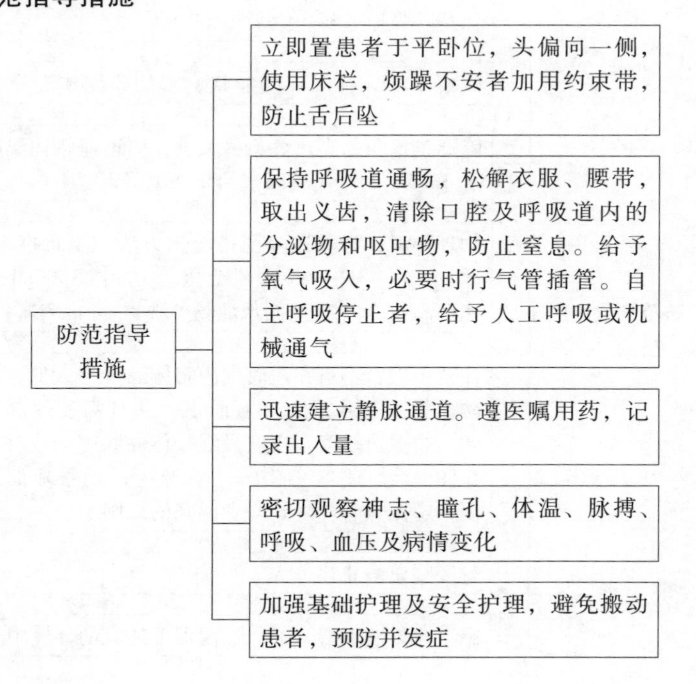
防范指导措施
立即置患者于平卧位，头偏向一侧，使用床栏，烦躁不安者加用约束带，防止舌后坠
保持呼吸道通畅，松解衣服、腰带，取出义齿，清除口腔及呼吸道内的分泌物和呕吐物，防止窒息。给予氧气吸入，必要时行气管插管。自主呼吸停止者，给予人工呼吸或机械通气
迅速建立静脉通道。遵医嘱用药，记录出入量
密切观察神志、瞳孔、体温、脉搏、呼吸、血压及病情变化
加强基础护理及安全护理，避免搬动患者，预防并发症

2. 护理流程

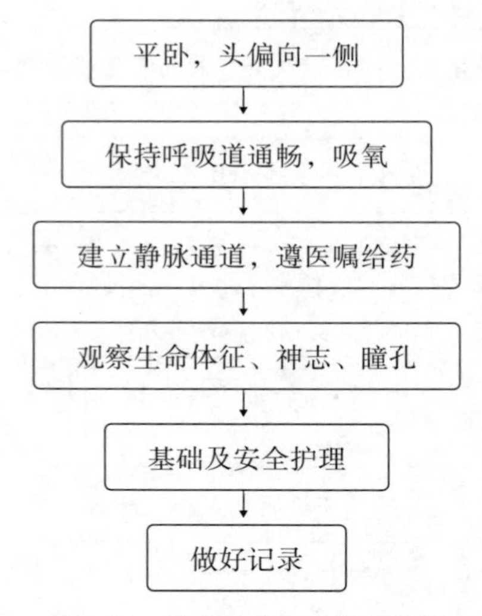
平卧，头偏向一侧
保持呼吸道通畅，吸氧
建立静脉通道，遵医嘱给药
观察生命体征、神志、瞳孔
基础及安全护理
做好记录

图 3-80　患者昏迷时的护理流程

十三、超高热危象

1. 防范指导措施

防范指导措施：

- 保持呼吸道通畅，吸氧
- 观察生命体征及伴随症状，密切监测体温变化
- 降温是抢救超高热危象的关键，应迅速将体温降至 38.5℃为宜。遵医嘱给予药物降温
- 物理降温：为首选降温措施，方法：温水擦浴；冰敷；用 4℃的 5% 葡萄糖盐水 1000~1500ml 快速静滴或冷（冰）盐水灌肠、洗胃
- 注意事项：不可在短时间内将体温降得太低，以防虚脱。擦浴方法自上而下，从耳后、颈部开始，边擦边按摩至皮肤微红；伴皮肤感染或有出血倾向者，不宜擦浴；注意通风，夏季降低室温；遵循热者冷降、冷者温降的原则
- 遵医嘱镇静止痉
- 患者应处于安静、通风、温湿度适宜的环境中

续流程

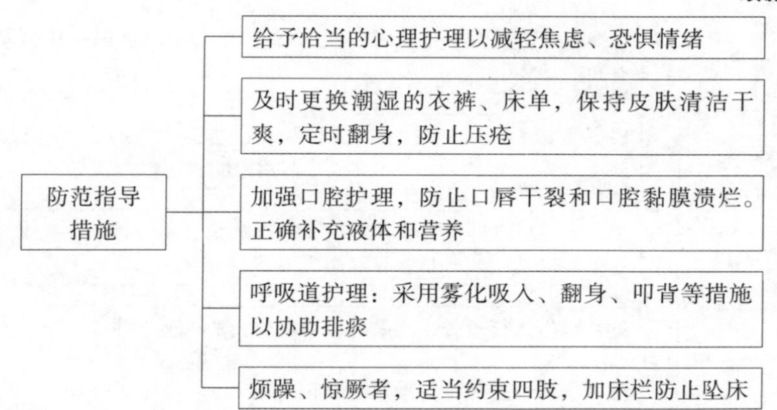
防范指导措施
给予恰当的心理护理以减轻焦虑、恐惧情绪
及时更换潮湿的衣裤、床单，保持皮肤清洁干爽，定时翻身，防止压疮
加强口腔护理，防止口唇干裂和口腔黏膜溃烂。正确补充液体和营养
呼吸道护理：采用雾化吸入、翻身、叩背等措施以协助排痰
烦躁、惊厥者，适当约束四肢，加床栏防止坠床

2. 护理流程

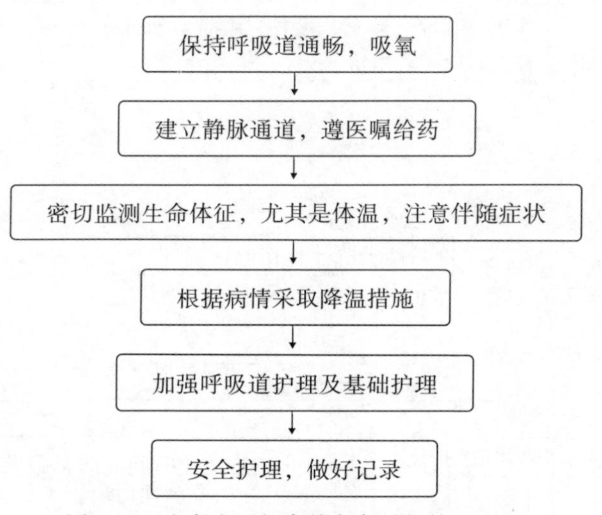
保持呼吸道通畅，吸氧
建立静脉通道，遵医嘱给药
密切监测生命体征，尤其是体温，注意伴随症状
根据病情采取降温措施
加强呼吸道护理及基础护理
安全护理，做好记录

图 3-81　患者出现超高热危象时的护理流程

十四、群体外伤

1. 防范指导措施

防范指导措施：

- 接到群体外伤电话通知时，需询问：患者总数，其中危重患者人数，受伤原因、主要受伤部位、到达时间、对方姓名、联系电话，随时与现场人员保持联系
- 严格执行上报流程。正常上班时间汇报科主任、护士长，非正常上班时间需同时汇报院总值班及值班护士长

续流程

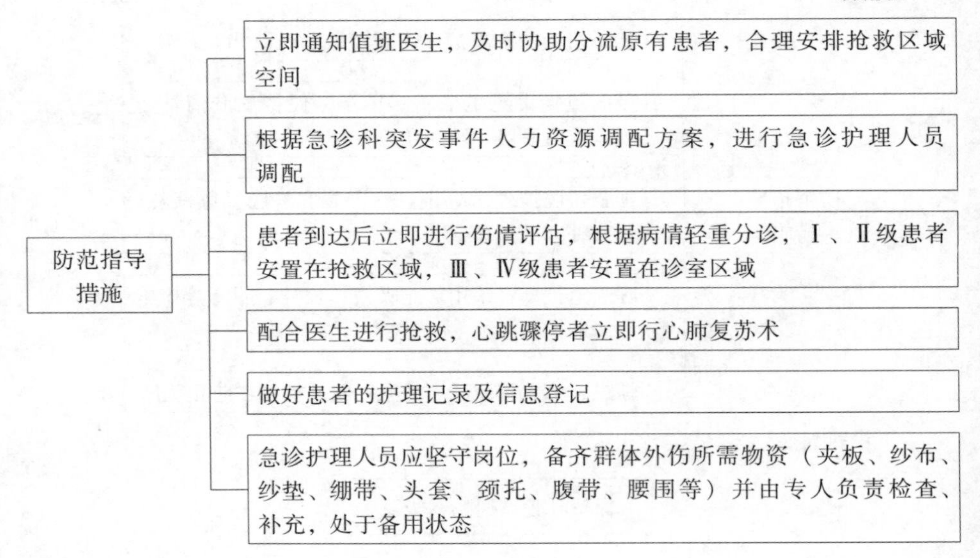
防范指导措施
立即通知值班医生，及时协助分流原有患者，合理安排抢救区域空间
根据急诊科突发事件人力资源调配方案，进行急诊护理人员调配
患者到达后立即进行伤情评估，根据病情轻重分诊，Ⅰ、Ⅱ级患者安置在抢救区域，Ⅲ、Ⅳ级患者安置在诊室区域
配合医生进行抢救，心跳骤停者立即行心肺复苏术
做好患者的护理记录及信息登记
急诊护理人员应坚守岗位，备齐群体外伤所需物资（夹板、纱布、纱垫、绷带、头套、颈托、腹带、腰围等）并由专人负责检查、补充，处于备用状态

2. 护理流程

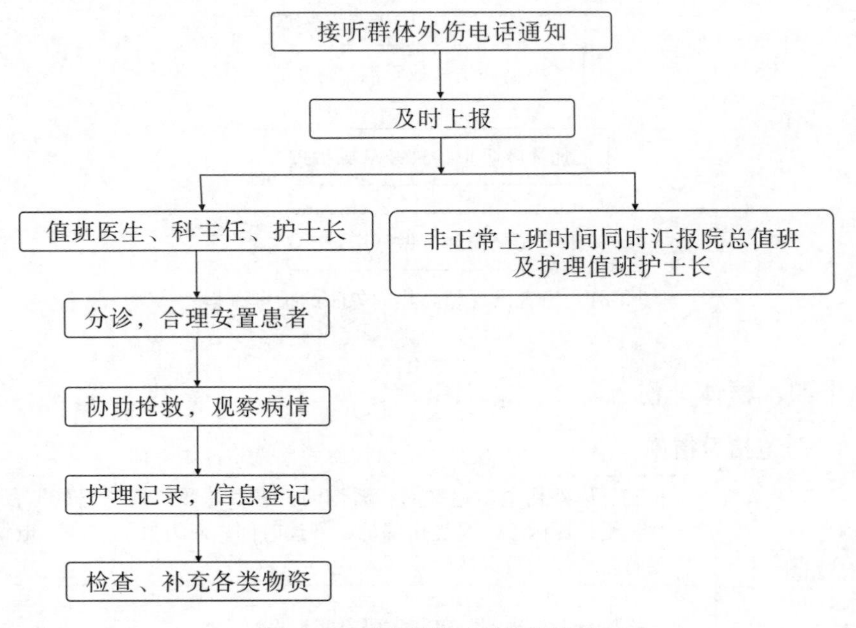
接听群体外伤电话通知
及时上报
值班医生、科主任、护士长
非正常上班时间同时汇报院总值班及护理值班护士长
分诊，合理安置患者
协助抢救，观察病情
护理记录，信息登记
检查、补充各类物资

图 3-82　群体外伤时的护理流程

十五、群体中毒

1. 防范指导措施

防范指导措施

- 接到群体中毒患者电话通知时，需询问：患者总数及其中危重患者人数、中毒原因、毒物种类、中毒方式、到达时间、对方姓名、联系电话，随时与现场人员保持联系
- 严格执行上报流程。正常上班时间汇报科主任、护士长，非正常上班时间需同时汇报院总值班及值班护士长
- 立即通知值班医生，及时协助分流原有患者，合理安排抢救区域空间
- 根据急诊科突发事件人力资源调配方案，进行急诊护理人员调配
- 患者到达后立即进行中毒病情评估，根据病情轻重分诊，Ⅰ、Ⅱ级患者安置在抢救区域，Ⅲ、Ⅳ级患者安置在诊室区域
- 配合医生进行抢救：对于消化道中毒患者，根据病情进行催吐、洗胃、导泻，补充水分和电解质；腹痛严重患者，遵医嘱给予解痉、止痛；休克患者进行抗休克治疗；对于呼吸道中毒患者，安置于通风环境，根据病情进行氧疗等对症治疗
- 做好患者的护理记录及信息登记
- 急诊护理人员应坚守岗位，备齐群体外伤所需物资（消化道中毒：洗胃机、洗胃管、洗胃溶液及物品；吸入性中毒：氧气瓶、吸氧鼻塞、一次性口罩、指脉氧饱和度监测仪等），并由专人负责检查、补充，处于备用状态

2. 护理流程

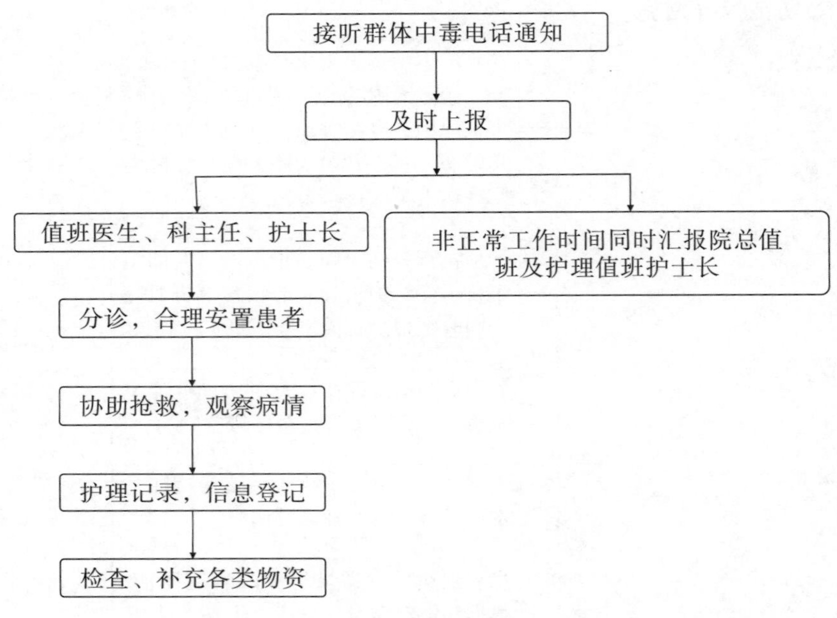
接听群体中毒电话通知
及时上报
值班医生、科主任、护士长
非正常工作时间同时汇报院总值班及护理值班护士长
分诊，合理安置患者
协助抢救，观察病情
护理记录，信息登记
检查、补充各类物资

图 3-83　群体中毒时的护理流程

十六、群体感染性疾病

1. 防范指导措施

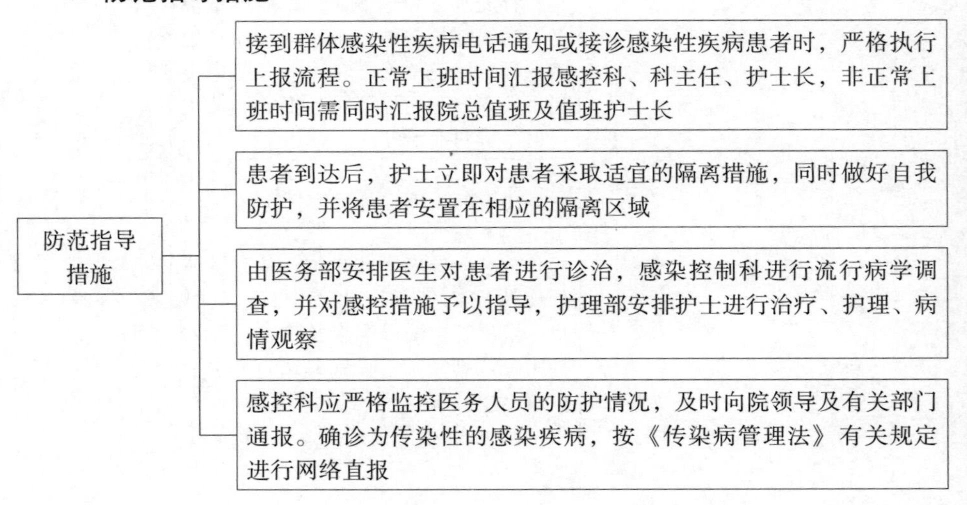
防范指导措施
接到群体感染性疾病电话通知或接诊感染性疾病患者时，严格执行上报流程。正常上班时间汇报感控科、科主任、护士长，非正常上班时间需同时汇报院总值班及值班护士长
患者到达后，护士立即对患者采取适宜的隔离措施，同时做好自我防护，并将患者安置在相应的隔离区域
由医务部安排医生对患者进行诊治，感染控制科进行流行病学调查，并对感控措施予以指导，护理部安排护士进行治疗、护理、病情观察
感控科应严格监控医务人员的防护情况，及时向院领导及有关部门通报。确诊为传染性的感染疾病，按《传染病管理法》有关规定进行网络直报

续流程

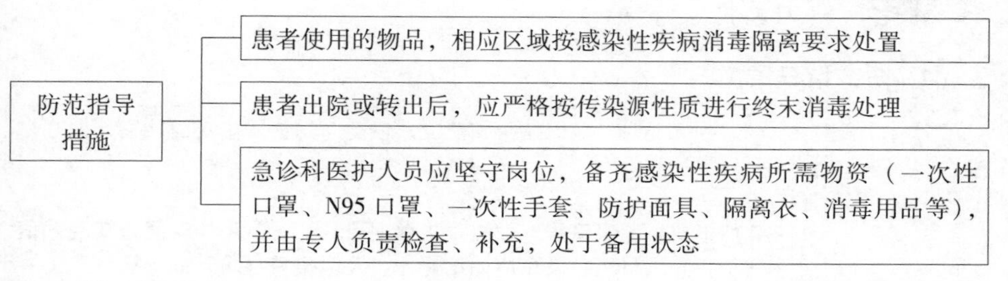
防范指导措施
患者使用的物品，相应区域按感染性疾病消毒隔离要求处置
患者出院或转出后，应严格按传染源性质进行终末消毒处理
急诊科医护人员应坚守岗位，备齐感染性疾病所需物资（一次性口罩、N95 口罩、一次性手套、防护面具、隔离衣、消毒用品等），并由专人负责检查、补充，处于备用状态

2. 护理流程

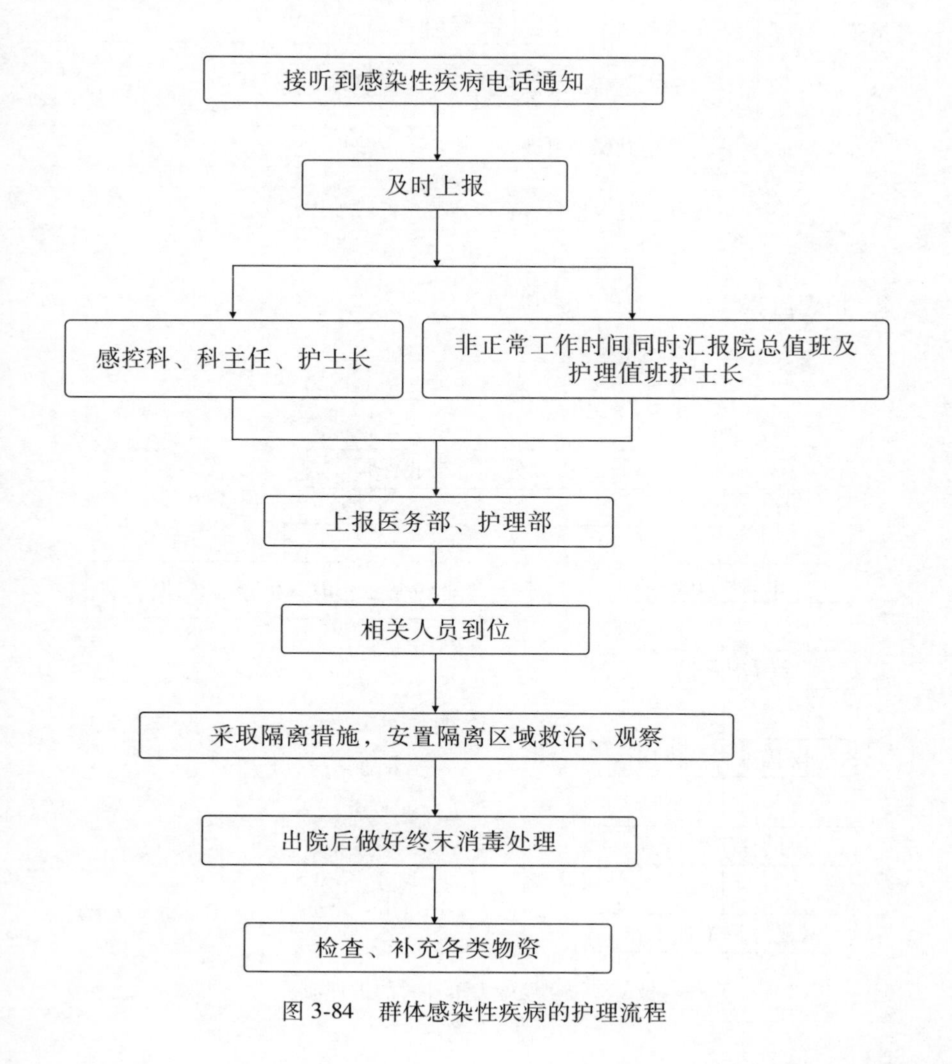
接听到感染性疾病电话通知
及时上报
感控科、科主任、护士长
非正常工作时间同时汇报院总值班及护理值班护士长
上报医务部、护理部
相关人员到位
采取隔离措施，安置隔离区域救治、观察
出院后做好终末消毒处理
检查、补充各类物资

图 3-84　群体感染性疾病的护理流程

十七、暴力事件

1. 防范指导措施

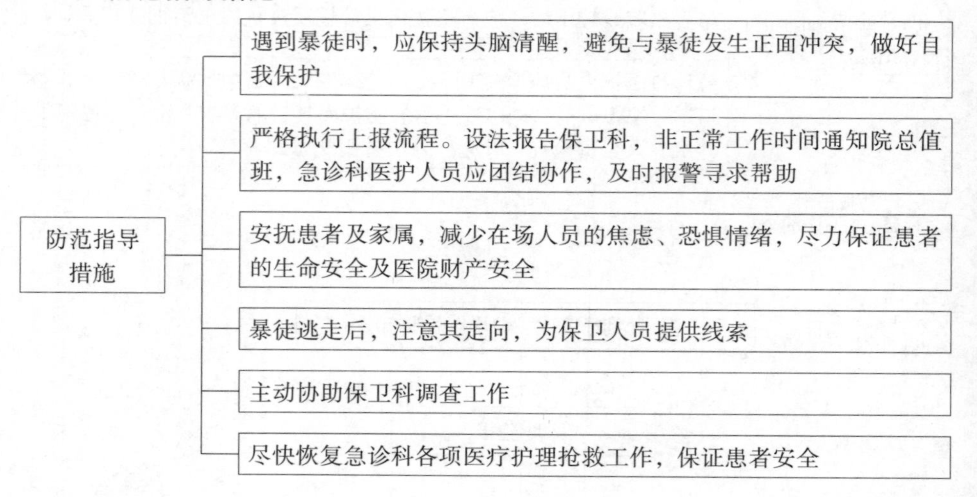
防范指导措施
遇到暴徒时，应保持头脑清醒，避免与暴徒发生正面冲突，做好自我保护
严格执行上报流程。设法报告保卫科，非正常工作时间通知院总值班，急诊科医护人员应团结协作，及时报警寻求帮助
安抚患者及家属，减少在场人员的焦虑、恐惧情绪，尽力保证患者的生命安全及医院财产安全
暴徒逃走后，注意其走向，为保卫人员提供线索
主动协助保卫科调查工作
尽快恢复急诊科各项医疗护理抢救工作，保证患者安全

2. 护理流程

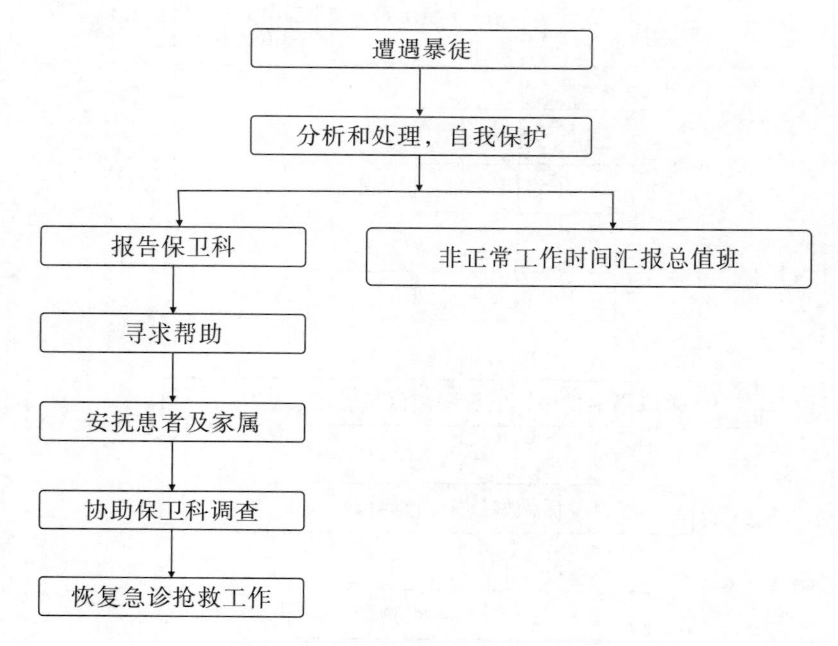
遭遇暴徒
分析和处理，自我保护
报告保卫科
非正常工作时间汇报总值班
寻求帮助
安抚患者及家属
协助保卫科调查
恢复急诊抢救工作

图 3-85　突发暴力事件时的护理流程

第七节　手术室护理不良事件防范指导措施与护理流程

一、手术患者坠床

1. 防范指导措施

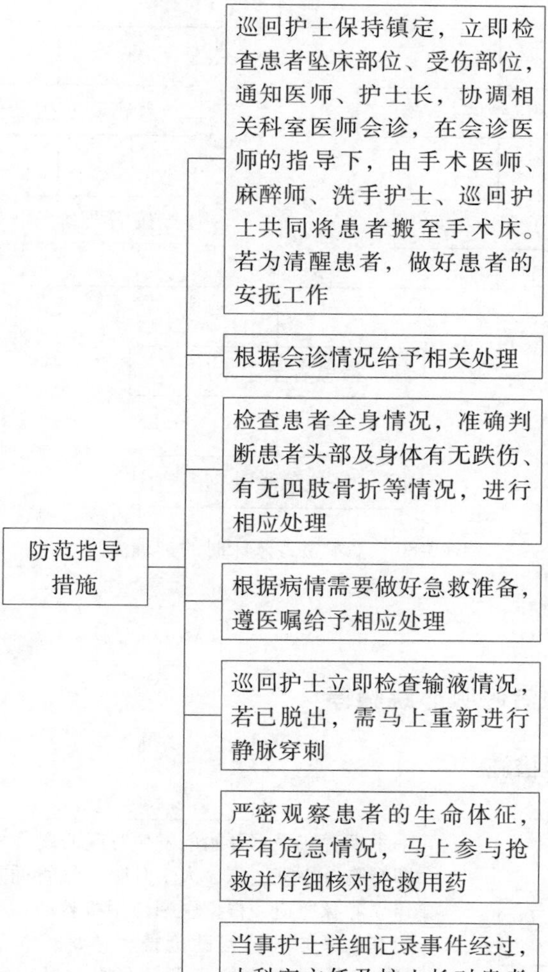

防范指导措施
- 巡回护士保持镇定，立即检查患者坠床部位、受伤部位，通知医师、护士长，协调相关科室医师会诊，在会诊医师的指导下，由手术医师、麻醉师、洗手护士、巡回护士共同将患者搬至手术床。若为清醒患者，做好患者的安抚工作
- 根据会诊情况给予相关处理
- 检查患者全身情况，准确判断患者头部及身体有无跌伤、有无四肢骨折等情况，进行相应处理
- 根据病情需要做好急救准备，遵医嘱给予相应处理
- 巡回护士立即检查输液情况，若已脱出，需马上重新进行静脉穿刺
- 严密观察患者的生命体征，若有危急情况，马上参与抢救并仔细核对抢救用药
- 当事护士详细记录事件经过，由科室主任及护士长对患者的家属做好解释安慰工作

2. 护理流程

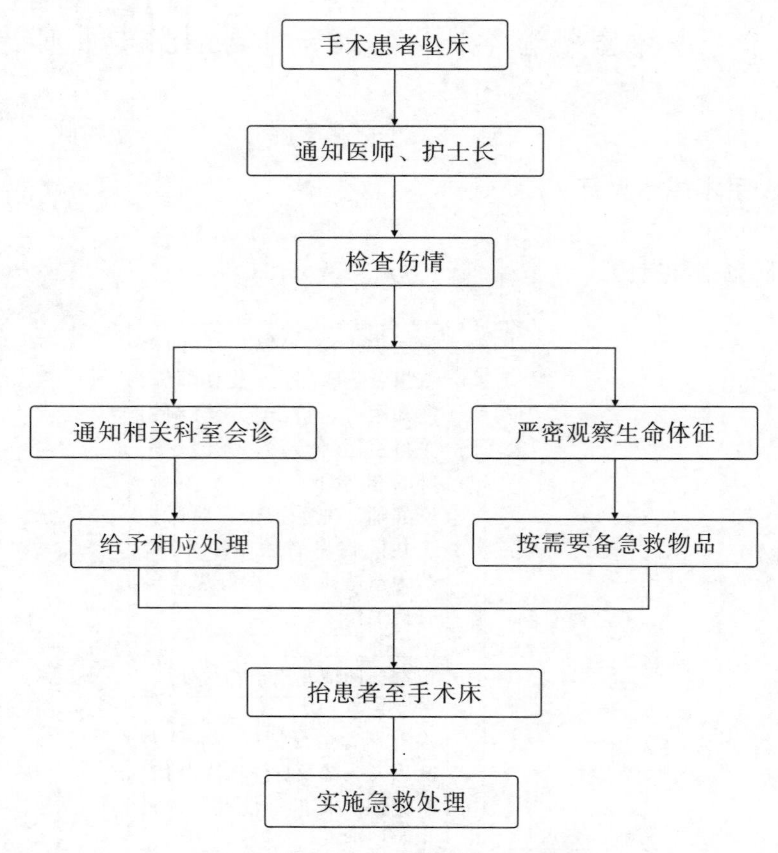
手术患者坠床
通知医师、护士长
检查伤情
通知相关科室会诊
严密观察生命体征
给予相应处理
按需要备急救物品
抬患者至手术床
实施急救处理

图 3-86 手术患者坠床时的护理流程

二、手术患者呼吸心跳骤停

1. 防范指导措施

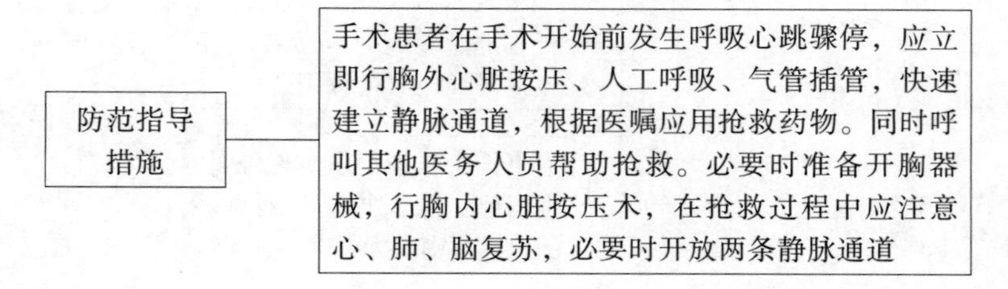
防范指导
措施
手术患者在手术开始前发生呼吸心跳骤停，应立
即行胸外心脏按压、人工呼吸、气管插管，快速
建立静脉通道，根据医嘱应用抢救药物。同时呼
叫其他医务人员帮助抢救。必要时准备开胸器
械，行胸内心脏按压术，在抢救过程中应注意
心、肺、脑复苏，必要时开放两条静脉通道

续流程

防范指导措施
术中患者出现呼吸心跳骤停时，先行胸外心脏按压术，未行气管插管的患者，应立即行气管插管辅助呼吸，必要时再开放一条静脉通道
参加抢救人员应注意互相密切配合，有条不紊，严格查对，及时做好记录，并保留各种药物安瓿及药瓶，做到据实准确地记录抢救过程
护理值班人员严格遵守科室各项规章制度，坚守岗位，术中密切观察病情，以便及时发现病情变化，尽快采取抢救措施
急救物品做到“四固定”，班班清点，完好率达100%，保证应急使用
护理人员熟练掌握心肺复苏流程及各种急救仪器的使用方法和注意事项

2. 护理流程

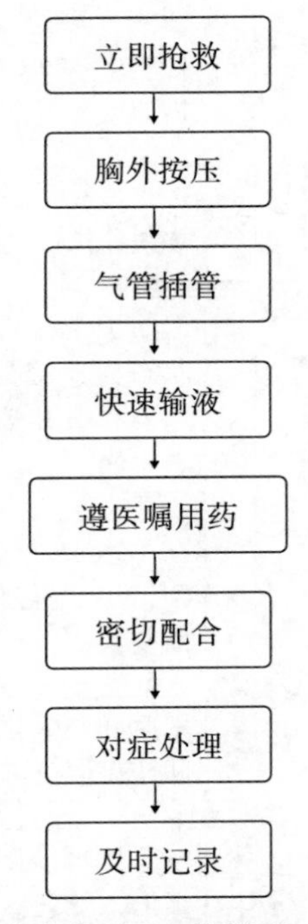
立即抢救
胸外按压
气管插管
快速输液
遵医嘱用药
密切配合
对症处理
及时记录

图 3-87　手术患者呼吸心跳骤停时的护理流程

三、术中发生电灼伤

1. 防范指导措施

防范指导措施

- 如为电击伤，立即停止使用高频电刀并切断电源，通知术者、麻醉师、护士长，夜班上报夜班护士长、总值班，观察病情，给予对症处理。严重者通知相关科室及时进行抢救
- 保护现场仪器状态，通知器械工程师查找原因
- 如为皮肤电灼伤，通知术者、麻醉师、护士长，请相关科室会诊，对症处理，采取必要的保护措施
- 保护好受伤部位，较小的烧伤涂抹烫伤药物
- 巡回护士检查仪器的功能状态与连接情况，如有问题及时通知器械科更换或者维修
- 在手术护理记录单上做详细记录，并和病区护士当面交接
- 术后随访，观察患者的皮肤变化情况
- 按照护理缺陷上报流程逐级汇报处理

2. 护理流程

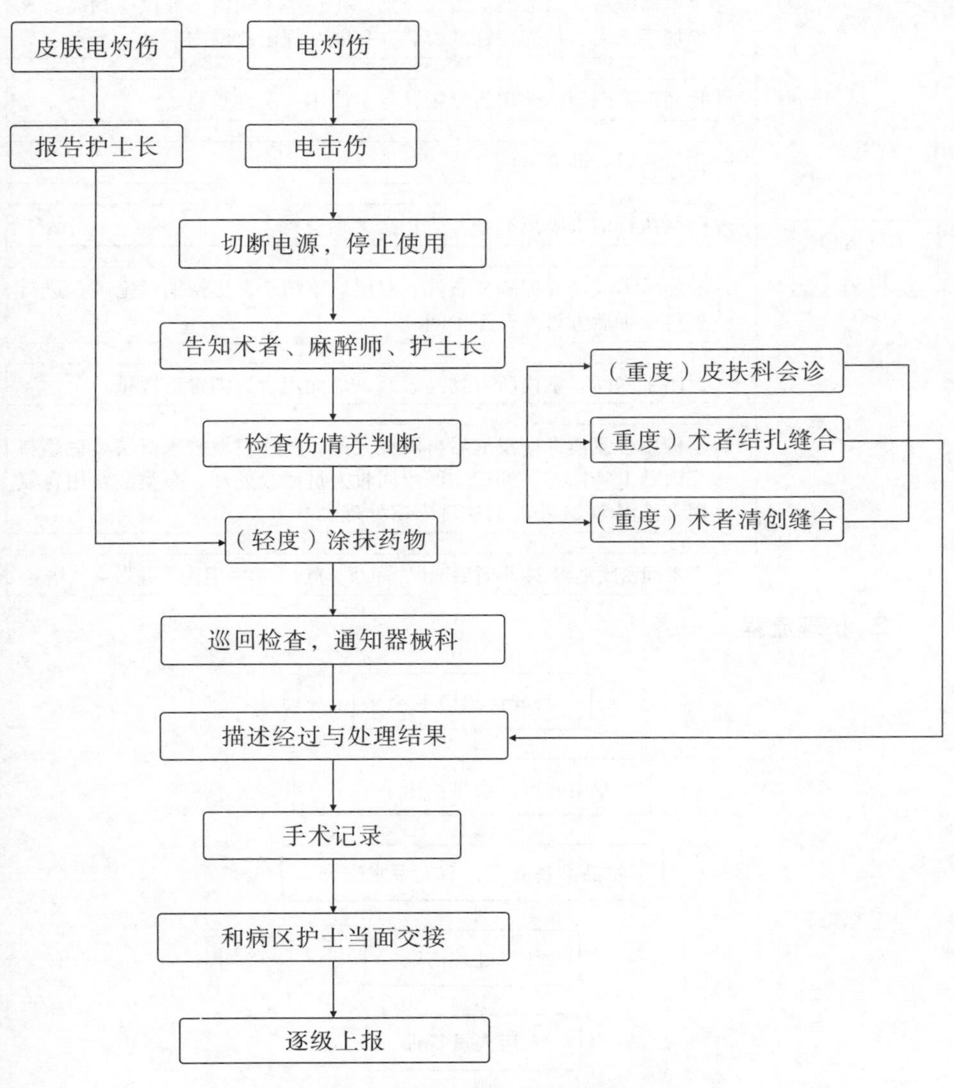
皮肤电灼伤
电灼伤
报告护士长
电击伤
切断电源，停止使用
告知术者、麻醉师、护士长
（重度）皮扶科会诊
检查伤情并判断
（重度）术者结扎缝合
（重度）术者清创缝合
（轻度）涂抹药物
巡回检查，通知器械科
描述经过与处理结果
手术记录
和病区护士当面交接
逐级上报

图 3-88 术中发生电灼伤时的护理流程

四、特异性感染手术

1. 防范指导措施

防范指导措施

- 患者入手术室负压手术间或感染手术间必须通过专用通道进入
- 手术需配备 2 名巡回护士，分别安排在手术间内、外供应物品。凡参加手术人员均需按标准着装，只能在规定范围内活动
- 物品准备以简洁够用为原则，尽量使用一次性敷料
- 伤口及早、彻底清创
- 严格执行消毒隔离措施，防止交叉感染
- 参加手术人员脱掉隔离衣裤、双层口罩帽子，更换消毒拖鞋，进行外科洗手后方可离开手术间
- 封闭手术间，室内所有物品表面、地面用含氯消毒液擦拭
- 器械用含氯消毒液浸泡后再清洗灭菌。医疗垃圾放入双层黄色塑料袋内贴上特殊感染标记交医疗回收人员回收处理，布类敷料用含氯消毒液浸泡 24 小时后送洗衣房处理
- 手术间密闭消毒 24 小时后通风，彻底打扫手术间卫生，并做空气培养

2. 护理流程

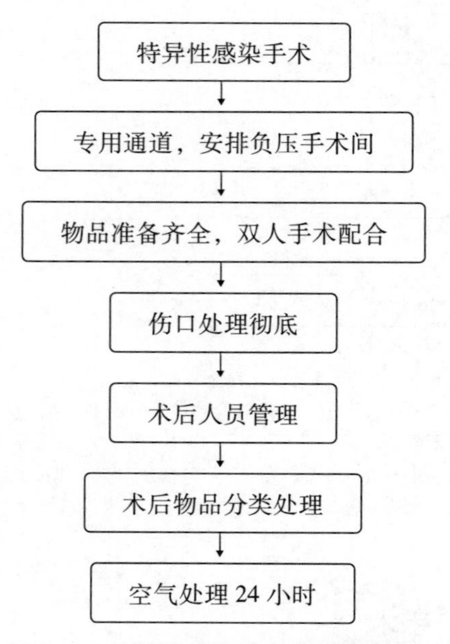
特异性感染手术
专用通道，安排负压手术间
物品准备齐全，双人手术配合
伤口处理彻底
术后人员管理
术后物品分类处理
空气处理 24 小时

图 3-89　特异性感染手术时的护理流程

五、术中中心吸引装置出现故障

1. 防范指导措施

防范指导措施

- 保持镇静，立即告知手术医生及麻醉师做好应急处理。仔细查找，各连接处是否脱落，有无堵塞，压力表是否正常，及时处理上述情况
- 如仍不能有效吸引，更换吸引接口或将备用吸引器推至手术间更换后继续手术
- 通知护士长，协助查找原因，通知维修人员检修
- 报告术者暂停手术，如有出血，使用纱布、纱垫、棉条、棉片压迫止血
- 折住吸引器的管道，防止管道内的液体回流，污染术野
- 通知麻醉师做好应急措施，防止患者误吸。可准备50ml注射器1支，在准备电动吸引器空档期间进行抽吸
- 改用备用电动吸引器，先分离吸引管子中的吸引装置，然后连接电动吸引器，密切观察手术进展及患者病情变化。备用吸引器存放于仪器准备间，每周由敷料班检查消毒

2. 护理流程

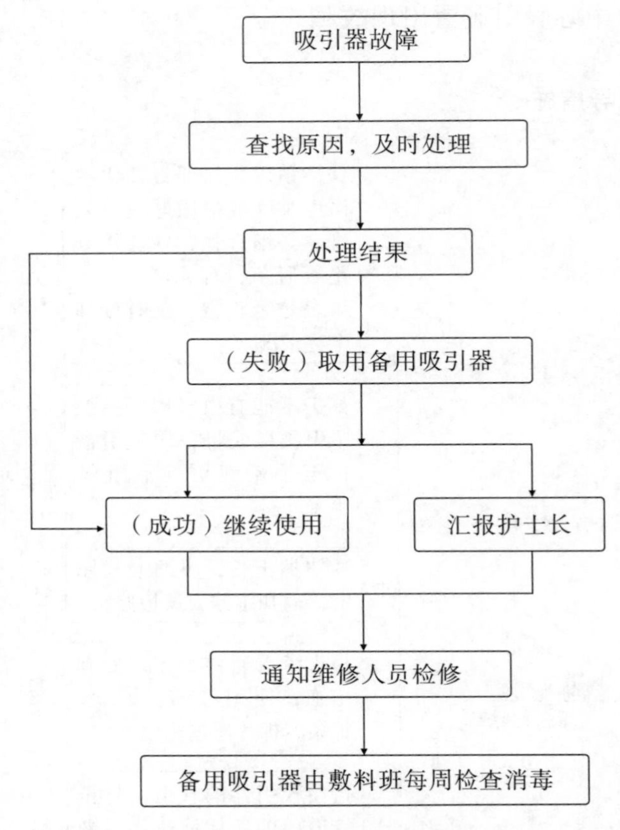
吸引器故障
查找原因，及时处理
处理结果
（失败）取用备用吸引器
（成功）继续使用
汇报护士长
通知维修人员检修
备用吸引器由敷料班每周检查消毒

图 3-90　术中中心吸引装置故障的护理流程

六、术中物品清点不清

1. 防范指导措施

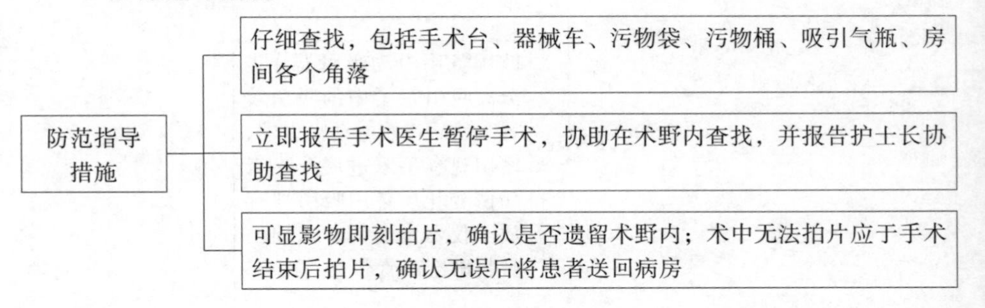
防范指导措施
仔细查找，包括手术台、器械车、污物袋、污物桶、吸引气瓶、房间各个角落
立即报告手术医生暂停手术，协助在术野内查找，并报告护士长协助查找
可显影物即刻拍片，确认是否遗留术野内；术中无法拍片应于手术结束后拍片，确认无误后将患者送回病房

续流程

防范指导措施	非显影物请手术医生在术野内仔细查找，确认无遗留物遵医嘱方可关闭切口
	详细记录并请手术医生签字，如有 X 线片一同交护士长存档

2. 护理流程

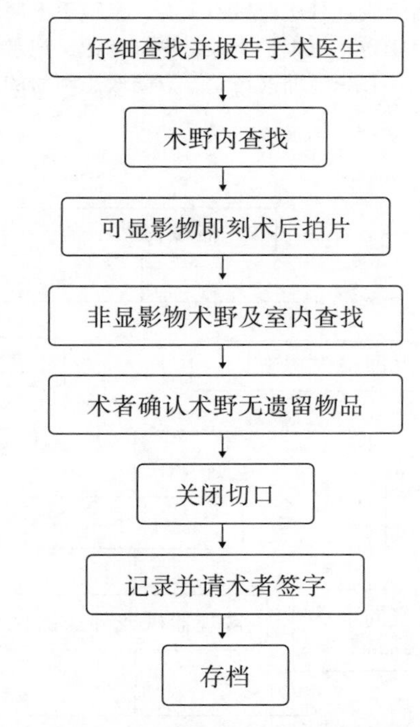
仔细查找并报告手术医生
术野内查找
可显影物即刻术后拍片
非显影物术野及室内查找
术者确认术野无遗留物品
关闭切口
记录并请术者签字
存档

图 3-91　术中物品清点不清时的护理流程

七、手术器械备物不全

1. 防范指导措施

防范指导措施	择期手术，每天由敷料室护士认真核对手术通知单，根据手术通知单需求准备物品。遇特殊物品，应及时与手术医生、护士长沟通，协调解决
	急诊手术，若发现器械物品不全时，先用可替代常规器械进行手术，正常工作日由敷料室护士解决，值班时由巡回护士按照手术需求快速消毒器械，做好登记，记录原因，以便追溯

续流程

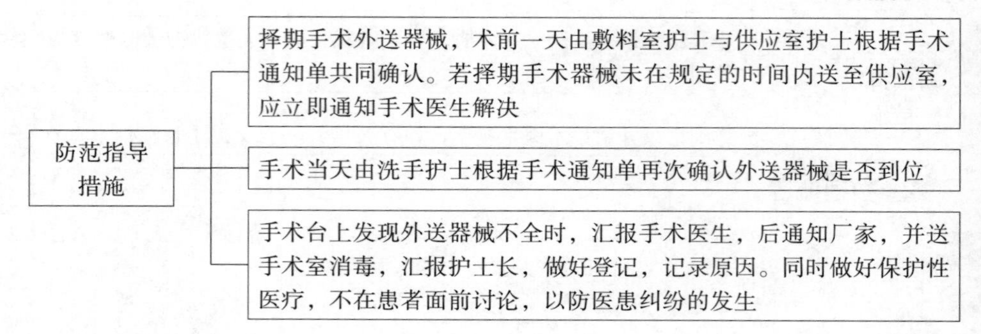
防范指导措施
择期手术外送器械，术前一天由敷料室护士与供应室护士根据手术通知单共同确认。若择期手术器械未在规定的时间内送至供应室，应立即通知手术医生解决
手术当天由洗手护士根据手术通知单再次确认外送器械是否到位
手术台上发现外送器械不全时，汇报手术医生，后通知厂家，并送手术室消毒，汇报护士长，做好登记，记录原因。同时做好保护性医疗，不在患者面前讨论，以防医患纠纷的发生

2. 护理流程

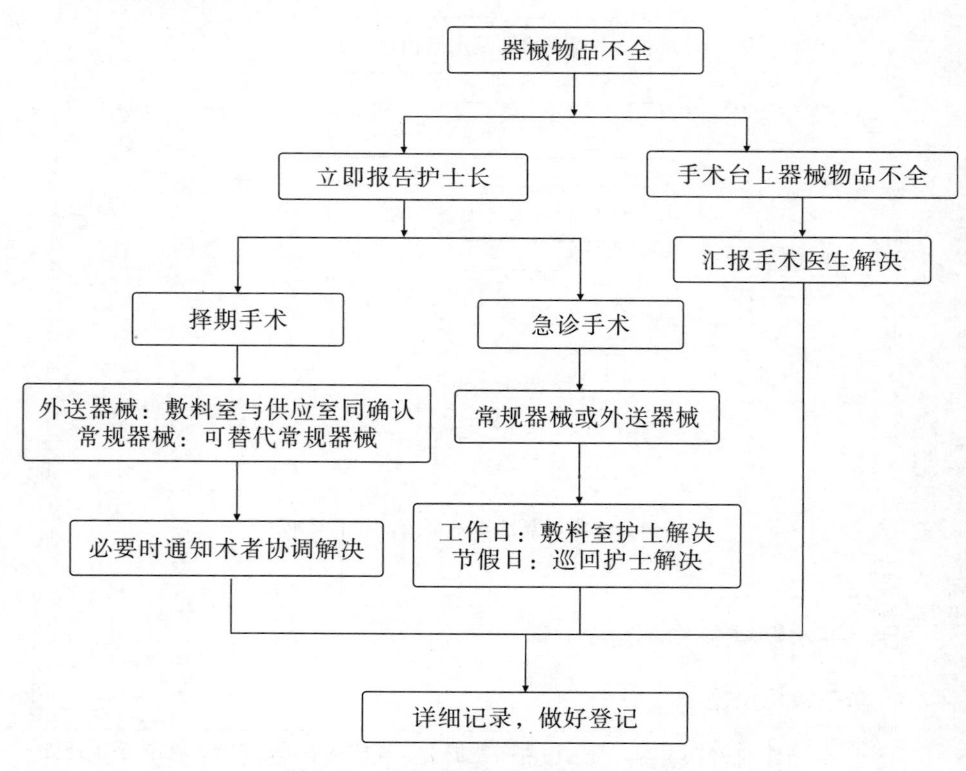
器械物品不全
立即报告护士长
手术台上器械物品不全
汇报手术医生解决
择期手术
急诊手术
外送器械：敷料室与供应室同确认
常规器械：可替代常规器械
常规器械或外送器械
必要时通知术者协调解决
工作日：敷料室护士解决
节假日：巡回护士解决
详细记录，做好登记

图 3-92　手术器械备物不全的护理流程

八、突发公共卫生事件

1. 防范指导措施

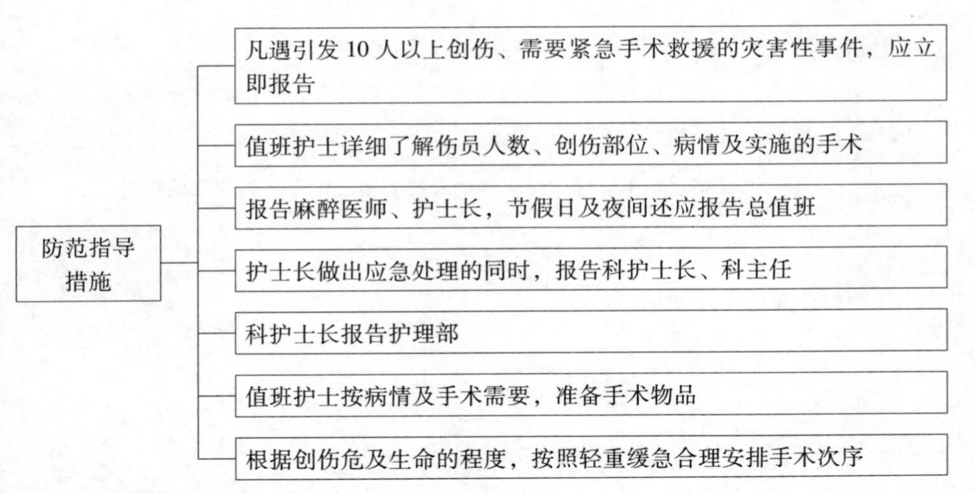
防范指导措施
凡遇引发10人以上创伤、需要紧急手术救援的灾害性事件，应立即报告
值班护士详细了解伤员人数、创伤部位、病情及实施的手术
报告麻醉医师、护士长，节假日及夜间还应报告总值班
护士长做出应急处理的同时，报告科护士长、科主任
科护士长报告护理部
值班护士按病情及手术需要，准备手术物品
根据创伤危及生命的程度，按照轻重缓急合理安排手术次序

2. 护理流程

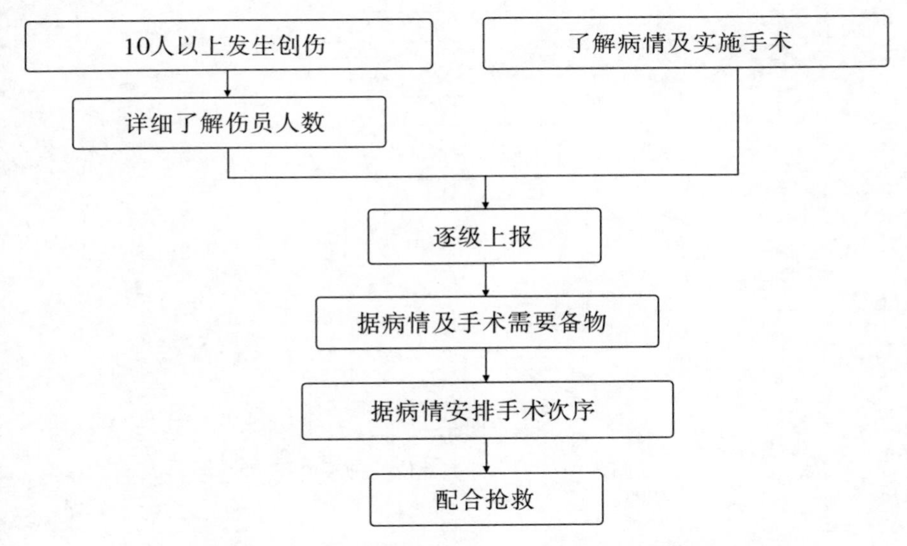
10人以上发生创伤
了解病情及实施手术
详细了解伤员人数
逐级上报
据病情及手术需要备物
据病情安排手术次序
配合抢救

图 3-93　突发公共卫生事件时手术室的护理流程

九、手术开错位置

1. 防范指导措施

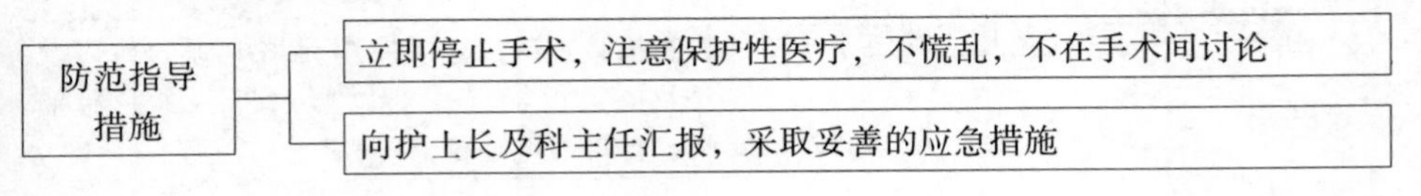
防范指导措施
立即停止手术，注意保护性医疗，不慌乱，不在手术间讨论
向护士长及科主任汇报，采取妥善的应急措施

续流程

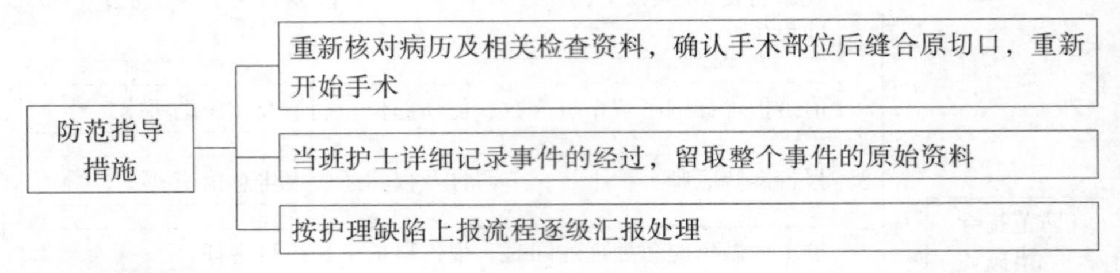
防范指导措施
重新核对病历及相关检查资料，确认手术部位后缝合原切口，重新开始手术
当班护士详细记录事件的经过，留取整个事件的原始资料
按护理缺陷上报流程逐级汇报处理

2. 护理流程

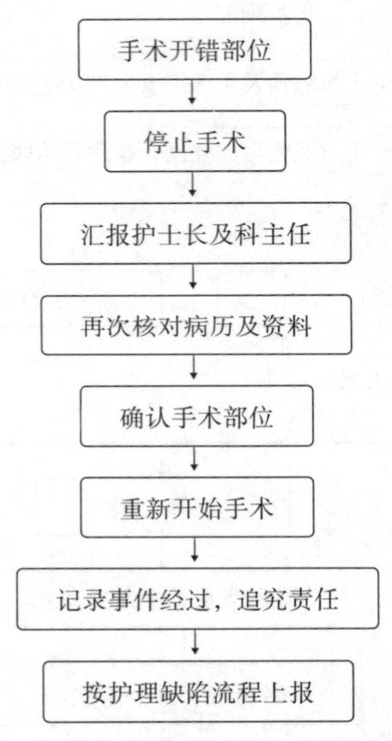
手术开错部位
停止手术
汇报护士长及科主任
再次核对病历及资料
确认手术部位
重新开始手术
记录事件经过，追究责任
按护理缺陷流程上报

图 3-94　手术开错部位的护理流程

十、手术室停电

1. 防范指导措施

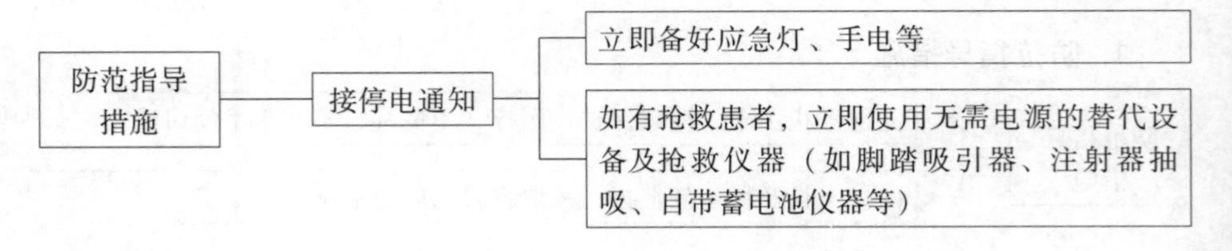
防范指导措施
接停电通知
立即备好应急灯、手电等
如有抢救患者，立即使用无需电源的替代设备及抢救仪器（如脚踏吸引器、注射器抽吸、自带蓄电池仪器等）

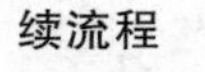
续流程

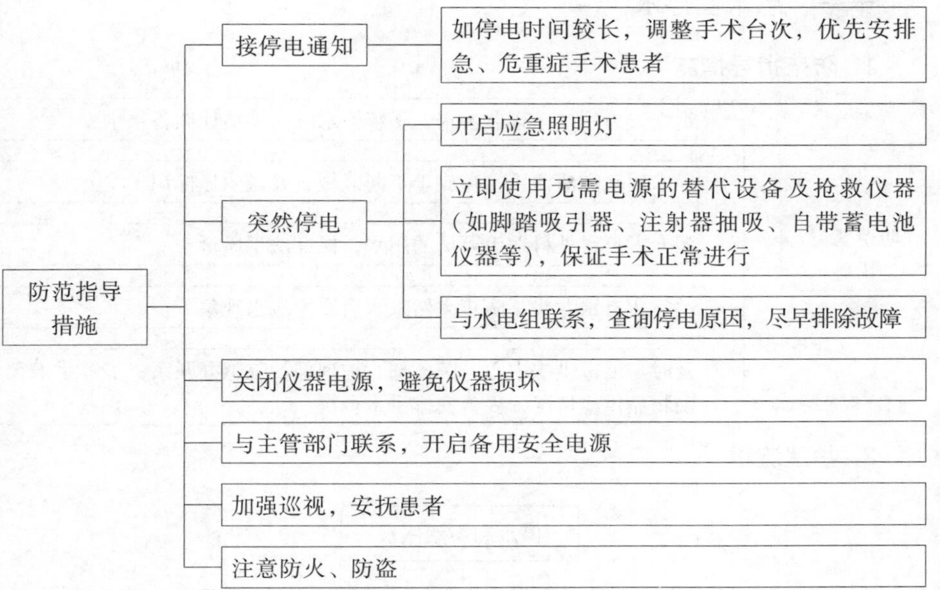
防范指导措施
接停电通知
如停电时间较长，调整手术台次，优先安排急、危重症手术患者
突然停电
开启应急照明灯
立即使用无需电源的替代设备及抢救仪器（如脚踏吸引器、注射器抽吸、自带蓄电池仪器等），保证手术正常进行
与水电组联系，查询停电原因，尽早排除故障
关闭仪器电源，避免仪器损坏
与主管部门联系，开启备用安全电源
加强巡视，安抚患者
注意防火、防盗

2. 护理流程

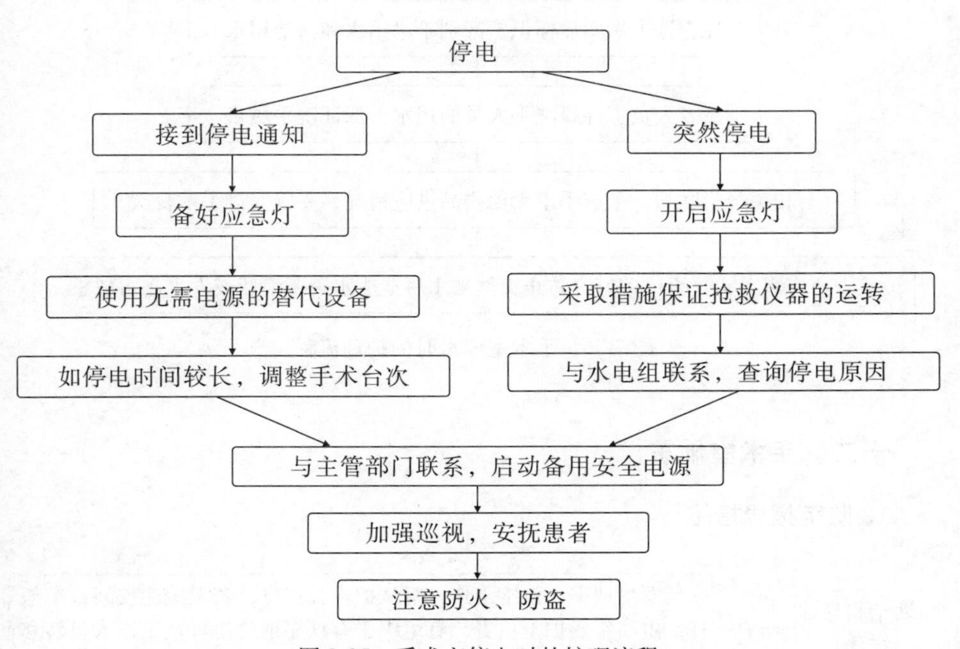
停电
接到停电通知
备好应急灯
使用无需电源的替代设备
如停电时间较长，调整手术台次
突然停电
开启应急灯
采取措施保证抢救仪器的运转
与水电组联系，查询停电原因
与主管部门联系，启动备用安全电源
加强巡视，安抚患者
注意防火、防盗

图 3-95　手术室停电时的护理流程

十一、手术室停水

1. 防范指导措施

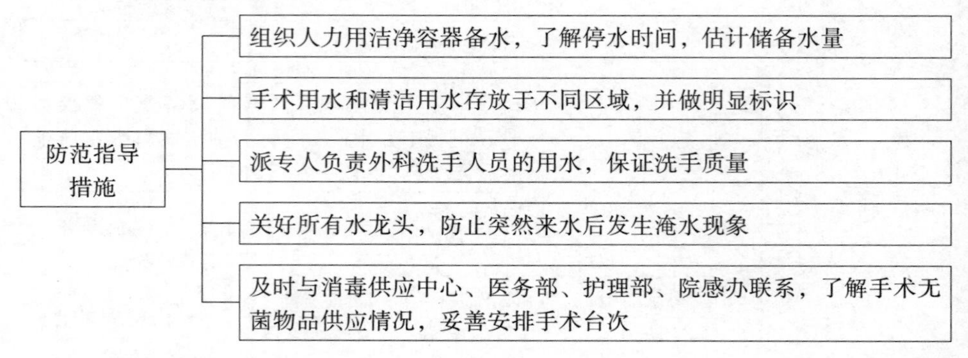
防范指导措施
组织人力用洁净容器备水，了解停水时间，估计储备水量
手术用水和清洁用水存放于不同区域，并做明显标识
派专人负责外科洗手人员的用水，保证洗手质量
关好所有水龙头，防止突然来水后发生淹水现象
及时与消毒供应中心、医务部、护理部、院感办联系，了解手术无菌物品供应情况，妥善安排手术台次

2. 护理流程

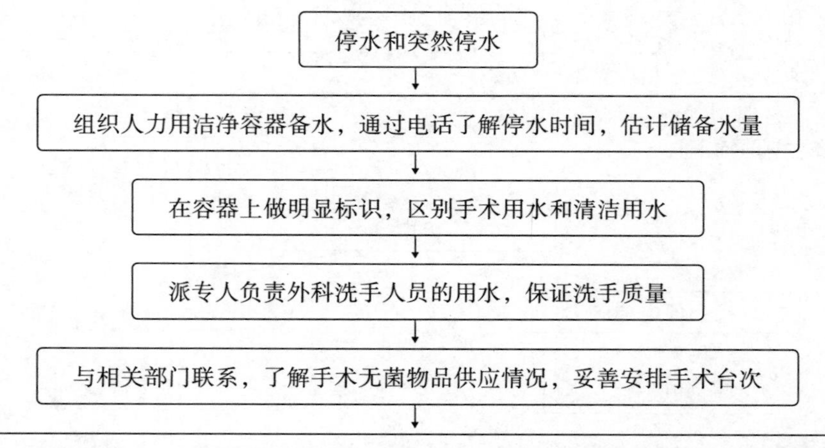
停水和突然停水
组织人力用洁净容器备水，通过电话了解停水时间，估计储备水量
在容器上做明显标识，区别手术用水和清洁用水
派专人负责外科洗手人员的用水，保证洗手质量
与相关部门联系，了解手术无菌物品供应情况，妥善安排手术台次
检查所有水龙头是否已关好，防止突然来水后造成水资源浪费或发生淹水现象

图 3-96　手术室停水时的护理流程

十二、手术室地震

1. 防范指导措施

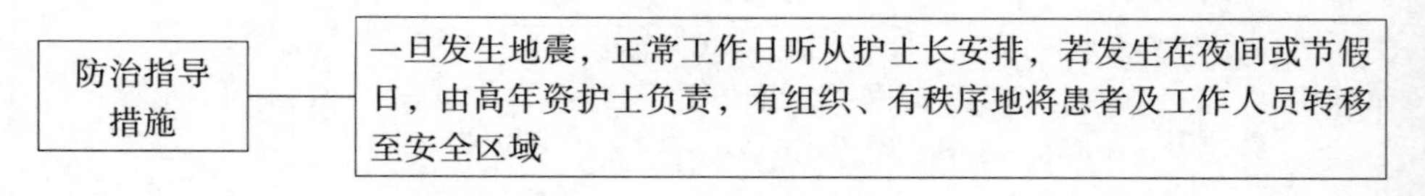
防治指导措施
一旦发生地震，正常工作日听从护士长安排，若发生在夜间或节假日，由高年资护士负责，有组织、有秩序地将患者及工作人员转移至安全区域

续流程

防治指导措施	
	地震来临时，所有手术组人员共同听从主刀医生指挥，评估术者情况。若患者情况平稳，可迅速封闭切口转移，麻醉师、巡回护士准备好抢救物品，由麻醉师、巡回护士、手术医生、护工转移患者至安全地带
	若患者情况不稳定，如有出血等紧急情况，手术人员应沉着冷静，继续手术，直至患者情况稳定
	必要时巡回护士应备好水源、应急灯等，以防不能及时转移，等待救援
	关闭水源、电源、气源、热源等，防止次生火灾的发生，正常工作日由手术室技术员负责，节假日由巡回护士负责，并维持安全通道的畅通

2. 护理流程

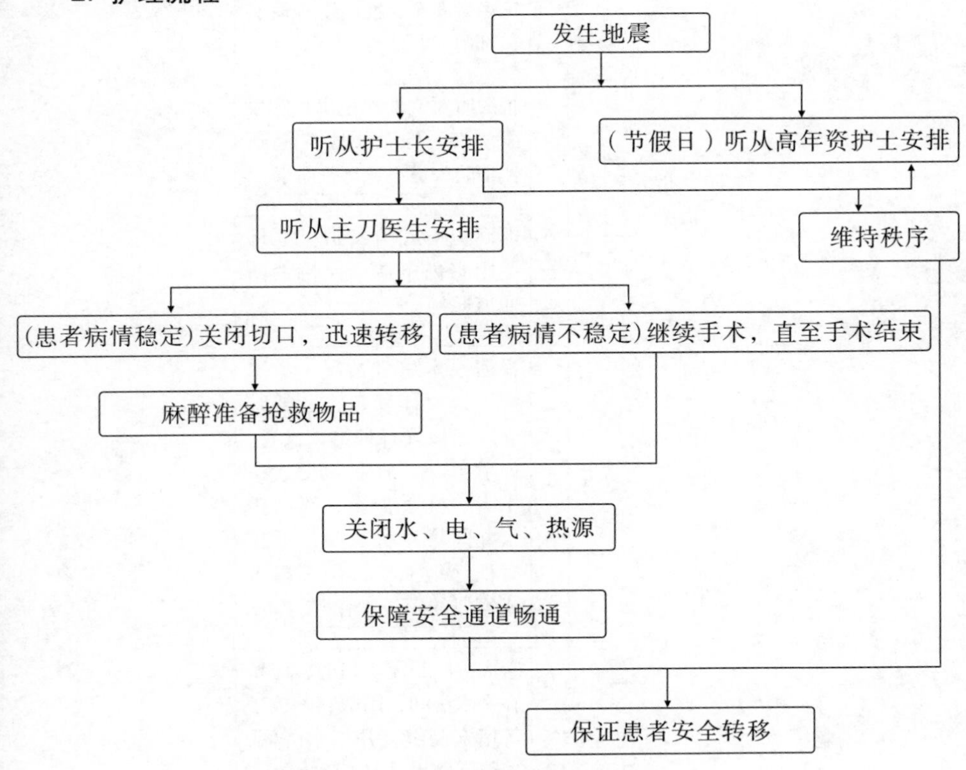
发生地震
听从护士长安排
（节假日）听从高年资护士安排
听从主刀医生安排
维持秩序
(患者病情稳定)关闭切口，迅速转移
(患者病情不稳定)继续手术，直至手术结束
麻醉准备抢救物品
关闭水、电、气、热源
保障安全通道畅通
保证患者安全转移

图 3-97　手术室地震时的护理流程

十三、手术室火灾

1. 防范指导措施

防范指导措施

- 医护人员保持清醒，冷静，如火灾发生在白天，听从护士长安排，若发生在夜间，由值班护士负责，有组织、有秩序地将患者转移至安全区域，迅速移走易燃易爆等物品
- 火势较小时，用灭火器、自来水等灭火措施在第一时间灭火
- 火势较大难以控制时，应保证患者安全，同时上报院有关部门，并拨打“119”
- 报警时要清晰地说出火灾发生的准确地点及具体情况，使消防人员迅速有备而来
- 巡回护士或值班护士立即关闭室内电源，保持消防通道通畅
- 根据手术患者情况，由术者迅速封闭切口，麻醉师立即连接好各种抢救设备，如氧气袋、呼吸机等，由术者、洗手护士、巡回护士共同将患者从安全通道有秩序地撤离，做好患者或家属的安抚工作
- 若大火已封闭出口时，应留在手术房间，用敷料、被子等堵塞门缝，并用水降温，等待消防人员前来营救

2. 护理流程

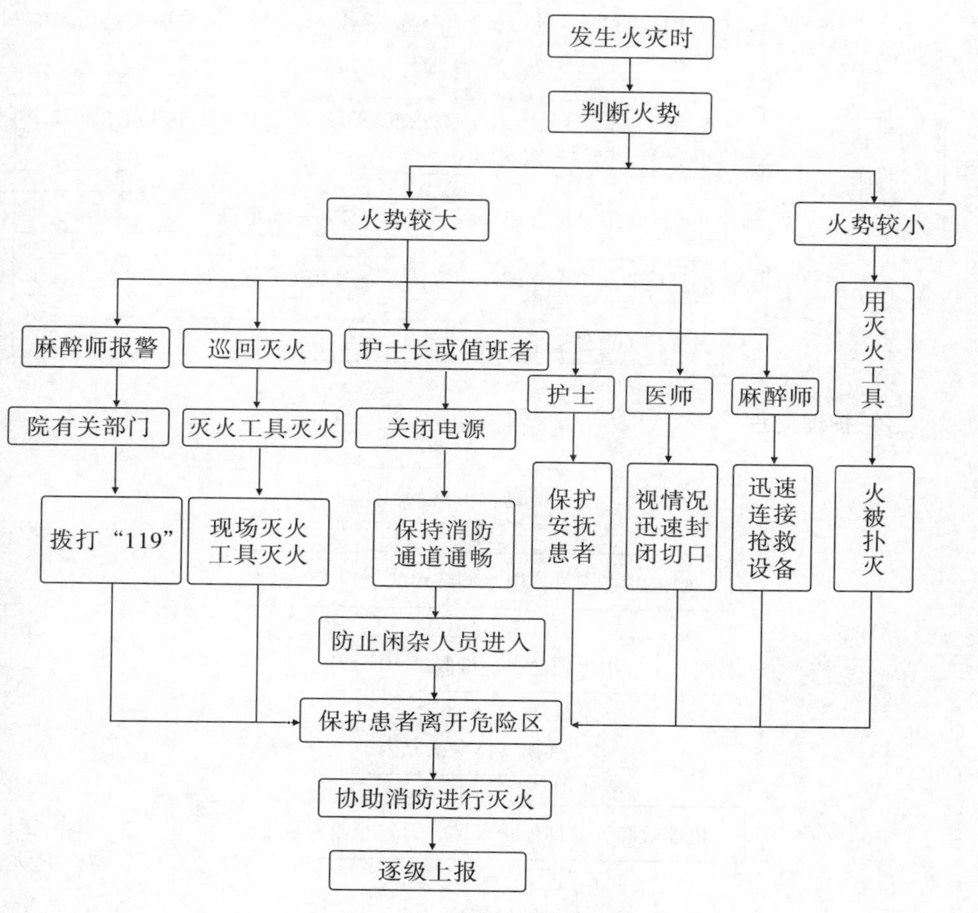
发生火灾时
判断火势
火势较大
火势较小
麻醉师报警
巡回灭火
护士长或值班者
护士
医师
麻醉师
用灭火工具
院有关部门
灭火工具灭火
关闭电源
保护安抚患者
视情况迅速封闭切口
迅速连接抢救设备
火被扑灭
拨打“119”
现场灭火工具灭火
保持消防通道通畅
防止闲杂人员进入
保护患者离开危险区
协助消防进行灭火
逐级上报

图 3-98　手术室火灾时的护理流程

第八节　消毒供应中心护理不良事件防范指导措施与护理流程

一、环氧乙烷气体泄漏

1. 防范指导措施

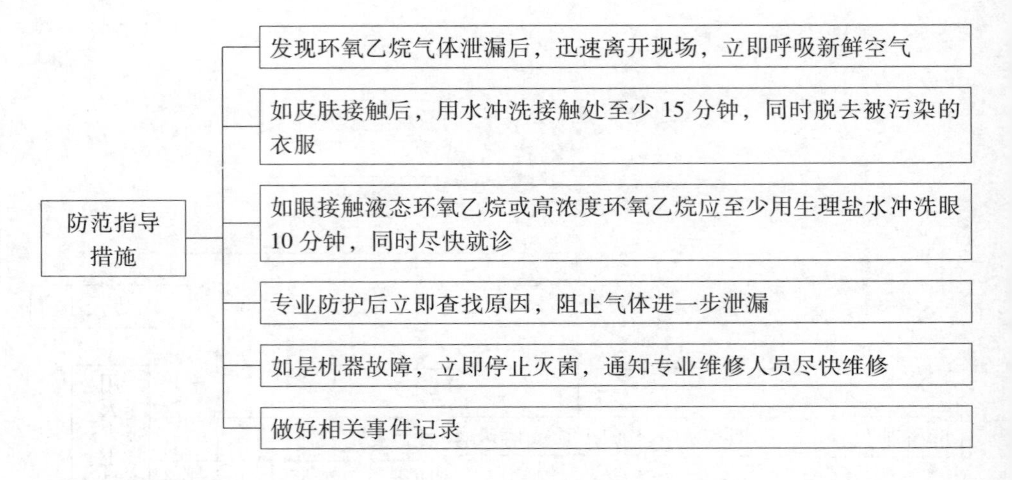
防范指导措施
发现环氧乙烷气体泄漏后，迅速离开现场，立即呼吸新鲜空气
如皮肤接触后，用水冲洗接触处至少 15 分钟，同时脱去被污染的衣服
如眼接触液态环氧乙烷或高浓度环氧乙烷应至少用生理盐水冲洗眼 10 分钟，同时尽快就诊
专业防护后立即查找原因，阻止气体进一步泄漏
如是机器故障，立即停止灭菌，通知专业维修人员尽快维修
做好相关事件记录

2. 护理流程

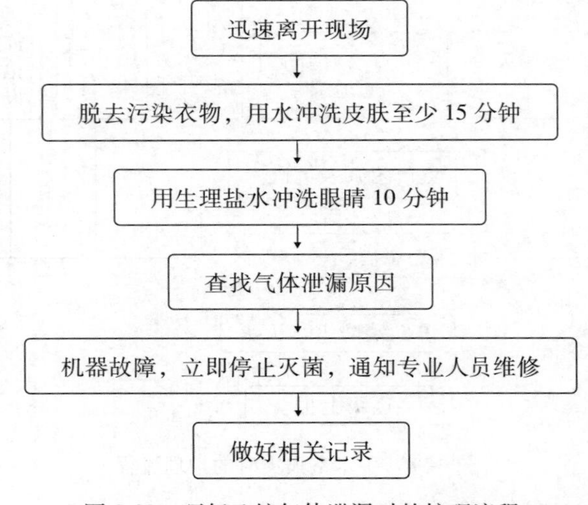
迅速离开现场
脱去污染衣物，用水冲洗皮肤至少 15 分钟
用生理盐水冲洗眼睛 10 分钟
查找气体泄漏原因
机器故障，立即停止灭菌，通知专业人员维修
做好相关记录

图 3-99　环氧乙烷气体泄漏时的护理流程

二、灭菌物品质量缺陷

1. 防范指导措施

防范指导措施

- 发生灭菌物品质量问题，立即报告灭菌检测人员、护士长、护理部、医院感染管理科及其他相关人员
- 立即停用现场灭菌物品，并妥善封存、登记

续流程

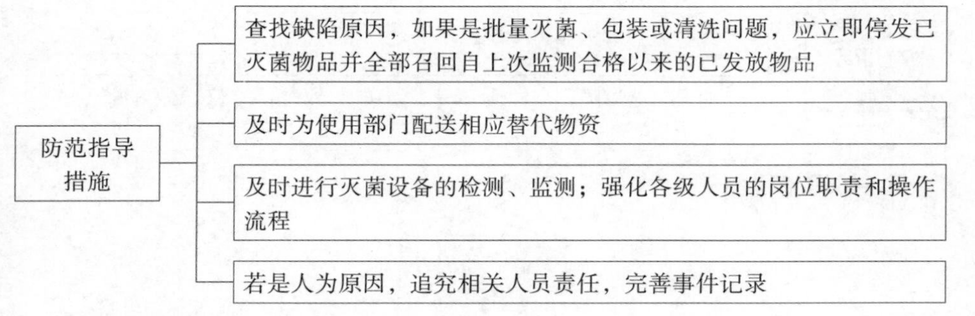
防范指导措施
查找缺陷原因，如果是批量灭菌、包装或清洗问题，应立即停发已灭菌物品并全部召回自上次监测合格以来的已发放物品
及时为使用部门配送相应替代物资
及时进行灭菌设备的检测、监测；强化各级人员的岗位职责和操作流程
若是人为原因，追究相关人员责任，完善事件记录

2. 护理流程

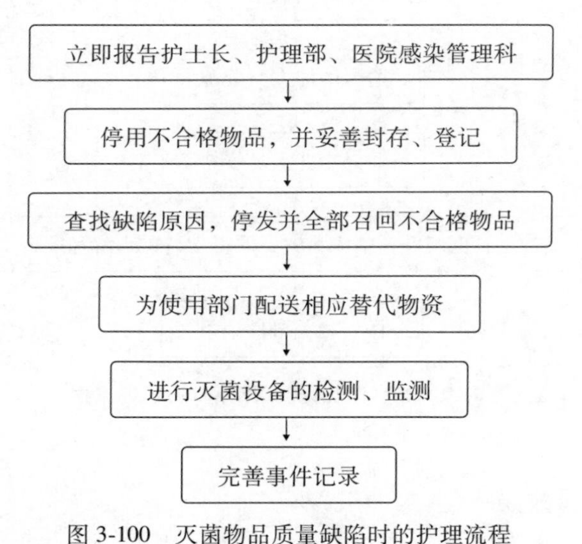
立即报告护士长、护理部、医院感染管理科
停用不合格物品，并妥善封存、登记
查找缺陷原因，停发并全部召回不合格物品
为使用部门配送相应替代物资
进行灭菌设备的检测、监测
完善事件记录

图 3-100　灭菌物品质量缺陷时的护理流程

三、全自动清洗机故障

1. 防范指导措施

防范指导措施

- 立即查找清洗失败原因，检查蒸气压力、水压、清洗剂是否足够，尽快找到发生问题的原因
- 短时间内无法正常清洗时，立即改用其他清洗机或手工清洗，并适当增加人力资源
- 立即报告主管部门及各临床科室，使其知晓，取得支持、理解和配合

续流程

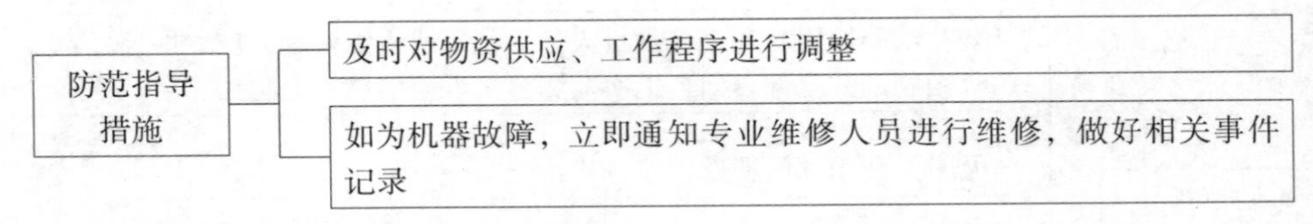
防范指导措施
及时对物资供应、工作程序进行调整
如为机器故障，立即通知专业维修人员进行维修，做好相关事件记录

2. 护理流程

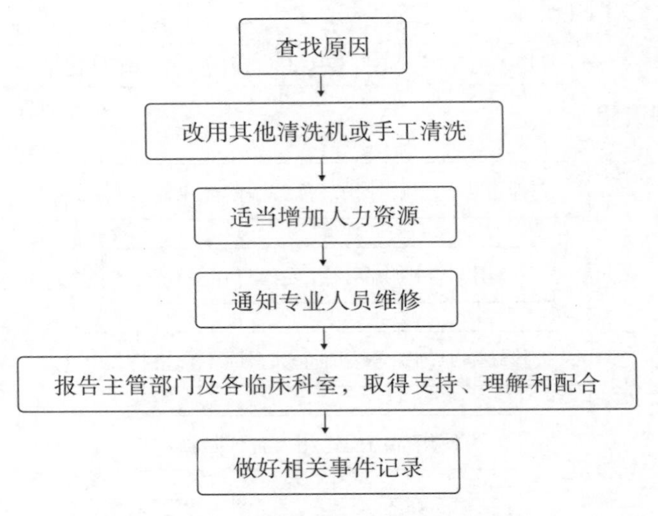
查找原因
改用其他清洗机或手工清洗
适当增加人力资源
通知专业人员维修
报告主管部门及各临床科室，取得支持、理解和配合
做好相关事件记录

图 3-101　全自动清洗机故障时的护理流程

四、灭菌器故障

1. 防范指导措施

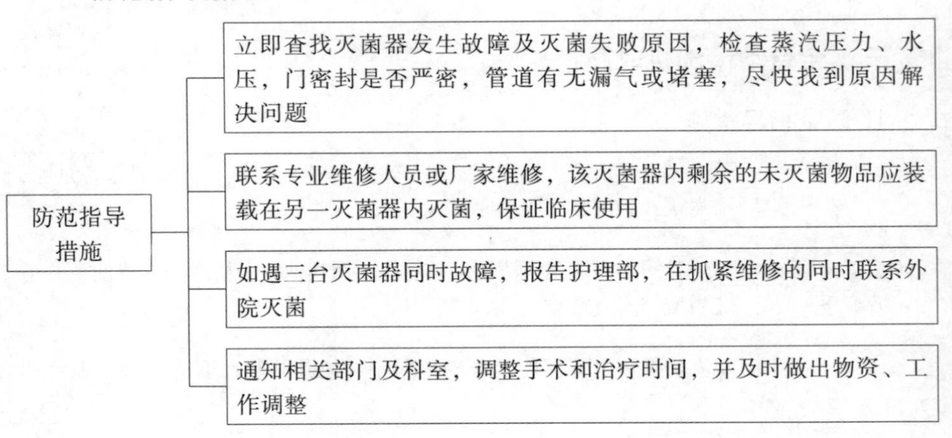
防范指导措施
立即查找灭菌器发生故障及灭菌失败原因，检查蒸汽压力、水压，门密封是否严密，管道有无漏气或堵塞，尽快找到原因解决问题
联系专业维修人员或厂家维修，该灭菌器内剩余的未灭菌物品应装载在另一灭菌器内灭菌，保证临床使用
如遇三台灭菌器同时故障，报告护理部，在抓紧维修的同时联系外院灭菌
通知相关部门及科室，调整手术和治疗时间，并及时做出物资、工作调整

2. 护理流程

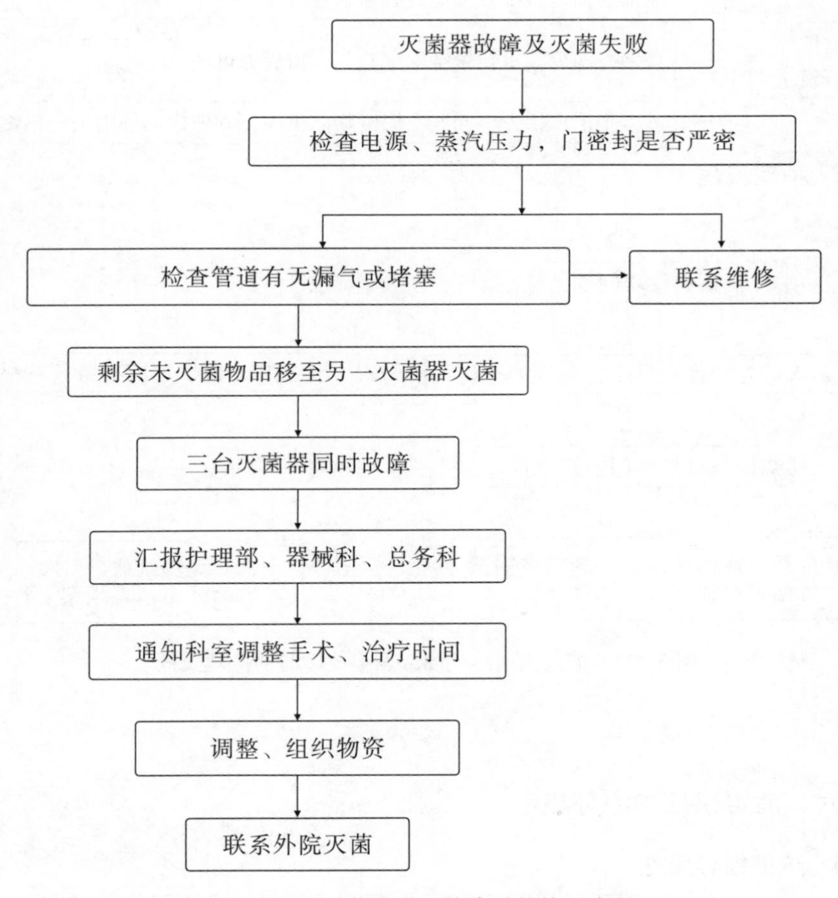
灭菌器故障及灭菌失败
检查电源、蒸汽压力，门密封是否严密
检查管道有无漏气或堵塞
联系维修
剩余未灭菌物品移至另一灭菌器灭菌
三台灭菌器同时故障
汇报护理部、器械科、总务科
通知科室调整手术、治疗时间
调整、组织物资
联系外院灭菌

图 3-102 灭菌器出现故障时的护理流程

五、消毒锅遇冷气团或发生故障

1. 防范指导措施

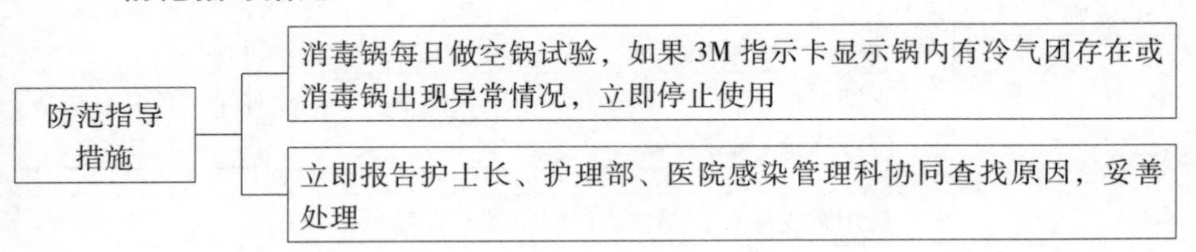
防范指导措施
消毒锅每日做空锅试验，如果3M指示卡显示锅内有冷气团存在或消毒锅出现异常情况，立即停止使用
立即报告护士长、护理部、医院感染管理科协同查找原因，妥善处理

续流程

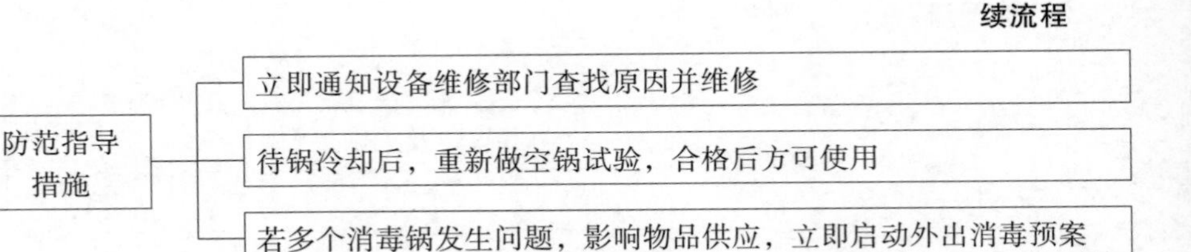
防范指导措施
立即通知设备维修部门查找原因并维修
待锅冷却后，重新做空锅试验，合格后方可使用
若多个消毒锅发生问题，影响物品供应，立即启动外出消毒预案

2．护理流程

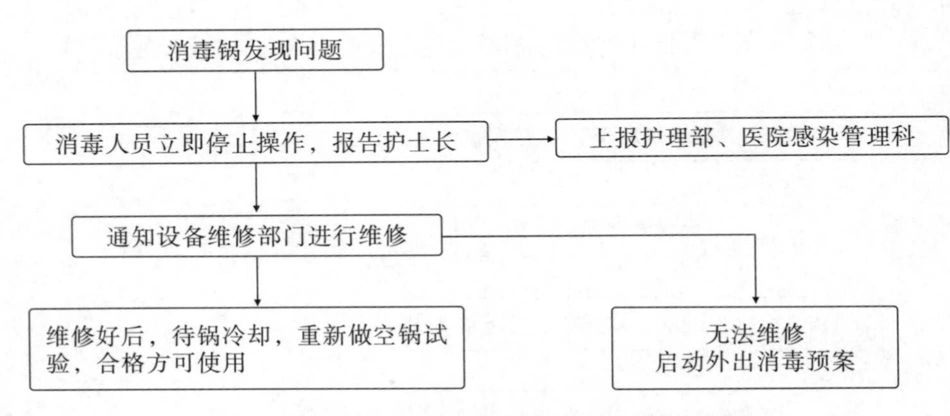
消毒锅发现问题
消毒人员立即停止操作，报告护士长
上报护理部、医院感染管理科
通知设备维修部门进行维修
维修好后，待锅冷却，重新做空锅试验，合格方可使用
无法维修
启动外出消毒预案

图 3-103　消毒锅遇冷气团或发生故障时的护理流程

六、消毒供应中心停电

1．防范指导措施

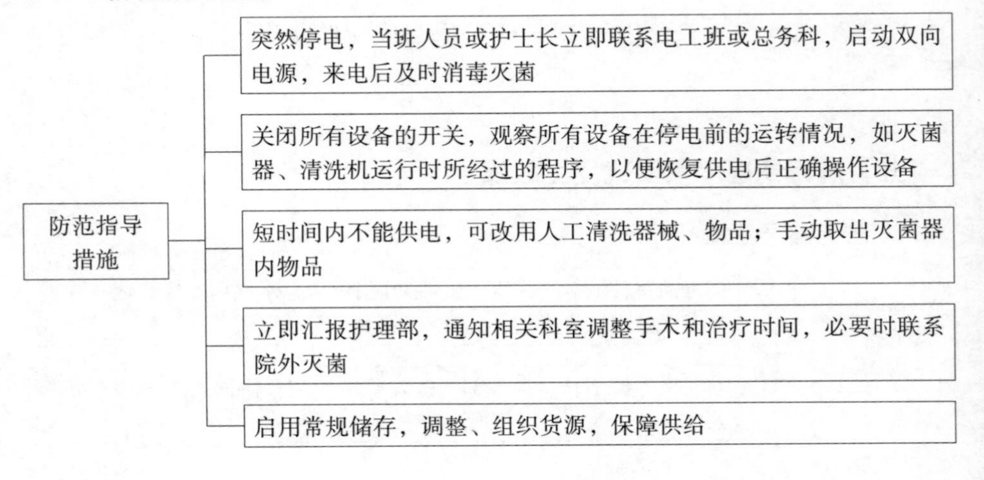
防范指导措施
突然停电，当班人员或护士长立即联系电工班或总务科，启动双向电源，来电后及时消毒灭菌
关闭所有设备的开关，观察所有设备在停电前的运转情况，如灭菌器、清洗机运行时所经过的程序，以便恢复供电后正确操作设备
短时间内不能供电，可改用人工清洗器械、物品；手动取出灭菌器内物品
立即汇报护理部，通知相关科室调整手术和治疗时间，必要时联系院外灭菌
启用常规储存，调整、组织货源，保障供给

2. 护理流程

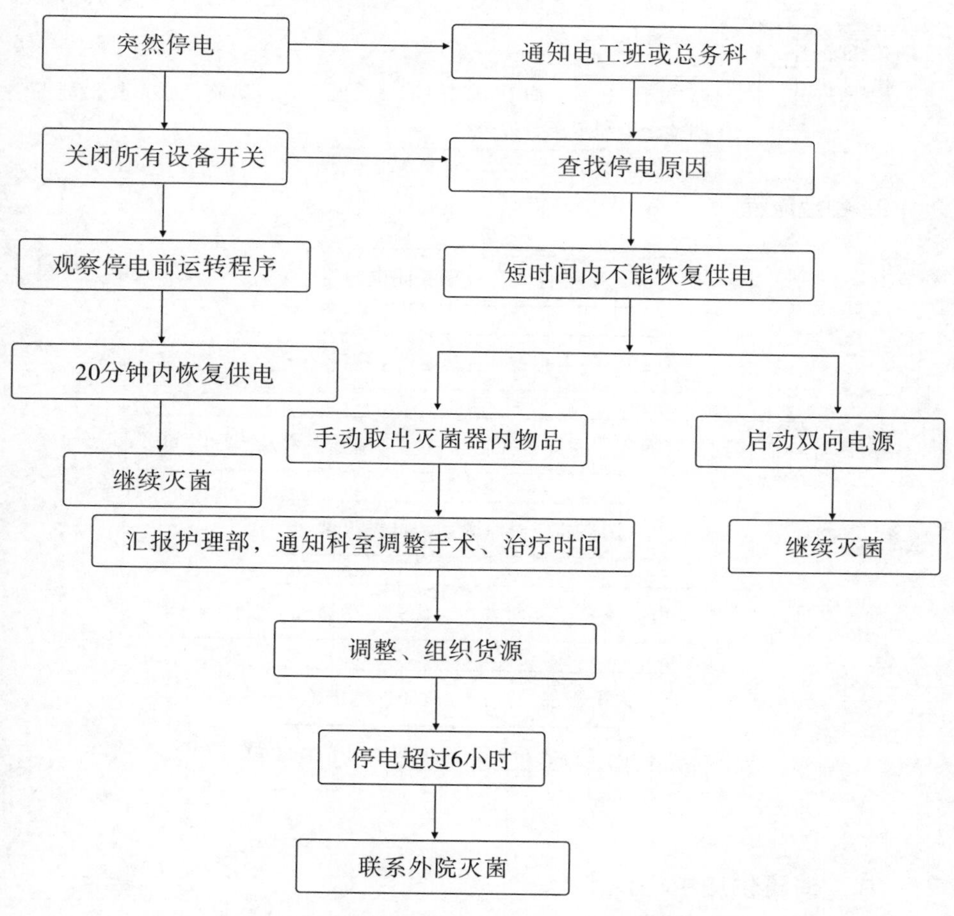
突然停电
通知电工班或总务科
关闭所有设备开关
查找停电原因
观察停电前运转程序
短时间内不能恢复供电
20分钟内恢复供电
手动取出灭菌器内物品
启动双向电源
继续灭菌
汇报护理部，通知科室调整手术、治疗时间
继续灭菌
调整、组织货源
停电超过6小时
联系外院灭菌

图 3-104　消毒供应中心停电时的护理流程

七、消毒供应中心停气

1. 防范指导措施

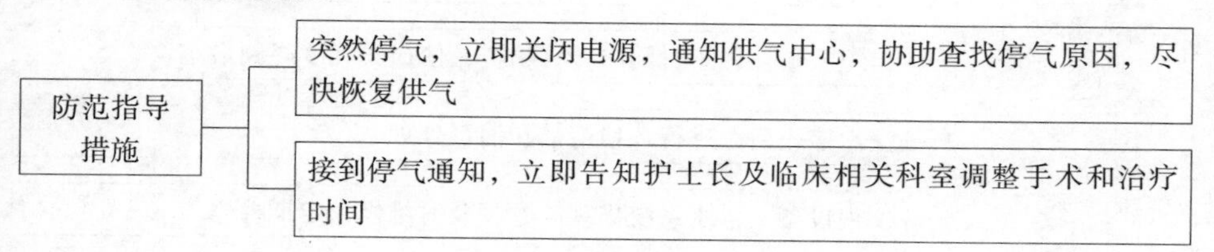
防范指导措施
突然停气，立即关闭电源，通知供气中心，协助查找停气原因，尽快恢复供气
接到停气通知，立即告知护士长及临床相关科室调整手术和治疗时间

续流程

防范指导措施

- 调整高压蒸汽灭菌方式为低温灭菌；启动电高压蒸汽灭菌方式，优先处理急件、要件
- 停气时间较长，向上级部门汇报，启动外援措施，联系外出消毒，调整、组织货源，保障供给

2. 护理流程

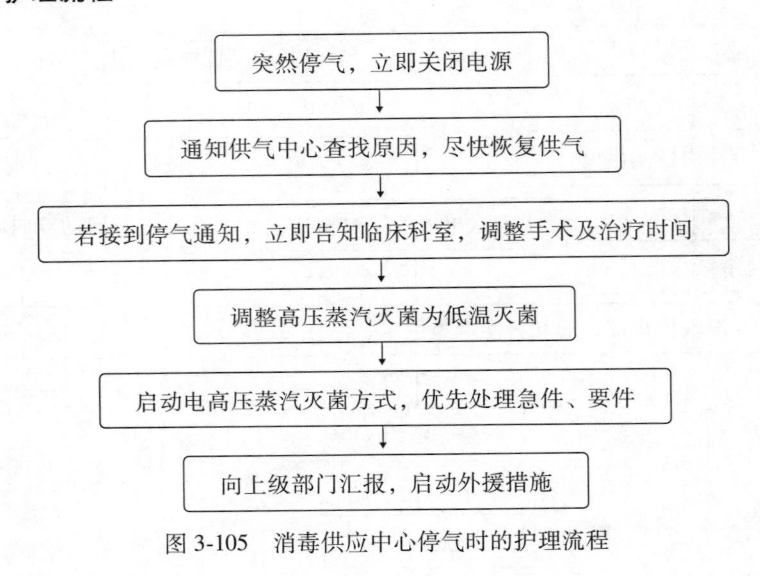
突然停气，立即关闭电源
通知供气中心查找原因，尽快恢复供气
若接到停气通知，立即告知临床科室，调整手术及治疗时间
调整高压蒸汽灭菌为低温灭菌
启动电高压蒸汽灭菌方式，优先处理急件、要件
向上级部门汇报，启动外援措施

图 3-105　消毒供应中心停气时的护理流程

八、消毒供应中心泛水

1. 防范指导措施

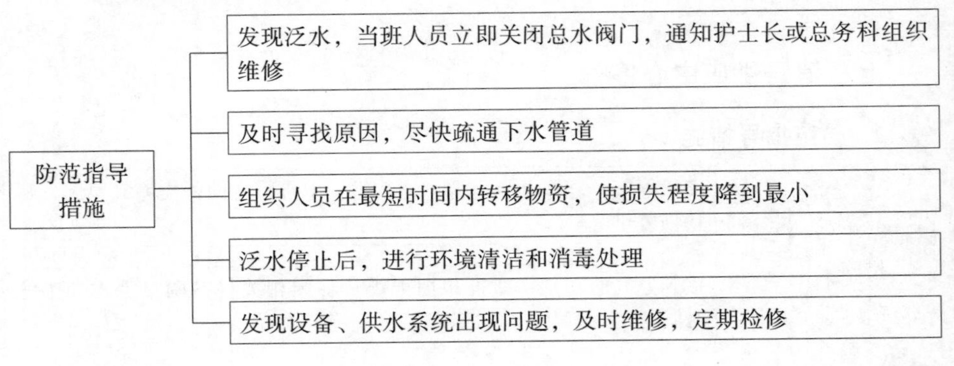
防范指导措施
发现泛水，当班人员立即关闭总水阀门，通知护士长或总务科组织维修
及时寻找原因，尽快疏通下水管道
组织人员在最短时间内转移物资，使损失程度降到最小
泛水停止后，进行环境清洁和消毒处理
发现设备、供水系统出现问题，及时维修，定期检修

2. 护理流程

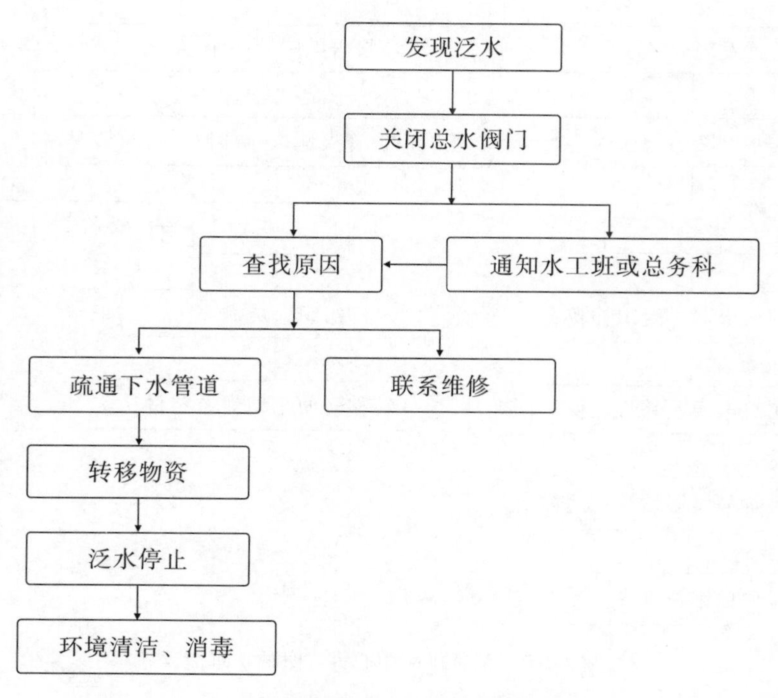
发现泛水
关闭总水阀门
查找原因
通知水工班或总务科
疏通下水管道
联系维修
转移物资
泛水停止
环境清洁、消毒

图 3-106 消毒供应中心泛水时的护理流程

九、消毒供应中心火灾

1. 防范指导措施

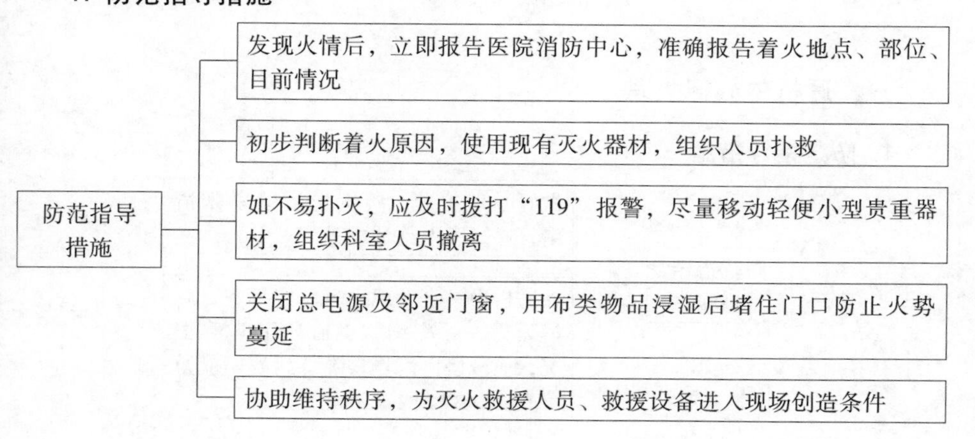
防范指导措施
发现火情后，立即报告医院消防中心，准确报告着火地点、部位、目前情况
初步判断着火原因，使用现有灭火器材，组织人员扑救
如不易扑灭，应及时拨打“119”报警，尽量移动轻便小型贵重器材，组织科室人员撤离
关闭总电源及邻近门窗，用布类物品浸湿后堵住门口防止火势蔓延
协助维持秩序，为灭火救援人员、救援设备进入现场创造条件

2. 护理流程

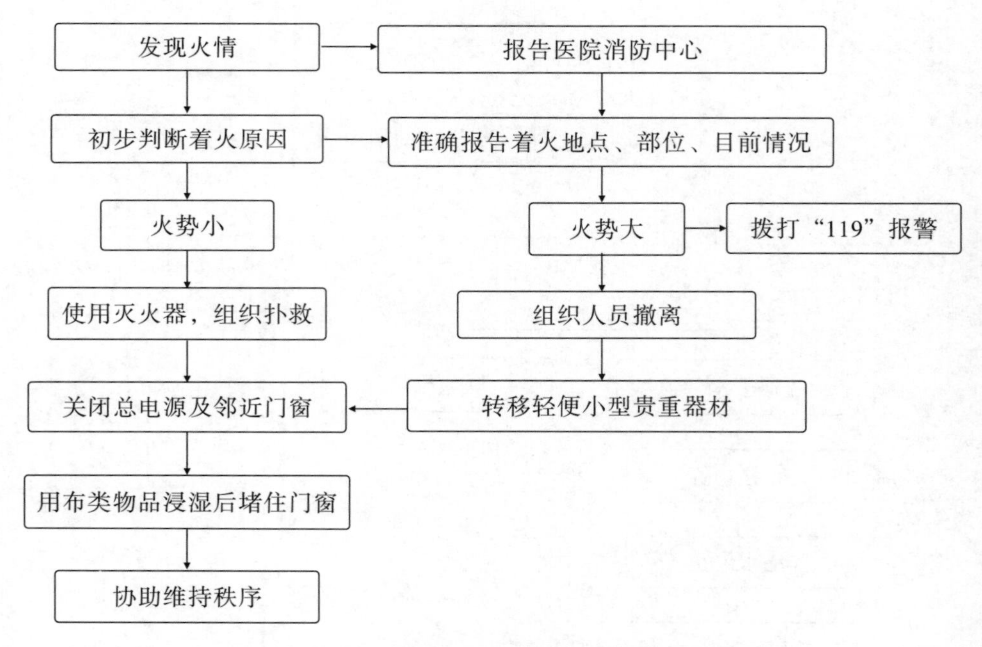
发现火情
报告医院消防中心
初步判断着火原因
准确报告着火地点、部位、目前情况
火势小
火势大
拨打“119”报警
使用灭火器，组织扑救
组织人员撤离
关闭总电源及邻近门窗
转移轻便小型贵重器材
用布类物品浸湿后堵住门窗
协助维持秩序

图 3-107 消毒供应中心火灾时的护理流程

第九节 血液净化中心护理不良事件防范指导措施与护理流程

一、透析中心律失常

1. 防范指导措施

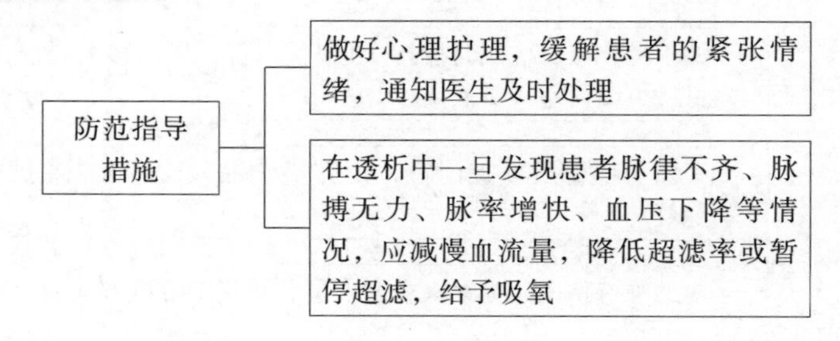
防范指导措施
做好心理护理，缓解患者的紧张情绪，通知医生及时处理
在透析中一旦发现患者脉律不齐、脉搏无力、脉率增快、血压下降等情况，应减慢血流量，降低超滤率或暂停超滤，给予吸氧

续流程

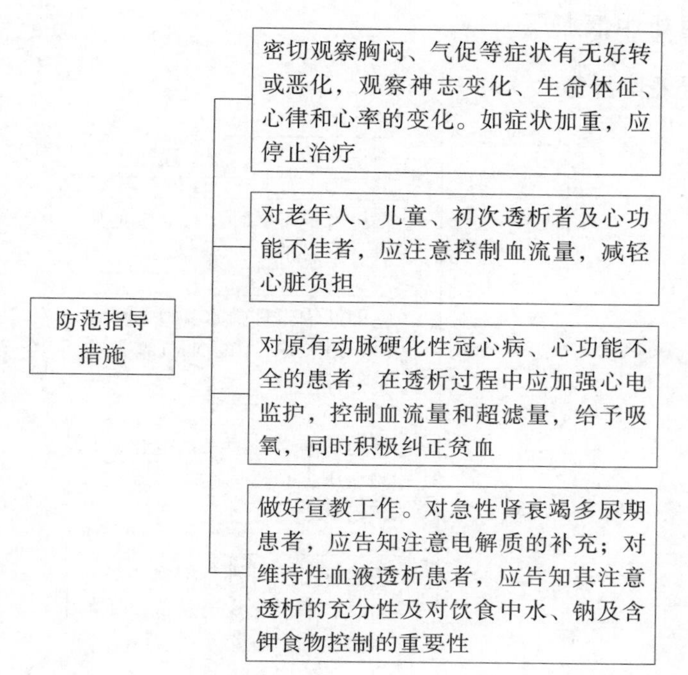
防范指导措施
密切观察胸闷、气促等症状有无好转或恶化，观察神志变化、生命体征、心律和心率的变化。如症状加重，应停止治疗
对老年人、儿童、初次透析者及心功能不佳者，应注意控制血流量，减轻心脏负担
对原有动脉硬化性冠心病、心功能不全的患者，在透析过程中应加强心电监护，控制血流量和超滤量，给予吸氧，同时积极纠正贫血
做好宣教工作。对急性肾衰竭多尿期患者，应告知注意电解质的补充；对维持性血液透析患者，应告知其注意透析的充分性及对饮食中水、钠及含钾食物控制的重要性

2. 护理流程

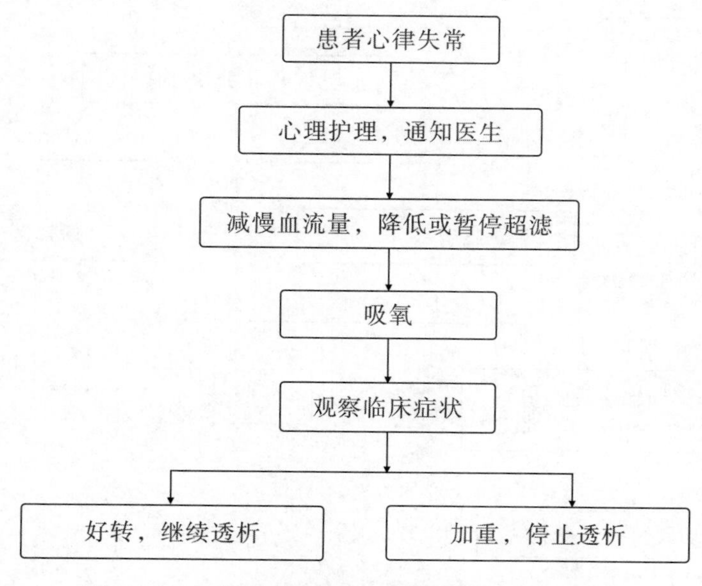
患者心律失常
心理护理，通知医生
减慢血流量，降低或暂停超滤
吸氧
观察临床症状
好转，继续透析
加重，停止透析

图 3-108　患者在透析中出现心律失常时的护理流程

二、透析中低血压

1. 防范指导措施

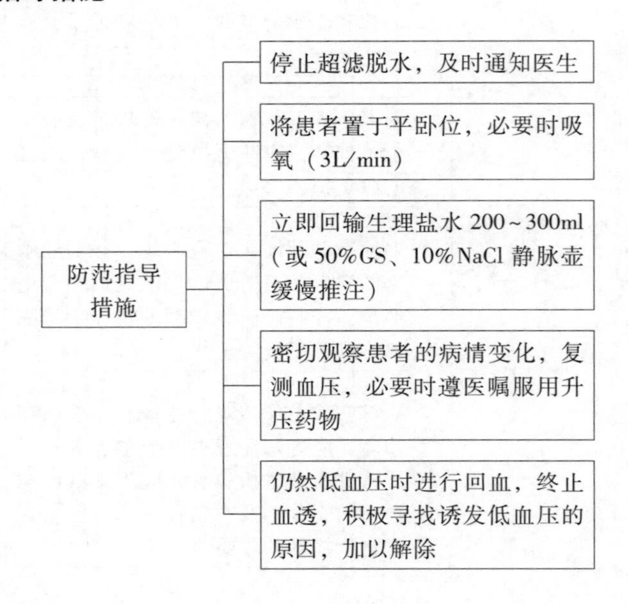
防范指导措施
停止超滤脱水，及时通知医生
将患者置于平卧位，必要时吸氧（3L/min）
立即回输生理盐水 200~300ml（或 50%GS、10%NaCl 静脉壶缓慢推注）
密切观察患者的病情变化，复测血压，必要时遵医嘱服用升压药物
仍然低血压时进行回血，终止血透，积极寻找诱发低血压的原因，加以解除

2. 护理流程

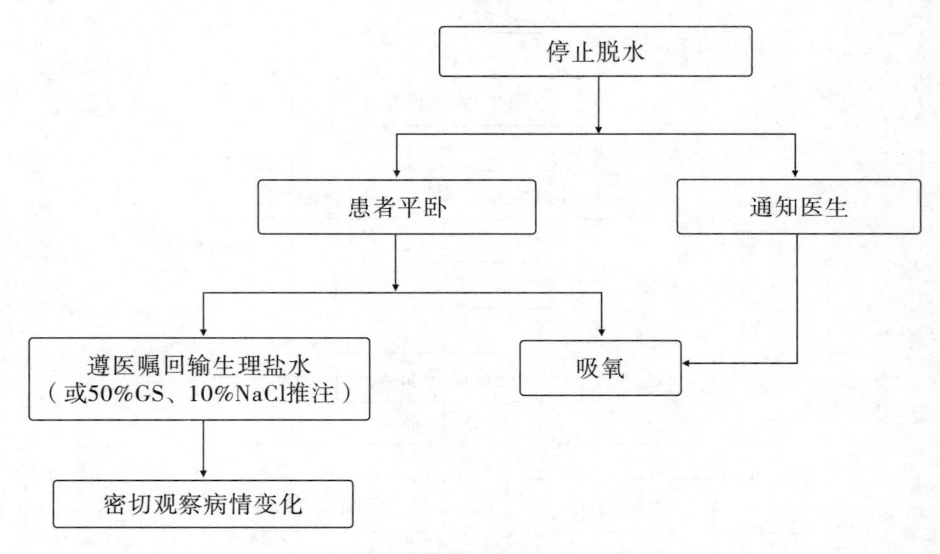
停止脱水
患者平卧
通知医生
遵医嘱回输生理盐水
（或50%GS、10%NaCl推注）
吸氧
密切观察病情变化

图 3-109　患者在透析中出现低血压时的护理流程

三、透析中胸背部疼痛

1. 防范指导措施

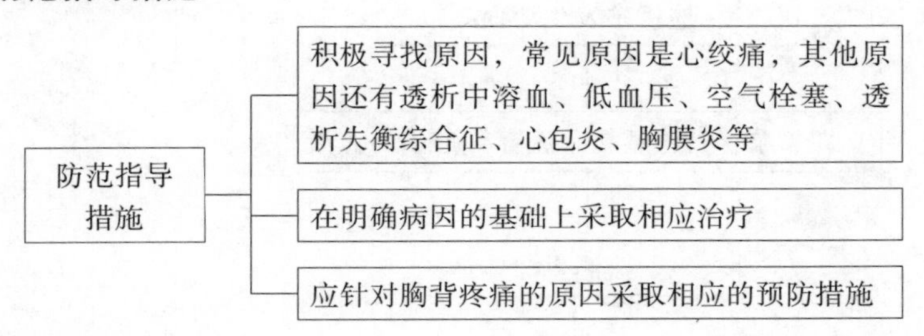
防范指导措施
积极寻找原因，常见原因是心绞痛，其他原因还有透析中溶血、低血压、空气栓塞、透析失衡综合征、心包炎、胸膜炎等
在明确病因的基础上采取相应治疗
应针对胸背疼痛的原因采取相应的预防措施

2. 护理流程

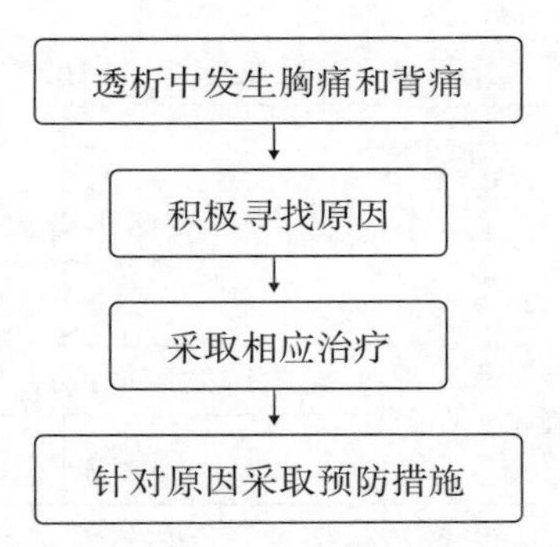
透析中发生胸痛和背痛
积极寻找原因
采取相应治疗
针对原因采取预防措施

图 3-110　患者在透析中出现胸背部疼痛的护理流程

四、透析中溶血

1. 防范指导措施

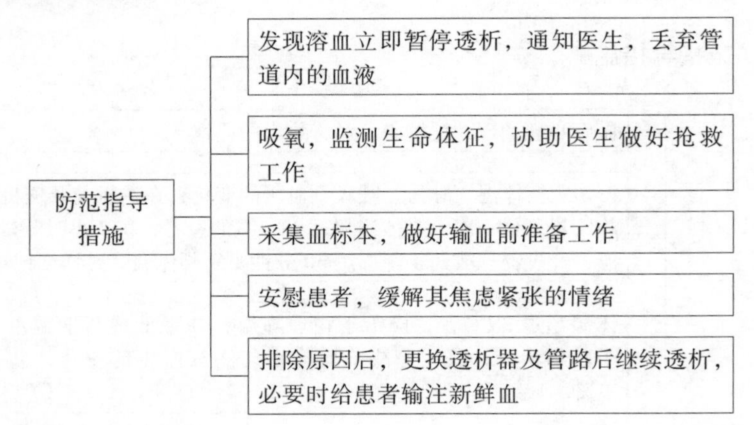
防范指导措施
发现溶血立即暂停透析，通知医生，丢弃管道内的血液
吸氧，监测生命体征，协助医生做好抢救工作
采集血标本，做好输血前准备工作
安慰患者，缓解其焦虑紧张的情绪
排除原因后，更换透析器及管路后继续透析，必要时给患者输注新鲜血

2. 护理流程

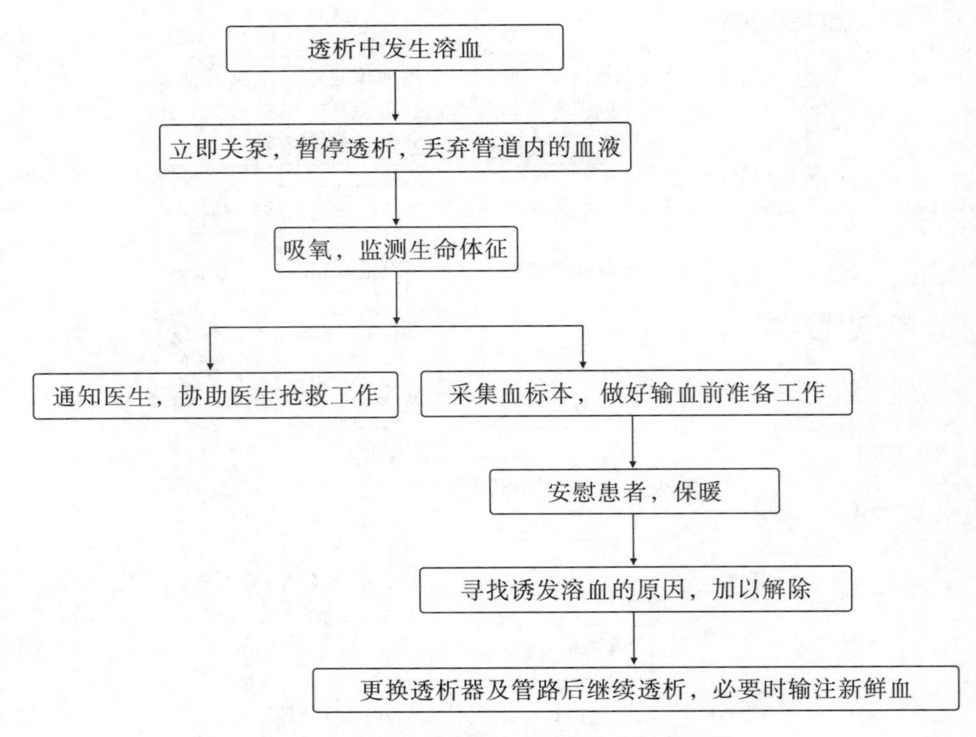
透析中发生溶血
立即关泵，暂停透析，丢弃管道内的血液
吸氧，监测生命体征
通知医生，协助医生抢救工作
采集血标本，做好输血前准备工作
安慰患者，保暖
寻找诱发溶血的原因，加以解除
更换透析器及管路后继续透析，必要时输注新鲜血

图 3-111　患者在透析中出现溶血的护理流程

五、透析中发热

1. 防范指导措施

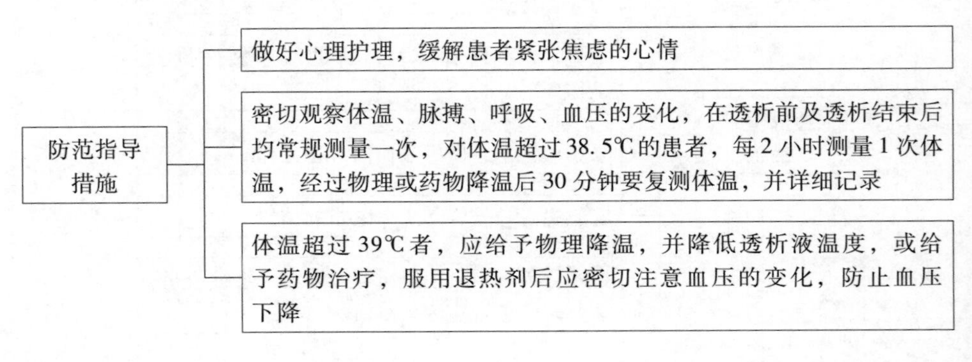
防范指导措施
做好心理护理，缓解患者紧张焦虑的心情
密切观察体温、脉搏、呼吸、血压的变化，在透析前及透析结束后均常规测量一次，对体温超过38.5℃的患者，每2小时测量1次体温，经过物理或药物降温后30分钟要复测体温，并详细记录
体温超过39℃者，应给予物理降温，并降低透析液温度，或给予药物治疗，服用退热剂后应密切注意血压的变化，防止血压下降

续流程

防范指导措施

- 畏冷、寒战的患者应注意保暖，提高透析液温度，并注意穿刺手臂的固定，防止针头滑落
- 高热患者处于高分解代谢状态，为高凝体质，应注意密切观察透析管路及透析器内血液的颜色、静脉压及跨膜压值，防止凝血
- 高热患者由于发热和出汗，故超滤量不宜设定过多
- 为维持一定的血药浓度，发热患者应在透析后进行抗生素治疗
- 护士在操作过程中应严格遵守无菌操作规程，杜绝因违反操作规程而发生的感染；动静脉内瘘穿刺时严格消毒皮肤，透析结束后用无菌棉球和纱布包扎，要求患者血液透析当天保持敷料干燥，平时注意保持穿刺处皮肤清洁，防止感染
- 待患者感染控制后，应及时调整干体重

2. 护理流程

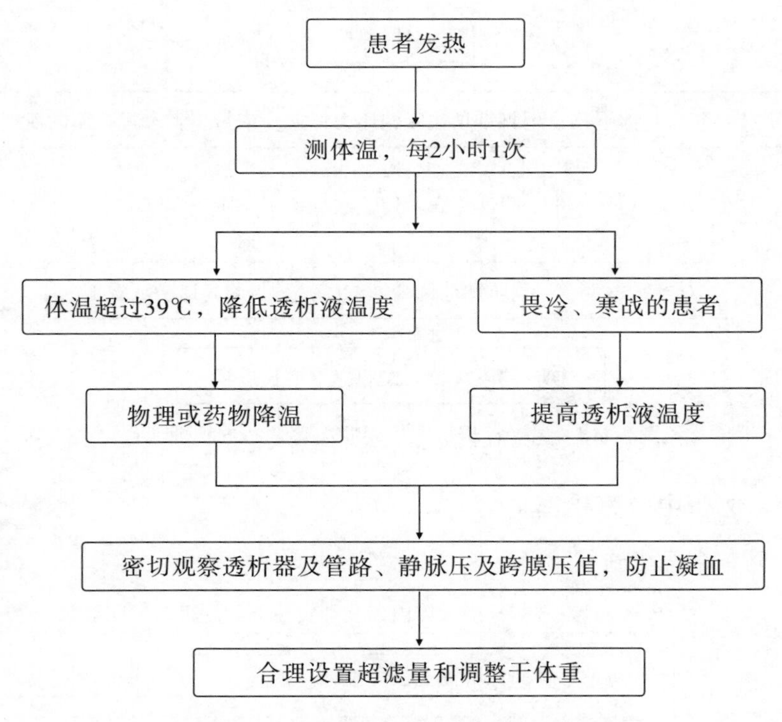
患者发热
测体温，每2小时1次
体温超过39℃，降低透析液温度
畏冷、寒战的患者
物理或药物降温
提高透析液温度
密切观察透析器及管路、静脉压及跨膜压值，防止凝血
合理设置超滤量和调整干体重

图 3-112　患者在透析中出现发热的护理流程

六、透析中肌肉痉挛

1. 防范指导措施

防范指导措施

- 做好心理护理，指导患者缓解紧张情绪
- 下肢痉挛时，让患者身体下移，用脚掌顶住床档，用力伸展，或帮患者拿捏痉挛的肌肉，对严重者可以扶起站立，用力站直；腹部痉挛：用热水袋保暖，但温度不可过高，避免烫伤
- 对经常发生者，预防性地调高钠浓度，适当调高透析液温度
- 做好宣教工作，指导患者注意控制饮食，避免体重增长过多，同时注意优质蛋白质的摄入，多吃高钙、富含B族维生素的食物，如鲜牛奶、鸡蛋、瘦肉等

2. 护理流程

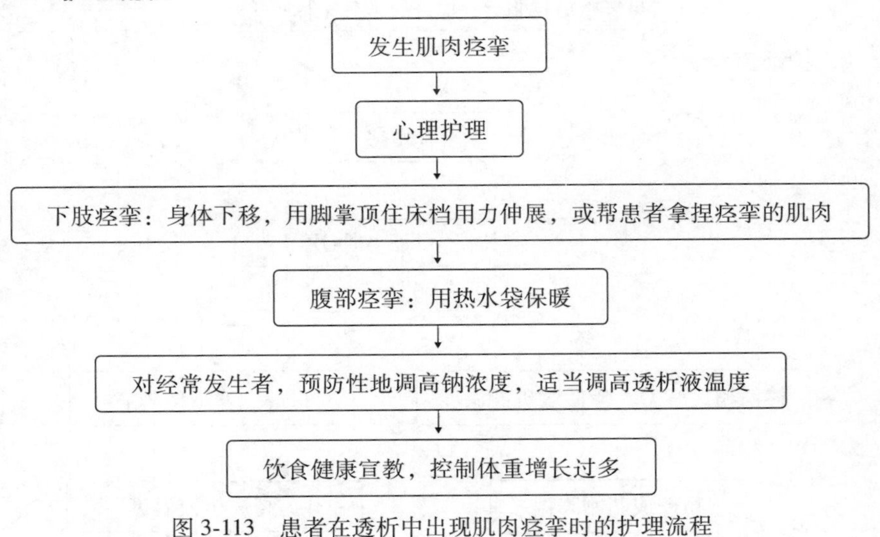
发生肌肉痉挛
心理护理
下肢痉挛：身体下移，用脚掌顶住床档用力伸展，或帮患者拿捏痉挛的肌肉
腹部痉挛：用热水袋保暖
对经常发生者，预防性地调高钠浓度，适当调高透析液温度
饮食健康宣教，控制体重增长过多

图 3-113　患者在透析中出现肌肉痉挛时的护理流程

七、透析中空气栓塞

1. 防范指导措施

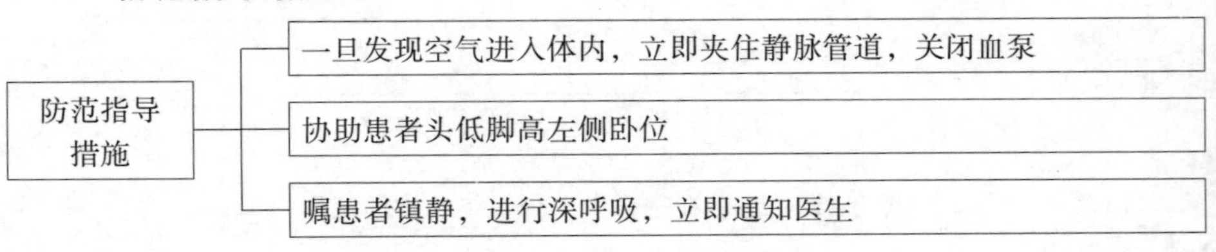
防范指导措施
一旦发现空气进入体内，立即夹住静脉管道，关闭血泵
协助患者头低脚高左侧卧位
嘱患者镇静，进行深呼吸，立即通知医生

续流程

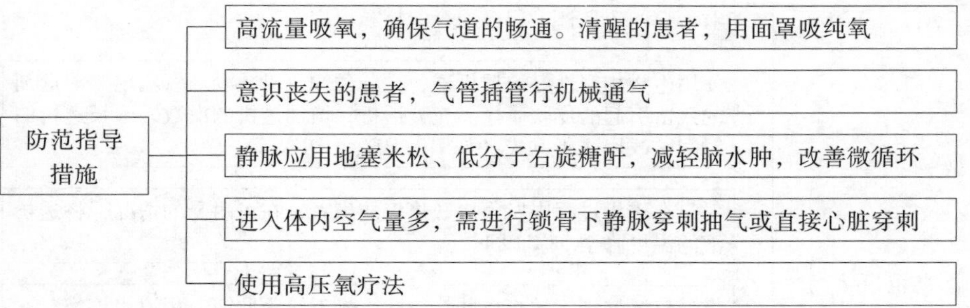
防范指导措施
高流量吸氧，确保气道的畅通。清醒的患者，用面罩吸纯氧
意识丧失的患者，气管插管行机械通气
静脉应用地塞米松、低分子右旋糖酐，减轻脑水肿，改善微循环
进入体内空气量多，需进行锁骨下静脉穿刺抽气或直接心脏穿刺
使用高压氧疗法

2. 护理流程

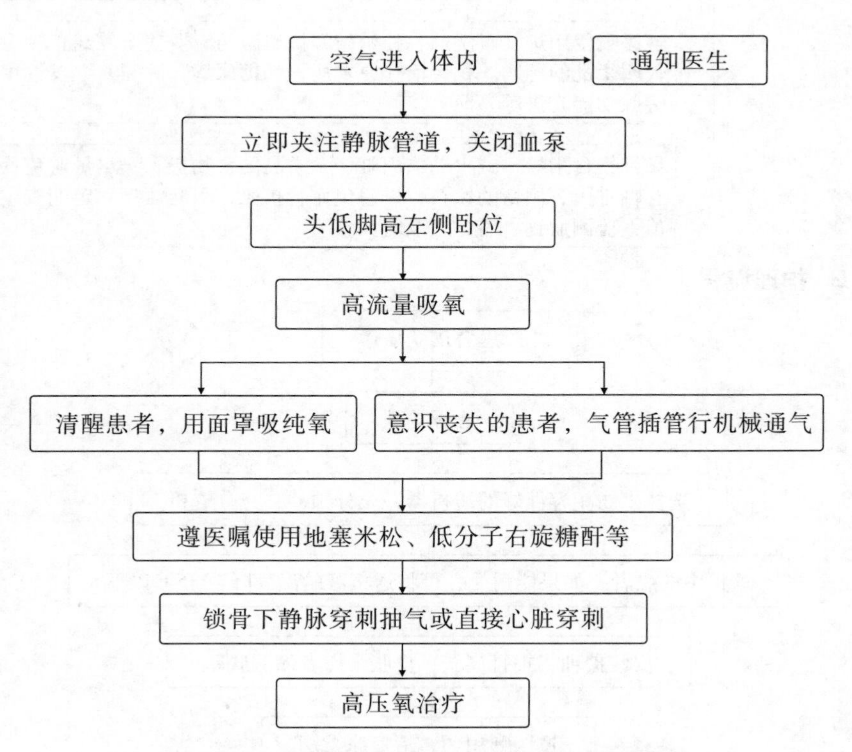
空气进入体内
通知医生
立即夹注静脉管道，关闭血泵
头低脚高左侧卧位
高流量吸氧
清醒患者，用面罩吸纯氧
意识丧失的患者，气管插管行机械通气
遵医嘱使用地塞米松、低分子右旋糖酐等
锁骨下静脉穿刺抽气或直接心脏穿刺
高压氧治疗

图 3-114　患者在透析中发生空气栓塞的护理流程

八、透析中皮肤瘙痒

1. 防范指导措施

防范指导措施

- 发生皮肤瘙痒时，做好患者心理护理，减轻其焦虑情绪，提高患者对治疗的依从性，积极配合治疗和护理
- 使用生物相容性好的透析器，充分预冲，以减少环氧乙烷等消毒剂的残留引起的皮肤瘙痒。充分透析，增加透析的次数，延长透析的时间，改用透析方式（如 HP+HD、HDF）等
- 对只在透析过程中发生皮肤瘙痒的患者，在可耐受的情况下将透析液的温度降至 35℃以下
- 做好皮肤护理，拍打皮肤，皮肤干燥者涂润肤露。用温水擦浴，水温以 40℃为宜。注意个人卫生，内衣床单以纯棉为宜，禁用刺激性物品，如肥皂、酒精等
- 遵医嘱使用炉甘石洗剂、扑尔敏等抗组胺药、罗盖全等纠正钙、磷代谢紊乱的药物。积极治疗原发病，如糖尿病、肿瘤、继发性甲状旁腺功能亢进等
- 做好饮食指导，减少动物内脏、含磷高的食物摄入；尽量避免饮用含咖啡因、酒精的饮料，以避免血管扩张，引起瘙痒。定期查生化值：监测血钙、磷，并及时调整

2. 护理流程

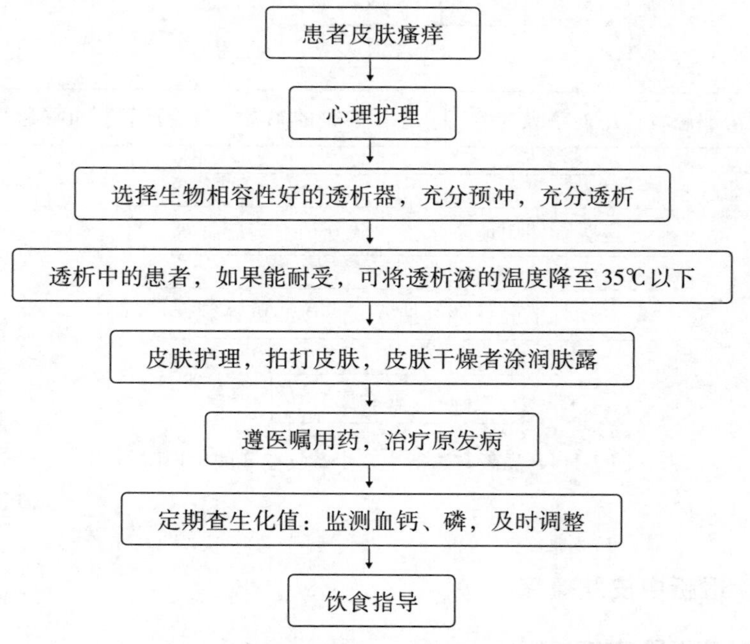
患者皮肤瘙痒
心理护理
选择生物相容性好的透析器，充分预冲，充分透析
透析中的患者，如果能耐受，可将透析液的温度降至 35℃以下
皮肤护理，拍打皮肤，皮肤干燥者涂润肤露
遵医嘱用药，治疗原发病
定期查生化值：监测血钙、磷，及时调整
饮食指导

图 3-115　患者在透析中出现皮肤瘙痒的护理流程

九、透析中恶心和呕吐

1. 防范指导措施

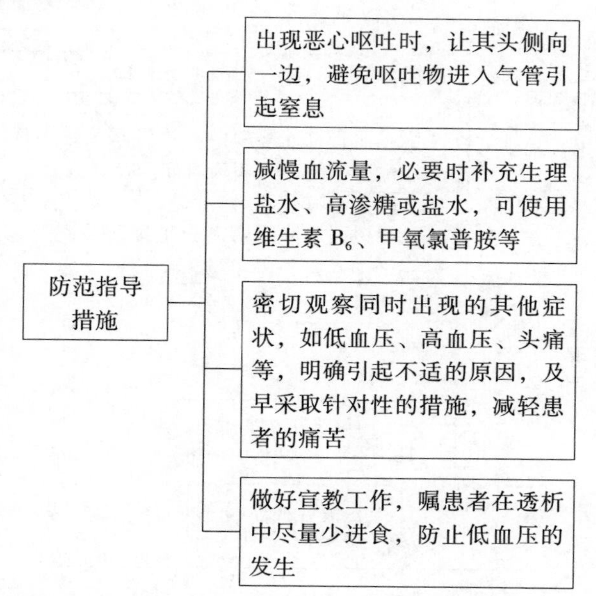
防范指导措施
出现恶心呕吐时，让其头侧向一边，避免呕吐物进入气管引起窒息
减慢血流量，必要时补充生理盐水、高渗糖或盐水，可使用维生素 B_6、甲氧氯普胺等
密切观察同时出现的其他症状，如低血压、高血压、头痛等，明确引起不适的原因，及早采取针对性的措施，减轻患者的痛苦
做好宣教工作，嘱患者在透析中尽量少进食，防止低血压的发生

2. 护理流程

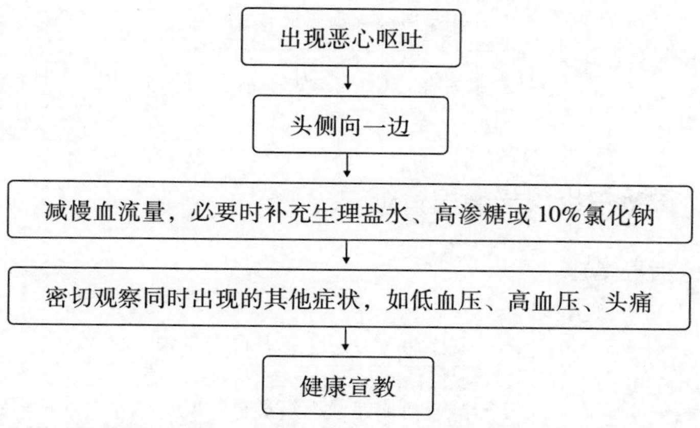
出现恶心呕吐
头侧向一边
减慢血流量，必要时补充生理盐水、高渗糖或10%氯化钠
密切观察同时出现的其他症状，如低血压、高血压、头痛
健康宣教

图 3-116　患者在透析中出现恶心和呕吐时的护理流程

十、透析中发生头痛

1. 防范指导措施

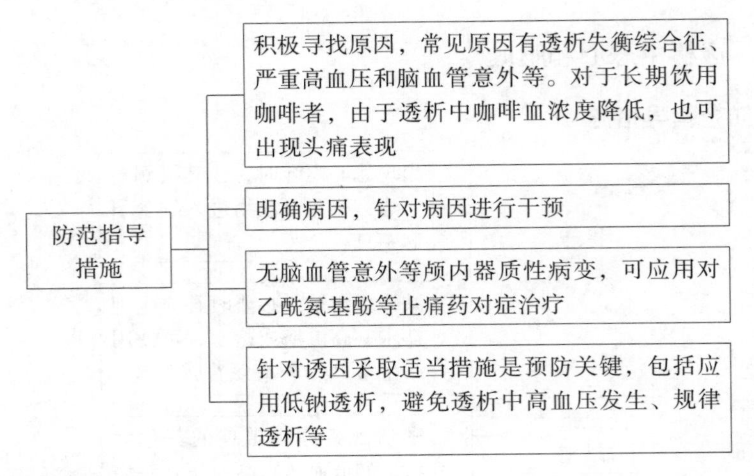
防范指导措施
积极寻找原因，常见原因有透析失衡综合征、严重高血压和脑血管意外等。对于长期饮用咖啡者，由于透析中咖啡血浓度降低，也可出现头痛表现
明确病因，针对病因进行干预
无脑血管意外等颅内器质性病变，可应用对乙酰氨基酚等止痛药对症治疗
针对诱因采取适当措施是预防关键，包括应用低钠透析，避免透析中高血压发生、规律透析等

2. 护理流程

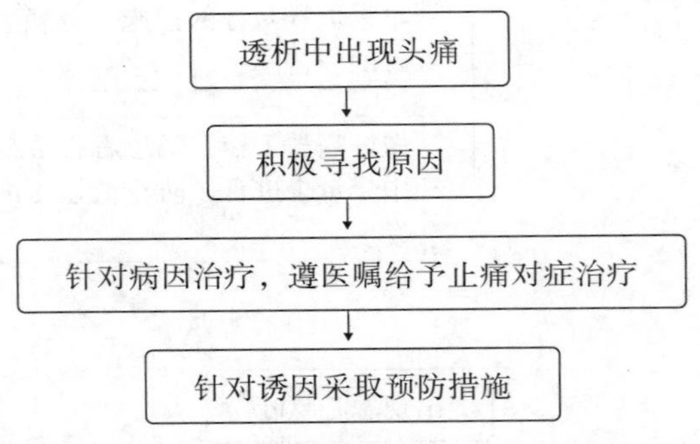
透析中出现头痛
积极寻找原因
针对病因治疗，遵医嘱给予止痛对症治疗
针对诱因采取预防措施

图 3-117　患者在透析中出现头痛时的护理流程

十一、透析中出现失衡综合征

1. 防范指导措施

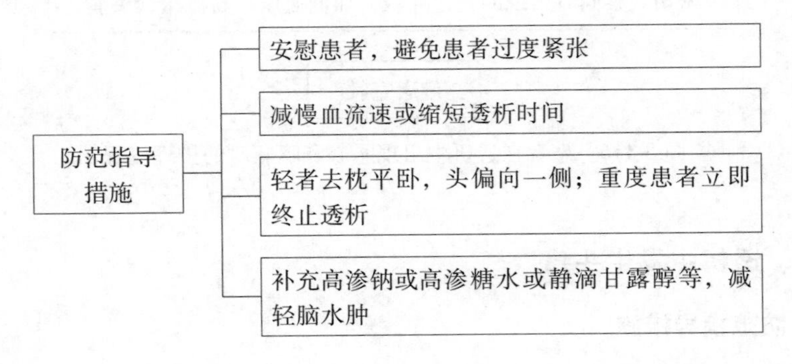
防范指导措施
安慰患者，避免患者过度紧张
减慢血流速或缩短透析时间
轻者去枕平卧，头偏向一侧；重度患者立即终止透析
补充高渗钠或高渗糖水或静滴甘露醇等，减轻脑水肿

2. 护理流程

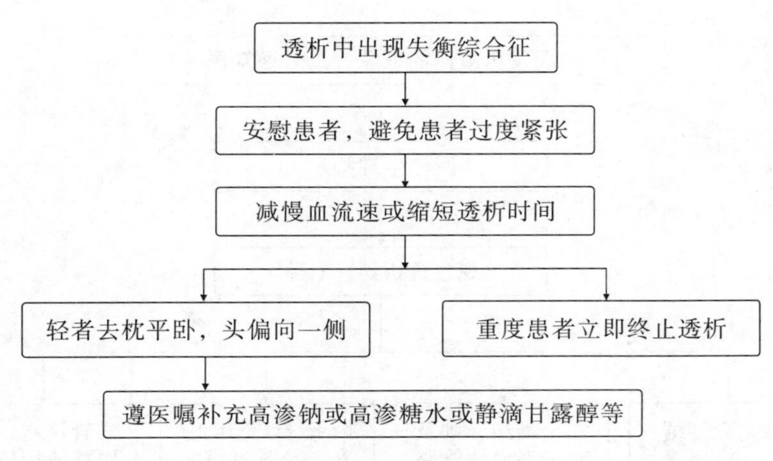
透析中出现失衡综合征
安慰患者，避免患者过度紧张
减慢血流速或缩短透析时间
轻者去枕平卧，头偏向一侧
重度患者立即终止透析
遵医嘱补充高渗钠或高渗糖水或静滴甘露醇等

图 3-118　患者在透析中出现失衡综合征时的护理流程

十二、透析中出现体外循环凝血

1. 防范指导措施

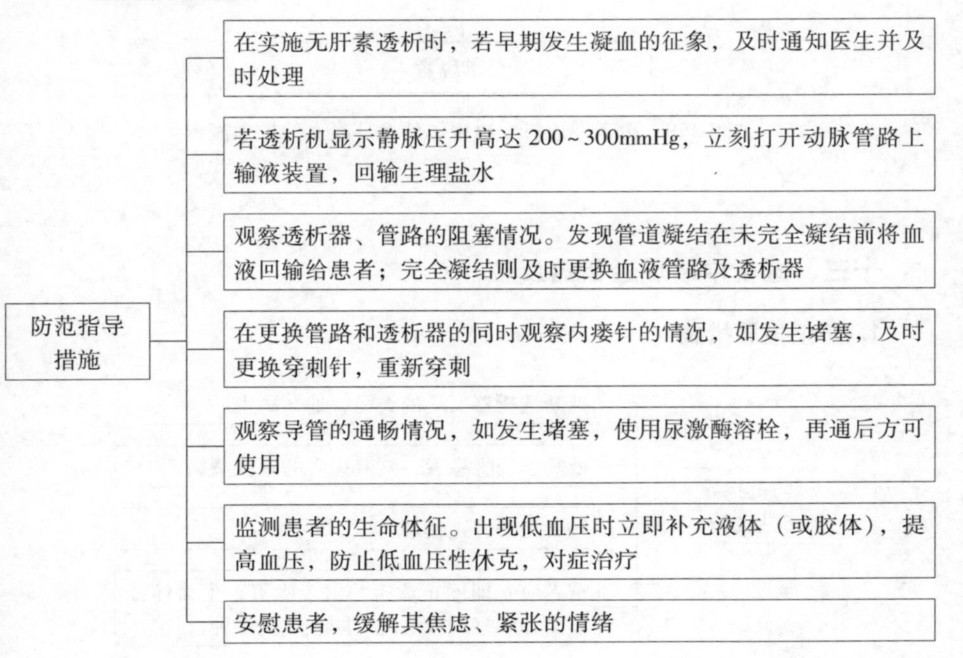
防范指导措施
在实施无肝素透析时，若早期发生凝血的征象，及时通知医生并及时处理
若透析机显示静脉压升高达 200～300mmHg，立刻打开动脉管路上输液装置，回输生理盐水
观察透析器、管路的阻塞情况。发现管道凝结在未完全凝结前将血液回输给患者；完全凝结则及时更换血液管路及透析器
在更换管路和透析器的同时观察内瘘针的情况，如发生堵塞，及时更换穿刺针，重新穿刺
观察导管的通畅情况，如发生堵塞，使用尿激酶溶栓，再通后方可使用
监测患者的生命体征。出现低血压时立即补充液体（或胶体），提高血压，防止低血压性休克，对症治疗
安慰患者，缓解其焦虑、紧张的情绪

2. 护理流程

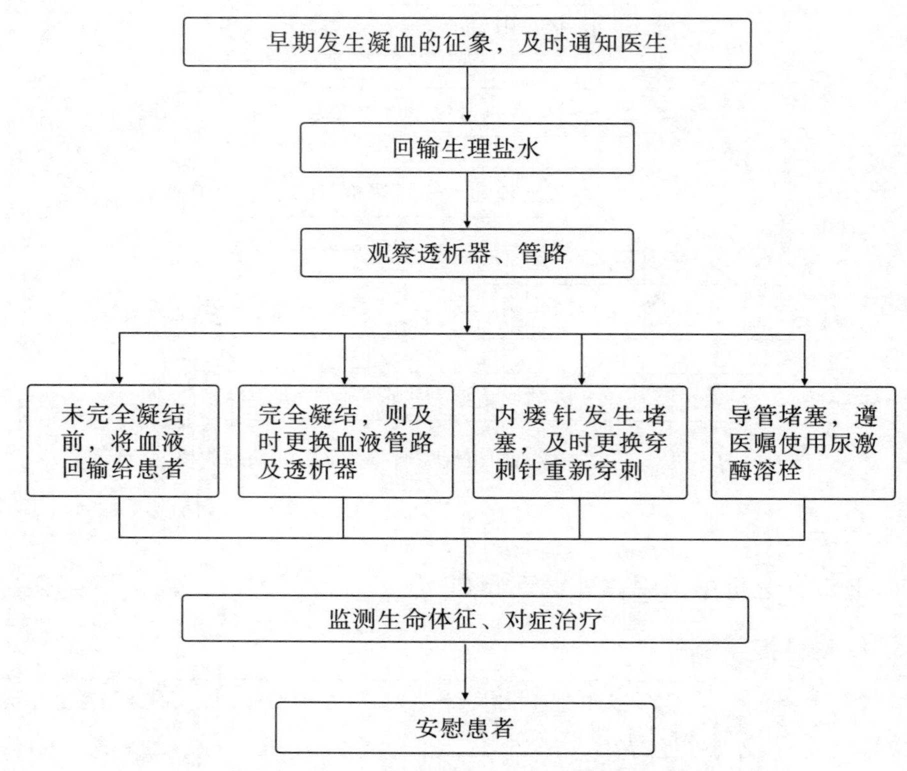
早期发生凝血的征象，及时通知医生
回输生理盐水
观察透析器、管路
未完全凝结前，将血液回输给患者
完全凝结，则及时更换血液管路及透析器
内瘘针发生堵塞，及时更换穿刺针重新穿刺
导管堵塞，遵医嘱使用尿激酶溶栓
监测生命体征、对症治疗
安慰患者

图 3-119　患者在透析中出现体外循环凝血的护理流程

十三、透析中出现透析器反应

1. 防范指导措施

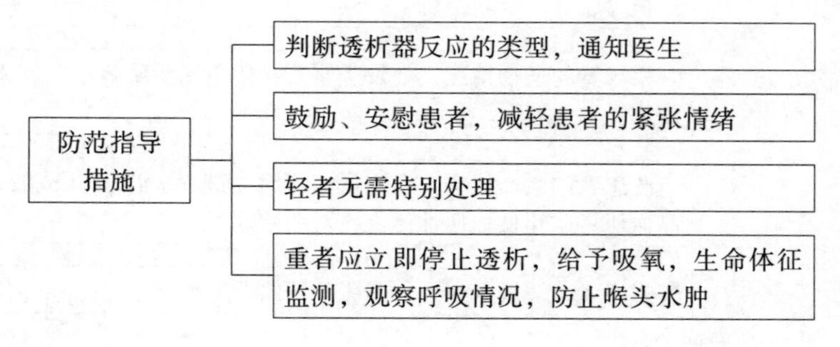
防范指导措施
判断透析器反应的类型，通知医生
鼓励、安慰患者，减轻患者的紧张情绪
轻者无需特别处理
重者应立即停止透析，给予吸氧，生命体征监测，观察呼吸情况，防止喉头水肿

续流程

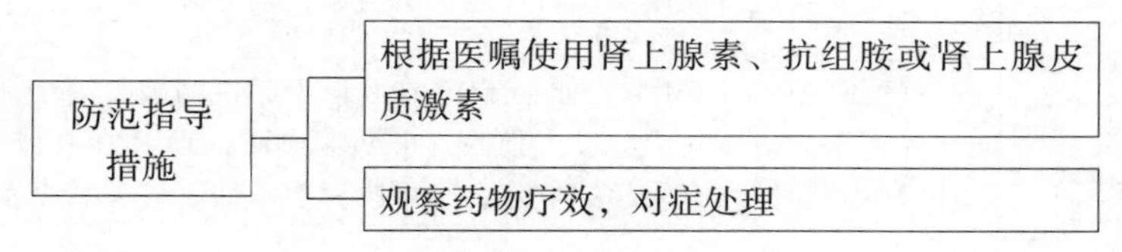
防范指导措施
根据医嘱使用肾上腺素、抗组胺或肾上腺皮质激素
观察药物疗效，对症处理

2. 护理流程

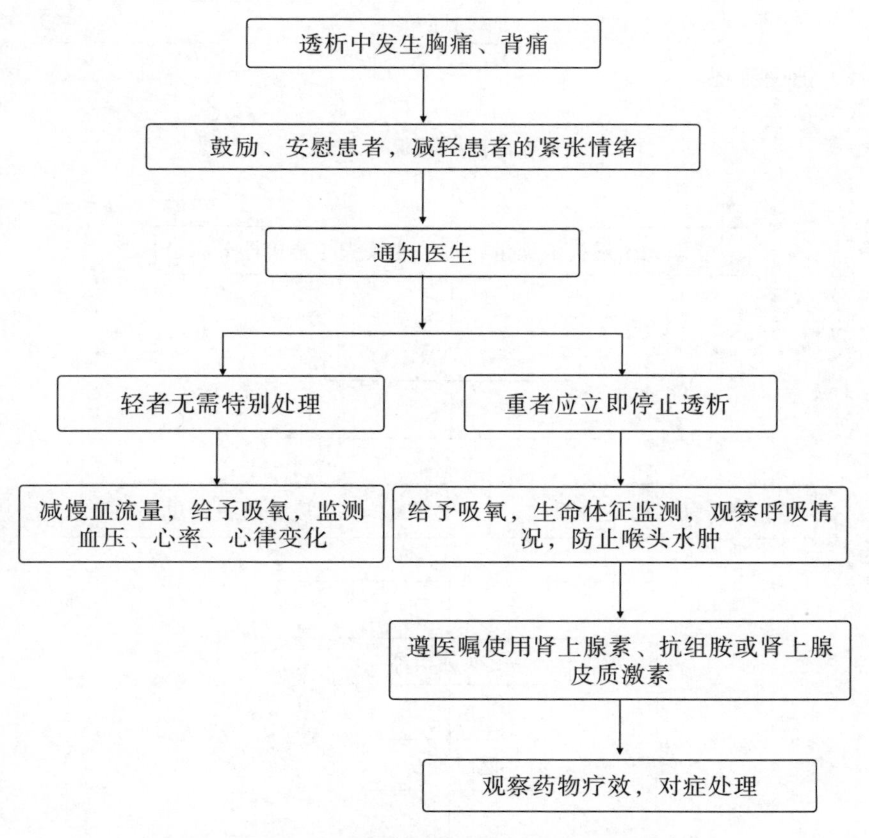
透析中发生胸痛、背痛
鼓励、安慰患者，减轻患者的紧张情绪
通知医生
轻者无需特别处理
重者应立即停止透析
减慢血流量，给予吸氧，监测血压、心率、心律变化
给予吸氧，生命体征监测，观察呼吸情况，防止喉头水肿
遵医嘱使用肾上腺素、抗组胺或肾上腺皮质激素
观察药物疗效，对症处理

图 3-120　患者在透析中出现透析器反应的护理流程

十四、透析中出现透析器破膜

1. 防范指导措施

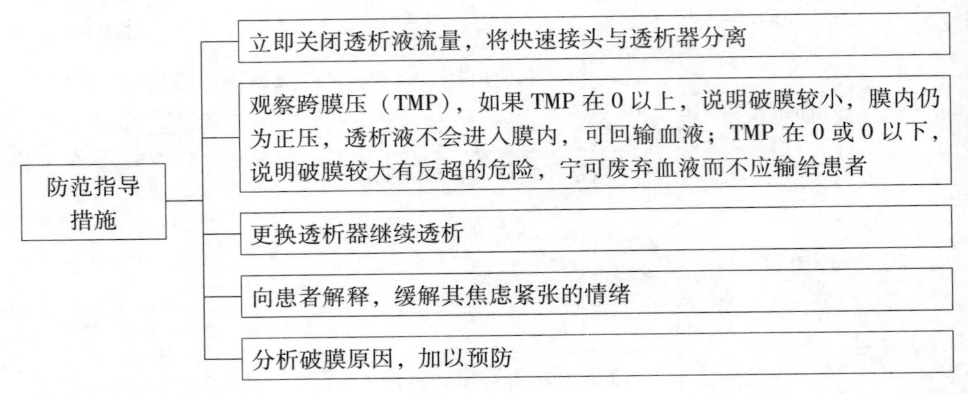
防范指导措施
立即关闭透析液流量，将快速接头与透析器分离
观察跨膜压（TMP），如果TMP在0以上，说明破膜较小，膜内仍为正压，透析液不会进入膜内，可回输血液；TMP在0或0以下，说明破膜较大有反超的危险，宁可废弃血液而不应输给患者
更换透析器继续透析
向患者解释，缓解其焦虑紧张的情绪
分析破膜原因，加以预防

2. 护理流程

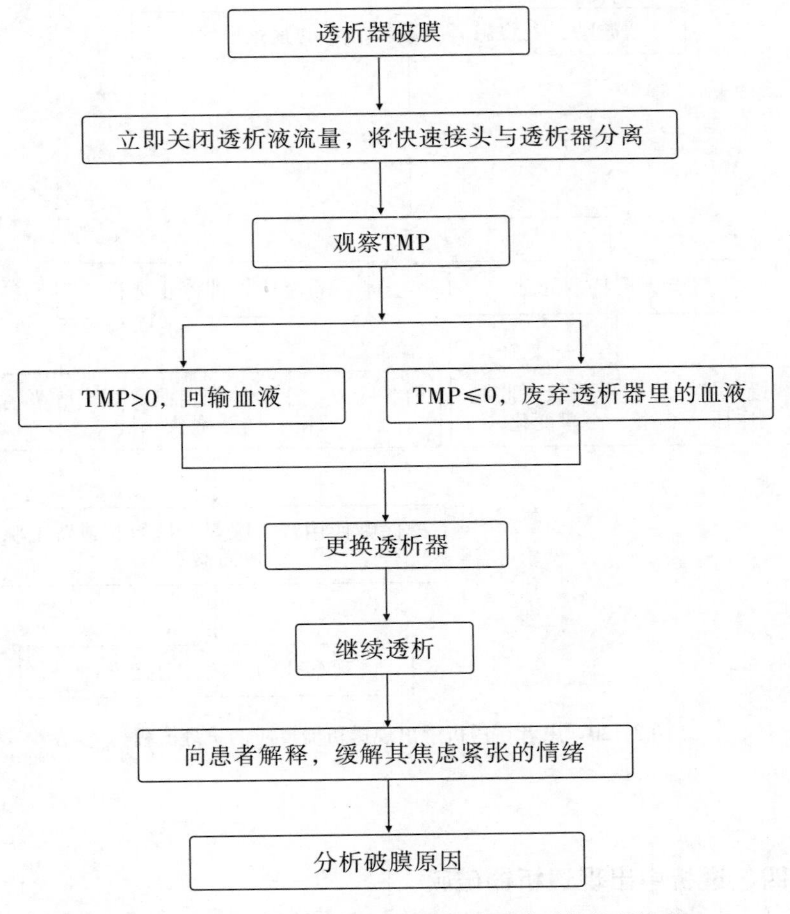
透析器破膜
立即关闭透析液流量，将快速接头与透析器分离
观察TMP
TMP>0，回输血液
TMP≤0，废弃透析器里的血液
更换透析器
继续透析
向患者解释，缓解其焦虑紧张的情绪
分析破膜原因

图 3-121　患者在透析中出现透析器破膜时的护理流程

十五、血液净化中心停电

1. 防范指导措施

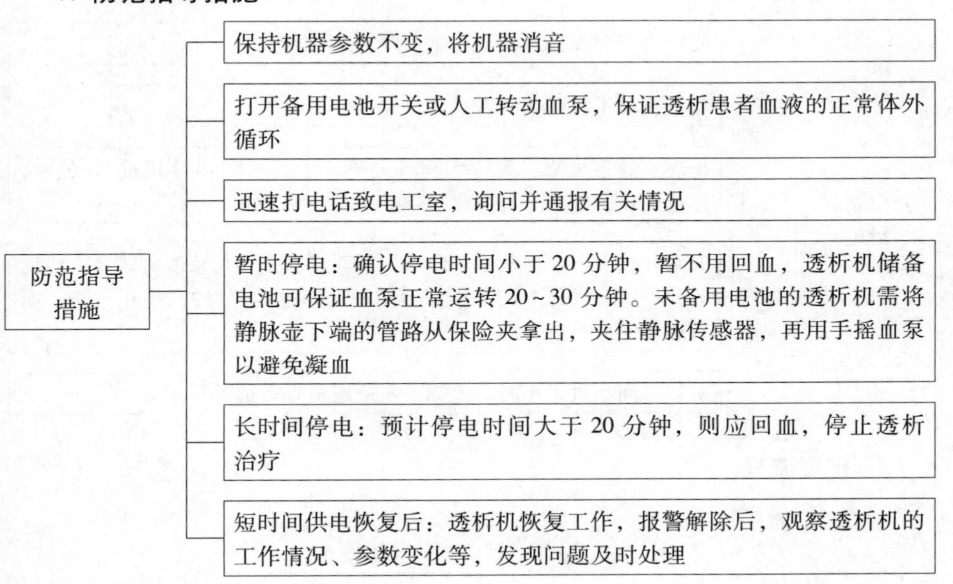
防范指导措施
保持机器参数不变，将机器消音
打开备用电池开关或人工转动血泵，保证透析患者血液的正常体外循环
迅速打电话致电工室，询问并通报有关情况
暂时停电：确认停电时间小于20分钟，暂不用回血，透析机储备电池可保证血泵正常运转20~30分钟。未备用电池的透析机需将静脉壶下端的管路从保险夹拿出，夹住静脉传感器，再用手摇血泵以避免凝血
长时间停电：预计停电时间大于20分钟，则应回血，停止透析治疗
短时间供电恢复后：透析机恢复工作，报警解除后，观察透析机的工作情况、参数变化等，发现问题及时处理

2. 护理流程

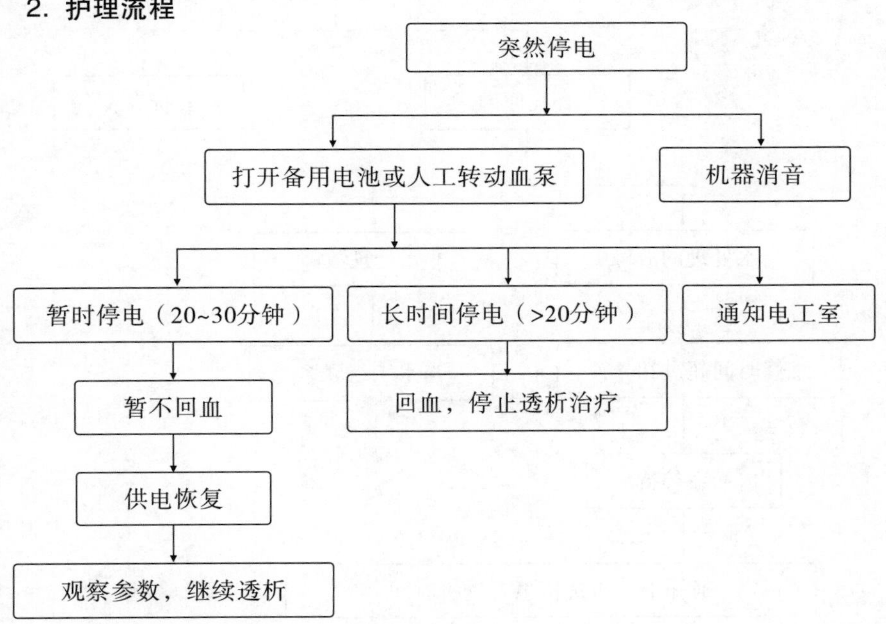
突然停电
打开备用电池或人工转动血泵
机器消音
暂时停电（20~30分钟）
长时间停电（>20分钟）
通知电工室
暂不回血
回血，停止透析治疗
供电恢复
观察参数，继续透析

图3-122　血液净化中心停电时的护理流程

十六、血液净化中心停水

1. 防范指导措施

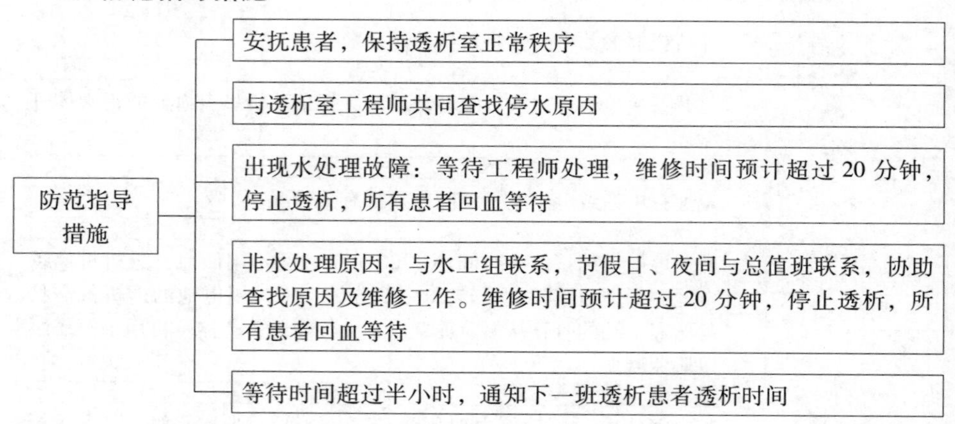
防范指导措施
安抚患者，保持透析室正常秩序
与透析室工程师共同查找停水原因
出现水处理故障：等待工程师处理，维修时间预计超过 20 分钟，停止透析，所有患者回血等待
非水处理原因：与水工组联系，节假日、夜间与总值班联系，协助查找原因及维修工作。维修时间预计超过 20 分钟，停止透析，所有患者回血等待
等待时间超过半小时，通知下一班透析患者透析时间

2. 护理流程

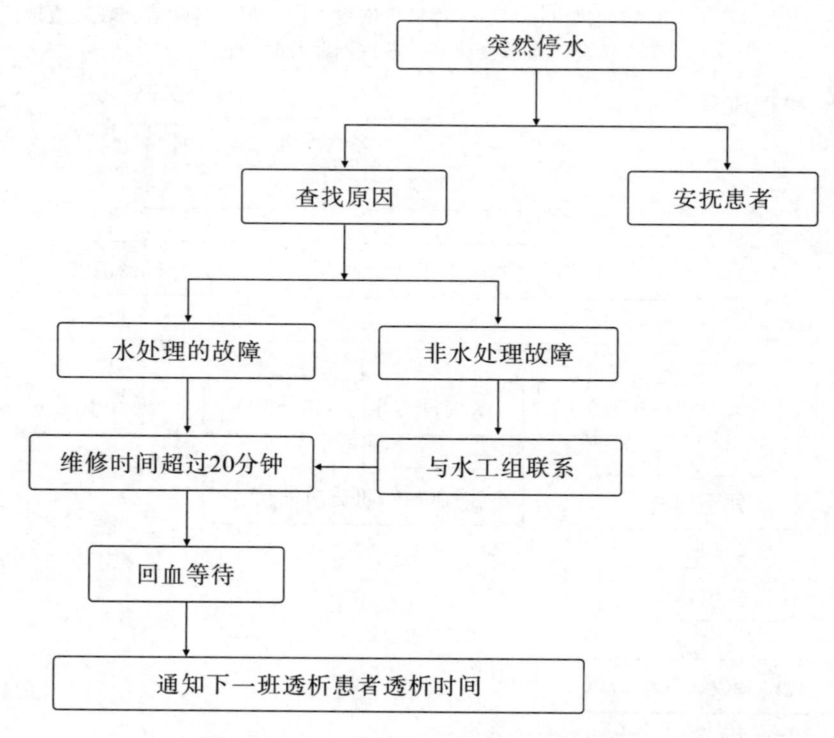
突然停水
查找原因
安抚患者
水处理的故障
非水处理故障
维修时间超过20分钟
与水工组联系
回血等待
通知下一班透析患者透析时间

图 3-123　血液净化中心停水时的护理流程

十七、血液净化中心地震

1. 防范指导措施

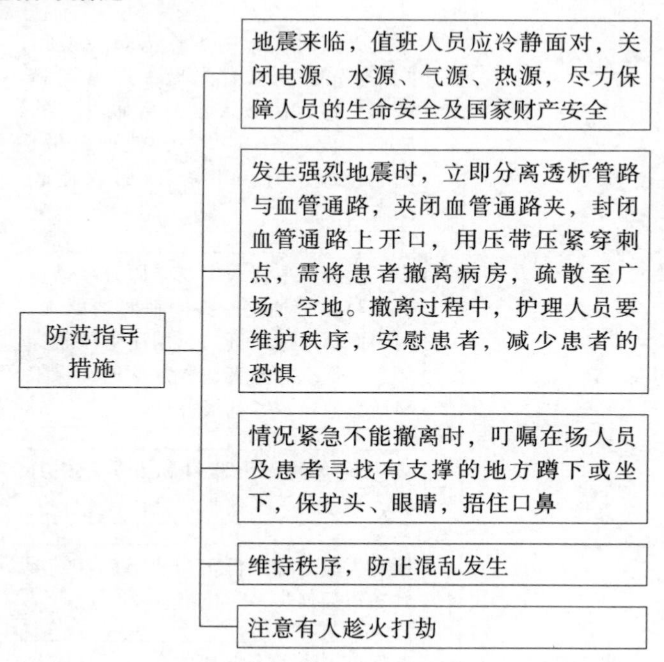
防范指导措施
地震来临，值班人员应冷静面对，关闭电源、水源、气源、热源，尽力保障人员的生命安全及国家财产安全
发生强烈地震时，立即分离透析管路与血管通路，夹闭血管通路夹，封闭血管通路上开口，用压带压紧穿刺点，需将患者撤离病房，疏散至广场、空地。撤离过程中，护理人员要维护秩序，安慰患者，减少患者的恐惧
情况紧急不能撤离时，叮嘱在场人员及患者寻找有支撑的地方蹲下或坐下，保护头、眼睛，捂住口鼻
维持秩序，防止混乱发生
注意有人趁火打劫

2. 护理流程

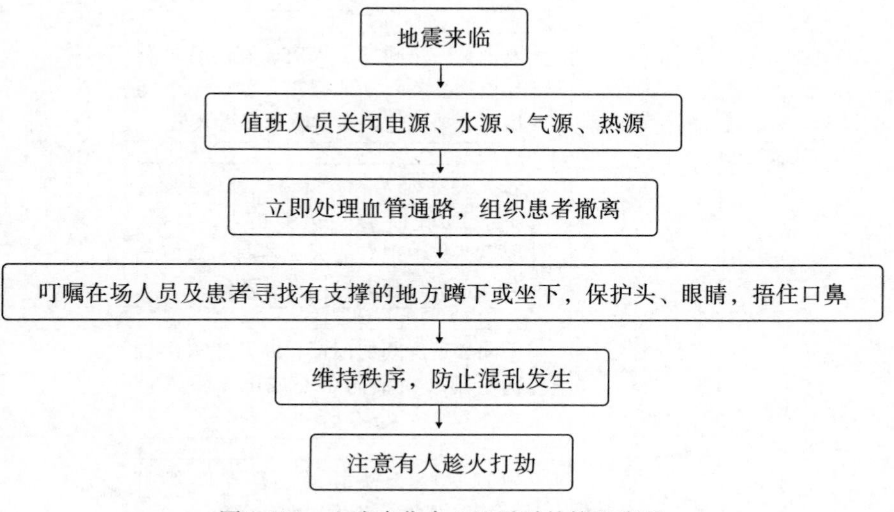
地震来临
值班人员关闭电源、水源、气源、热源
立即处理血管通路，组织患者撤离
叮嘱在场人员及患者寻找有支撑的地方蹲下或坐下，保护头、眼睛，捂住口鼻
维持秩序，防止混乱发生
注意有人趁火打劫

图 3-124 血液净化中心地震时的护理流程

十八、血液净化中心发生火灾

1. 防范指导措施

防范指导措施

- 发生火灾时，所用工作人员应遵循“高层先撤，患者先撤，重患者和老人先撤，医务人员最后撤离”的原则，要“避开火源，就近疏散，统一组织，有条不紊”，紧急疏散患者
- 当班护士和主管医生要立即分离透析管路与血管通路，夹闭血管通路夹，封闭血管通路上开口，用压带压紧穿刺点，组织好患者，并立即通知保卫科或总值班，紧急报警
- 集中现有的灭火器材和人员积极扑救，尽量消灭或控制火势
- 所有人员立即用湿毛巾、湿口罩或湿纱布罩住口鼻，防止窒息
- 在保证人员安全撤离的条件下，应尽快撤出易燃易爆物品，积极抢救贵重物品、设备和科技资料
- 发现某一房间发生火灾，室内有易燃易爆物品，要立即搬出。如已不可能搬出，要以最快速度疏散邻近人员
- 若火灾室内无人，无易燃易爆物品，不急于开门，以免火势扩大，蔓延，要迅速集中现有的灭火器材，做好充分准备，打开房门，积极灭火
- 关闭邻近房间的门窗，断开燃火部位的电闸（由消防中心或电工室人员操作）
- 发现火情无法扑救，要立即拨打“119”报警，并告知准确方位

2. 护理流程

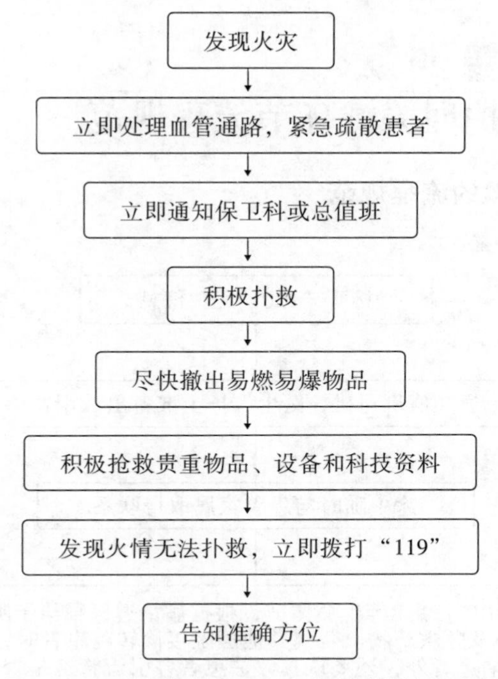
发现火灾
立即处理血管通路，紧急疏散患者
立即通知保卫科或总值班
积极扑救
尽快撤出易燃易爆物品
积极抢救贵重物品、设备和科技资料
发现火情无法扑救，立即拨打“119”
告知准确方位

图 3-125　血液净化中心发生火灾时的护理流程

第四章 护理关键环节流程规范

一、院前急救的流程规范

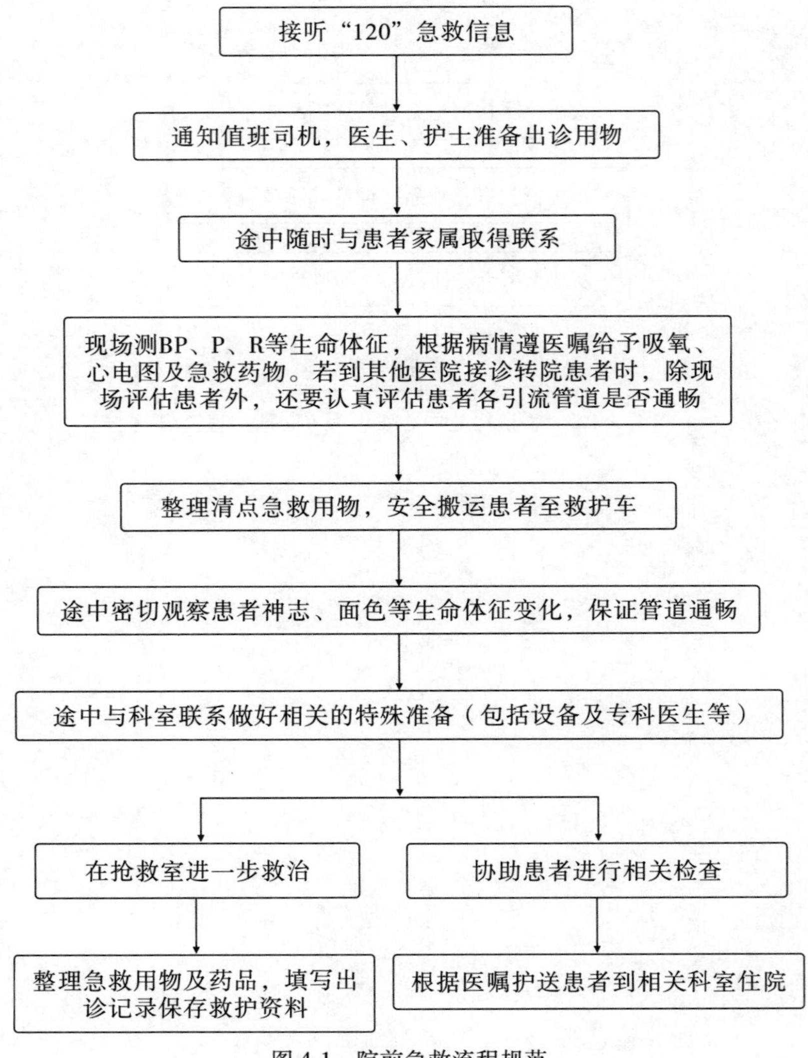
接听“120”急救信息
通知值班司机，医生、护士准备出诊用物
途中随时与患者家属取得联系
现场测BP、P、R等生命体征，根据病情遵医嘱给予吸氧、心电图及急救药物。若到其他医院接诊转院患者时，除现场评估患者外，还要认真评估患者各引流管道是否通畅
整理清点急救用物，安全搬运患者至救护车
途中密切观察患者神志、面色等生命体征变化，保证管道通畅
途中与科室联系做好相关的特殊准备（包括设备及专科医生等）
在抢救室进一步救治
协助患者进行相关检查
整理急救用物及药品，填写出诊记录保存救护资料
根据医嘱护送患者到相关科室住院

图 4-1 院前急救流程规范

二、紧急抢救的流程规范

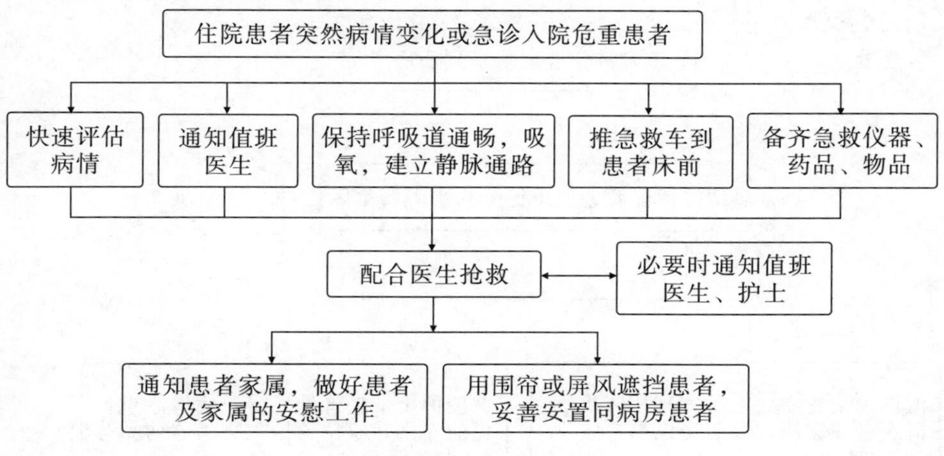
住院患者突然病情变化或急诊入院危重患者
快速评估病情
通知值班医生
保持呼吸道通畅，吸氧，建立静脉通路
推急救车到患者床前
备齐急救仪器、药品、物品
配合医生抢救
必要时通知值班医生、护士
通知患者家属，做好患者及家属的安慰工作
用围帘或屏风遮挡患者，妥善安置同病房患者

图 4-2　紧急抢救流程规范

三、接诊急症患者的流程规范

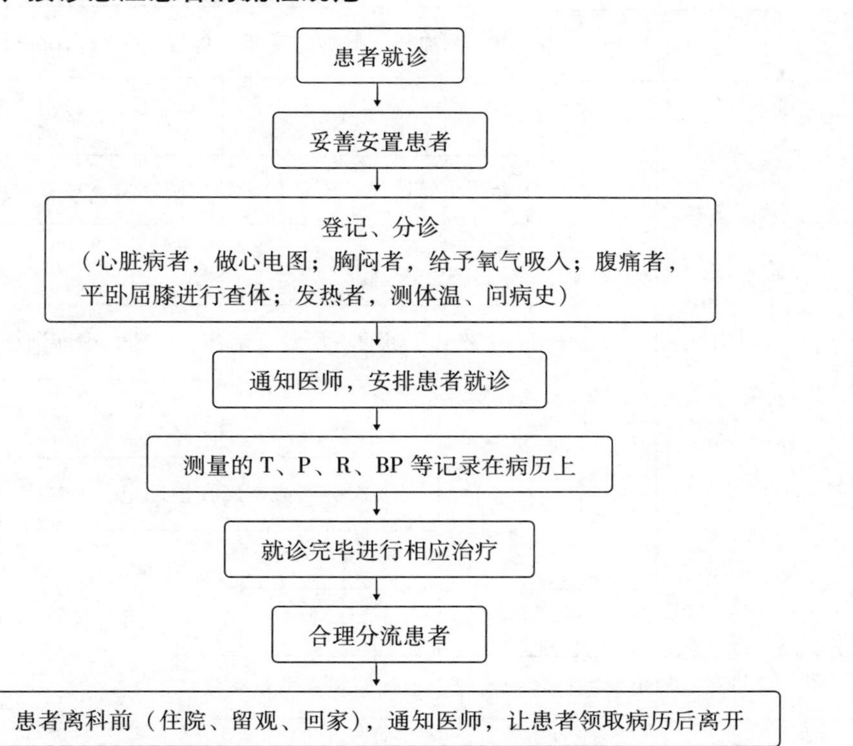
患者就诊
妥善安置患者
登记、分诊
（心脏病者，做心电图；胸闷者，给予氧气吸入；腹痛者，平卧屈膝进行查体；发热者，测体温、问病史）
通知医师，安排患者就诊
测量的 T、P、R、BP 等记录在病历上
就诊完毕进行相应治疗
合理分流患者
患者离科前（住院、留观、回家），通知医师，让患者领取病历后离开

图 4-3　接诊急症患者流程规范

四、接待新入院患者的流程规范

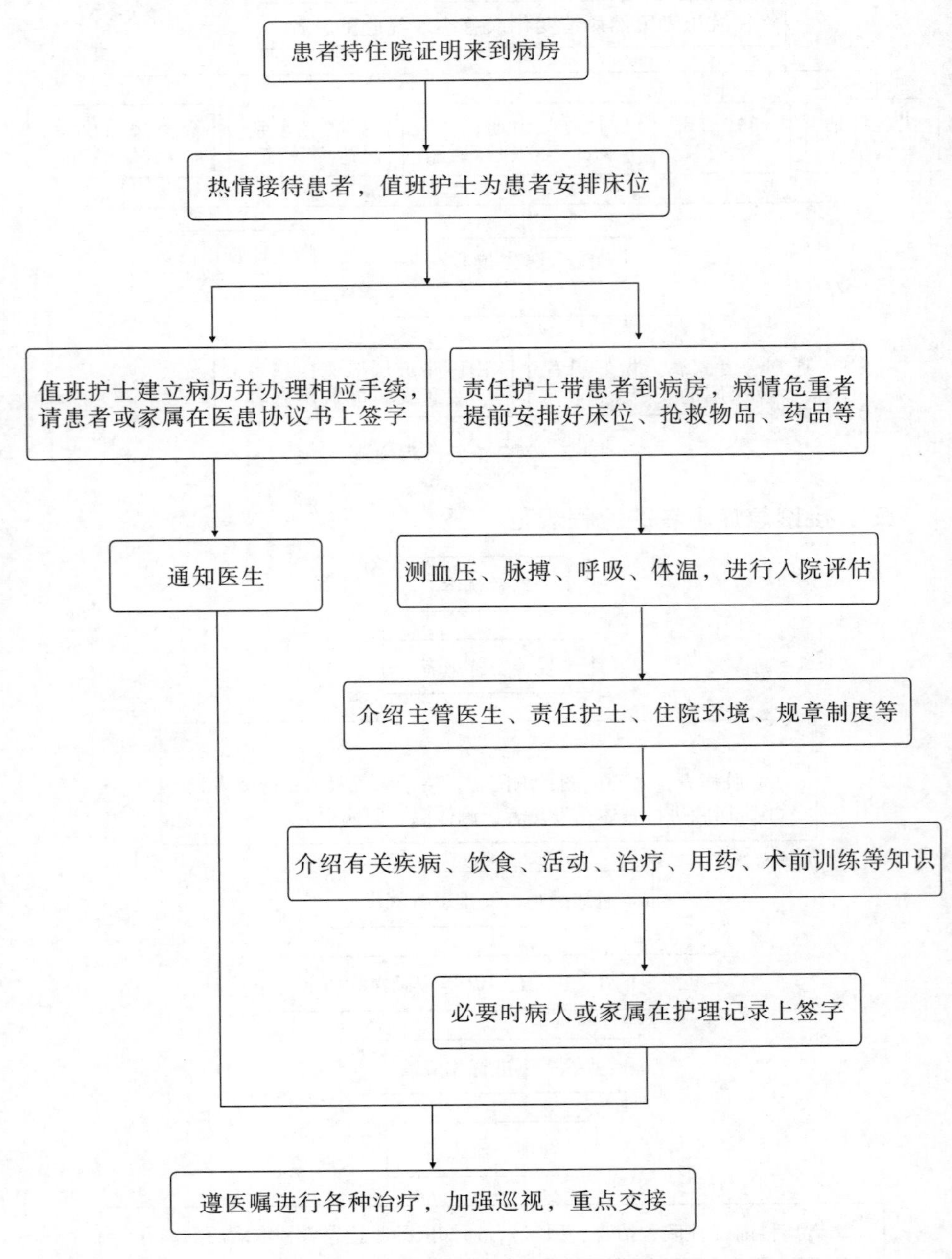
患者持住院证明来到病房
热情接待患者，值班护士为患者安排床位
值班护士建立病历并办理相应手续，请患者或家属在医患协议书上签字
责任护士带患者到病房，病情危重者提前安排好床位、抢救物品、药品等
通知医生
测血压、脉搏、呼吸、体温，进行入院评估
介绍主管医生、责任护士、住院环境、规章制度等
介绍有关疾病、饮食、活动、治疗、用药、术前训练等知识
必要时病人或家属在护理记录上签字
遵医嘱进行各种治疗，加强巡视，重点交接

图 4-4　接待新入院患者流程规范

五、危重患者的入院流程规范

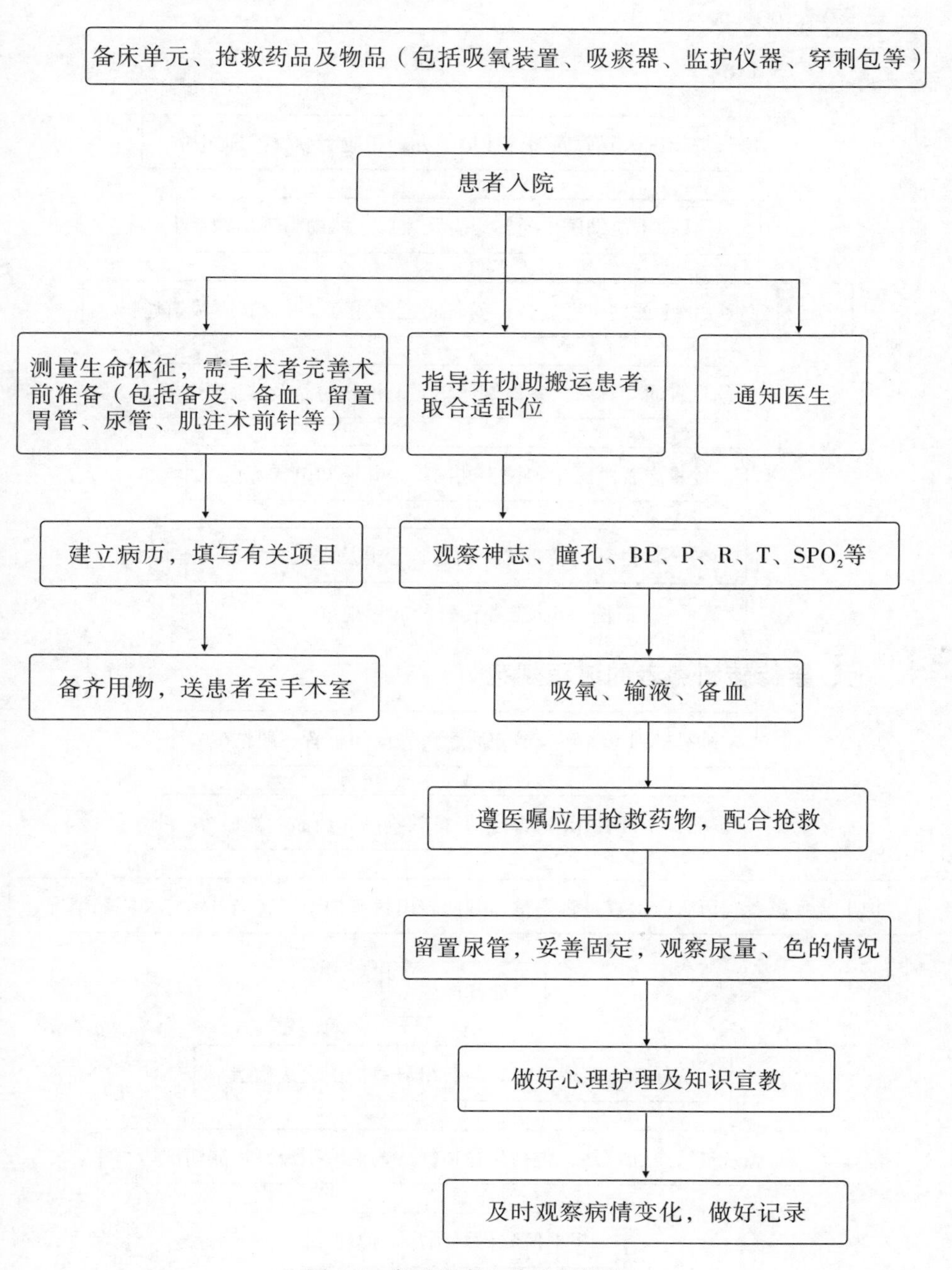
备床单元、抢救药品及物品（包括吸氧装置、吸痰器、监护仪器、穿刺包等）
患者入院
测量生命体征，需手术者完善术前准备（包括备皮、备血、留置胃管、尿管、肌注术前针等）
指导并协助搬运患者，取合适卧位
通知医生
建立病历，填写有关项目
观察神志、瞳孔、BP、P、R、T、SPO_2等
备齐用物，送患者至手术室
吸氧、输液、备血
遵医嘱应用抢救药物，配合抢救
留置尿管，妥善固定，观察尿量、色的情况
做好心理护理及知识宣教
及时观察病情变化，做好记录

图 4-5　危重患者入院流程规范

六、患者转科的流程规范

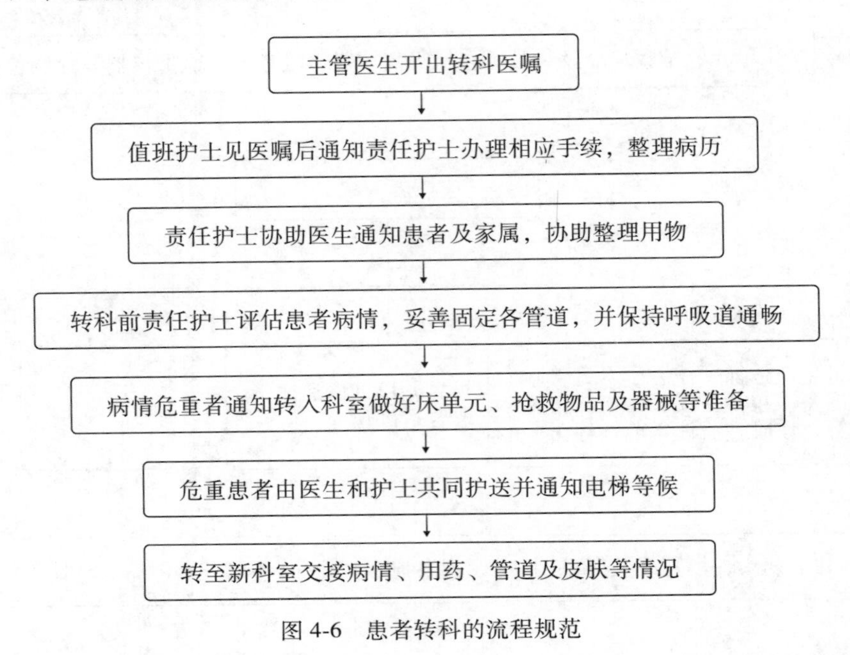
主管医生开出转科医嘱
值班护士见医嘱后通知责任护士办理相应手续，整理病历
责任护士协助医生通知患者及家属，协助整理用物
转科前责任护士评估患者病情，妥善固定各管道，并保持呼吸道通畅
病情危重者通知转入科室做好床单元、抢救物品及器械等准备
危重患者由医生和护士共同护送并通知电梯等候
转至新科室交接病情、用药、管道及皮肤等情况

图 4-6　患者转科的流程规范

七、接待转科患者的流程规范

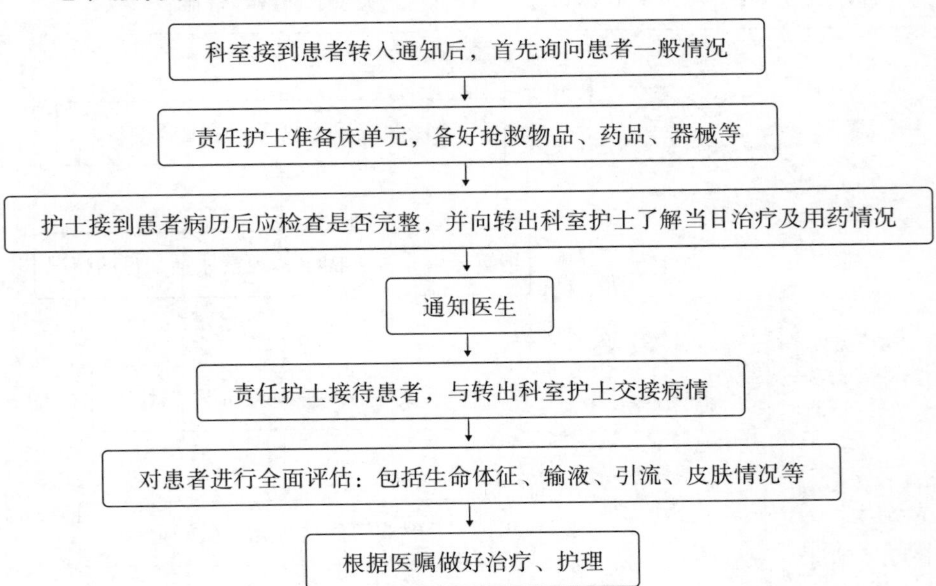
科室接到患者转入通知后，首先询问患者一般情况
责任护士准备床单元，备好抢救物品、药品、器械等
护士接到患者病历后应检查是否完整，并向转出科室护士了解当日治疗及用药情况
通知医生
责任护士接待患者，与转出科室护士交接病情
对患者进行全面评估：包括生命体征、输液、引流、皮肤情况等
根据医嘱做好治疗、护理

图 4-7　接待转科患者的流程规范

八、患者出院的流程规范

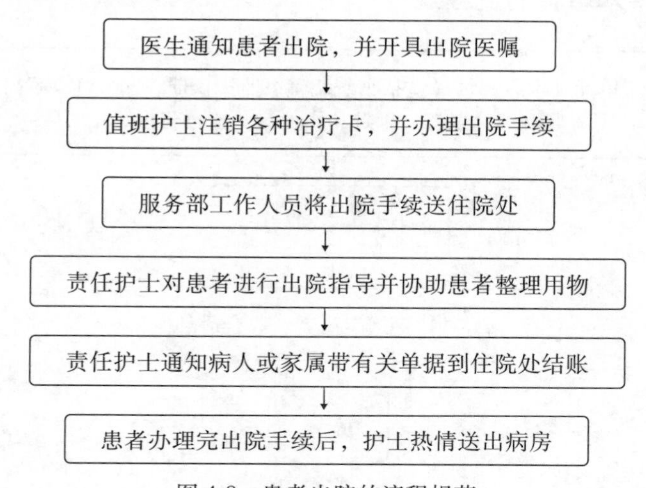
医生通知患者出院，并开具出院医嘱
值班护士注销各种治疗卡，并办理出院手续
服务部工作人员将出院手续送住院处
责任护士对患者进行出院指导并协助患者整理用物
责任护士通知病人或家属带有关单据到住院处结账
患者办理完出院手续后，护士热情送出病房

图 4-8　患者出院的流程规范

九、送患者手术的流程规范

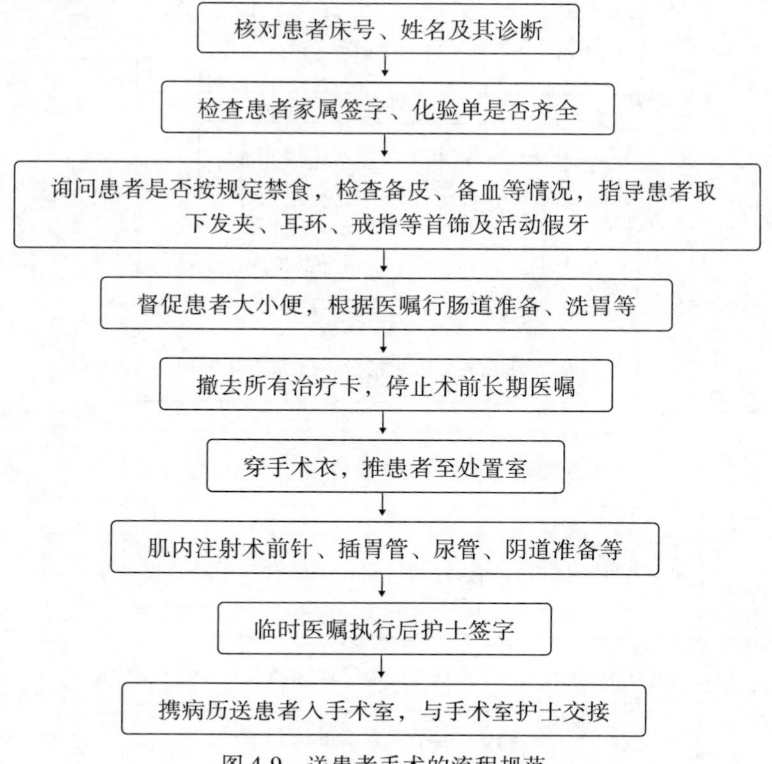
核对患者床号、姓名及其诊断
检查患者家属签字、化验单是否齐全
询问患者是否按规定禁食，检查备皮、备血等情况，指导患者取下发夹、耳环、戒指等首饰及活动假牙
督促患者大小便，根据医嘱行肠道准备、洗胃等
撤去所有治疗卡，停止术前长期医嘱
穿手术衣，推患者至处置室
肌内注射术前针、插胃管、尿管、阴道准备等
临时医嘱执行后护士签字
携病历送患者入手术室，与手术室护士交接

图 4-9　送患者手术的流程规范

十、接手术患者的流程规范

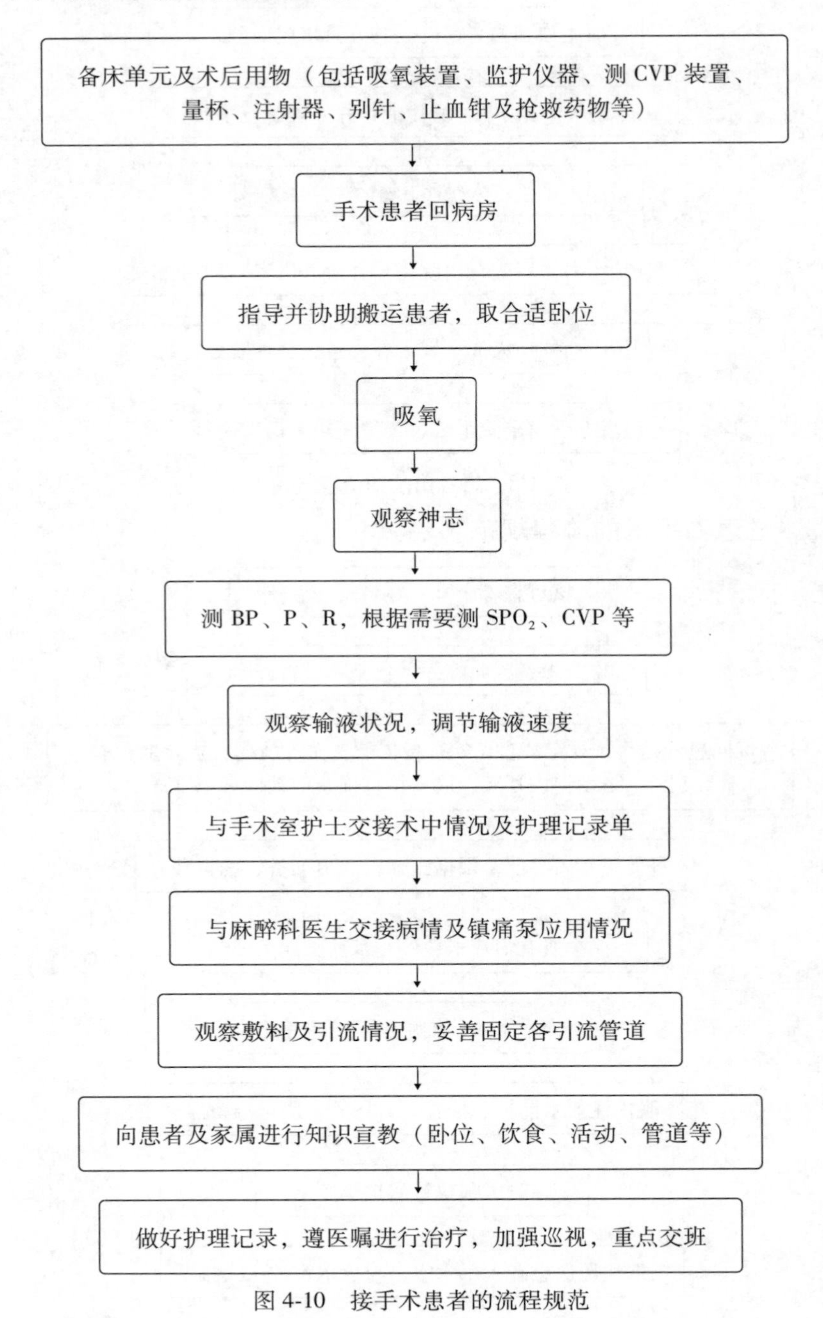
备床单元及术后用物（包括吸氧装置、监护仪器、测 CVP 装置、量杯、注射器、别针、止血钳及抢救药物等）
手术患者回病房
指导并协助搬运患者，取合适卧位
吸氧
观察神志
测 BP、P、R，根据需要测 SPO_2、CVP 等
观察输液状况，调节输液速度
与手术室护士交接术中情况及护理记录单
与麻醉科医生交接病情及镇痛泵应用情况
观察敷料及引流情况，妥善固定各引流管道
向患者及家属进行知识宣教（卧位、饮食、活动、管道等）
做好护理记录，遵医嘱进行治疗，加强巡视，重点交班

图 4-10　接手术患者的流程规范

十一、危重患者翻身的流程规范

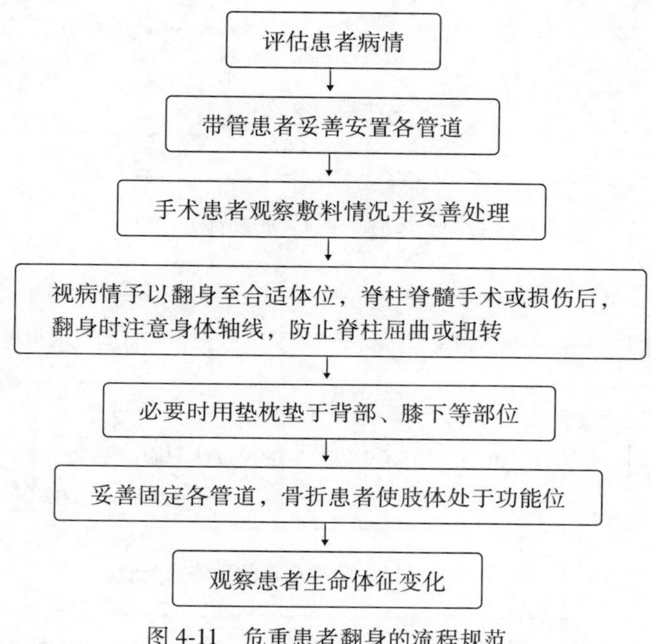
评估患者病情
带管患者妥善安置各管道
手术患者观察敷料情况并妥善处理
视病情予以翻身至合适体位，脊柱脊髓手术或损伤后，
翻身时注意身体轴线，防止脊柱屈曲或扭转
必要时用垫枕垫于背部、膝下等部位
妥善固定各管道，骨折患者使肢体处于功能位
观察患者生命体征变化

图 4-11　危重患者翻身的流程规范

十二、一般护理缺陷的流程规范

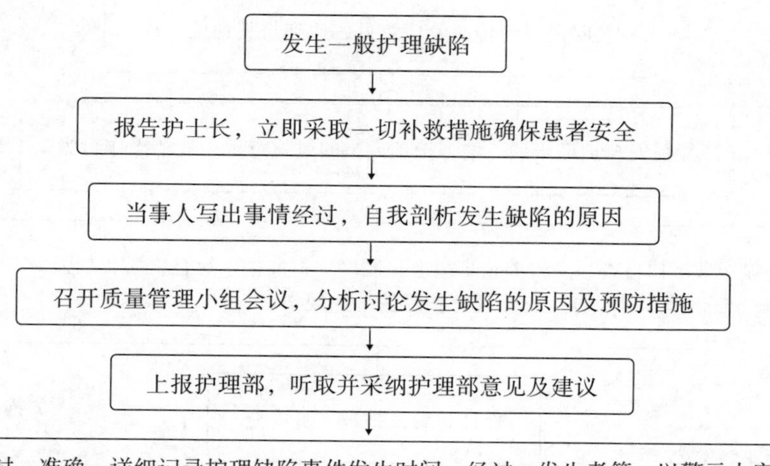
发生一般护理缺陷
报告护士长，立即采取一切补救措施确保患者安全
当事人写出事情经过，自我剖析发生缺陷的原因
召开质量管理小组会议，分析讨论发生缺陷的原因及预防措施
上报护理部，听取并采纳护理部意见及建议
及时、准确、详细记录护理缺陷事件发生时间、经过、发生者等，以警示大家

图 4-12　一般护理缺陷的流程规范

十三、发生护理事故流程规范

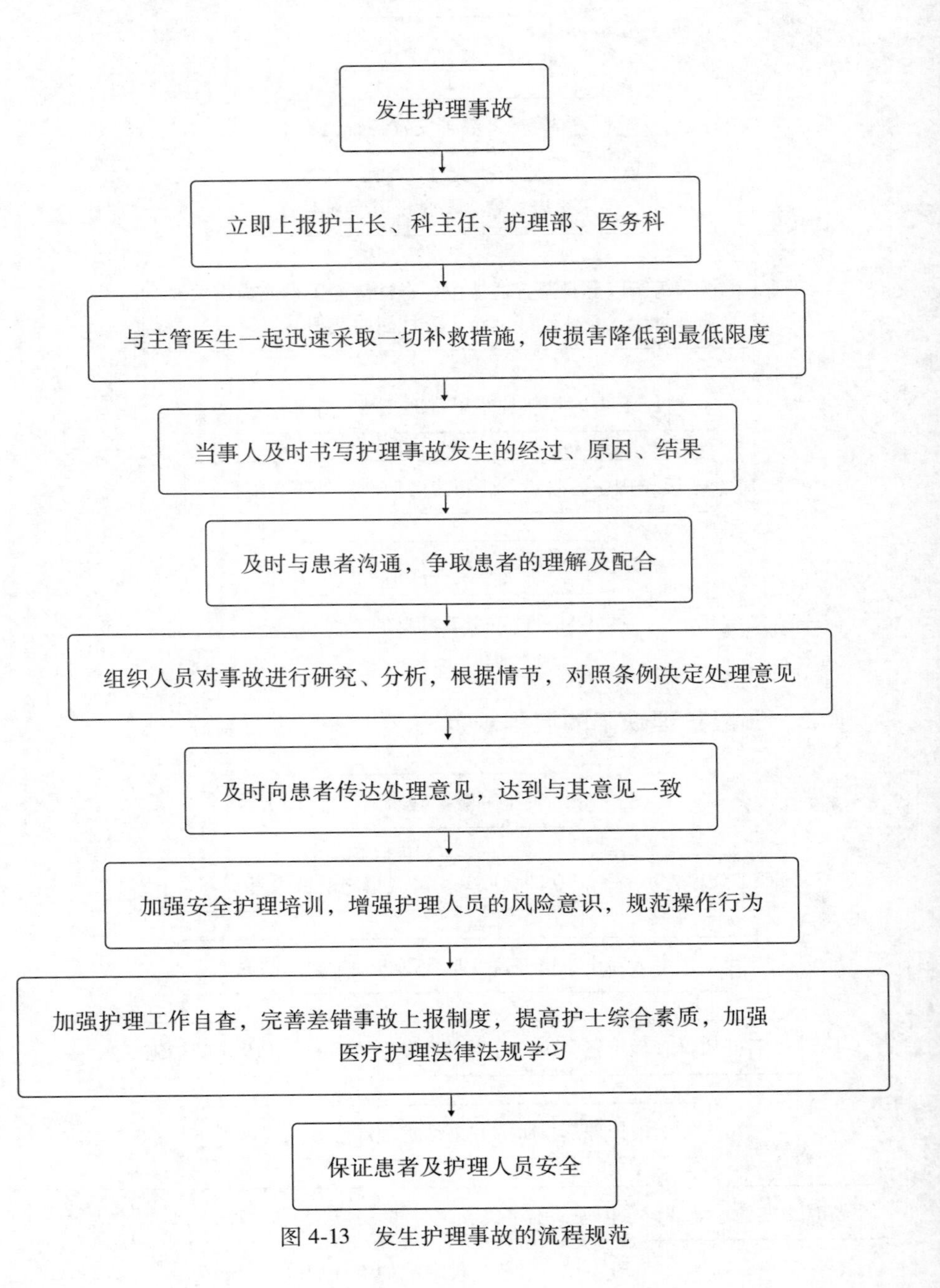

发生护理事故
立即上报护士长、科主任、护理部、医务科
与主管医生一起迅速采取一切补救措施，使损害降低到最低限度
当事人及时书写护理事故发生的经过、原因、结果
及时与患者沟通，争取患者的理解及配合
组织人员对事故进行研究、分析，根据情节，对照条例决定处理意见
及时向患者传达处理意见，达到与其意见一致
加强安全护理培训，增强护理人员的风险意识，规范操作行为
加强护理工作自查，完善差错事故上报制度，提高护士综合素质，加强医疗护理法律法规学习
保证患者及护理人员安全

图 4-13　发生护理事故的流程规范

十四、重大护理缺陷流程规范

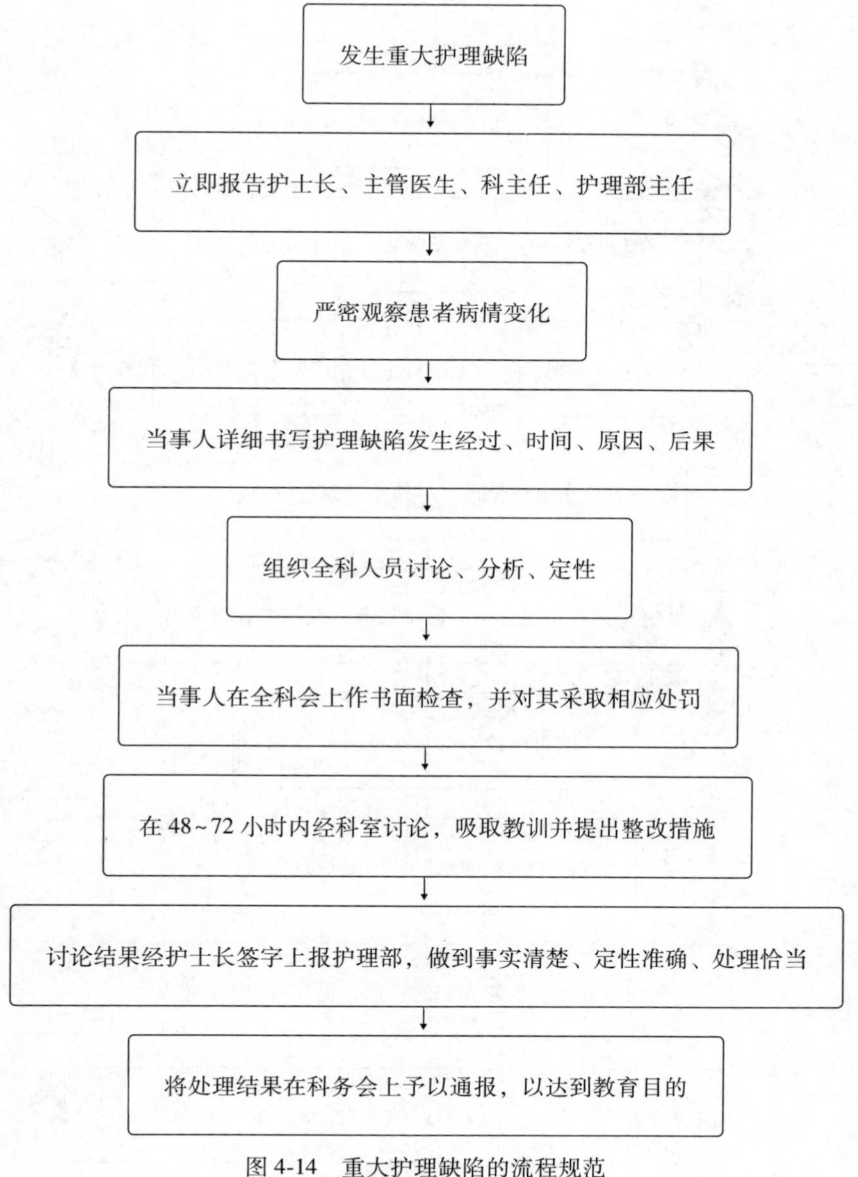
发生重大护理缺陷
立即报告护士长、主管医生、科主任、护理部主任
严密观察患者病情变化
当事人详细书写护理缺陷发生经过、时间、原因、后果
组织全科人员讨论、分析、定性
当事人在全科会上作书面检查，并对其采取相应处罚
在48~72小时内经科室讨论，吸取教训并提出整改措施
讨论结果经护士长签字上报护理部，做到事实清楚、定性准确、处理恰当
将处理结果在科务会上予以通报，以达到教育目的

图4-14　重大护理缺陷的流程规范

十五、发生护理纠纷流程规范

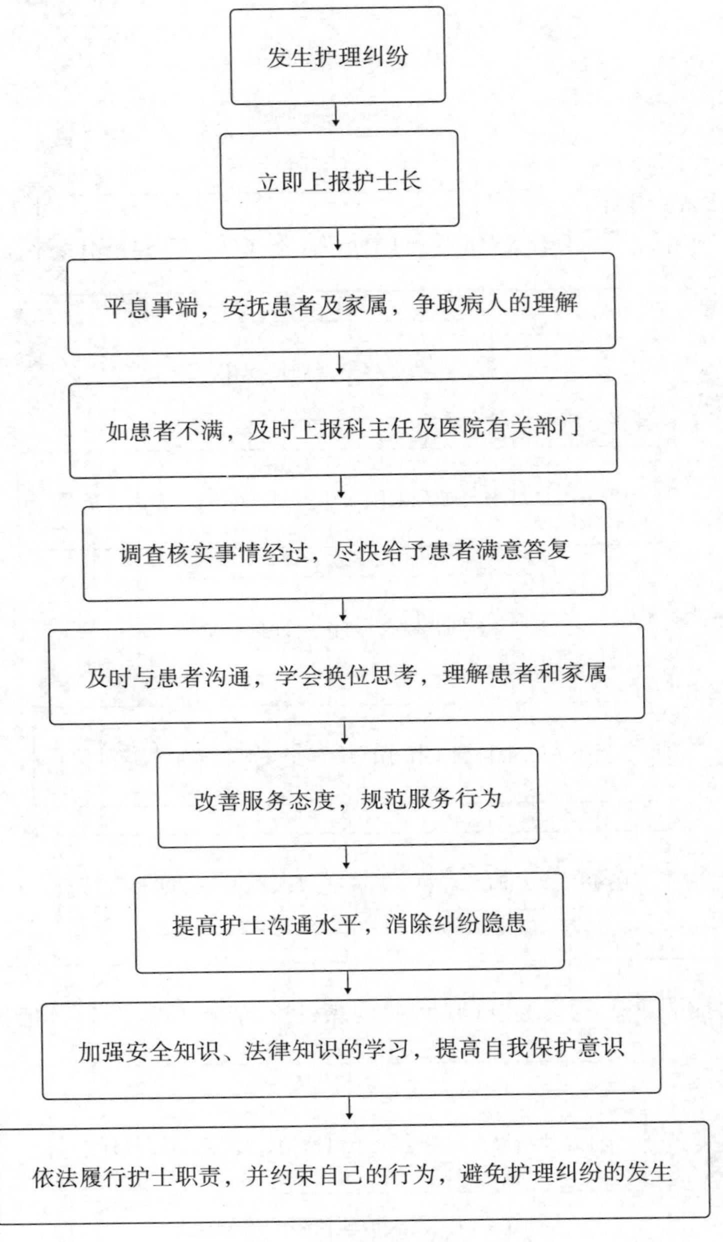
发生护理纠纷
立即上报护士长
平息事端，安抚患者及家属，争取病人的理解
如患者不满，及时上报科主任及医院有关部门
调查核实事情经过，尽快给予患者满意答复
及时与患者沟通，学会换位思考，理解患者和家属
改善服务态度，规范服务行为
提高护士沟通水平，消除纠纷隐患
加强安全知识、法律知识的学习，提高自我保护意识
依法履行护士职责，并约束自己的行为，避免护理纠纷的发生

图 4-15　发生护理纠纷的流程规范

十六、特殊检查的流程规范

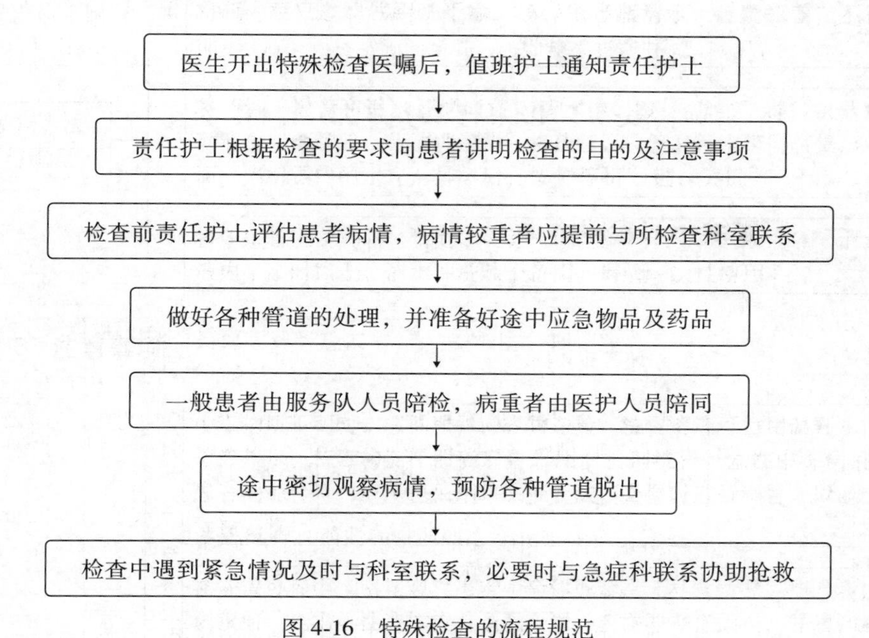
医生开出特殊检查医嘱后，值班护士通知责任护士
责任护士根据检查的要求向患者讲明检查的目的及注意事项
检查前责任护士评估患者病情，病情较重者应提前与所检查科室联系
做好各种管道的处理，并准备好途中应急物品及药品
一般患者由服务队人员陪检，病重者由医护人员陪同
途中密切观察病情，预防各种管道脱出
检查中遇到紧急情况及时与科室联系，必要时与急症科联系协助抢救

图 4-16 特殊检查的流程规范

十七、病区物品或药品不足时的流程规范

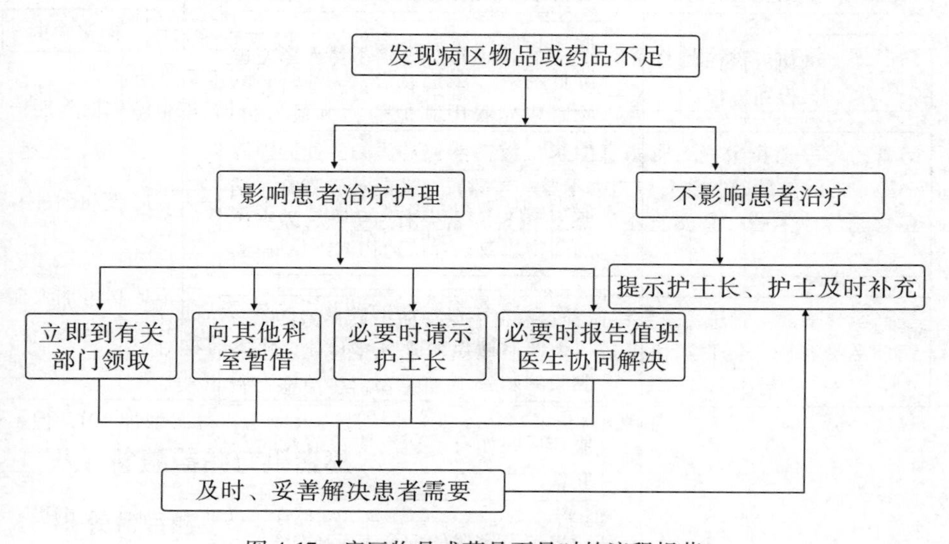
发现病区物品或药品不足
影响患者治疗护理
不影响患者治疗
提示护士长、护士及时补充
立即到有关部门领取
向其他科室暂借
必要时请示护士长
必要时报告值班医生协同解决
及时、妥善解决患者需要

图 4-17 病区物品或药品不足时的流程规范

第五章 重要护理操作的告知流程

一、口服给药的告知流程

口服给药的告知流程

- 首先由护理人员告知患者及家属：口服给药是最常用、最方便、又比较安全的给药方法，但吸收较慢
- 不同的药物服用时间不同，请患者予以配合
- 护士会按照药物的性能，告知患者服药中的注意事项
- 服用酸类、铁剂时为避免与牙齿接触，可用吸管或饮水管吸入药物，并且服药后要漱口。服用铁剂时不要饮用茶水，因为茶叶中的鞣酸会妨碍铁剂的吸收
- 服用止咳糖浆后不要饮水，以免冲淡药物，降低药效。服用止咳糖浆同时服用多种药物时应先服用其他药物，最后再服用止咳糖浆
- 服用磺胺类药和退热药物时应多饮水，以增加药物疗效，降低药物的不良反应
- 对胃黏膜有刺激性的药物，应在饭后服用，以便使药物和食物均匀混合，减少药物对胃黏膜的刺激
- 服药后，如有不适反应，请及时与医护人员联系
- 对患者及家属的配合表示感谢

二、使用洋地黄类药物的告知流程

使用洋地黄类药物的告知流程

- 首先由护理人员向患者讲解使用洋地黄类药物的目的及作用
- 向患者讲解该药物的用法及剂量
- 告知患者在使用过程中若出现胸闷、心悸、视觉异常等不适，可视为药物不良反应，应及时通知护士
- 测患者的心率和心律，查看患者近期生化、心电图检查结果，若心率成人小于60次/分，儿童小于80次/分时应停用
- 定期检测心率、心电图变化及心功能改善情况，及时停药
- 告诉患者本类药物的安全范围狭窄，很小的剂量差别可能带来严重后果，因此必须严格按医嘱定时定量用药
- 结束后对患者的配合表示感谢

三、使用降压药的告知流程

使用降压药的告知流程

- 由护理人员向患者讲解使用降压药物的目的及作用
- 向患者讲解降压药物的名称、用法、剂量
- 告知患者在使用降压药过程中注意休息，避免突然剧烈变换体位使血压波动过大，引起晕倒或其他意外
- 保持情绪稳定，防止因情绪波动出现意外
- 告知患者在用药过程中，护士会定期监测血压，根据血压情况调整输液速度及用药剂量，患者和家属不可随意调节
- 结束后对患者的配合表示感谢

四、使用升压药的告知流程

使用升压药的告知流程

- 首先由护理人员向患者讲解使用升压药物的目的及作用
- 向患者讲解使用升压药的名称、剂量、浓度及用法
- 告知患者在使用升压药过程中，护士会定时监测血压，根据血压情况调整给药速度，使血压维持在正常范围内，不要自行调整给药速度。如有不适，请及时通知护士
- 注射部位如出现疼痛、肿胀等不适，及时通知护士，防止药液外渗
- 告知患者注意观察尿液的变化
- 告知患者停药的指征
- 对患者及家属的配合表示感谢

五、吸氧的告知流程

吸氧的告知流程

- 首先由护理人员告知患者及家属：氧气吸入是辅助人体维持组织正常氧合及基本新陈代谢需要而实施的治疗措施
- 机体患病时，很多因素可增加氧的消耗，如高热可使机体代谢增加，同时有氧供给或耗氧量增加。如果机体内氧储备过低可危及生命
- 吸氧不妨碍患者的进食，使用方便
- 吸氧前护士会为患者清洁鼻腔，当患者有鼻塞症状时请告知护士
- 告诉患者不要自行调节或开关氧流量表，以免拧错方向导致氧气流量过大冲入呼吸道而损伤肺组织
- 吸氧时如出现恶心、咳嗽等不适症状，应立即通知护士
- 结束后感谢患者、家属的合作

六、吸痰的告知流程

吸痰的告知流程

- 护理人员吸痰前向患者及家属做好解释工作。说明吸痰的必要性、过程及注意事项，询问有无义齿、口鼻腔有无问题，并对患者进行评估。检查口鼻腔情况，听诊双肺呼吸音，观察血氧饱和度，还要对患者身心状况进行评估，如神志状态、心理活动状态、合作程度等
- 吸痰前要加大吸氧流量以防缺氧，吸痰后血氧饱和度平稳后氧流量减至正常
- 在操作中对清醒患者交待吸痰过程中的注意事项，并结合实际情况进行讲解，使之配合吸痰。气管切开者吸痰先湿化，再吸痰，再湿化
- 在操作中要关爱、安慰鼓励患者，动作要轻柔，边操作边与患者进行沟通，使患者减轻痛苦
- 告知患者家属，吸痰过程中可能会出现一系列并发症，如缺氧、窒息，吸痰过频可引起支气管痉挛、心律失常、气道损伤、颅压升高、血流动力学改变、感染等
- 操作后关心体贴患者，并进行效果评价

七、超声雾化吸入的告知流程

超声雾化吸入的告知流程

- 首先由护理人员告知患者：超声雾化吸入的原理是利用超声雾化器发出的超声波能，把药液变成细小的气雾，随吸气进入呼吸道，以达到治疗目的
- 超声雾化吸入的目的是：湿化气道、稀释痰液、减轻气道痉挛、减轻气道黏膜水肿、减轻气道炎症
- 请患者将管道含嘴含于口中，嘴唇包严，用口深吸气，以使雾滴进入呼吸道深部，然后用鼻腔呼气
- 治疗时间一般为15~20分钟，在治疗过程中如有痰应及时咳出
- 管道含嘴用后冲洗消毒，以备该患者下次再用
- 嘱患者在治疗过程中若有不适表现：如头晕、胸闷、憋气、心悸及喘憋加重等，应及时通知护士，护士会根据医嘱调节治疗药物或停止使用
- 感谢患者、家属的合作

八、静脉输液的告知流程

静脉输液的告知流程

- 由护理人员告知患者及家属输液的目的：输液可以补充营养、供给热能，输入药物治疗疾病及增加血容量、维持血压等
- 告知患者及家属在输液过程中的注意事项，如莫菲滴管不能倒置，以免空气进入，穿刺部位疼痛、肿胀，均属异常现象，应及时向护士反映。护士根据具体情况采取有效的护理措施
- 告知患者输入药物及输液量、所用药物的注意事项及不良反应
- 需要长期输液的患者，护士为保护和合理使用静脉，一般会从远端开始选择血管（特殊情况例外），请患者配合
- 如需建立两条静脉通路，应向患者说明其目的
- 护士穿刺时可能会有一些疼痛，请患者不要活动，以免损伤血管或造成穿刺失败
- 对患者及家属给予的配合表示感谢

九、应用静脉输液泵注射的告知流程

应用静脉输液泵注射的告知流程

- 护理人员首先告知患者和家属：为了准确控制输液速度，护士根据医嘱给患者使用输液泵进行静脉输液
- 护士向患者介绍注射药物的目的、药品名称、剂量、作用以及应用药物时的注意事项
- 护士给患者简单讲解输液泵的工作原理：输液泵是利用机械推动液体进入血管的电子仪器，这种输液泵的优点是输液速度均匀、入量准确、使用安全
- 注射后护士向患者、家属说明输液量、输液速度
- 使用输液泵的过程中，可能会出现报警，常见原因有气泡、输液管堵塞、输液结束等。在输液过程中护士会定时巡视，如果出现上述情况，请患者及时按压呼叫器，以便护理人员及时处理
- 患者及家属不要随意搬动输液泵，以防止输液泵电源因牵拉而脱落
- 输液部位不要剧烈活动，以防止输液管道被牵拉脱出

续流程

应用静脉输液泵注射的告知流程
- 在患者输液过程中，护士应协助患者做好生活护理
- 感谢患者、家属的合作

十、应用静脉套管针输液的告知流程

应用静脉套管针输液的告知流程
- 首先由护理人员告知患者及家属：静脉套管针的套管比较柔软，因此不会损伤血管，还可保证输液安全
- 静脉套管针可保留3~4天，可以减少患者每天进行静脉穿刺的痛苦，并能使患者在输液过程中活动更为方便和舒适
- 在输液过程中，如穿刺部位疼痛、肿胀，均属异常现象，应及时向护士反映，护士根据具体情况采取有效的护理措施或更换穿刺部位
- 每天输液完毕后，护士会给患者做封管处理，以保留到第2天继续静脉输液
- 护士做封管处理后，患者可以自由活动，但穿刺的部位不要用力过猛，以免引起大量回血，而影响第2天的输液。正常情况下，静脉套管针内可能会有回血情况，这不会影响患者健康和第2天继续输液
- 如果套管针内回血量较多，请及时告诉护士，护士会根据情况采取相应的措施
- 护士会为患者将穿刺部位用3M透明敷料妥善固定，可以随时观察到穿刺部位有无红肿现象，同时护士会定期为患者更换穿刺部位的敷料。患者应注意保持穿刺部位的清洁、干燥
- 穿刺结束后对患者的配合要表示感谢

十一、经外周中心静脉置管（PICC）的告知流程

经外周中心静脉置管（PICC）的告知流程
- 首先由护理人员告知患者及家属：经外周中心静脉置管（PICC）是反复静脉输注刺激性药物（化疗）、静脉高营养、需要长期输液时采用的深静脉给药的方法。由于留置的管腔与组织相容性较好，可较长时间保留，而且管腔在血管内放置较深，因此不易脱出，活动较方便，能保证输液安全及有效治疗
- 由于经外周静脉置入的中心静脉导管属于有创操作，术前应向患者及家属讲明置管的目的及可能出现的并发症，如导管脱出、导管堵塞、静脉炎、静脉血栓形成等。因此，操作前要与患者及家属签订知情同意书

续流程

经外周中心静脉置管（PICC）的告知流程

- 护士向患者简单讲解操作过程及操作时患者要注意的事项与配合方式。穿刺时嘱患者放松勿紧张，以利于穿刺成功
- 穿刺后向患者及家属说明导管维护的重要性及方法。输液肢体不要受压，不要提重物，不要剧烈活动，防止导管被牵拉脱出，更衣时注意不要将导管钩出或拔出。穿衣时，先穿患侧衣袖，再穿健侧衣袖。脱衣时，先脱健侧衣袖，后脱患侧衣袖
- 患者要注意保持穿刺部位的清洁、干燥，护士会定期为患者更换穿刺部位的敷料，如不慎有水渗入，请告知护士及时更换敷料
- 穿刺部位出现疼痛、肿胀的情况均属异常现象，应及时向护士反映，护士根据具体情况采取有效的护理措施。每天输液完毕后，护士会做封管处理，以保证输液管腔的通畅
- 穿刺结束后对患者及家属的配合表示感谢

十二、静脉采血的告知流程

静脉采血的告知流程

- 由护理人员告知患者及家属：静脉采集血标本是采集人体一小部分血液，以反映机体正常的生理现象和病理改变，为评估患者的健康状态提供客观资料
- 告知患者及家属采血标本做生化检验时，患者应空腹，因为此时血液的各种化学成分处于相对恒定状态，检验结果比较准确
- 告知患者及家属不可以在输液、输血的针头处抽取血标本，否则会影响检验结果，请患者配合
- 抽血完毕后对患者及家属的配合表示感谢

十三、输血的告知流程

输血的告知流程

- 由护理人员告知患者及家属：输血是将血液及血液制品直接滴入静脉以补充血容量、提高血压，由此治疗由于失血引起的失血性休克及纠正贫血。输入血液制品可以供给各种凝血因子及白蛋白，有助于止血及纠正低蛋白血症
- 因为输血前要进行血型鉴定及交叉配血，故要抽取静脉血标本，请患者配合
- 在输血过程中，如穿刺部位疼痛、肿胀、血液不滴等均属异常现象，应及时向护士反映，护士会根据具体情况采取有效的措施，请患者不要紧张
- 因血液制品较普通液体黏稠，故输血及输血液制品时要使用较粗的针头，可能会造成患者疼痛，请患者在穿刺时不要活动，以免穿破血管造成穿刺失败和患者皮下血肿
- 输血过程中请患者不要过度活动被穿刺的肢体，以免针头刺破血管，造成皮下血肿
- 护士在患者输血过程中会随时巡视病房，并协助患者做好生活护理，请患者放心
- 输血完成后对患者及家属的合作表示感谢

十四、动脉穿刺（血气）的告知流程

动脉穿刺（血气）的告知流程

- 首先护理人员要告知患者或家属：为了疾病能够得到尽快诊治，需要做血气分析检查，护士要抽出1~1.5ml的动脉血进行化验
- 因为动脉部位较深，需要触摸到动脉搏动后才能进行穿刺，操作中会有一些疼痛，请患者配合，进针时不要活动，以免损伤血管
- 操作中护士会观察患者病情，当患者出现不适时请即刻告诉护士，护士会根据患者情况进行处理
- 动脉穿刺后告知患者或家属，穿刺部位按压10~15分钟以上，按压时稍用力，以免注射局部出血或发生血肿
- 穿刺部位禁止热敷，当天尽量不要洗澡，局部不要沾水，以免引起感染

续流程

动脉穿刺（血气）的告知流程

- 穿刺部位同侧肢体避免提重物或受累，以免引起局部肿胀、疼痛，影响恢复
- 如穿刺部位出现血肿、肿胀、肢体麻木、疼痛等症状并逐渐加重时要及时通知护士，护士会配合医生进行处理
- 穿刺结束后感谢患者、家属的合作

十五、锁骨下静脉穿刺置管的告知流程

锁骨下静脉穿刺置管的告知流程

- 首先由医生告知患者和家属：锁骨下静脉穿刺是手术前、手术后营养支持的必要手段，由于穿刺管相对较粗，可以将分子量较大、浓度较高的氨基酸及脂肪乳等营养液直接输入静脉，而且穿刺管放置较深，可以保留较长时间，不易脱出，不易发生静脉炎症，活动也很方便，有利于治疗
- 由于此项操作为有创操作，需要求患者或家属签字，术前要进行必要的谈话（由医生完成）。操作要在无菌条件下进行，体虚或年老者，需护士陪同至无菌换药室内进行
- 帮助患者脱去上衣及内衣，根据穿刺要求摆放合适的体位，向患者简单介绍在穿刺过程中可能会有的感觉，如注射局麻药处有酸胀感，或置管过程中有一过性心律不齐等，减少患者的紧张情绪，以利于穿刺中的配合。在置管过程中，注意观察患者的生命体征和病情变化
- 置管后，患者应注意不要进行剧烈运动，防止管道脱出，最好穿开襟上衣，更换衣服时防止导管脱出。穿刺部位用3M透明敷料固定，敷料定期更换，平时注意保持周围皮肤的清洁干燥
- 穿刺点处的皮肤如有红、肿、痒等不适感觉，请患者及时与医护人员联系，给予妥善处理。此外，护士在每天输液时也会随时观察局部皮肤情况
- 穿刺结束后对患者及家属的配合要表示感谢

十六、外科手术前的告知流程

外科手术前的告知流程

- 首先向患者讲解手术及麻醉的相关知识，解除思想顾虑，树立战胜疾病的信心
- 告知患者术前 3 日练习卧床排便，预防术后因排便习惯的改变而导致尿潴留和便秘
- 指导患者深呼吸，学会有效的咳嗽、咳痰的方法，有助于术后保持呼吸道的通畅
- 需要特殊准备时，应告之相关事项
- 注意个人卫生，保持皮肤清洁，修剪指甲、沐浴、更衣
- 术前晚如有失眠，可用少量镇静剂，保证休息
- 告知患者术前 12 小时禁食、4 小时禁饮，以防止术中呕吐、窒息
- 告知患者术前应取下义齿，以及饰物等贵重物品交家属保管
- 告知患者术前 30 分钟肌内注射药物的名称及作用
- 对患者及家属的配合表示感谢

十七、外科手术后的告知流程

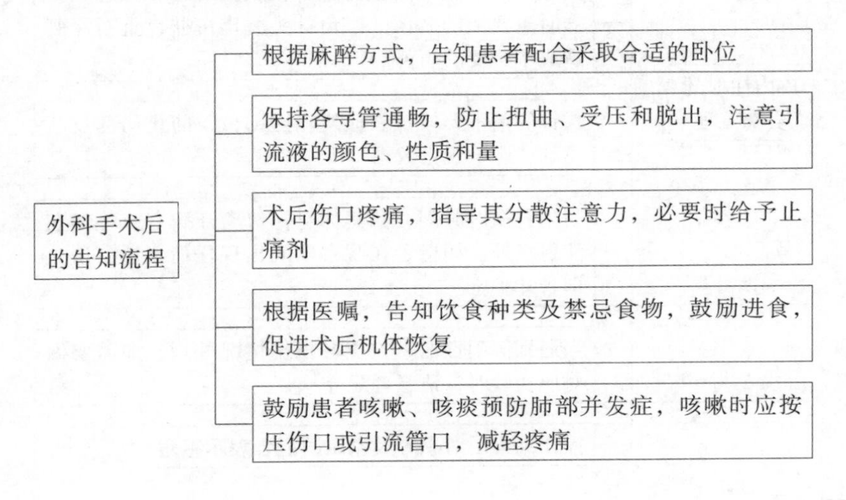
外科手术后的告知流程
根据麻醉方式，告知患者配合采取合适的卧位
保持各导管通畅，防止扭曲、受压和脱出，注意引流液的颜色、性质和量
术后伤口疼痛，指导其分散注意力，必要时给予止痛剂
根据医嘱，告知饮食种类及禁忌食物，鼓励进食，促进术后机体恢复
鼓励患者咳嗽、咳痰预防肺部并发症，咳嗽时应按压伤口或引流管口，减轻疼痛

续流程

外科手术后的告知流程
- 术后1~2天，切口会有疼痛、肿胀等不适，逐渐能缓解，疼痛较重时，及时告知医护人员
- 术后1~3天，体温会略有升高，一般不超过38℃，为术后吸收热，可多饮水
- 告知患者术后一般会应用抗生素等药物，并介绍药物作用及不良反应
- 保持环境清洁，减少陪护、防止交叉感染
- 病情若允许，鼓励患者早下床活动促进下肢血液循环，防止下肢深静脉血栓形成
- 结束后对患者的配合表示感谢

十八、皮内注射的告知流程

皮内注射的告知流程
- 由护理人员告知患者及家属：皮内注射是将药物注射于表皮与真皮之间以达到药物过敏试验、预防接种等目的的治疗方法
- 皮内注射的部位为前臂掌侧下段，因为此处皮肤薄，易于观察。但此处较敏感，患者可能会感觉疼痛，请患者配合
- 因为注射时进入皮肤的针头很浅，请患者在感觉疼痛时不要活动肢体，以免针头脱出皮肤，重新穿刺造成不必要的痛苦
- 拔针后请不要按揉、抓挠注射部位，防止局部皮肤发红，影响观察效果
- 与患者核对时间，嘱其休息，勿离开病室或等候在注射室外。如患者在观察期间出现任何不适，请立即告知护士
- 当遇到假阳性时，护士会根据情况处理，如需要做对照实验时，请患者配合
- 操作结束后对患者及家属的配合表示感谢

十九、皮下注射的告知流程

皮下注射的告知流程

- 首先由护士告知患者及家属：皮下注射是将药物注射到皮下组织中以达到治疗疾病目的的一种方法
- 一般常用的注射部位为：上臂、腹部、大腿外侧
- 注射时患者不要紧张，姿势自然，肌肉放松，使药液顺利进入皮下组织，以利于药物吸收
- 护士会协助患者摆放正确体位，请患者配合
- 进针和推药时会有一些疼痛，请患者不要活动肢体，以免发生意外
- 如果注射的药物为胰岛素时，一定要等饭送到后再进行注射，注射后 15 分钟开始进食，以免因饭未送到或注射时间过长未进食而造成患者低血糖反应
- 注射后如有不适请及时与医护人员联系
- 注射结束后对患者及家属的配合表示感谢

二十、肌内注射的告知流程

肌内注射的告知流程

- 首先由护理人员告知患者及家属：肌内注射是将药液注入肌肉组织内以达到治疗疾病目的的方法
- 肌内注射一般选择臀大肌和上臂三角肌
- 注射时嘱患者不要紧张，姿势自然，以便肌肉放松，使药液顺利进入肌肉组织，以利于药物吸收
- 护士会协助患者摆放合适体位，请患者配合。暴露过多时，护士会酌情遮挡患者
- 进针和推药时会有一些疼痛，请患者不要因为疼痛而扭动肢体，以免意外发生
- 拔针后按压针眼片刻，即可穿衣，自由活动
- 注射后如有不适反应，应及时与医护人员联系
- 注射结束后对患者及家属的配合表示感谢

二十一、给患者备皮时的告知流程

给患者备皮时的告知流程

- 首先由护理人员告知患者或家属，备皮的目的是为了防止在手术时，毛发上的细菌进入伤口而引发感染
- 护士会根据手术切口的情况向患者说明备皮的范围，对于患者隐私的部位护士会注意遮挡
- 患者备皮时如有不适，可随时告诉护士
- 备皮时告诉患者不要紧张，以免引起肌肉痉挛而造成备皮时刮破皮肤
- 备皮后能自理的患者，可嘱其洗澡，更换干净的病号服，剪短指甲；不能自理者护士会协助患者清洁、更衣，嘱其注意保暖，防止感冒
- 备皮结束后感谢患者、家属的配合

二十二、胃肠减压的告知流程

胃肠减压的告知流程

- 首先由护理人员告知患者或家属胃肠减压的目的：利用吸引的原理，帮助患者将积聚于胃肠道内的气体和液体排出，从而降低胃肠道内的压力及张力，有利于炎症局限，以促进患者胃肠蠕动功能尽快恢复
- 胃肠穿孔时进行胃肠减压的目的：减少消化液继续外渗，从而减轻疼痛，防止病情加剧
- 胃肠手术前进行胃肠减压的目的：防止患者在手术中，由于麻醉影响而产生的呕吐、窒息，便于术中操作，增加手术安全性
- 机械性肠梗阻进行胃肠减压的目的：可缓解或解除腹部胀痛及呕吐等症状，减轻肠麻痹引起的腹胀
- 胃肠手术后进行胃肠减压的目的：减轻缝线张力和切口疼痛，利于腹部伤口愈合，减轻胃肠道内的压力，促进胃肠功能尽快恢复，防止腹胀
- 留置胃肠减压时，护士会将引流管固定好，告知患者要防止翻身或活动时不慎造成的管道扭曲、堵塞，护理人员要指导或协助患者下床活动，正确打开连接部位，夹闭胃管。患者不可自行调节负压，压力过大或过小都会影响治疗效果

续流程

胃肠减压的告知流程

- 留置胃管期间患者要遵医嘱禁食，口干时可用清水或温盐水漱口，护士每日晨晚给患者进行口腔护理。如有腹胀明显、呕吐等不适要及时通知护理人员进行处理
- 胃肠减压留置时间应根据病情决定，如肛门排气、腹胀消失、肠鸣音恢复，要及时通知医护人员，不可自行拔除胃管
- 拔除胃管后嘱患者用清水漱口，按照医护人员的指导逐渐恢复饮食
- 操作结束后感谢患者、家属的配合

二十三、应用灌肠术的告知流程

应用灌肠术的告知流程

- 首先由护理人员告知患者或家属灌肠的意义：通过向大肠内灌入大量液体以协助患者排便排气的方法。有时也借以灌入药物
- 向患者介绍灌肠药物的名称、剂量、作用及常见不良反应
- 护士要为家属和患者介绍灌肠体位，并协助患者摆放体位
- 灌肠前向患者及家属介绍灌肠的程序，插管时及灌入液体过程中，如有便意，请做深呼吸，以减轻腹压和便意感。护士也会降低灌肠袋的高度，减慢灌肠液流入速度，帮助患者减轻不适感，请患者不要过于紧张。如有腹痛、腹胀及其他不适，应立即告诉护士，以便做相应的处理
- 外科灌肠多用于胃、肠手术前患者清洁肠道，避免术中污染术野，利于术后肠道吻合口愈合
- 肠梗阻保守治疗患者，灌肠可刺激肠蠕动，促进通气
- 灌肠前可让患者及家属准备好卫生纸，并注意为患者保暖
- 身体虚弱者或老年患者要家属陪同，并准备好便盆，注意安全，防止坠床或跌倒
- 清洁灌肠的患者要求忍耐 10 分钟后再排便，以利粪便软化；降温灌肠时，要保留 30 分钟再排便，排便后 30 分钟测体温

续流程

应用灌肠术的告知流程

- 保留灌肠后，指导患者卧床休息，不要走动，并按膝胸卧位→左侧卧位→右侧卧位→平卧位，不断变换体位，然后臀部垫高10cm，使药物保留1小时以上，以利于药液被肠道充分吸收，增强疗效
- 操作中及结束后，护士应注意观察患者面色、呼吸等生命体征有无异常，有无腹痛或其他特殊不适，嘱患者和家属注意安全、保暖。患者排便后开窗通风
- 操作完毕后感谢患者、家属的配合

二十四、应用导尿术的告知流程

应用导尿术的告知流程

- 首先由护理人员告知患者或家属：通过导尿能及时、有效的缓解尿潴留症状，减轻痛苦，导尿术是比较安全的，在导尿过程中会有一点不适，但会很快消失，从而取得患者的合作
- 尿潴留、术前导尿的目的：排空膀胱，避免手术中误伤
- 尿失禁或会阴部损伤导尿的目的：可以保持局部清洁干燥，感觉舒适
- 做尿细菌培养导尿的目的：可直接从膀胱导出不受污染的尿标本，以保证细菌培养的准确性
- 测量膀胱容量时导尿的目的：检查残余尿容量，鉴别无尿及尿潴留
- 在抢救休克和危重患者时导尿的目的：准确记录尿量、尿比重，以观察休克是否纠正和肾功能的状况
- 做某些泌尿系统疾病手术后导尿的目的：促使膀胱功能的恢复及切口的愈合
- 导尿后如需保留尿管时，护士会根据医嘱定期开放尿管，并应告知患者活动时，导尿管不要扭曲。护士会经常观察尿管情况，下床活动时，尿袋的高度不高过膀胱，以免尿液逆流，引起感染
- 操作完毕后感谢患者、家属的配合

二十五、指尖血糖监测的告知流程

指尖血糖监测的告知流程

- 首先由护理人员告知患者及家属：指尖血糖测定是简便、快速、易于操作的监测患者血糖的方法
- 监测方法需要采集末梢血（指尖针刺采血），会感觉稍有疼痛，请患者配合
- 每次测试不同患者均需要更换一次性采血针，请患者放心
- 针刺后需采集1滴血至于试纸上，片刻后观察结果（空腹时血糖正常值：3.9~5.6mmol/L）
- 取血完成后请患者用无菌棉球按压穿刺部位数分钟
- 血糖监测有随机监测、餐前、餐后、睡前等多种监测要求，请患者配合
- 操作完毕后感谢患者及家属的配合

二十六、应用鼻饲管的告知流程

应用鼻饲管的告知流程

- 首先护理人员应向患者和家属介绍应用鼻饲管的原因及必要性：患者目前不能由口进食物、水和药物，为保证患者能摄入足够的热量与蛋白质及治疗中所需要服用的药物而避免引起其他的并发症，决定采取胃管灌注法
- 插管过程中，当胃管通过咽部时（14~16cm），患者可能出现恶心，嘱患者做吞咽动作
- 每次灌注前，应确定胃管是否置于正确位置
- 鼻饲者需要用药时，应先将药物溶解后再行灌注；每次鼻饲量不超过200ml，间隔时间不少于2小时，温度为38~40℃
- 患者对鼻饲有一定适应过程，开始时膳食宜少量、清淡，中午食量稍高于早晚
- 灌注的食物过冷、过热均可引起腹泻或其他胃肠疾患

续流程

应用鼻饲管的告知流程

- 每次灌注时应注意食物、餐具和灌注时的卫生。膳食应新鲜配制，注意膳食的调节
- 鼻饲膳食的准备。膳食的种类有：混合奶（牛奶、鸡蛋、糖、油和盐等）可补充动物蛋白、脂肪和维生素
- 躁动患者要给予一定的保护性约束，防止将胃管拔出
- 每次鼻饲后用10~20ml的温水冲洗鼻饲管腔
- 操作完毕后，感谢患者、家属的配合

二十七、应用三腔二囊管的告知流程

应用三腔二囊管的告知流程

- 医生告知患者或家属三腔二囊管主要是利用膨胀的气囊压迫出血部位而达到食管、胃底静脉曲张破裂出血止血的目的
- 操作前医生向家属交待病情，明确用三腔二囊管的必要性，以取得家属的理解和患者配合，同时还应向家属交待因个人健康状况、个体差异及某些不可预测的因素
- 在下三腔二囊管的过程中也有可能出现下列情况：鼻咽部损伤；止血效果不理想，甚至无效；气囊破裂；刺激咽喉胃肠后，出现呕吐、窒息；刺激咽喉引起心脑血管意外，如心脏骤停等
- 医生和护士在操作过程中，一定要按医疗操作程序，仔细观察和正规操作，最大限度地避免上述并发症的发生。一旦发生上述并发症，立即采取相应措施
- 操作时嘱患者如有呕血，应将头偏向一侧，尽量将口中血液吐出，防止发生窒息
- 当三腔二囊管下至咽喉处时，嘱患者做吞咽动作，操作者会配合其吞咽动作，顺利完成操作
- 三腔二囊管放置后应保持一定压力，用0.5kg重物挂在床尾牵引三腔二囊管起到压迫止血作用。护士根据医嘱定时放气，预防食管胃底黏膜糜烂
- 操作完毕后，感谢患者、家属的配合

二十八、光照疗法的告知流程

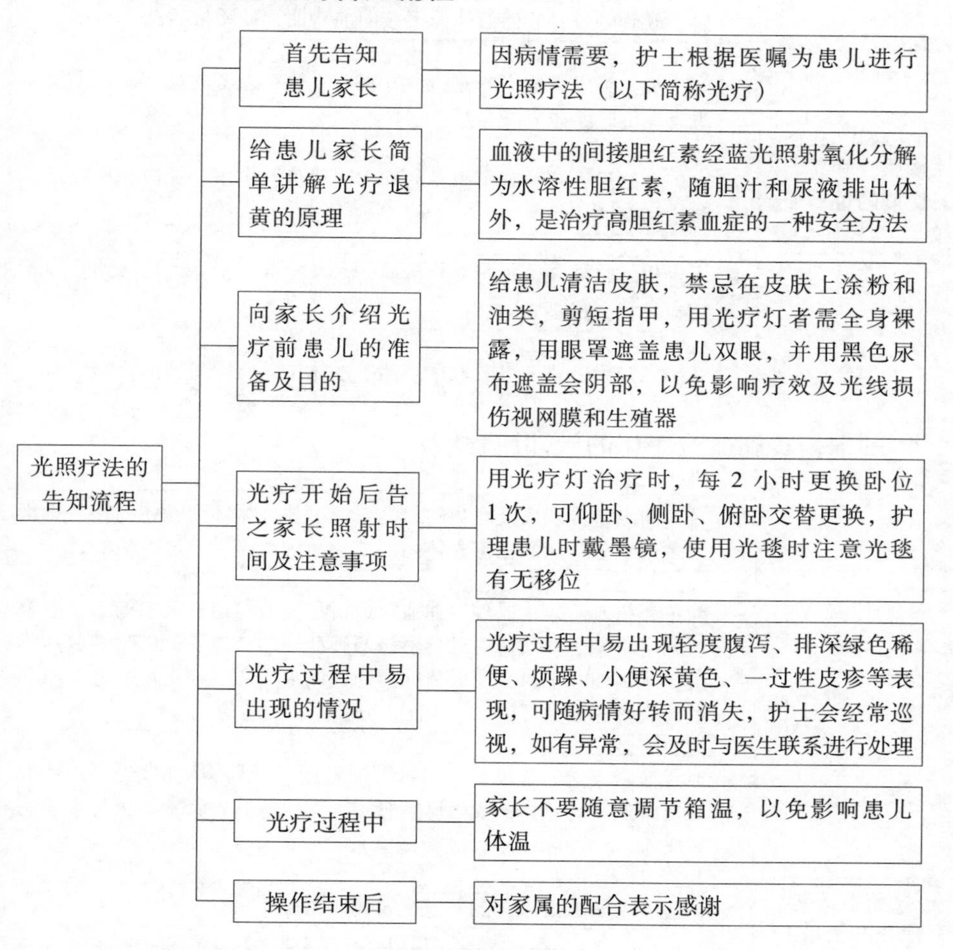
光照疗法的告知流程
首先告知患儿家长
因病情需要，护士根据医嘱为患儿进行光照疗法（以下简称光疗）
给患儿家长简单讲解光疗退黄的原理
血液中的间接胆红素经蓝光照射氧化分解为水溶性胆红素，随胆汁和尿液排出体外，是治疗高胆红素血症的一种安全方法
向家长介绍光疗前患儿的准备及目的
给患儿清洁皮肤，禁忌在皮肤上涂粉和油类，剪短指甲，用光疗灯者需全身裸露，用眼罩遮盖患儿双眼，并用黑色尿布遮盖会阴部，以免影响疗效及光线损伤视网膜和生殖器
光疗开始后告之家长照射时间及注意事项
用光疗灯治疗时，每 2 小时更换卧位 1 次，可仰卧、侧卧、俯卧交替更换，护理患儿时戴墨镜，使用光毯时注意光毯有无移位
光疗过程中易出现的情况
光疗过程中易出现轻度腹泻、排深绿色稀便、烦躁、小便深黄色、一过性皮疹等表现，可随病情好转而消失，护士会经常巡视，如有异常，会及时与医生联系进行处理
光疗过程中
家长不要随意调节箱温，以免影响患儿体温
操作结束后
对家属的配合表示感谢

二十九、硬膜外麻醉穿刺的告知流程

硬膜外麻醉穿刺的告知流程

- 核对患者的姓名、性别、年龄、住院号、手术名称、手术部位，询问患者的药物过敏史，调节室温，保持适宜的温度
- 首先告知患者，在进行硬膜外麻醉前，要先建立静脉通路，取得患者配合，保持输液通畅
- 向患者介绍麻醉医师的医疗水平，使患者解除不必要的担心
- 向患者简要介绍硬膜外穿刺的步骤，以及需要配合的注意事项，穿刺中如有不适，请及时向医护人员汇报

续流程

硬膜外麻醉穿刺的告知流程

- 协助取侧卧位，并使躯体及下肢向前弯曲，使腰椎后凸
- 巡回护士给患者适当的遮盖，并将一手放在患者的颈后，一手扶住患者腿部，给患者安全感
- 穿刺开始后，注意观察患者的神志、面色、血压、脉搏、呼吸及血氧饱和度的变化
- 在进行硬膜外腔置管时，告诉患者在其配合下，穿刺已成功，现在正在置管，请不要动
- 穿刺完毕后，协助患者取适当的手术体位，感谢患者的合作

三十、实施血液净化的告知流程

实施血液净化的告知流程

- 首先向患者讲解血液净化的目的，通过体外循环清除体内相关毒素及多余水分，从而稳定人体内环境，达到改善或治愈疾病的目的
- 简单介绍血液净化原理：如血液透析是血液与透析液中的水、电解质和中小分子物质可通过分隔该两种液体的半透膜，进行弥散和渗透，达到动态平衡，完成清除体内代谢废产物、纠正水、电解质和酸碱失衡的治疗目的
- 血管通路方式的选择（由主管医师根据患者具体病情选择）：临时性血管通路的建立：股静脉置管术，颈内静脉置管术，锁骨下静脉置管术；动静脉内瘘；血管移植
- 向患者说明血液净化的并发症及预防措施
- 告知患者及家属操作流程：透析前排空大小便，称体重；透析中患者应保持平卧位，心情放松，尽量避免不当活动，或在护士指导下适当活动，以免牵拉血透通路发生意外，护士会观察巡视患者，如有不适，请及时告知医护人员；透析结束后穿刺患者在护士指导下注意压迫止血，称量体重
- 为保证透析室环境清洁，防止感染，治疗过程中不留陪护，重症患者可留 1 名陪护
- 治疗过程中，患者及家属不可随意触摸机器部件及管路，以免发生意外
- 结束后感谢患者、家属的合作

三十一、应用电冰毯的告知流程

应用电冰毯的告知流程

- 护理人员首先告知患者和家属：为了降低患者体温，降低脑代谢，改善脑缺氧，护士根据医嘱将给患者使用电冰毯进行物理降温
- 护士向患者及家属讲解应用电冰毯降温的目的及注意事项，以取得家属的理解和配合
- 护士向患者及家属简单讲解电冰毯的工作原理，采用电脑控温、水电隔离、磁力冰水循环降温，使用安全、降温效果好
- 在使用电冰毯的过程中，如果肛温达到设定温度，则机器会自动语音提示；如果出现报警，常见原因有：肛表脱出、机器内缺水、毯面温度与肛温不符等。护士应立即查找原因，检查各管道连接情况，检查水位线及时加水，确保正常运行
- 在使用过程中，护士会定时巡视，观察受压皮肤的情况，协助按时翻身、拍背，防止压疮和冻疮
- 操作结束后，对患者及家属的配合表示感谢

三十二、应用床边监护仪的告知流程

应用床边监护仪的告知流程

- 护理人员首先告知患者及家属，床边监护仪的目的：为了动态观察心肌活动及心率、心律变化，及时发现和识别心律失常，为治疗用药提供依据，还可以观察起搏器的功能，以解除患者的顾虑
- 护士向患者简单讲解床边监护的操作方法、程序及注意事项，请患者绝对卧床休息，停止使用手机，避免摔打、碰撞发射盒，保证信号良好
- 使用床边监护后，可能会出现报警，常见的原因有：心律失常、电极脱落，导电糊干涸，交流电干扰等因素
- 床边监护过程中，护士会定期巡视，如发现出现心律失常及时报告医生
- 患者及家属不能随意调节床边监护，不要扯拉电极线和导联线
- 护士应协助患者的生活护理，特别是要做好连续使用床边监护患者的皮肤护理
- 感谢患者、家属的合作

三十三、应用无创呼吸机的告知流程

- 应用无创呼吸机的告知流程
  - 首先护理人员告知患者及家属采用无创呼吸机治疗的目的是：帮助患者改善呼吸功能，增加有效呼吸，提高血氧饱和度，从而减轻喘憋、胸闷、呼吸困难等症状
  - 向患者及家属说明无创呼吸机不会给患者带来损伤
  - 配戴面罩时的要领 1：防止鼻两侧漏气，适当加棉垫，保护皮肤，以免压伤，调节面罩头带的松紧度
  - 配戴面罩时的要领 2：面罩一侧小孔接通氧气，此时氧流量应调节至 6~7L/min 为宜
  - 配戴面罩时的要领 3：配戴时患者应闭合双唇，随机器吸气、呼气
  - 配戴面罩时的要领 4：湿化瓶内水位低于警戒线时，护士应及时添加湿化瓶用水
  - 配戴面罩时的要领 5：使用 CPAP 治疗不仅可有效改善通气功能，还有利于气道的湿化，促进排痰。护士应鼓励患者主动咳嗽咳痰，必要时辅助吸痰
  - 操作前，护士应仔细检查机器，连接好各条管道，按操作规程调节好呼气、吸气时的压力值。检查完毕，确保无误后方可给患者配戴使用
  - 停止使用时应先摘掉面罩，再按操作中关机程序关闭机器，嘱患者及家属若出现不适应立即告知护士，不可自行随意调节机器
  - 操作结束后，对患者及家属的配合表示感谢

三十四、应用 LVP 治疗仪的告知流程

应用 LVP 治疗仪的告知流程

- 护理人员首先告知患者和家属：为了促进患者患肢的血液循环，预防下肢静脉血栓等并发症，根据医嘱将给患者应用 LVP 治疗仪治疗
- 护士向患者讲解 LVP 治疗仪的作用是借助充气气囊产生的压力，对患肢的血管、肌肉进行挤压，促进患肢的血液循环，使血流增快，从而达到消肿及预防静脉血栓的目的
- 护士向患者说明每次需要的时间为半小时，疗程为 10~14 天
- 详细了解患者的病情及病史，采用不同的工作模式，刀口部位适量减少压力，协助患者取舒适体位
- 嘱患者取下首饰、手表等物品，以免发生干扰。使用过程中，不可随意搬动机器和随意调节参数，不要卷曲、折弯进气管。使用中如有不适请告诉护士，以做及时处理。高热、醉酒、极度疲劳者不可应用
- 结束后感谢患者、家属的合作

三十五、应用 CPM 机的告知流程

应用 CPM 机的告知流程

- 护理人员首先告知患者和家属：为了促进患者患肢膝关节活动度的增加，促进膝关节的早日康复，根据医嘱将给患者应用 CPM 机进行辅助功能锻炼
- 护士向患者介绍 CPM 机的作用：利用电机所产生的力量带动肢体的伸屈活动，防止膝关节韧带因手术、创伤发生粘连，增加下肢肌力，促进膝关节康复，并告知患者主动锻炼与被动锻炼相结合的重要性
- 护士向患者说明每次需要的时间为 0.5~1 小时
- 根据患者膝关节的活动情况，制订相应的训练计划，循序渐进，使患者逐渐适应，切勿一次就将度数加的过大，导致患者疼痛，放弃治疗
- 做好患者的心理护理，鼓励患者，增加患者康复自信心
- 操作结束后，对患者及家属的配合表示感谢

三十六、应用骨创治疗仪的告知流程

应用骨创治疗仪的告知流程

- 护理人员首先告知患者和家属：为了促进患者创伤部位伤口及骨折的早日愈合，根据医嘱将给患者应用骨创治疗仪治疗
- 护士向患者讲解骨创治疗仪的作用及工作原理：根据通电方向的不同产生不同的磁场，促进身体内钙离子的运动，减轻组织肿胀，促进伤口及骨折的愈合
- 护士向患者说明每次需要的时间为30分钟，疗程为10~14天
- 详细了解患者的病情及病史，采用不同的工作模式，交待注意事项
- 操作结束后，对患者及家属的配合表示感谢

三十七、应用保护性约束具的告知流程

应用保护性约束具的告知流程

- 首先由护理人员告知患者及家属使用保护性约束具的目的是防止患者发生坠床、撞伤及抓伤等意外，以确保治疗、护理的顺利进行
- 护士会对不能配合的患者，如拔管、抓伤口，给予手脚约束。使用约束带时垫棉垫，保护皮肤，护士在操作过程中会注意约束带的松紧度
- 对于四肢躁动较剧烈、打人、蹬踹、双腿跨越床档者，护士会给予四肢约束，用特制约束带束缚肩部、上肢、膝部，同样内衬棉垫，以保护患者皮肤不受到损伤
- 在使用约束期间，护士会按时观察约束部位的皮肤颜色，必要时护士会进行局部按摩，以促进血液循环
- 在使用约束期间，护士会将肢体处于功能位置，并保证患者安全和舒适
- 操作完毕后护士应感谢家属的配合

第六章 各种仪器的使用流程

一、超声雾化吸入器的使用流程

1. 使用目的

超声雾化使药液直接作用于局部黏膜，用于消炎、祛痰、解除支气管痉挛，消除鼻、咽、喉部的充血、水肿状态等作用。适用于急慢性咽喉炎、扁桃体炎、急慢性呼吸道炎症、哮喘、某些咽喉部手术后及喉头水肿等。

2. 使用方法与流程

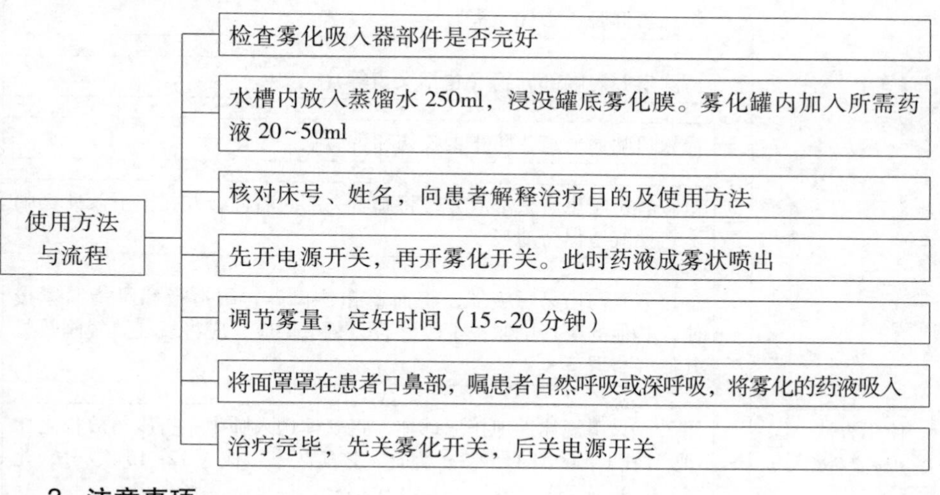
使用方法与流程
检查雾化吸入器部件是否完好
水槽内放入蒸馏水 250ml，浸没罐底雾化膜。雾化罐内加入所需药液 20~50ml
核对床号、姓名，向患者解释治疗目的及使用方法
先开电源开关，再开雾化开关。此时药液成雾状喷出
调节雾量，定好时间（15~20 分钟）
将面罩罩在患者口鼻部，嘱患者自然呼吸或深呼吸，将雾化的药液吸入
治疗完毕，先关雾化开关，后关电源开关

3. 注意事项

注意事项

- 使用前检查机器设备是否完好
- 保护水槽底部的晶体换能器和雾化罐底部的超声膜，防止损坏
- 水槽和雾化罐内切忌加热水。使用中水温超过 60℃应停机换冷蒸馏水
- 水槽内无足够的冷水及雾化罐内无液体的情况下不能开机
- 水槽内的蒸馏水要适量，太少则气雾不足，太多则溢出容器，损坏仪器

续流程

注意事项
- 治疗鼻腔疾病患者用鼻呼吸，治疗咽、喉或下呼吸道疾病患者用口呼吸，气管切开者，对准气管套管自然呼吸
- 雾化吸入器如果连续使用时，中间应间歇 0.5 小时
- 雾化吸入后不宜立即进食或漱口

二、简易呼吸器的使用流程

1. 使用目的

患者自主呼吸停止或微弱时，用以代替或辅助患者的呼吸，保证患者的通气功能。

2. 使用方法与流程

使用方法与流程
- 将患者仰卧、去枕、头后仰
- 清除口腔与喉部异物（包括义齿等）
- 插入口咽通气道，防止舌咬伤和舌后坠
- 抢救者位于患者头部后方，将患者头部向后仰，并托牢下颌使其朝上，使气道保持通畅
- 连接氧气与简易呼吸器，将面罩扣住口鼻，用拇指和示指紧紧按住，其他的手指则紧提下颌。若无氧气供应，应将氧气储气阀及氧气储气袋取下
- 用另一只手规律性地挤压球体，将气体送入肺中，挤压与放松之比（吸呼比）以 1:（1.5~2）为宜，挤压频率：成人 12~15 次/分，儿童 14~20 次/分，婴儿 35~40 次/分
- 若患者气管插管或气管切开，则将面罩摘除，将呼吸器单向阀接头直接接气管内管，给患者通气
- 观察患者是否处于正常的换气状态，如患者胸部是否随着呼吸器的挤压与放松而起伏，口唇与面部的颜色是否好转，单向阀是否适当活动，双肺呼吸音是否对称等
- 注意监测脉搏、呼吸、血压、血氧饱和度的情况，特别是血氧饱和度应保持在 95%以上
- 规律性地挤压呼吸器直至采用机械通气或病情好转无需辅助通气

3. 注意事项

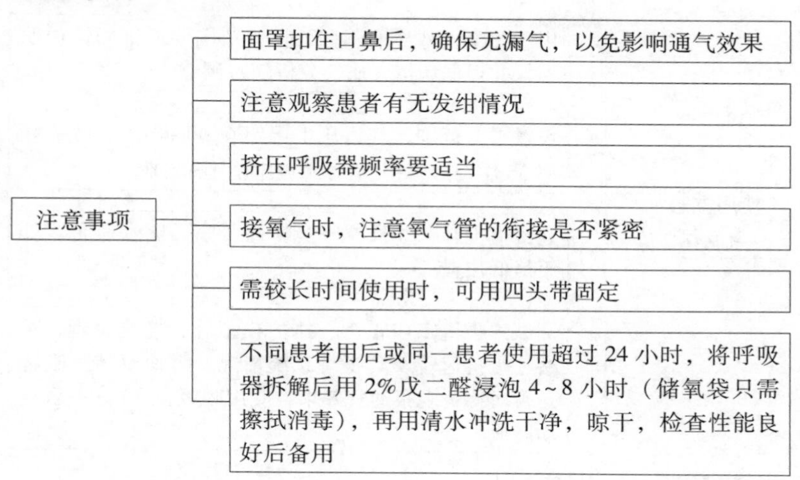
注意事项
面罩扣住口鼻后，确保无漏气，以免影响通气效果
注意观察患者有无发绀情况
挤压呼吸器频率要适当
接氧气时，注意氧气管的衔接是否紧密
需较长时间使用时，可用四头带固定
不同患者用后或同一患者使用超过 24 小时，将呼吸器拆解后用 2%戊二醛浸泡 4~8 小时（储氧袋只需擦拭消毒），再用清水冲洗干净，晾干，检查性能良好后备用

三、有创呼吸机的使用流程

1. 使用目的

代替、控制或改变自主呼吸运动，改善通气、换气功能及减少呼吸消耗。

2. 使用方法与流程

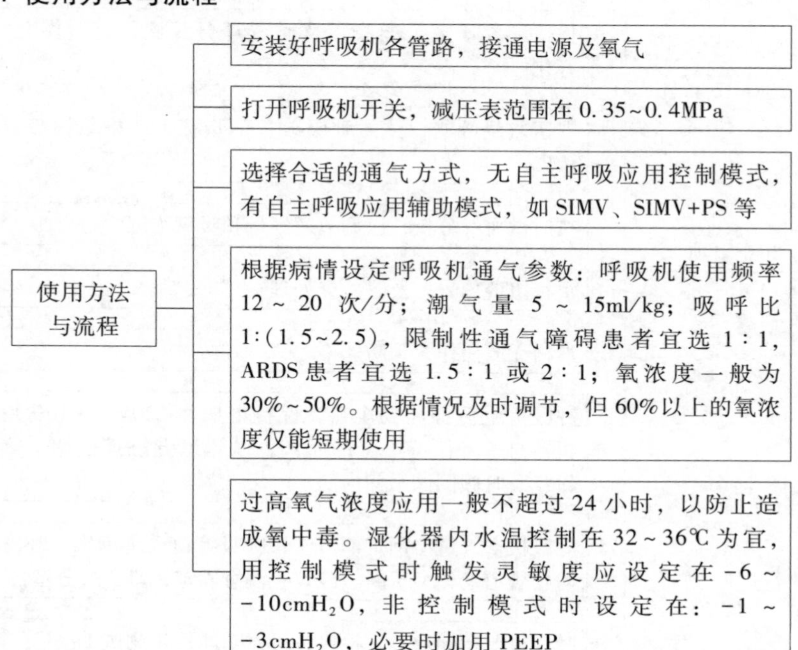
使用方法与流程
安装好呼吸机各管路，接通电源及氧气
打开呼吸机开关，减压表范围在 0.35~0.4MPa
选择合适的通气方式，无自主呼吸应用控制模式，有自主呼吸应用辅助模式，如 SIMV、SIMV+PS 等
根据病情设定呼吸机通气参数：呼吸机使用频率 12 ~ 20 次/分；潮气量 5 ~ 15ml/kg；吸呼比 1:(1.5~2.5)，限制性通气障碍患者宜选 1∶1，ARDS 患者宜选 1.5∶1 或 2∶1；氧浓度一般为 30%~50%。根据情况及时调节，但 60%以上的氧浓度仅能短期使用
过高氧气浓度应用一般不超过 24 小时，以防止造成氧中毒。湿化器内水温控制在 32~36℃为宜，用控制模式时触发灵敏度应设定在 -6 ~ -10cmH₂O，非控制模式时设定在：-1 ~ -3cmH₂O，必要时加用 PEEP

续流程

- 使用方法与流程
  - 由于呼吸机型号的不同，设置范围要详细阅读说明书，并根据病情、血气分析随时调节
  - 设置报警范围，气道压上限定在40cmH_2O，呼吸频率35次/分。每分通气量设定范围±25%
  - 连接模拟肺，并检查呼吸回路管道，储水瓶是否处于最低位置
  - 测试呼吸机工作正常，撤掉模拟肺，连接患者，观察呼吸机运转及其报警系统情况，听诊双肺呼吸音是否对称，观察通气效果。应用呼吸机30分钟后查动脉血气分析

3. 注意事项

- 注意事项
  - 根据病情需要选择合适的呼吸机，要求操作人员熟悉呼吸机的性能及操作方法
  - 未用过的呼吸机，应先充电10小时，并在使用过程中注意及时充电，以保证突然断电时呼吸功能正常工作
  - 保持患者呼吸道通畅，及时清理分泌物，定时湿化、雾化
  - 严密监测呼吸，注意呼吸改善的指征，严格掌握吸氧浓度
  - 按时做血气分析，以调节通气量和吸氧浓度
  - 重视报警信号，及时检查处理
  - 严格无菌操作，预防感染
  - 呼吸机电源插座要牢靠，保持电压在220V（±10%）；机器与患者保持一定的距离，以免患者触摸或调节旋钮；及时倾倒储水槽内的水
  - 呼吸机空气过滤网定期清洗；呼吸管道妥善消毒，注意防止管道老化、折断、破裂；注意固定，避免过分牵拉
  - 呼吸机要定期通电、检修，机器功能每年测试1次

四、吸痰器的使用流程

1. 使用目的

吸出呼吸道分泌物，保持呼吸道通畅，保证有效的通气。

2. 使用方法与流程

使用方法与流程

- 向清醒患者解释，以取得合作
- 连接吸引器，调节吸引器至适宜负压
- 患者头转向操作者，昏迷者可使用压舌板等
- 检查吸痰管是否通畅后，插入患者口腔或鼻腔，吸出口腔及咽部分泌物
- 另换吸痰管，折叠导管末端，插入气管内适宜深度，放开导管末端，轻柔、灵活、迅速地左右旋转上提吸痰管吸痰
- 拔出吸痰管后用生理盐水冲洗吸痰管
- 每次吸痰时间不超过 15 秒，如吸痰未尽，休息 2~3 分钟再吸
- 使用呼吸机行气管插管内吸痰的步骤方法：吸入高浓度氧气 2~3 分钟；气管插管内滴入无菌生理盐水或配好的湿化液 2~5ml；将一次性吸痰管与吸引器连接，打开吸引器；断开与呼吸机连接的管道，将吸痰管插入气管套管内适宜深度旋转上提；吸痰完毕迅速连接好呼吸机；吸入高浓度氧气 2~3 分钟

3. 注意事项

注意事项

- 严格无菌技术操作，防止感染
- 选择型号适当，粗细及软硬度适宜的吸痰管
- 吸痰动作应轻、稳。吸痰管不宜插入过深，以防引起剧烈咳嗽
- 当吸痰管插到适宜深度后，在旋转的同时再放开夹闭的吸痰管，边旋转边吸痰，以防吸痰管吸在呼吸道黏膜上
- 吸引过口、鼻分泌物的吸痰管禁止进入气道
- 使用呼吸机时，吸痰后调回原先设置好的氧浓度。一次吸痰时间（断开至连接呼吸机）以不超过 15 秒为宜。每次更换吸痰管

续流程

注意事项	
注意事项	使用注射器进行气管内滴药时，应拔掉针头，以防误入气道
	吸引过程中，注意观察患者病情变化和吸出物的性状、量等
	如痰液黏稠可配合胸背部叩击、雾化吸入等

五、输液泵的使用流程

1. 使用目的

准确控制单位时间内静脉给药的速度和药量，使药物剂量精确、均匀、持续输入体内，避免输入药量波动过大而产生不良反应，从而提高输液治疗安全性和可靠性。

2. 使用方法与流程

使用方法与流程	
使用方法与流程	将输液泵通过托架（附件）牢固地安装在输液架（Ⅳ）杆上并检查是否稳固
	接通 AC 220V 电源，如果使用机内电池，应连续充电 10 小时以上方可使用
	按照输液操作规程，准备好输液瓶和指定的一次性输液器，将液体充满输液器，保证滴斗的滴口与液面有一半以上的空气，关闭调节夹
	将滴斗检测装置与泵连接好，并正确卡在滴斗的检测部位，此时滴斗必须处于垂直位置
	为了确保输液的准确度，建议使用指定的输液器。使用指定的输液器时，液量补偿开关“标准”可拨到 ON 位置
	如选用其他输液器，输液管必须要柔软而且有弹性。在输液前应确定液量补偿开关的位置
	打开泵门按下管夹按钮，将钳口打开，将准备好的输液器软管部位嵌入“气泡检测”“管径钳口”“管夹”“液管导向柱”位置，关上泵门，管夹、钳口会自动关闭。也可按管夹关闭按钮，将输液器管夹关闭，然后再关上泵门
	将输液器上的调节夹缓慢松开，打开后盖上的电源开关，泵通过自动检测后进入初始状态。此时容量计数显示“0000”ml，流量显示“1”ml/h 并闪烁，用量限制显示“50”ml

续流程

- 使用方法与流程
  - 按置数键设定流量值，再按“SELECT”置换键，用量显示“50” ml 数字闪烁，再通过置数键设定用量限制值，设定结束后，输液准备就绪
  - 穿刺成功后，按“启动/停止”按钮，开始输液，输液指示灯量

3. 注意事项

- 注意事项
  - 使用前请仔细阅读说明书，并由经过培训的医护人员按照使用说明书操作此泵
  - 报警原因：管路有气泡或排空、管路堵塞、输液完成、开门报警、电压不足等
  - 启动泵前检查管路安装是否合适，有无扭曲、接口松动及渗漏等情况
  - 泵启动后观察液滴状态并证实液体流动
  - 因为电磁干扰会导致工作异常，所以泵在使用时尽可能避免同时使用会产生干扰的电凝器和除颤器等装置
  - 泵和电凝器、除颤器等装置之间要有足够的距离
  - 泵和电凝器、除颤器等装置不能用同一电源插座供电
  - 密切监护泵的各项功能
  - 避免将泵控制的输液器与另外由手动流量调节器控制的输液管路（重力输入）连接，因为它会影响输液的准确度和报警功能
  - 当泵使用交流电源时，必须确认其所用的供电设备与地面充分连接
  - 如果泵出现故障，应及时联系维修
  - 一次性使用输液器应符合 GB8368《一次性输液器》的规定，并且具有医疗器械产品注册证

续流程

注意事项

- 泵配有滴斗检测装置，用于检测输液瓶内是否有液体。可根据情况选用，如不采用滴斗检测装置，应将其与连接插头一起取下，否则将连续出现“完成”与“阻塞”同时报警
- 安装滴斗检测装置时必须注意，滴斗检测装置与输液瓶垂直，滴斗内液面应低于下腰线。如启动输液后，泵出现“完成”与“阻塞”同时报警。应检查滴斗装置是否安装正确
- 如果在移动过程中使用输液泵，应避免输液瓶（滴斗监测装置）过度摇摆
- 输液泵电池欠压报警时，须进行充电。应连续充电10小时以上，可边使用边进行充电。流速在50ml/h以下可应急使用3小时以上
- 开机自检，如显示屏显示“1111”，表示气泡检测系统故障，必须进行维修
- 定期清洁、消毒泵及滴斗检测装置，用70%酒精纱布或其他软布擦拭泵外壳、面板等处的污垢，保持泵的清洁，严禁将泵置于任何液体中
- 为保证电池的使用寿命，应用需保证电池的使用寿命并检查其性能。如果正常充电后电池工作时间缩短，则需要更换新的电池。即使长期不使用电池，也至少每3个月进行1次电池充放电
- 更换熔断器时应先切断交流电源

六、心电监护仪的使用流程

1. 使用目的

使用心电监护系统可以连续监测患者心率、心律、血压、呼吸以及血流动力学等，当发生严重变化时自动发出警报，使医护人员及时发现，采取措施处理，以提高患者治愈率，也可协助诊断。常用于心律失常、危重患者以及手术中、手术后监护。

2. 使用方法与流程

使用方法与流程

- 清醒患者应向其解释使用监护仪的目的及注意事项，以取得合作
- 检查、确认监护仪所要求的电压范围，接好地线、电源线、监护导联线，打开电源开关，检查心电监护仪性能
- 清洁粘贴电极片的部位，安放电极片。右上：右锁骨中点外下方；左上：左锁骨中点外下方；左下：左腋前线第6肋间或左腋中线第5肋间
- 选择合适肢体，捆好血压袖带
- 根据情况，选择适当的导联、振幅，设置报警上、下限以及自动测量血压时间
- 遵医嘱做好监护记录

3. 注意事项

注意事项

- 监护仪报警音量根据科室的具体情况设置，以使护理人员能够听到报警声，但又不影响其他患者为宜
- 报警音一出现护理人员必须进行处理，先按“静音/消除”键，使其静音，通知医生进行处理。如果病情需要重新调整报警界限，根据情况做相应处理
- 胸部导联所描记的心电图，不能按常规心电图的标准去分析ST-T改变和QRS波的形态
- 为便于在需要时除颤，电极片安放时必须留出除颤部位
- 严密观察监护仪各指标，发现异常及时处理
- 带有起搏器的患者要严密监护，区别正常心率与起搏心率，防止心搏停止后误把起搏心率按正常心率计数
- 若出现严重电流干扰，可能因电极脱落、导线断裂或电极导电糊干涸而引起
- 若出现严重肌电干扰，多因电极放置不当。电极不宜放在胸壁肌肉较多的部位以免发生干扰

续流程

- 注意事项
  - 基线漂移常见于患者活动或电极固定不牢
  - 心电图振幅低，常因正负电极距离过近或两个电极放在心肌梗死部位的体表投影区
  - 交接班时，查看上一班的主要报警信息，并注意观察该项体征变化情况
  - 检查指端受压情况，每 4 小时将指端 SPO_2 传感器更换到对侧

七、自动洗胃机的使用流程

1. 使用目的

- 使用目的
  - 清除胃内毒物或刺激液，避免毒物的吸收
  - 为某些检查和手术做准备
  - 减轻胃黏膜水肿

2. 使用方法与流程

- 使用方法与流程
  - 将配好的洗胃液放入桶内。将 3 根胶管分别和机器的药管、胃管和污水管口连接，将药管另一端放入灌洗液桶内（管口须在液面下），污水管的另一端放入污物桶内，将洗胃管与机器的胃管连接，调节药物流速，备用
  - 核对床号、姓名等
  - 神志清醒者做好解释工作。服毒患者拒绝治疗时可给予必要的约束
  - 患者取坐位或半坐位，中毒较重者取左侧卧位，昏迷者去枕平卧位，头转向一侧，有活动义齿者取下
  - 自口腔或鼻腔插入胃管
  - 证实胃管确实在胃内，胶布固定，接通电源，按“手吸”键，吸出胃内容物，再按“自动”键，机器即开始对胃进行自动冲洗，反复冲洗至吸出液体澄清为止。如果患者胃内食物较多，改为手动洗胃
  - 洗毕拔出胃管，记录灌洗液种类、液量及吸出液情况

续流程

使用方法与流程

- 将瓶内两只过滤器刷洗干净，各保留半瓶清水，旋紧瓶盖，不得漏水
- 将药管、胃管和污水管同时放入清水中，按“清洗”键，机器自动清洗各部管腔，待清理完毕，将药管、胃管和污水管同时提出水面，当机器内的水完全排净后，按“停机”键，关机
- 将3条管道（药管、胃管、污水管）浸泡于1∶200的“84”消毒液内半小时以上，清水冲洗晾干备用。胃管一次性使用

3. 注意事项

注意事项

- 中毒物质不明时，应抽取胃内容物送检，洗胃溶液可暂用温开水或等渗盐水，待毒物性质明确后再采用对抗剂洗胃。急性中毒病例，患者能配合者，应迅速采用口服催吐法，必要时进行洗胃，以减少毒物吸收
- 在洗胃过程中，密切观察患者生命体征及有无异常情况，如患者出现腹痛、流出血性液体或有虚脱表现，应立即停止操作，并通知医生进行处理
- 幽门梗阻患者洗胃宜在饭后4~6小时或空腹时进行，需记录胃内潴留量，以了解梗阻情况，供补液参考（潴留量=洗出量-灌洗量）
- 每次灌入量不得超过500ml，注意记录灌注液名称、液量、吸出液的数量、颜色、气味等
- 吞服强酸强碱类腐蚀性药物患者切忌洗胃，消化道溃疡、食管梗阻、食管静脉曲张、胃癌等一般不做洗胃，急性心肌梗死、重症心力衰竭、严重心律失常和极度衰竭者不宜洗胃，昏迷患者洗胃应谨慎
- 使用自动洗胃机前应检查机器各管道衔接是否正确、紧密，运转是否正常。勿使水流到按键开关内，以免损坏机器，用毕要及时清洗，避免污物堵塞管道

八、除颤器的使用流程

1. 使用目的

通过电除颤，纠正、治疗心律失常，以终止异位心律，恢复窦性心律。

2. 使用方法与流程

使用方法与流程
- 患者平卧于木板床上，呼吸心跳骤停后，立即进行基础生命支持，并通过心电监护、心电图确定室颤/室扑
- 去除患者身上的金属物品，同时解开患者上衣，暴露操作部位
- 打开除颤器开关，选择“非同步”方式
- 将电极板包以盐水纱布4~6层或涂导电糊，分别置于胸骨右缘第2肋间及心尖部
- 选择200J，完成充电，确定所有人离开病床后，两电极板紧压除颤部位，同时放电，无效时，加至300J，再次非同步电击
- 二次除颤不成功者应静脉注射利多卡因100mg后再电击，若为细颤波，则静脉注射肾上腺素0.5~1mg，同时给予胸外心脏按压，人工辅助呼吸，待细颤变为粗颤后再电击
- 开胸患者采用体内电击，将包盐水纱布的体内电击板放在左、右心室两侧，充电到40~60J，行非同步电击
- 观察心电波形恢复窦律后放回电极板，擦干备用，关机

3. 注意事项

注意事项
- 除颤时，去除患者身上所有金属物品。任何人不能接触患者及床沿，施术者不要接触盐水纱布或将导电糊涂在电极板以外的区域，以免遭电击
- 尽量使电极板与皮肤接触良好，并用力按紧，在放电结束前不能松动，以利于除颤成功
- 除颤时，应保持呼吸道通畅，呼吸停止者应持续人工呼吸和胸外心脏按压，必须中断时，时间不应超过5秒
- 胸外除颤需电能较高，可自150~200J开始，一次不成功可加大能量再次电击，或静脉注射肾上腺素，使细颤变成粗颤后再次电除颤，最大能量可用至360J
- 胸内除颤时，可自10~20J开始，若未成功，每次增加10J，但不能超过60J
- 除颤后，应将2个电极板上的导电糊擦净，防止其干涸后使电极板表面不平影响下次使用，易造成患者皮肤灼伤

九、胰岛素泵的使用流程

1. 使用目的

胰岛素泵用于胰岛素疗法，帮助患者在全天内维持血糖的稳定。胰岛素泵根据设置在全天 24 小时内自动、连续地按规定的基础率注射胰岛素，还提供大剂量胰岛素注射，用于满足进食或高血糖时的紧急胰岛素需求。

2. 使用方法与流程

使用方法与流程

- 向患者及家属解释使用胰岛素泵的目的及注意事项，取得合作
- 使用新电池装入胰岛素泵，执行一次“清除泵设置”功能，设置日期和时间，按医嘱设置胰岛素泵参数，调整基础量，检查胰岛素泵性能
- 安装储药器，充盈输注管路，直到胰岛素液溢出管道针眼
- 将管道针头固定在助针器上
- 选择腹壁皮下注射位置，常规消毒皮肤
- 进针：先取下针帽和护纸，将助针器对准输注部位，按下助针器开关，针头垂直刺入，然后粘贴固定牢靠
- 拔引导针：一手压住针的两翼，另一手将引导针头旋转 90°后拔出，输注胰岛素 0.5U，以填充导管空间
- 妥善放置胰岛素泵，保持泵管通畅
- 监测血糖变化，根据患者情况、饮食、运动状态，给予餐前大剂量泵入，按时进餐
- 记录血糖及餐前追加量，为治疗提供依据
- 严格交接班，如出现电池电量不足或药液将尽等情况，应及时更换电池或抽取胰岛素

3. 注意事项

注意事项：

- 根据患者病情和血糖水平调节各时段的基础量和各项参数
- 胰岛素泵报警时查找原因，及时给予处理
- 严格无菌技术操作，保持注射部位清洁干燥。注意观察注射部位有无红肿及针头有无脱出现象
- 严密监测血糖变化，观察患者有无低血糖反应发生
- 妥善放置固定胰岛素泵，保持胰岛素泵管通畅，无扭曲受压，防止脱出
- 根据不同规格的胰岛素泵选用电池，准备好备用电池，充电式胰岛素泵定期做好充电工作，以保证正常使用
- 胰岛素泵的清洁只能使用湿布和温和清洗剂水溶液来清洁胰岛素泵的外面，擦完后使用清水擦洗，然后使用干布擦干。储药器室和电池室保持干燥，避免受潮，不要使用任何润滑剂，可使用70%酒精擦拭消毒
- 避免把胰岛素泵或遥控器放置在温度高于40℃或低于0℃的环境中
- 胰岛素在高温下会变质，在0℃左右会结冰，在寒冷天气的室外时，必须贴身佩戴胰岛素泵并使用保暖衣物盖住。位于较热环境中，必须采取措施冷却胰岛素泵和胰岛素
- 请勿对胰岛素泵或遥控器进行蒸汽灭菌或高压灭菌
- 避免把胰岛素泵浸泡在水中，使用配有快速分离器的输注管路，以便在洗澡、游泳等情况下分离胰岛素泵
- 如果需要接受X射线、磁共振成像、CT扫描或其他类型的放射线检查，必须把胰岛素泵、遥控器拆下，并将其从放射区内移开

十、电冰毯的使用流程

1. 使用目的

使用电冰毯，可降低脑代谢率和耗氧量，减轻脑水肿的发生，保护血脑屏障，改善脑缺氧，降低致残率。

2. 使用方法与流程

使用方法与流程

- 接好电源线、地线，检查水位线，患者头部置冰帽，将电冰毯置于患者躯干下，连接各制冷管道及肛温传感器，用石蜡油润滑传感器探头前端，插入肛门10cm，并妥善固定
- 打开电源开关，检查电冰毯性能，显示“HELLO”
- 根据医嘱，设定制冷温度范围及毯面温度
- 遵医嘱及时记录制冷温度，并绘制于体温单上

3. 注意事项

注意事项

- 设定电冰毯各项数值时为双键操作
- 使用电冰毯的患者同时要配合心电监护和血氧饱和度的监测，特别是亚低温状态下会引起患者血压降低和心率缓慢，护士应严密观察患者生命体征变化，同时确保患者呼吸道通畅
- 患者背部、臀部温度较低，血液循环慢，易发生压疮及冻伤，应1~2小时协助患者翻身、叩背，局部按摩，保持床面平整，干燥无渣屑
- 使用过程中，经常检查探头是否到位，如体温过低应查看探头是否脱落，患者病情突然变化时及时处理
- 对电冰毯使用时间较长的患者，要经常查看机器制冷水位是否缺水，以免影响降温
- 患者体温降至预定体温后，特别是在亚低温治疗的复温阶段，要严格控制复温温度，避免出现体温反跳
- 保持室温18~20℃，相对湿度60%为宜，毯面温度应根据患者体温设定，降温速度不能太快，避免患者体温骤降而使患者出现寒战和不适感
- 随时观察体温变化，发现异常及时处理

十一、WZ 系列微量注射泵的使用流程

1. 使用目的

微量注射泵可供微量静脉给药，并达到剂量准确、定时定量、给药均匀的作用。常用于 ICU、CCU、儿科、心胸外科等重症患者治疗时用。

2. 使用方法与流程

使用方法与流程

- 待机：将泵后电源开关至 ON，听到“嘟”一声响表示内部电路自检完毕，泵处于正常待机充电状态
- 注射器安装：用专用注射器抽取药液。连接延长管排气后将其放置泵体夹内，当所有参数设置完毕，连续按两次快进键（FAST），第 2 次按住不放，待头皮针有液体排出后松手，进行静脉穿刺，穿刺成功后，再启动泵即开始输注
- 速率设置：根据病情、药物性质选择给药速度。利用 6 只数字设置键在 LED 数字显示器上设置所需输注速率数据
- 限制量设置：停机（STOP）状态下，按一次选择键处于限制量设置状态，这时可从 6 只数字设置键在 LED 数字显示器上设置一次输注的限制量
- 限压值设置：限压值有高（H）、低（L）二档，缺省值为（L），（如想设为 L 就不用去设置它）。按功能设置键 2 次，数字显示器上出现“OCC”，按数字设置键可选高（H）、低（L）限压值，无论按功能键设置键第几次，一旦按启动键 START，最后 1 次设置的数据锁定，并进入工作状态
- 快速推注：为提高安全性，快速推注在 STOP 状态下进行
- 总量查询：任何状态下按总量查询都可查看已输入患者体内的药液量

3. 注意事项

注意事项
- 吸药时应排净气体，防止将空气压入血管内
- 注射开通后，定时检查药物是否渗漏，如有报警应及时查找原因，做相应处理。常见报警原因有脱管、管道受压或扭转、滑座与注射器分离、限制量提示、电源线脱落、电压不足等
- 使用时将药物参数［μg/(kg · min)］准确换算为泵的固定输入参数（ml/h），然后输入泵内显示器上
- 使用硝普钠等避光药物时，应用避光纸遮盖管路或用避光注射器、避光延长管，以保证药物效价
- 及时更换药液，保持使用药物的连续性
- 泵长期使用后，操作面贴按键处如下凹，应及时更换，不然可能会引起误触发
- 仔细阅读说明书，防止产生速率不准确现象
- 当推头上的拉钩断裂后，应及时予以更换，否则可能会发生过量给药，给患者造成伤害
- 当低电压报警时（LOW-BATE），应及时将泵接通交流电源进行充电或关机，不然电池中电耗尽就无法再重复充电
- 按快进键结束后，注意观察注射器工作指示灯的闪动频率是否改变，如仍与快进时一样则要关机，不然泵一直以快速推进，给患者带来危险，这时需要更换面贴后再使用
- 泵应按要求进行装夹或自行可靠固定，不能放置于床边没有围栏的平板上，避免因牵拉管路使泵滑落，造成对患者的伤害
- 该泵不能由患者家属来操作，防止不正确的操作对患者造成伤害

十二、诺和笔的使用流程

1. 使用目的

使用诺和笔可以简单、准确、方便地使患者在任何时间、地点都可以迅速、准确地注射胰岛素。

2. 使用方法与流程

使用方法与流程
- 注射前混匀诺和笔中的药物，使沉淀下的药物充分混匀
- 确认剂量选择处于零位，持注射笔，使针尖向上，轻弹笔芯架数下，旋转2~3个单位药液，按下注射推键，排尽笔芯中的空气
- 按医嘱调取所需单位，旋转调节装置注射的剂量，调节装置有清晰的显示窗和清晰的声音提示，“咔嚓”一下即一个单位
- 消毒注射部位，范围大于5cm，用酒精消毒，不用碘酊消毒
- 手持注射器，针头刺入体内，按下注射推键，胰岛素即被注入
- 按压注射键，要掌握力度，不要用力向皮肤里面压，按压螺旋直到指示为“0”
- 注射毕，按压的手不能松开注射推键，针头应保留皮下6~10秒后，用棉棒按压拔针

3. 注意事项

注意事项
- 诺和灵30R注射后30分钟进餐，调节装置的旋钮不能后倒
- 诺和锐30注射后10分钟进餐，调节装置的旋钮可后倒以调节剂量
- 当诺和笔的药物用完，不再继续使用诺和笔而换成胰岛素注射时，剂量不能等同，应遵医嘱应用
- 每次注射前，应查看笔芯中的胰岛素余量是否够本次注射。当诺和锐少于12单位时，不能继续使用，因为剩余的药液可能会混不匀，注射后易出现低血糖
- 保存在冰箱内的诺和锐30有效期为2年，诺和灵30R笔芯有效期为2.5年，开启后30℃以下有效期为4周
- 更换针头后一定要先排气，把存留在针头衔接处的空气排出来，拧2~3个单位直到见到1滴药液排出即可
- 更换诺和灵笔芯时一定要仔细阅读使用说明书

十三、光疗箱的使用流程

1. 使用目的

使用光疗箱是通过蓝光灯照射治疗新生儿高胆红素血症的一种辅助疗法。主要作用是使血清胆红素经蓝光照射氧化分解为水溶性的直接胆红素而随胆汁、尿液排出体外。

2. 使用方法与流程

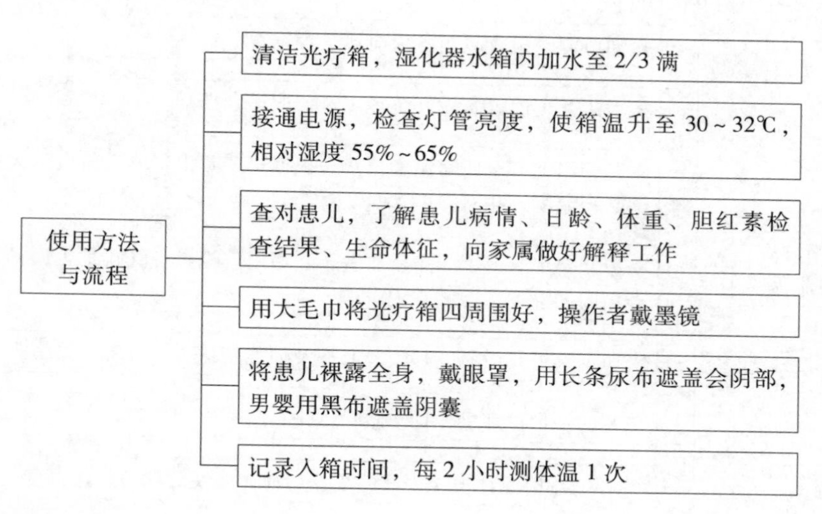
使用方法与流程
清洁光疗箱，湿化器水箱内加水至2/3满
接通电源，检查灯管亮度，使箱温升至30～32℃，相对湿度55%～65%
查对患儿，了解患儿病情、日龄、体重、胆红素检查结果、生命体征，向家属做好解释工作
用大毛巾将光疗箱四周围好，操作者戴墨镜
将患儿裸露全身，戴眼罩，用长条尿布遮盖会阴部，男婴用黑布遮盖阴囊
记录入箱时间，每2小时测体温1次

3. 注意事项

注意事项

- 灯管使用不得超过规定的有效时间，以保证照射效果
- 照射中加强巡视，及时清除患儿的呕吐物、大小便，保持箱体玻璃的透明度
- 监测体温及箱温，光疗期间2小时测体温1次，使体温保持在36～37℃，根据体温调节箱温，体温超过37.8℃或低于35℃，应暂停光疗，经处理后恢复正常体温再继续光疗
- 使患儿皮肤均匀受光，单面照射2小时翻身1次，身体尽量广泛照射
- 密切观察患儿病情，及时监测血清胆红素，若有异常及时与医生联系

十四、早产儿暖箱的使用流程

1. 使用目的

早产儿暖箱适用于出生体重在2000g以下的高危儿或异常新生儿，如新生儿硬肿症、体温不升等患儿。其可使体温保持稳定，提高未成熟儿的成活率，避免体温低造成缺氧、低血糖、硬肿症等一系列不良后果。

2. 使用方法与流程

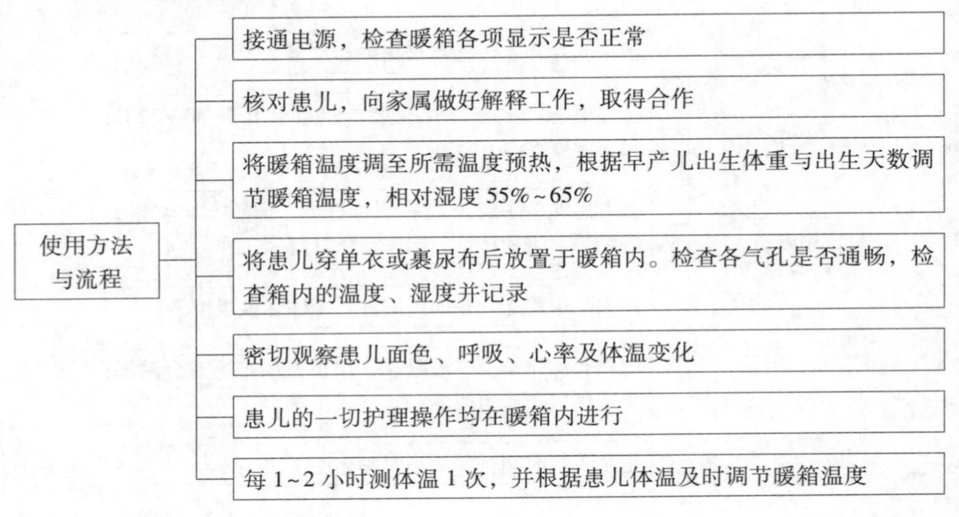
使用方法与流程
接通电源，检查暖箱各项显示是否正常
核对患儿，向家属做好解释工作，取得合作
将暖箱温度调至所需温度预热，根据早产儿出生体重与出生天数调节暖箱温度，相对湿度55%~65%
将患儿穿单衣或裹尿布后放置于暖箱内。检查各气孔是否通畅，检查箱内的温度、湿度并记录
密切观察患儿面色、呼吸、心率及体温变化
患儿的一切护理操作均在暖箱内进行
每1~2小时测体温1次，并根据患儿体温及时调节暖箱温度

3. 注意事项

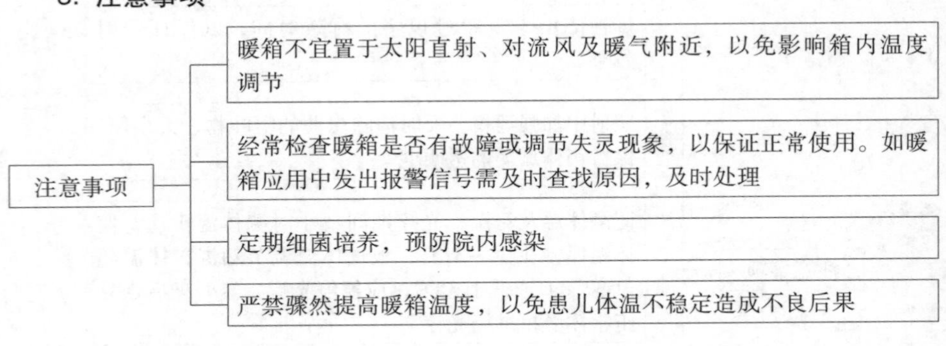
注意事项
暖箱不宜置于太阳直射、对流风及暖气附近，以免影响箱内温度调节
经常检查暖箱是否有故障或调节失灵现象，以保证正常使用。如暖箱应用中发出报警信号需及时查找原因，及时处理
定期细菌培养，预防院内感染
严禁骤然提高暖箱温度，以免患儿体温不稳定造成不良后果

十五、小儿高压氧舱的使用流程

1. 使用目的

小儿高压氧舱适用于小儿全身性和局限性缺氧性疾病、脑部疾患的神经病变、严重感染、各种中毒性疾病等的治疗。

2. 使用方法与流程

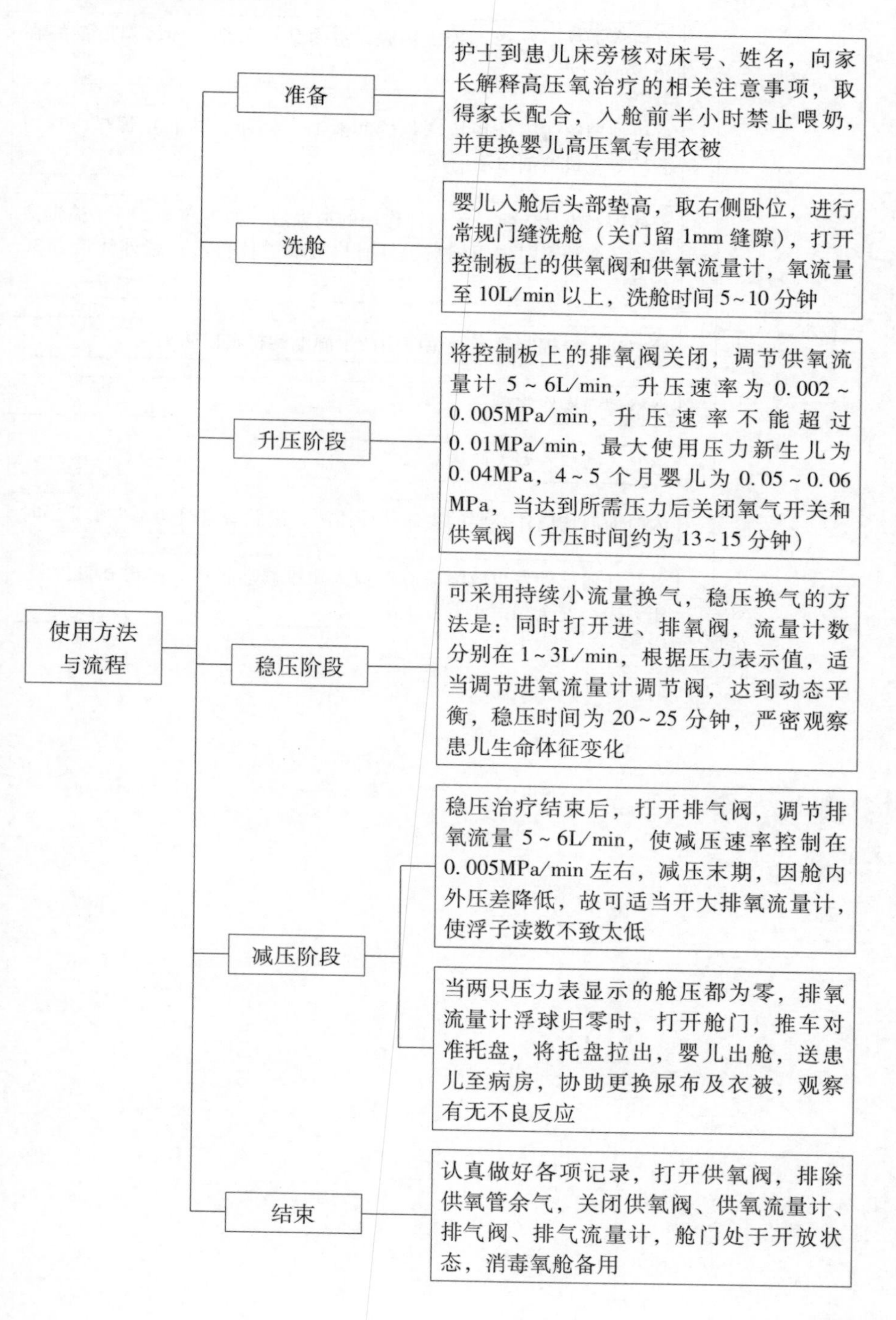
使用方法与流程
准备
护士到患儿床旁核对床号、姓名，向家长解释高压氧治疗的相关注意事项，取得家长配合，入舱前半小时禁止喂奶，并更换婴儿高压氧专用衣被
洗舱
婴儿入舱后头部垫高，取右侧卧位，进行常规门缝洗舱（关门留1mm缝隙），打开控制板上的供氧阀和供氧流量计，氧流量至10L/min以上，洗舱时间5~10分钟
升压阶段
将控制板上的排氧阀关闭，调节供氧流量计5~6L/min，升压速率为0.002~0.005MPa/min，升压速率不能超过0.01MPa/min，最大使用压力新生儿为0.04MPa，4~5个月婴儿为0.05~0.06MPa，当达到所需压力后关闭氧气开关和供氧阀（升压时间约为13~15分钟）
稳压阶段
可采用持续小流量换气，稳压换气的方法是：同时打开进、排氧阀，流量计数分别在1~3L/min，根据压力表示值，适当调节进氧流量计调节阀，达到动态平衡，稳压时间为20~25分钟，严密观察患儿生命体征变化
减压阶段
稳压治疗结束后，打开排气阀，调节排氧流量5~6L/min，使减压速率控制在0.005MPa/min左右，减压末期，因舱内外压差降低，故可适当开大排氧流量计，使浮子读数不致太低
当两只压力表显示的舱压都为零，排氧流量计浮球归零时，打开舱门，推车对准托盘，将托盘拉出，婴儿出舱，送患儿至病房，协助更换尿布及衣被，观察有无不良反应
结束
认真做好各项记录，打开供氧阀，排除供氧管余气，关闭供氧阀、供氧流量计、排气阀、排气流量计，舱门处于开放状态，消毒氧舱备用

3. 注意事项

注意事项

- 氧舱禁火，应远离火种、热源，室内禁止吸烟，环境温度最好在20~26℃
- 有机玻璃舱体不能用抗氧化的润滑油（硝脂、甘油）擦拭，禁用酒精等有机溶剂清洁消毒
- 可使用对人体无害、无腐蚀作用的消毒液，如1∶500“84”消毒液等，环境消毒时先用棉被盖好有机玻璃舱体再进行紫外线消毒30分钟
- 舱内应用全棉制品，避免应用产生静电的材料以防火灾
- 严格遵守操作规程
- 患儿入舱后有专人监护
- 入舱前后均应作必要的生命体征监测，出舱观察时间不少于2小时
- 氧舱任何部件发生故障应有专业人员维修后再用，不得私自拆装，压力表、安全阀每年普查1次